T0211480

Ethikorientierte Führung in der Pflege

Joern Suermann

Ethikorientierte Führung in der Pflege

Analyse und Empfehlungen für die Praxis

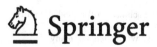 Springer

Joern Suermann
Münster, Deutschland

Dissertation Universität Osnabrück, Fachbereich Humanwissenschaften, Abteilung Pflegewissenschaft, 2019 u.d.T.: Joern Suermann: „Antezedenzien einer ethikorientierten Führung in der Pflege. Analyse und Empfehlungen für die Praxis".

ISBN 978-3-658-28915-7   ISBN 978-3-658-28916-4   (eBook)
https://doi.org/10.1007/978-3-658-28916-4

Die Deutsche Nationalbibliothek verzeichnet diese Publikation in der Deutschen National-bibliografie; detaillierte bibliografische Daten sind im Internet über http://dnb.d-nb.de abrufbar.

© Springer Fachmedien Wiesbaden GmbH, ein Teil von Springer Nature 2020
Das Werk einschließlich aller seiner Teile ist urheberrechtlich geschützt. Jede Verwertung, die nicht ausdrücklich vom Urheberrechtsgesetz zugelassen ist, bedarf der vorherigen Zustimmung des Verlags. Das gilt insbesondere für Vervielfältigungen, Bearbeitungen, Übersetzungen, Mikroverfilmungen und die Einspeicherung und Verarbeitung in elektronischen Systemen.
Die Wiedergabe von allgemein beschreibenden Bezeichnungen, Marken, Unternehmensnamen etc. in diesem Werk bedeutet nicht, dass diese frei durch jedermann benutzt werden dürfen. Die Berechtigung zur Benutzung unterliegt, auch ohne gesonderten Hinweis hierzu, den Regeln des Markenrechts. Die Rechte des jeweiligen Zeicheninhabers sind zu beachten.
Der Verlag, die Autoren und die Herausgeber gehen davon aus, dass die Angaben und Informa-tionen in diesem Werk zum Zeitpunkt der Veröffentlichung vollständig und korrekt sind. Weder der Verlag, noch die Autoren oder die Herausgeber übernehmen, ausdrücklich oder implizit, Gewähr für den Inhalt des Werkes, etwaige Fehler oder Äußerungen. Der Verlag bleibt im Hinblick auf geografische Zuordnungen und Gebietsbezeichnungen in veröffentlichten Karten und Institutionsadressen neutral.

Springer ist ein Imprint der eingetragenen Gesellschaft Springer Fachmedien Wiesbaden GmbH und ist ein Teil von Springer Nature.
Die Anschrift der Gesellschaft ist: Abraham-Lincoln-Str. 46, 65189 Wiesbaden, Germany

Danksagung

Um das Promotionsvorhaben umsetzen zu können, war die Unterstützung zahlreicher Personen erforderlich. Diesen gilt mein besonderer Dank:

Ganz herzlich bedanken möchte ich mich bei Herrn Prof. Dr. Remmers für das Vertrauen mich als externen Doktoranden anzunehmen und zusammen mit Herrn Prof. Dr. Haubrock, dem mein Dank gleichermaßen gilt, meine Arbeit zu begleiten und zu betreuen.

Ein besonderer Dank gilt den Stationsleitungen für ihre Offenheit und das Vertrauen bei der Durchführung der Interviews sowie den beteiligten Pflegedirektionen für den Zugang zu ihren Einrichtungen.

Bedanken möchte ich mich bei meinen Mitdoktoranden für die wichtigen Rückmeldungen und zahlreichen Anregungen im Rahmen der Forschungskolloquien.

Mein Dank gilt der Stiftung der Deutschen Wirtschaft, die es mir mit einem Stipendium ermöglichte das Promotionsvorhaben zu beginnen und durch zahlreiche Workshops und Seminare weit über den Tellerrand zu blicken.

Ganz besonders dankbar bin ich meinen Familien und Freunden.

Inhaltsübersicht

Inhaltsverzeichnis

Abbildungsverzeichnis

Tabellenverzeichnis

Zusammenfassung

Führungskräfte wie Stationsleitungen im Krankenhaus stehen in der Verantwortung ihre Mitarbeiter in Richtung der organisationalen Ziele zu beeinflussen sowie gleichsam deren personale Würde und berechtigten Ansprüche zu wahren. Dieser „Verantwortungsdualismus" von institutioneller Erfolgsverantwortung und individueller Mitarbeiterverantwortung bildet als „führungsethisches Grundproblem" den Ausgangspunkt theoretischer Auseinandersetzung um Führungsethik und ethikorientierte Führung in betrieblicher Praxis (Kuhn 2009). Zum Führungshandeln im Spannungsfeld von Effizienz und Humanität der Mitarbeiterführung stellt Führungsethik kein instrumentelles Verfügungswissen, sondern kritisch-normatives Orientierungswissen bereit. Führungsethik will die Rahmenbedingungen reflektieren und begründen, innerhalb derer der führungstechnische Umgang mit Mitarbeitern legitim ist. Ihre Leitidee ist die „Humanisierung der Arbeitswelt" (Ulrich 2009).

Im Theorieteil der Arbeit wird als normative Grundorientierung und Begründungsansatz von Führungshandeln eine auf den principlism nach Beauchamp und Childress (2013) beruhende prinzipienbasierte Personalführungsethik skizziert. Dem Verständnis von Führungsethik inhärent ist eine auf dem Kooperationsmodell von Ökonomie und Ethik basierende Verhältnisbestimmung von Mitarbeiter- und Erfolgsverantwortung (Baumgartner 2005). Berücksichtigt Führungshandeln den normativ begründeten Rahmen der Indienstnahme von Mitarbeitern, der über Führungsgrundsätze in die betriebliche Praxis vermittelt werden kann, wird dies als ethikorientierte Führung verstanden. Als Einflussfaktoren auf das Führungsverhalten begünstigen oder begrenzen personale und organisationale Antezedenzien ethikorientiertes Führungshandeln (Suchanek 2007; von Rosenstiel 2014). Der Fokus der Arbeit ist darauf ausgerichtet, Antezedenzien ethikorientierter Führung von Stationsleitungen im Krankenhaus herauszuarbeiten. Werden diese in der Praxis begünstigend ausgestaltet, unterstützen sie die Wahrscheinlichkeit und das Wirksamwerden ethikorientierter Führung in der Pflege.

Dem Erkenntnisinteresse wird im Empirieteil der Arbeit in einem zweischrittig angelegten Forschungsprozess nachgegangen. In einem ersten Schritt wird die Ist-Situation von Führungshandeln und -bedingungen von Stationsleitungen rekonstruiert, um Führung als sozialen Sachverhalt strukturieren, erklären und verstehen zu können. Hierzu werden leitfadenorientierte Experteninterviews (Meuser und Nagel 2009a) mit 18 Stationsleitungen aus sechs Akutkrankenhäusern im nord- und nordwestdeutschen Raum geführt. Das 32 Stunden umfassende Interviewmaterial wird mittels der qualitativen Inhaltsanalyse durch Extraktion (Gläser und Laudel 2010) ausgewertet. Die Ergebnisse der Experteninterviews münden in eine detaillierte Sicht auf die aktuelle Führungssituation der Stationsleitung. Sie zeigen komplexe Anforderungen von Mitarbeiterführung und Stationsmanagement an die Stationsleitung bei gleichzeitig defizitären Rahmenbedingungen und organisational verkannter Rollenbedeutung, aber auch disziplinär verkannter Rollenwahrnehmung sowie individuell eingeschränkten Führungsfähigkeiten. Mangelnde Führungsbedingungen und unzureichende Führungsfähigkeiten ergeben eine für viele Stationsleitungen überfordernde Führungssituation, die eine Vernachlässigung und Missachtung berechtigter Ansprüche der Pflegenden nach sich zieht, auch wenn eine mitarbeiterorientierte Führungsbeziehung weitverbreitet angestrebt wird. In einem zweiten Schritt erfolgt die Ableitung personaler und organisationaler Antezedenzien. Diese beruht auf einem Vergleich der Ergebnisse der Experteninterviews zur Ist-Situation von Führung in der Pflege mit dem entwickelten Ansatz prinzipienbasierter Personalführungsethik bzw. dem herausgearbeiteten Verständnis ethikorientierter Führung. Das Modell der Bedingungen von Führungsverhalten (von Rosenstiel 2014) bildet den konzeptionellen Unterbau und strukturgebenden Rahmen der Ableitung. Insgesamt können 13 organisationale und 7 personale Antezedenzien ethikorientierter Führung in der Pflege abgeleitet und beschrieben werden. Im Kontext der Ist-Situation von Führung und dem Verständnis, dass ethikorientierte Führung erst relevant wird, wenn Führungskräfte sie durch ihr Handeln verwirklichen, stellen die Antezedenzien wesentlich vorauslaufende Bedingungen dar, die im Sinne einer Ermöglichungslogik das Empowerment der Stationsleitung im Führungshandeln stärken. Als organisationale Antezedenzien können u. a. das organisationale wie disziplinäre Rollenverständnis der Stationsleitung, sich organisational konstituierende Aspekte der Führungssituation, wie die interdisziplinäre Zusammenarbeit auf der Station oder der soziale Status der Pflegedirektion im Krankenhaus, bewertet werden. Zu den personalen Antezedenzien sind u. a. das Commitment der Stationsleitung zur Leitidee ethikorientierter Führung, Fähigkeiten und Fertigkeiten, wie ökonomisches Grundverständnis und ethische Kompetenz, aber auch Persönlichkeitseigenschaften wie reflektiertes Selbstbewusstsein und situative Stabilität zu zählen.

Verortet im qualitativen Forschungsparadigma kommt die Arbeit ihrer Zielsetzung nach, Antezedenzien ethikorientierter Führung herauszuarbeiten und zu begründen. Aussagen über den Wirkungsgrad der Antezedenzien werden nicht getroffen. Für den Bereich der Pflege liegen jedoch erstmals generalisierbare und anwendungsbezogene Ergebnisse vor, auf deren Basis ethikorientierte Führung individuell gefördert und einrichtungsbezogen entwickelt werden kann. Die Antezedenzien liefern konkrete Ansatzpunkte, die es ermöglichen führungsethische Reflexion in der Pflege zu stärken und eine ethikorientierte Führung zu unterstützen.

I   Einleitung

Die vorliegende Arbeit fokussiert auf die führungsethische Perspektive im Handeln der Stationsleitung als Führungskraft der Pflegenden im Krankenhaus. Die Arbeit will personale und organisationale Antezedenzien[1] herausarbeiten, die abhängig von ihrer Ausgestaltung im Krankenhaus eine ethikorientierte Führung von Stationsleitungen begünstigen oder begrenzen.

Zunächst werden in den Kapiteln 1.1 und 1.2 entlang der Aspekte Problemstellung, Zielsetzung, Forschungsmethoden und Bezugstheorien der Studie Grundstruktur und Leitgedanken der Arbeit skizziert. Aus den Zusammenhängen der einzelnen Aspekte resultiert der weitere Aufbau der Arbeit, der in Kapitel 1.3 beschrieben wird.

1   Leitgedanken und Grundstruktur

1.1   Ausgangssituation

„Der Mensch ist Mittelpunkt! - Der Mensch ist Mittel.Punkt!" (Neuberger 1990, S. 3). Treffend beschreibt dieses Wortspiel das Spannungsfeld zwischen Humanität und Effizienz der Mitarbeiterführung. Innerhalb ihrer institutionellen Erfolgsverantwortung intendieren Führungskräfte, das Leistungsverhalten ihrer Mitarbeiter[2] in Richtung der organisationalen Ziele zu beeinflussen. Gleichzeitig fällt ihnen eine individuelle Mitarbeiterverantwortung zu. Arbeitsbedingungen und Führungsbeziehungen in der Organisation haben die personale Würde und die berechtigten Ansprüche der Geführten zu wahren (Kuhn 2009, S. 375; Ulrich 2009, S. 230).

Dieses als „Verantwortungsdualismus" (Kuhn und Weibler 2003, S. 377) bezeichnete Spannungsfeld gilt in deutschsprachigen Beiträgen zur Führungsethik als grundlegende Herausforderung der Mitarbeiterführung (Jäger 2000, S. 13): „Aufgabe von Führungsethik ist es, einen Beitrag zu leisten, damit das Führen von MitarbeiterInnen sowohl den Ansprüchen der Betroffenen als auch den ökonomischen Anforderungen entspricht" (ebd.).

---

[1]   Synonym zum Begriff des Antezedens werden in wissenschaftlicher Literatur wie auch in der vorliegenden Arbeit die Wörter „Voraussetzung", „Einflussfaktor" oder „Bedingung" verwendet. Eine nähere Begriffsbestimmung erfolgt in Kapitel 2.1.3. Vgl. Fußnote 62.

[2]   Aus Gründen einer besseren Lesbarkeit wird ausschließlich die männliche Form verwendet. Personen weiblichen wie männlichen Geschlechts sind darin gleichermaßen eingeschlossen.

© Springer Fachmedien Wiesbaden GmbH, ein Teil von Springer Nature 2020
J. Suermann, *Ethikorientierte Führung in der Pflege*,
https://doi.org/10.1007/978-3-658-28916-4_1

Auch Führungskräfte in der Pflege vereinen dieses „doppelte Mandat" der Mitarbeiterführung auf sich (Bauer et al. 2003, S. 49). Für die größte Berufsgruppe im Krankenhaus verantworten sie über verschiedene Hierarchieebenen die Gestaltung der strukturellen und personellen Führung[3]. Generell sind Schwerpunkte der strukturellen oder indirekten Führung bei der Pflegedirektion anzusiedeln, wohingegen den Stationsleitungen wesentlich die personelle oder direkte Führung der Pflegenden zuzuschreiben ist[4]. Gleichsam ist Führungsethik in Personalführungs- sowie Personalordnungsethik zu unterscheiden. Verstanden als angewandte Ethik wird sie in der Drei-Ebenen-Konzeption der Wirtschaftsethik (Enderle 1993, S. 17) auf der Mikro- bzw. Mesoebene verortet[5].

Die Auseinandersetzung mit Führungsethik in der Pflege hat nicht nur prinzipiell aus dem Verantwortungsdualismus heraus zu erfolgen, sondern erlangt im Kontext der Ökonomisierung im Gesundheitswesen mit einhergehender „Verbetrieblichung pflegerischer Arbeit" (Kühn 2008, S. 312) aktuelle Relevanz. Führungsethik bzw. führungsethische Reflexion erweist sich als unabdingbare Voraussetzung professionellen Führungshandelns in der Pflege (Bauer et al. 2003, S. 48). Ethische Reflexion im Krankenhaus kann sich nicht allein im Behandlungskontext erschöpfen (Rüegg-Stürm 2009, S. 87). Allerdings liegt ein gesicherter Erkenntnisstand oder ein einheitliches Verständnis von Führungsethik, abgesehen von dem mehrheitlich als „führungsethisches Grundproblem" (Kuhn 2009, S. 376; Ulrich 2009, S. 234) bezeichneten Verantwortungsdualismus nicht vor. Vielfach wird in den Veröffentlichungen der zentrale Begriff „Führungsethik" nicht eindeutig geklärt (Jäger 2000, S. 23). „Die Vorstellungen über die Lösung des führungsethischen Grundproblems gehen weit auseinander" (Kuhn 2009, S. 376). Eher gering sind bislang die wissenschaftliche Diskussion um Führungsethik sowie die Auseinandersetzung in der Praxis ausgeprägt.

---

[3]   Klassischerweise ist die Pflege hierarchisch als Stablinien-Organisation aufgestellt. Die Führung der Pflegenden erfolgt dann auf der unteren Ebene durch die Stationsleitungen, die wiederum auf der mittleren Ebene durch Abteilungsleitungen geführt werden. Die Führung auf der oberen Ebene obliegt der Pflegedirektion, der auch etwaige Stabstellen zugeordnet sind.

[4]   Fokus struktureller Führung bildet die Gestaltung der Rahmenbedingungen zur indirekten Verhaltensbeeinflussung der Mitarbeiter als „situative Ermöglichung" (Hentze und Thies 2012, S. 438) von Leistungsprozessen. Personelle Führung dient der Umsetzung der strukturellen Führung als direkte Verhaltensbeeinflussung mittels Kommunikation (Wunderer 2009, S. 5). Kernbereich personeller Führung ist die Beziehungsgestaltung zwischen Führungskraft und Mitarbeiter (Weibler 2012, S. 24). Zwischen beiden Formen der Führung besteht ein wechselseitiger Zusammenhang, entsprechend sind die Übergänge und Verantwortlichkeiten fließend.

[5]   Zum Begriff der „angewandten Ethik" und zu den Grundlagen von Ethik siehe beispielsweise Pieper (1985), Fischer (2003), Quante (2003), Pauer-Studer (2010) oder Knoepffler (2010).

Dies gilt sowohl für den deutschsprachigen als auch für den anglo-amerikanischen Raum, gleichwohl ethical leadership gegenüber Führungsethik auf einem divergierenden Grundverständnis beruht. Zur Führungsethik in der Pflege liegen darüber hinaus bisher lediglich wenige Beiträge vor (Kreikebaum 1995, S. 175; Jäger 2002, S. 3; Ciulla 2005, S. 323; Remmers 2007, Rn. 3; Ulrich 2009, S. 231; Aßländer 2010, S. 18; Kuhn und Weibler 2003, S. 379; 2012b, S. 11; Stouten et al. 2012, S. 1; Lay 2012, S. 67; Weibler 2012, S. 645; Suchanek 2013, S. 334; Proksch 2014, S. 120; Weibler 2016, S. 648)[6]. Für ebendiesen Sachstand sind divergierende Gründe anzuführen[7]. Bezogen auf die insgesamt geringe Hinwendung der Praxis, dass der Thematik im deutschsprachigen Raum u. a. auf zu abstraktem Niveau begegnet worden ist. Der praktische Nutzen der Ergebnisse gerät in Zweifel, insofern das Anknüpfen an die Praxis erschwert wird (Jäger 2000, S. 23; Suchanek 2013, S. 334). Für den Bereich der Pflege gilt zudem, dass bereits die grundständige Führungsforschung als „überschaubar" zu bewerten ist (Tewes 2011, S. 80).

Vor diesem Hintergrund besteht die übergeordnete Zielsetzung der vorliegenden Arbeit darin, einen theoretisch fundierten und anwendungsbezogenen Beitrag zur Führungsethik in der Pflege zu leisten. Ansatzpunkt hierfür bilden die bestehenden Zusammenhänge von Führungsethik und Führungsgrundsätzen. Führungsgrundsätze sind an Führungskräfte gerichtete Verhaltensrichtlinien, welche die Führungsbeziehung zwischen Führungskraft und Mitarbeiter beschreiben oder normieren (Jäger 2000, S. 27; Fisch 2009, S. 378). In Krankenhäusern sind Führungsgrundsätze „beliebt" und die Zahl der Einrichtungen mit ausformulierten Führungsgrundsätzen wächst (von Eiff 2000, S. 63; Naegler 2015, S. 281). Theoretischer Ausgangspunkt ihrer Entwicklung ist die ethisch normative Grundorientierung der herangezogenen Führungsethik (Wunderer 2009, S. 15; Jäger 2000, S. 22; Kuhn 2009, S. 376)[8]. Ihr inhärent als Konzeptualisierung des Verantwortungsdualismus ist eine Verhältnisbestimmung von Mitarbeiter- und Erfolgsverantwortung. Hierfür liegen in der Theorie mit dem Harmonie- oder Synthese-, Dominanz- und Kooperationsmodell diverse Bestimmungsmuster vor (Baumgartner 2005, S. 96). Das Harmonie- oder Synthesemodell geht von einem harmonischen Verhältnis von Humanität und Effizienz aus. Das Dominanzmodell vertritt eine antagonistische Position, wonach die Auflösung des Verantwortungsdualismus unmöglich ist und immer ein Primat gegeben sei. Das Kooperationsmodell wiederum basiert auf der Annahme, dass die Verantwortlichkeiten

---

[6]   Bezogen auf die Führungsethik in der Pflege siehe Lay (2012, S. 67) und Proksch (2014, S. 120).

[7]   Vgl. Kapitel 3.

[8]   Vgl. Kapitel 3.3.2 und 3.5.

ungeachtet ihrer Gegensätzlichkeit lediglich zusammen wahrgenommen werden
können (ebd.).

Gleichzeitig gelten Führungsgrundsätze als Instrument „betriebliche[r] Ethikmaßnahmen" zur „Verbesserung der Führungsethik", da sie die „Wahrscheinlichkeit für moralisches Handeln" der Führungskräfte erhöhen (Ulrich 2009, S.
244; Blessin und Wick 2014, S. 428; Zimmerli und Aßländer 2005, S. 359).
Werden Führungsgrundsätze „gelebt", vermitteln sie das Anliegen von Führungsethik in die Führungspraxis. Basieren sie dabei direkt oder indirekt auf dem
Kooperationsmodell, wird ihre Umsetzung in der vorliegenden Arbeit als *ethikorientierte Führung* verstanden (Kuhn und Weibler 2003, S. 379)[9]. Dabei ist das
Maß, wie sich die beschriebenen Führungsgrundsätze bzw. die darin operationa-
lisierten Normen von Führungsethik mit der tatsächlichen Führung decken können, abhängig von den „empirischen Bedingungen" (Suchanek 2004, S. 205;
2007, S. 43). Diese sind als die organisationsintern und -extern bedingten Ent-
scheidungs- und Handlungsmöglichkeiten von Führungskräften sowie deren
Führungsmotivation und -fähigkeiten zu verstehen. Ihre Ausgestaltung begründet, warum das Anliegen von Führungsethik nicht im stärkeren Maße umgesetzt
wird, obwohl prinzipiell alle dafür sind (ebd.). Empirische Bedingungen deter-
minieren als Kausalmechanismen die Möglichkeiten von Führungshandeln und
bilden den Ausgangspunkt des normativistischen Fehlschlusses[10].

Allgemein gelten als organisationsexterne Einflussgrößen auf das Führungshandeln gesetzliche Rahmenbedingungen oder Marktkräfte der Makroebene. Organisationsintern sind es auf der Mesoebene organisationale Faktoren wie Organisationsstruktur und Unternehmenskultur sowie auf der Mikroebene personale Faktoren wie Kommunikationsfähigkeit, Fachkompetenz oder persönliche Werte,
welche das Führungsverhalten bedingen (Enderle 1993, S. 128; Suchanek 2007,
S. 43; von Rosenstiel 2014, S. 47)[11]. Abgesehen von den externen Sachgesetz-

---

[9]   Hierzu sei angemerkt, dass in der Literatur der Terminus „ethikorientierte Führung" ebenso wie
      „ethikbewusste Führung" oder „ethische Führung" zwischen den Autoren nicht einheitlich diffe-
      renziert wird und vielmehr eine individuelle Bestimmung vorzufinden ist. Um die Nuancen zwi-
      schen den verschiedenen Beiträgen um Führungsethik wie auch allgemein um Ethik nicht zu sehr
      zu verwischen, werden in der theoretischen Auseinandersetzung bewusst verstärkt direkte Zitate
      eingebunden. Zu den Nuancen siehe beispielhaft auch Fußnote 32.

[10] Ein normativistischer Fehlschluss ist dann gegeben, wenn aus Normen ohne genügende Berück-
      sichtigung der empirischen Bedingungen konkrete Handlungsforderungen hergeleitet werden,
      die dem Adressaten nicht gerecht werden können (Suchanek 2008, S. 24). Allein aus Normen
      lassen sich keine Verbindlichkeiten ableiten (Höffe 1981, S. 16). Vgl. Kapitel 2.2.1.

[11] Die Unterscheidung der Bedingungen entlang dem Drei-Ebenen-Modell erfolgt nach Enderle
      (1993, S. 128). Die Untergliederung zwischen personalen und organisationalen Faktoren ist in

lichkeiten sind die internen Entscheidungs- und Handlungsspielräume grundsätzlich gestaltbar. Zum einen sind interne empirische Bedingungen bereits das Ergebnis von Führungsentscheidungen und zum anderen wäre Führungsethik „überflüssig", wenn kein Spielraum für Führungshandeln gegeben wäre (Suchanek 2007, S. 45; Göbel 2013, S. 183). Dem „integrity-based approach" (Paine 1994, S. 106) folgend, sind interne Bedingungen im Sinne einer „Ermöglichungslogik" (Noll 2013, S. 186) demgemäß auch als Antezedenzien ethikorientierter Führung zu verstehen und zu bezeichnen[12].

Führungsgrundsätze sind nicht nur zu definieren, sondern Führungskräften müssen auch die personalen und organisationalen Voraussetzungen geboten werden bzw. sie müssen diese beeinflussen und entwickeln können, um ihr Führungshandeln überhaupt nach den Führungsgrundsätzen ausrichten zu können. Angesichts der gegebenen Diskrepanz zwischen Wort und Tat der Umsetzung von Führungsgrundsätzen allgemein sowie speziell in Krankenhäusern (von Eiff 2000, S. 63; Wunderer 2009, S. 386) liegt der Arbeit die These zugrunde, dass die Voraussetzungen der Führungskräfte in der Pflege, um ihr Handeln nach den Führungsgrundsätzen auszurichten zu können, lediglich bedingt gegeben sind: Eine ethikorientierte Führung in der Pflege erschöpft sich in ihren personalen und organisationalen Voraussetzungen. Diese These steht der bisherigen Annahme entgegen oder erweitert sie, nach der Diskrepanzen zwischen gewünschtem Führungsverhalten (Sollen) und realem Führungsverhalten (Tun) maßgeblich darauf zurückzuführen sind, dass Führungsgrundsätze einerseits in ihrer allgemeinen Formulierung mit Unverbindlichkeit einhergehen und andererseits keine Sanktionen bei Verstößen formulieren (Fisch 2009, S. 378; Wunderer 1983, S. 386; Weibler 2016, S. 417)[13]. Ausgehend von einem grundsätzlich positiven Gestaltungswillen der Führungsbeziehung in der Pflege wird angenommen, dass die Diskrepanz zwischen Sollen (Führungsgrundsätze) und Tun (Führungsverhalten) weniger einem individuellen Wollen entspringt, sondern vielmehr auf unzureichendes personales und organisationales Können und Dürfen zurückzuführen ist[14]. Entsprechend gilt es, personale Führungsfähigkeiten und organisati-

---

der Führungsforschung allgemein verbreitet (Koberg et al. 1999, S. 71; Borkowski 2011, S. 33; Tafvelin 2013, S. 51).

[12] Instrumente betrieblicher Ethikmaßnahmen können mit dem Integrity-Ansatz (integrity approach) und dem Compliance-Ansatz (compliance approach) entlang zweier unterschiedlicher Paradigmen differenziert werden. Gegenüber dem Integrity-Ansatz als „Ermöglichungslogik" verfolgt der Compliance-Ansatz eine „Verhinderungslogik" (Noll 2013, S. 185) durch Sanktionen. Vgl. Kapitel 3.3.2.

[13] Vgl. Kapitel 3.3.2.

[14] Vgl. Abbildung 1.

onale Führungsbedingungen derart zu gestalten, dass sie ein an Führungsgrundsätzen orientiertes Führungsverhalten unterstützen und damit gleichsam eine
ethikorientierter Führung begünstigen (Jäger 2002, S. 67). Allerdings fehlen der
Praxis generalisierbare und anwendungsbezogene Studien-Ergebnisse, von denen
ausgehend die Praxis personale und organisationale Voraussetzungen ethikorientierter Führung individuell fördern und einrichtungsbezogen gestalten kann:
Antezedenzien ethikorientierter Führung in der Pflege sind bisher nicht untersucht und beschrieben worden[15].

1.2   Zielsetzungen und Forschungsmethode

Im Anschluss an das skizzierte Erfordernis führungsethischer Reflexion im
Krankenhaus bei zugleich bedingter Ermöglichung ethikorientierter Führung in
der Pflege kann die übergeordnete Zielsetzung der vorliegenden Arbeit in ein
primäres und ein sekundäres Ziel unterschieden werden. Primäres Ziel ist es,
personale und organisationale Antezedenzien ethikorientierter Führung in der
Pflege herauszuarbeiten und zu beschreiben, sodass sie von der Praxis aufgegriffen werden können und an diese anschlussfähig sind[16]. Auf diese Weise sollen
die Forschungsergebnisse dazu beitragen Wahrscheinlichkeit und Wirksamwerden ethikorientierter Führung in der Pflege zu unterstützen. Die Ausführungen
fokussieren auf die Stationsleitung als Führungskraft. Ihr obliegt die direkte
Führung der Pflegenden. Führungsgrundsätze sind unmittelbar an sie gerichtet,
der Verantwortungsdualismus ist an sie adressiert (Bauer et al. 2003, S. 47).
Führungsethik wird somit, ihrer engen Auslegung folgend, als Personalführungsethik verstanden. Entsprechend kann das primäre Ziel der Arbeit in der nachfolgenden untersuchungsleitenden Hauptfragestellung konkretisiert werden:

*Was sind personale und organisationale Antezedenzien ethikorientierter Füh-
rung in der Pflege durch Stationsleitungen im Krankenhaus?*

Da bei der Entwicklung von Führungsgrundsätzen zudem gewöhnlich von einer
notwendigen Auseinandersetzung mit ethischen Grundfragen abgesehen wird,
die Führungsgrundsätze somit unbegründet aufgestellt werden, weil sie in keiner
normativen Grundposition fundiert sind (Ulrich 2009, S. 231), ist es ein weiteres
oder sekundäres Ziel der Arbeit, einen Ansatz von Personalführungsethik zu

---

[15]   Insgesamt wurde innerhalb der wissenschaftlichen Auseinandersetzung um Führungsethik der
        Untersuchung personaler und vor allem organisationaler Antezedenzien ethikorientierter Füh-
        rung bisher „wenig bis keine Beachtung" geschenkt (Kuhn und Weibler 2012b, S. 128).

[16]   Unter der Zielsetzung Antezedenzien herauszuarbeiten, sie also „zu finden" oder „zu entdecken",
        ist die vorliegende Arbeit im qualitativen Paradigma empirischer Sozialforschung zu verorten
        (Brüsemeister 2008, S. 47). Vgl. Kapitel 5.1.1 und Kapitel 7.1.

entwerfen[17]. Dieser kann von der Praxis als heuristische Unterstützung zur Entwicklung und Begründung von Führungsgrundsätzen herangezogen werden. Der vorliegend entworfene Ansatz von Führungsethik knüpft in seiner normativen Grundorientierung an den „principlism" nach Beauchamp und Childress (2013) an und wird als „Prinzipienbasierte Personalführungsethik" bezeichnet. Das kohärentistische Paradigma ist gewählt worden, da es als eine mögliche Antwort auf die Anwendungs- und Begründungskontroversen fundamentistischer Ansätze von Führungsethik interpretiert werden kann[18]. Zur Explikation und Spezifikation der Prinzipien im Anwendungsfeld der Mitarbeiterführung werden Ergebnisse aus der Arbeitspsychologie zur motivorientierten Führung von Eilles-Matthiessen und Scherer (2011) herangezogen. Das Grundverständnis von Führungsethik basiert auf den Arbeiten von Enderle (1993) und Ulrich (2009) sowie dessen Schüler Jäger (2000). Darüber hinaus ist es forschungslogisch aus zweifacher Sicht erforderlich den der Arbeit zugrunde liegenden Ansatz von Personalführungsethik und das entwickelte Verständnis ethikorientierter Führung herauszustellen. Zum einen, um im Kontext von einem „Theorienpluralismus in der Ethik" (Marckmann et al. 2012, S. 32) und weitgehend anbindungslos nebeneinander stehenden Ansätzen von Führungsethik (Kuhn und Weibler 2003, S. 379) die vorliegende Arbeit grundsätzlich in der Theoriediskussion zu verorten und ihr mit dem Entwurf einer prinzipienbasierten Personalführungsethik einen theoretischen Bezugsrahmen geben zu können. Zum anderen, weil die im quali-

---

[17] Führungsgrundsätze sollen mit ihren formulierten Verhaltensrichtlinien Führungskräfte in ihrem Führungshandeln eine grundlegende Orientierung geben. Sie bieten damit, wenn auch recht allgemeingültig gehalten, eine Antwort auf die erste Grundfrage der Ethik: „Wie soll ich handeln?" an. Ohne ausgewiesene normative Grundorientierung können sie die zweite Grundfrage der Ethik: „Warum ist diese Handlung richtig?" nicht ausreichend beantworten (Quante 2003, S. 10). Vgl. Kapitel 3.3.2.

[18] Fundamentistische Prinzipienethiken basieren auf dem Ansatz, dass aus einem letztbegründeten Moralprinzip alle Rechtfertigungen abgeleitet werden können. Da das letztbegründete Moralprinzip als Begründungsfundament die gesamte Begründungslast trägt, wird dieses Begründungskonzept als „fundamentistisch" bezeichnet (Bayertz 1999, S. 84; Ott 2001, S. 64). Eine Alternative zum fundamentistischen Begründungsmodell bilden kohärentistische oder rekonstruktive Konzeptionen ethischer Rechtfertigung (Kuhlmann 2011, S. 319). Als ein „begründungsmethodisches Paradigma der Ethik" (Badura 2011, S. 194) fasst der Kohärentismus als „Wahrheitskriterium" (Wils 2006, S. 107) die Kohärenz auf. Hierfür wird die geltende Moral kritisch rekonstruiert und zusammen mit nicht-moralischen Überzeugungen in ein kohärentes Überzeugungssystem gebracht, das aus seiner Kohärenz heraus Geltung gewinnt. Moralbegründung erfolgt damit nicht mehr unter Bezug auf ein oberstes Moralprinzip, sondern aus der „Herstellung kohärenter Argumentationszusammenhänge, die aus ihrer Kohärenz heraus Geltung gewinnen" (Badura 2011, S. 194). Der principlism-Ansatz von Beauchamp und Childress (2013) gilt als eine der bekanntesten Modellierungen des kohärentistischen Grundgedankens. Vgl. Kapitel 4.3 und Kapitel 4.4.

tativen Forschungsparadigma angesiedelte Arbeit auf einem zweischrittig angelegten Forschungsprozess basiert.

Kriterium	Ausgestaltung
Forschungs-schritt 1	Erfassung der Ist-Situation von Führung in der Pflege mit der Absicht, Führungshandeln und -bedingungen der Stationsleitung zu strukturieren, zu erklären und verstehen zu können.
Forschungs-strategie	Qualitative Forschungsstrategie
Daten-erhebung	Leitfadenorientierte Experteninterviews (u.a. Meuser/Nagel 2009a)
Interview-leitfaden	Fünf Themenfelder mit neun erzählgenerierenden Leitfragen sowie Memos für Detailfragen. Entwicklung der Themenfelder und Leitfragen nach dem SPSS-Prinzip (Helfferich 2011) unter Einbezug des „Modells der Bedingungen von Führungsverhalten" (von Rosenstiel 2014)
Interview-teilnehmer	18 pflegerische Stationsleitungen verschiedener Fachrichtungen von sechs Krankenhausstandorten im nord- und nordwestdeutschen Raum. Altersdurchschnitt 43,6 Jahre. Führungserfahrung durchschnittlich 7,1 Jahre. Leitungsspanne 11 bis 56 Mitarbeiter
Datenumfang	Durchschnittliche Interviewlänge 01:47:40 Stunden Gesamtlänge Interviewmaterial 32:18:05 Stunden
Datenaus-wertung	„Qualitative Inhaltsanalyse mittels Extraktion" (Gläser/Laudel 2010) unter Einsatz von MAXQDA 12 und u.a. dem „Modell der Bedingungen von Führungshandeln" (von Rosenstiel 2014) als „Suchraster"
Kategorien-system	Deduktiv-induktive Entwicklung: fünf bzw. vier Hauptkategorien deduktiv, 15 Subkategorien deduktiv-induktiv

Tabelle 1: Übersicht Forschungsschritt 1: Auszug aus dem Forschungsprofil der Studie (eigene Darstellung).[19]

Zur Beantwortung der Hauptfragestellung werden in einem ersten Schritt leitfadenorientierte Experteninterviews (Meuser und Nagel 2009a; Helfferich 2011) mit 18 Stationsleitungen im Krankenhaus geführt und mittels der qualitativen Inhaltsanalyse durch Extraktion (Gläser und Laudel 2010; Schreier 2014) aus-

[19] Die Tabelle ist ein Auszug der Tabelle 12 aus Kapitel 5.4. Die Tabelle zeigt im Überblick das Forschungsprofil der gesamten Studie auf (Forschungsschritt 1 und 2). Zur Begründung vgl. Fußnote 27.

gewertet. Da die Stationsleitung nicht im wissenschaftlichen Diskurs ethikorientierter Führung, sondern in ihrem Alltagshandeln verhaftet ist, kann sie nicht direkt zur Hauptfragestellung interviewt werden. Hingegen ermöglicht es ihr Expertenstatus als Stationsleitung explizites und implizites Wissen zur Führungssituation in der Pflege, das eine Vielzahl an führungsethischen Aspekte umfasst, bereitzustellen (Helfferich 2011, S. 183)[20]. Diese Gegebenheit berücksichtigend, sind auch der Leitfaden für das Experteninterview zu konzipieren und daran anschließend die Ergebnisse der inhaltsanalytischen Auswertung zu verstehen: Indem sie die dahinterliegenden sozialen Mechanismen und Kausalzusammenhänge darlegen, erklären sie das Führungshandeln und die Führungsbedingungen von Stationsleitungen und tragen so zum Verstehen der Ist-Situation von Führung in der Pflege bei (vgl. Tabelle 1)[21]. In einem zweiten Schritt erfolgt dann die Ableitung personaler und organisationaler Antezedenzien. Diese beruht auf einem Vergleich der Ergebnisse der Experteninterviews mit Stationsleitungen zur Ist-Situation von Führung in der Pflege (Empirie) und dem entwickelten Ansatz prinzipienbasierter Personalführungsethik bzw. dem herausgearbeiteten Verständnis ethikorientierter Führung (Topoi)[22]. Das Modell der Bedingungen von Führungsverhalten (von Rosenstiel 2014)[23] bildet hierbei den konzeptionellen Unterbau und strukturgebenden Rahmen der Ableitung [24]. Zuvor wurde das Modell bereits bei der Konstruktion des Interviewleitfadens berücksichtigt und

---

[20] In Abgrenzung zum Alltagswissen ist das spezifische Rollenwissen der Stationsleitung als Expertenwissen zu bezeichnen und ihr diesbezüglich ein Expertenstatus zuzuschreiben. Vertiefend zum Diskurs um den Expertenbegriff sowie zum Expertenstatus der Stationsleitung vgl. Kapitel 5.2.1.1.

[21] Vgl. Kapitel 6.

[22] In Anlehnung an Birnbacher (2007, S. 79) beinhalten und begründen der entwickelte Ansatz prinzipienbasierter Personalführungsethik (vgl. Kapitel 4) und das herausgearbeitete Verständnis ethikorientierter Führung (vgl. Kapitel 3.3.2 und Kapitel 3.3.3) die „leitenden Gesichtspunkte" oder die „Topoi" ethikorientierter Führung, die sich in der Leitidee ethikorientierter Führung, der „Humanisierung der Arbeitswelt" (Ulrich 2009, S. 240) zusammenfassen lassen. Die Leitidee kann als die „Berücksichtigung berechtigter Ansprüche der Mitarbeiter in personeller und struktureller Führung" konkreter bestimmt werden. („Topoi" von griechisch topos = Ort, Platz; Plural topoi; in der antiken Rhetorik ein anerkannter Begriff oder Gesichtspunkt, der etwas Typisches aussagt, welchen es zu finden und zu nutzen gilt (Wissenschaftlicher Rat der Dudenredaktion 2007, Eintrag „Topos")).

[23] Vgl. Abbildung 1.

[24] Zum Verfahren der Ableitung personaler und organisationaler Antezedenzien aus dem Vergleich der leitenden Gesichtspunkte ethikorientierter Führung (Topoi) mit der Ist-Situation von Führung in der Pflege (Empirie) vgl. Kapitel 7.1.

fungiert auch als „Suchraster" bei der Inhaltsanalyse durch Extraktion (Gläser und Laudel 2010, S. 89)[25].

Die Ergebnisse beider Ziele – des Entwurfs einer prinzipienbasierten Führungs-ethik sowie der Beschreibung von Antezedenzien ethikorientierter Führung – sollen über ihren Anwendungsbezug Stationsleitungen in einer zentralen Heraus-forderung ethikorientierter Führung unterstützen: „zwischen Handlungsfreiräu-men und Handlungsbedingungen [...] zu unterscheiden: die Freiräume verant-wortlich wahrzunehmen, die Bedingungen kurzfristig zu akzeptieren und lang-fristig verantwortlich [zu] gestalten" (Enderle 1993, S. 9): prinzipienbasierte Führungsethik kann dies als heuristische Unterstützung zur Entwicklung und Begründung von Führungsgrundsätzen zur Orientierung im Führungshandeln leisten. Personale und organisationale Antezedenzien erhöhen Wahrscheinlich-keit und Wirksamwerden ethikorientierter Führung, da deren Berücksichtigung im Krankenhaus das Empowerment der Stationsleitung im ethikorientierten Führungshandeln unterstützt und stärkt[26].

Da spätestens mit der NEXT-Studie (Hasselhorn et al. 2005) ein bewiesener Zusammenhang zwischen mangelnder Führung von Pflegenden und deren Ab-sicht, die Einrichtung zu wechseln oder den Pflegeberuf zu verlassen, besteht, erlangt die Minimierung der Diskrepanz von Wort (Führungsgrundsätze) und Tat (Führungshandeln) vor dem Hintergrund des gegenwärtigen und prognostizierten Fachkräftemangels in der Pflege aktuelle Relevanz. Hiermit soll Führungsethik bzw. ethikorientierte Führung nicht aus einer funktionalistischen Weise heraus betrachtet werden, sondern vielmehr die grundlegende Zielrichtung führungs-ethischer Reflexion im Krankenhaus verdeutlicht sein: „Qualifizierte Arbeitneh-mer werden sich [...] voraussichtlich immer mehr jene Arbeitgeber aussuchen, die nicht nur fachlich interessante Aufgaben und Entfaltungsperspektiven, son-dern auch das höchste Maß an Glaubwürdigkeit in Bezug auf ihre führungsethi-schen Grundsätze anzubieten haben" (Ulrich 2009, S. 233).

1.3   Aufbau der Arbeit

Die vorliegende Arbeit gliedert sich in vier Abschnitte. Im Anschluss an den ersten Abschnitt wird im zweiten Abschnitt der theoretische Bezugsrahmen der

---

[25]   Vgl. Kapitel 5.2.2.1.

[26]   Vgl. Kapitel 4.1 und Kapitel 7.1 sowie zum Begriff „Empowerment" Fußnote 361.

Arbeit dargelegt. Der dritte Abschnitt widmet sich der empirischen Untersuchung. Mit der Schlussbetrachtung im vierten Abschnitt endet die Arbeit[27].

Der **zweite Abschnitt**, der theoretische Bezugsrahmen, umfasst die Kapitel 2 bis 4. Er bildet die Grundlage der empirischen Untersuchung und verfolgt zwei übergeordnete Zielsetzungen: zum einen, den zentralen Begriff des Antezedens im Kontext von ethikorientierter Führung zu bestimmen, um die Forschungsfrage zu entwickeln und operationalisieren zu können (Kapitel 2), und zum anderen, herauszustellen und zu begründen, wie Führungsethik bzw. ethikorientierte Führung als theoretischer Unterbau für den Auswertungsprozess in der Arbeit verstanden bzw. konzeptualisiert wird (Kapitel 3 und 4).

Zu Beginn des zweiten Abschnitts wird der Stand der Forschung zur Personalführungsethik in der Pflege dargelegt (Kapitel 2.1). Neben der Einordnung von Personalführungsethik innerhalb der Ethik in der Pflege und Annäherung an den Gegenstandsbereich einer Ethik im Pflegemanagement über die Verantwortungsbereiche pflegerischer Führungskräfte werden führungsethisches Grundverständnis und normative Fundierung differenter Ansätze sowie Beiträge aus der Pflege u. a. von Dibelius (2001a), Städler-Mach (2002), Remmers (2007) und Giese (2012) erarbeitet (Kapitel 2.1.1- 2.1.3).

Im Anschluss folgt der Stand der Forschung zu Antezedenzien ethikorientierter Führung (Kapitel 2.2). Hierin eingebettet – wesentlich unter Bezug auf die Arbeiten von Suchanek (2007) und von Rosenstiel (2014) – wird eine Begriffsbestimmung personaler und organisationaler Antezedenzien im Gegenstandsbereich ethikorientierter Führung vorgenommen (Kapitel 2.2.1 und 2.2.2).

---

[27] Intersubjektive Nachvollziehbarkeit ist ein gewichtiges Transparenzkriterium empirischer Sozialforschung (vgl. Kapitel 5.3). Dessen Güte hängt auch von Aufbau und Struktur der schriftlichen Abhandlung der Studie sowie dessen sprachlicher Fassung ab. Das heißt, Dritte sollen möglichst schnell erfassen und bewerten können, worum es in vorliegender Arbeit geht, auf welchen übergeordneten Leitgedanken und Argumentationen diese basiert, wie der theoretische Bezugsrahmen ausgestaltet ist, welche Forschungsmethoden zum Einsatz gekommen sind und was den zentralen Erkenntnisgewinn der Studie darstellt. Grundsätzlich sollte dies – wie üblich – Dritten nach Lektüre von Zusammenfassung, Inhaltsverzeichnis, Einleitung und Schlussbetrachtung der Arbeit möglich sein. Angesichts einer grundsätzlich gegebenen Komplexität und Vielschichtigkeit wissenschaftlicher Forschung ist versucht worden, die Nachvollziehbarkeit der vorliegenden Arbeit durch strukturelle, sprachliche und stilistische Mittel zu unterstützen. So können beispielsweise aus dem Inhaltsverzeichnis der zweistufige Forschungsprozess, die herangezogenen Methoden zur Datenerhebung und Auswertung sowie die Antezedenzien ethikorientierter Führung abgelesen werden. Das in Kapitel 5.4 bzw. in Tabelle 12 ausgewiesene „Forschungsprofil der Studie" zeigt die im Forschungsverlauf erfolgte gegenstandsangemessene Spezifikation qualitativer Forschung im Überblick. Auf weitere Maßnahmen zu Lesefreundlichkeit und Nachvollziehbarkeit der Studie – auch über die Abschnitte Einleitung und Schlussbetrachtung hinaus – wird mit Verweis auf diese Fußnote hingewiesen.

Diesem schließt sich die Erarbeitung des „moral point of view" von Personalführungsethik der vorliegenden Arbeit an; was darunter verstanden wird, welcher Zielsetzung sie unterfällt, worin sie sich normativ begründet und warum sie als normativer Bezugsrahmen vorgeschlagen wird. Dieser Argumentationsprozess beginnt mit der Darstellung und Systematisierung bisheriger Ansätze von Personalführungsethik und mündet in der Grundlegung einer prinzipienbasierten Personalführungsethik (Kapitel 3 und 4).

Die zur Systematisierung herangezogenen Kriterien (z. B. Ausgangsdisziplin, Grundverständnis oder Begründungsansatz) werden hierfür aus dem unübersichtlichen Feld bisheriger Beiträge herausgearbeitet. Zur besseren Orientierung werden sie bereits zu Beginn der Ausführungen beschrieben (Kapitel 3.1). Es wird zwischen Beiträgen aus dem anglo-amerikanischen und deutschsprachigen Raum unterschieden. Für den anglo-amerikanischen Raum werden mit der transformationalen, der dienenden, der authentischen sowie der ethischen Führung vier bedeutsame Ansätze skizziert (Kapitel 3.2). Für den deutschsprachigen Raum wird umfassender in den Gegenstandsbereich eingeführt (Kapitel 3.3 - 3.5).

Zunächst werden die Grundlagen der Wirtschaftsethik skizziert, darauf aufbauend ein Bezugsrahmen von Personalführungsethik entworfen und die führungsethische Perspektive von Ulrich (2009) beschrieben. Hierüber wird in das Grundverständnis, den Aufgabenbereich und den Aufbau von Personalführungsethik in der vorliegenden Arbeit eingeführt (Kapitel 3.3).

Die anschließende Verhältnisbestimmung von Ethik und Ökonomie in der Personalführungsethik über das Harmonie- oder Synthese-, Dominanz- und Kooperationsmodell (Baumgartner 2005, S. 96) dient zugleich als Orientierungspunkt zur Begriffsbestimmung von ethikorientierter Führung (Kapitel 3.4).

Im Kapitel „Konkretion paradigmatischer Grundorientierungen" werden mit der Tugendethik, der teleologischen Ethik und der deontologischen Ethik verschiedene normative Grundpositionen als Basis konzeptionell fundierter Ansätze von Führungsethik vorgestellt (Kapitel 3.5).

Hierauf aufbauend folgt die Grundlegung prinzipienbasierter Personalführungsethik (Kapitel 4). Zunächst werden die Ausgangssituation und Zielrichtung der Grundlegung skizziert (Kapitel 4.1). Anschließend wird die Diskussion um das Anwendungs- und Begründungsproblem normativer Ethik dargelegt und u. a. in Bezug auf den Begründungsrahmen, der Kohärentismus als eine Alternative zum Fundamentismus einführend expliziert (Kapitel 4.2 und 4.3).

Schrittweise werden dann die Grundzüge aus dem Principlism-Ansatz von Beauchamp und Childress (2013), als bekanntestes Modell im Kohärentismus, und der hier entwickelte Ansatz von prinzipienbasierter Personalführungsethik dargelegt (Kapitel 4.4 und 4.5). Es wird argumentiert, dass nicht ethische Theorie den Ausgangspunkt führungsethischen Handelns darstellt, sondern die moralische Intuition der Stationsleitung in ihrer „evaluativen Erfahrung" (Vieth 2006, S. 51)[28]. Trotz gegebener Orientierungskompetenz aus moralischen alltags- und lebensweltlichen Erfahrungen bedarf es im Kontext ethikorientierter Führung begründeter moralischer Orientierungspunkte und -standards. Hier kann prinzipienbasierte Führungsethik reflexives Orientierungswissen als Basis aufgeklärter Selbstreflexion im Führungshandeln bereitstellen.

Entsprechend werden mit der Explikation und Spezifikation der 4-Prinzipien im Anwendungsfeld personeller Führung grundsätzliche Handlungsorientierungen im alltäglichen Führungshandeln thematisiert, die den Rahmen skizzieren, in dem der gezielte führungstechnische Umgang mit Mitarbeitenden bzw. Pflegenden legitim ist (Kapitel 4.6).

Das Grundverständnis, die Aufgabenbereiche und der Aufbau von Führungsethik bilden zusammen mit dem entwickelten Ansatz einer prinzipienbasierten Personalführungsethik sowie der herausgearbeiteten Perspektive ethikorientierter Führung das in vorliegender Arbeit herangezogene Gesamtverständnis ethikorientierter Führung und ihrer „Topoi", ihrer „leitenden Gesichtspunkte", im Führungshandeln[29].

Der **dritte Abschnitt** widmet sich der empirischen Untersuchung (Kapitel 5 bis 7). Abgeleitet aus dem Erkenntnisinteresse der Studie – der Frage nach Antezedenzien ethikorientierter Führung durch Stationsleitungen – erfolgt zunächst die methodologische Positionierung der Untersuchung im qualitativen Forschungsparadigma, innerhalb dessen sie eine weitaus stärkere qualitative als rekonstruktive Forschungsperspektive bezieht (Kapitel 5.1). Inhaltlich angegliedert wird der zweistufige Forschungsprozess hergeleitet und begründet (Kapitel 5.2)[30]. Diesem folgen in Unterkapiteln Ausführungen zur Begründung, Durchführung und Verfahrensdokumentation der zur Erfassung und Auswertung der Ist-Situation von Führung in der Pflege eingesetzten leitfadenorientierten Experteninterviews (Meuser und Nagel 2009a) sowie durchgeführten qualitativen Inhalts-

---

[28] Problembewusstsein und Problemlösungskompetenz in moralischen Fragestellungen entwickeln sich als evaluative Erfahrung aus moralischen und alltagsweltlichen Erfahrungen. Vgl. hierzu vertiefend Kapitel 4.5.

[29] Zum Verständnis und Zusammenhang von „Leitidee ethikorientierter Führung" und „leitende Gesichtspunkte ethikorientierter Führung" oder „Topoi ethikorientierter Führung" vgl. Fußnoten 22 und 24.

[30] Vgl. Kapitel 1.2.

analyse mittels Extraktion (Gläser und Laudel 2010). Hierin eingeschlossen wird
u. a die Konstruktion des Interviewleitfadens nach Helfferich (2011) dargelegt
sowie anhand verschiedener Parameter (z. B. Alter, Berufstätigkeit, Leitungsspanne) eine Beschreibung der 18 interviewten Stationsleitungen vorgenommen.
In den anschließenden Ausführungen werden einschlägige Gütekriterien qualitativer Sozialforschung (z. B. intersubjektive Nachvollziehbarkeit) nicht nur auf
die Datenerhebung und -auswertung, sondern auf den gesamten Forschungsprozess bezogen (Kapitel 5.3)

Die Ergebnisse aus dem zweistufigen Forschungsprozess – der Rekonstruktion
von Führung in der Pflege (Forschungsschritt 1) sowie dem Herausarbeiten von
Antezedenzien ethikorientierter Führung (Forschungsschritt 2) – werden in den
Kapiteln 6 und 7 aufbereitet. Zunächst erfolgt die Darstellung der Ist-Situation
von Führung in der Pflege als Ergebnis aus den Experteninterviews und deren
Auswertung. Die Ergebnisdarstellung basiert auf dem ausdifferenzierten Katego-
riensystem der Inhaltsanalyse. Die Kapitelüberschriften entsprechen den
Hauptkategorien, die Unterüberschriften den Subkategorien (Kapitel 6).

Anschließend erfolgt die Ableitung personaler und organisationaler Antezedenzien aus dem Vergleich der leitenden Gesichtspunkte ethikorientierter Führung
(Topoi) mit der Ist-Situation von Führung in der Pflege (Empirie). Das Verfahren der Ableitung von Antezedenzien aus der Gegenüberstellung von Topoi und
Empirie wird zu Beginn des Kapitels erläutert[31]. Die Darstellung der Ergebnisse
erfolgt differenziert nach personalen und organisationalen Antezedenzien. Das
jeweils herausgearbeitete Antezedens wird in der Kapitelüberschrift benannt. Mit
der Beschreibung personaler und organisationaler Antezedenzien erfolgt zugleich die Beantwortung der untersuchungsleitenden Hauptfragestellung der
Studie (Kapitel 7).

Mit dem **vierten Abschnitt**, der Schlussbetrachtung, endet die Arbeit (Kapitel
8). Nicht nur die herausgearbeiteten Antezedenzien an sich erweitern die Erkenntnisse führungsethischer Forschung in der Pflege, sondern auch deren Interpretation in der Gesamtschau sowie die theoretische Auseinandersetzung um
Führungsethik stellen zentrale Ergebnisse der Arbeit dar. Entsprechend werden
in Fazit und Ausblick vornehmlich die übergeordneten Erkenntnisse und Zusammenhänge der Arbeit dargestellt und weniger die herausgearbeiteten Antezedenzien zusammenfassend wiederholt (Kapitel 8.1). Zuvor wird die Relevanz der
Arbeit in der Wissenschaft und in der Praxis erörtert. Abschließend werden mit
der Aussagefähigkeit der Antezedenzien die Grenzen der Studie skizziert und ein
Ausblick auf den weiteren Forschungsbedarf gegeben (Kapitel 8.2).

---

[31]   Vgl. Fußnoten 22 und 24.

II Theoretischer Bezugsrahmen

2 Stand der Forschung

2.1 Personalführungsethik in der Pflege

Personalführungsethik in der Pflege ist im Anschluss an Lay (2012, S. 85) als eine Hinsicht von Ethik im Pflegemanagement einzuordnen. Ethik im Pflegemanagement wiederum stellt neben Ethik in der Pflegepraxis, Ethik in der Pflegewissenschaft und Ethik in der Pflegepädagogik einen Teilbereich der Ethik in der Pflege dar (ebd.), welchen die Pflege im deutschsprachigen Raum versucht als eigene Bereichsethik zu konstituieren. Die Teilbereiche leitet Lay aus den vier Handlungsfeldern der Pflege nach Weidner (1999, S. 12) ab.

Gegenstand der Ethik in der Pflege ist „die Reflexion moralischer Aspekte in den Handlungsfelder der Pflege" (Lay 2012, S. 85) um im Verständnis einer angewandten Ethik „zu moralisch verantwortlichem und praktikablen Handeln anzuregen" (ebd., S. 143). Entsprechend ist es Aufgabe einer Ethik in der Pflegepraxis (Pflegeethik)[32], zu moralisch begründeten Lösungen ethischer Fragestellungen pflegerischen Handelns beizutragen (Remmers 2002, S. 57). Beispielhaft kann hier der Konflikt zwischen der Fürsorgepflicht der Pflegenden und dem

---

[32] Die beiden Termini Ethik in der Pflege und Pflegeethik werden in der Literatur unterschiedlich verwendet, wobei sich drei Grundausrichtungen feststellen lassen: Rabe (2009, S. 73) verwendet die Begriffe synonym. Für Arndt (2007, S. 17) ist der Gegenstand der Ethik in der Pflege das „konkrete moralische Handeln im [...] pflegerischen Alltag", wohingegen Pflegeethik neben der „Ethik im Pflegealltag" auch berufs- und standespolitische Anteile von Ethik in der Pflege umfasst. Demgegenüber ist für Lay (2012, S. 102) Pflegeethik „der Kern der Ethik in der Pflege", welche synonym mit „Ethik in der Pflegepraxis" oder „Ethik des Pflegens" zu verstehen ist. Pflegeethik ist damit der Teil der Bereichsethik der Ethik in der Pflege, welcher sich auf die Pflegepraxis bezieht. Pflegerische Berufsethik ist nach Lay allen Teilbereichen der Ethik in der Pflege „beizuordnen" (ebd., S. 103). D. h., auch für Lay enthält Pflegeethik Anteile einer berufs- und standespolitischen Ethik, die aber insgesamt weit über die Pflegeethik hinausreicht (ebd.). Berufsethik bestimmt sich als „normative Selbstanforderungen" (Remmers 2002, S. 17) für das berufliche Handeln. Als beruflicher Standeskodex (Ethikkodex, Berufskodex) formuliert, umfassen diese zumeist „als selbstverständlich" (ebd., S. 15) anerkannte Grundsätze beruflichen Handelns. Erstmals wurde 1953 ein internationaler Ethikkodex für Pflegende vom International Concil of Nurses (ICN) verabschiedet. Mehrmals überarbeitet liegt die neueste Fassung aus dem Jahr 2012 vor (ebd., S. 1). Online sind sowohl das englische Original (Code of Ethics for Nurses) beim ICN als auch die deutsche Übersetzung (ICN Ethikkodex für Pflegende) beim Deutschen Berufsverband für Pflegeberufe (DBfK) als Mitglied des ICN in der jeweils neuesten Fassung verfügbar.

© Springer Fachmedien Wiesbaden GmbH, ein Teil von Springer Nature 2020
J. Suermann, *Ethikorientierte Führung in der Pflege*,
https://doi.org/10.1007/978-3-658-28916-4_2

Selbstbestimmungsrecht des Patienten hinsichtlich pflegerischer Interventionen angeführt werden[33].

Ethik in der Pflegepädagogik hingegen umfasst zum einen die inhaltliche Vermittlung von Ethik in der Pflege bzw. ihrer Teilbereiche (Was soll vermittelt werden?). Zum anderen setzt sie sich mit der Frage nach der moralisch vertretbaren Wissensvermittlung auseinander (Wie soll vermittelt werden?) (Lay 2012, S. 301)[34]. Gegenstand von Forschungsethik in der Pflege oder Pflegeforschungsethik ist die Frage, ob Interventionen des Forschenden die Menschenwürde des Probanden verletzen bzw. wie diese im Forschungsprozess gewahrt werden kann (Schnell und Heinritz 2006, S. 24). Ethik im Pflegemanagement wird in der Literatur als die „Reflexion der vielfältigen moralischen Aspekte im Pflegemanagement" (Fölsch 2008, S. 28; Lay 2012, S. 92; Proksch 2014, S. 120) beschrieben. Um welche Aspekte es sich hierbei handelt, wird im weiteren Verlauf konkretisiert. Von den vier Teilbereichen ist die Ethik in der Pflegepraxis (Pflegeethik) national wie international am fundiertesten ausgearbeitet[35]. Die anderen Teilbereiche der Ethik in der Pflege sind demgegenüber weit weniger entwickelt (ebd., S. 86).

Dass sich die Ethik in der Pflege als eine Bereichsethik neben der Ethik in der Medizin etabliert, und beide Ethiken grundsätzlich „gleichberechtigt" (Körtner 2012, S. 41) als Teile einer übergeordneten Ethik im Gesundheits- und Sozialwesens zu verorten sind (Arndt 2007, S. 17; Körtner 2012, S. 26; Lay 2012, S. 53; Friesacher 2008, S. 8)[36], ist vornehmlich auf den Entwicklungsgrad der Pflegeethik zurückzuführen[37]. Die hier zugrunde liegende Forderung einer Eigenstän-

---

[33] Für konkrete Fallbeispiele und Fragestellungen siehe z. B. Fölsch (2008) oder Risto (2012).

[34] Zur Frage nach dem „Was" vgl. Rabe (2009), zur Frage nach dem „Wie" vgl. Kemetmüller (1998).

[35] Gleichwohl ist das Thema Pflegeethik im deutschsprachigen Raum noch sehr jung. Bis zum Jahr 2000 lagen kaum deutschsprachige Veröffentlichungen vor (Fölsch 2008, S. 9). Wesentlich zu grundlegendem Anstoß, differenzierter Ausbildung und andauernder wissenschaftlicher Diskussion um Pflegeethik haben u. a. Schröck (1995), Hofmann (1995a, 1995b, 1996), Schwerdt (1998c, 1998a, 1998b), Remmers (2000a, 2000b, 2003), Bobbert (2002b, 2003, 2006), Arndt (:; 2003; 2007), Friesacher (2008, 2010) oder Kohlen (2009, 2012, 2015) beigetragen bzw. tragen fortwährend bei (vgl. auch Proksch 2014, S. 115).

[36] Gegenüber Arndt (2007, S. 17) und Körtner (2012, S. 26), die Ethik in der Pflege ausschließlich als einen Teil einer „Ethik im Gesundheitswesen" verorten, erweitert Lay (2012, S. 54) diese Sichtweise um die Ethik des Sozialwesens. Er argumentiert diese Position über die Bedeutung der Inhalte sozialer Arbeit im pflegerischen Selbstverständnis und Aufgabenspektrum, wie sie am deutlichsten in der ambulanten Pflege hervortreten.

[37] Traditionell wurde Ethik in der Pflege unter die Ethik der Medizin subsumiert (Lay 2012, S. 65). Dies änderte sich erst mit der Ausbildung einer Pflegeethik bis hin zu einer sich konstituierenden Bereichsethik. Allerdings wird die Frage nach dem Erfordernis einer eigenständigen Bereich-

digkeit der Pflegeethik impliziert dabei allerdings nicht die Forderung neue ethische Theorien zu entwickeln[38]. Die Abgrenzung zur Medizinethik besteht vielmehr in der Anwendung gegebener Begründungs- und Rechtfertigungskriterien auf spezifische pflegeethische Fragestellungen und Besonderheiten (Remmers 2002, S. 56; Fölsch 2008, S. 36)[39]. Entsprechend erfolgt die Ausdifferenzierung der Ethik in der Pflege in die vier Teilbereiche oder Sub-Bereichsethiken aus den differenten Anforderungen der jeweiligen Handlungsfelder der Pflege[40]. Ethik im Pflegemanagement ist damit nach Lay als eine Sub-Bereichsethik von Ethik in der Pflege zu bestimmen.

---

sethik der Pflege weiterhin „sehr kontrovers diskutiert" (ebd., S. 114). Eine Übersicht der verschiedenen Positionen und Argumente liefern in unterschiedlicher Darstellungstiefe Remmers (2002, S. 55–57, 2003, S. 47–70), Lay (2012, S. 114) oder Fölsch (2008, S. 11–31). Remmers (2003, S. 59) konstatiert der Pflegeethik gegenüber der Medizinethik eine „selbstständige und ergänzende Funktion".

[38] So schreibt etwa Arndt (S. 31): „Pflegende müssen sich keine eigene und neue Moralphilosophie ausdenken. Wir brauchen jedoch Ethik in der Pflege. Diese gründet dann auch auf traditionellen Elementen der Moralphilosophie. Die Pflege ist aber frei und unabhängig genug, moderne und neuere Ethikansätze aufzunehmen". Eine der wesentlichen Aufgaben von Pflegeethik ist es daher, ethische Grundlagen von Pflege zu reflektieren (Körtner 2012, S. 37), d.h. den normativen Bezugspunkt, woran sich pflegerisches Handeln in ethisch relevanten Situationen orientieren soll, als Begründungsansatz einer Ethik in der Pflegepraxis herauszuarbeiten. Grundsätzlich lassen sich eine Vielzahl an ethischen Theorien und Prinzipien auf die Pflege übertragen (Lay 2012, S. 130). Nach Körtner (2012, S. 81) „dominiert in der gegenwärtigen pflegeethischen Diskussion das Modell der Care-Ethik". Umfassende Beachtung findet im deutschsprachigen Raum dabei vor allem der care-ethische Ansatz von Conradi (2001). Gleichwohl scheint auch für die Pflegeethik als Teil der Ethik in der Pflege unter dem Dach einer übergeordneten Ethik im Gesundheits- und Sozialwesen zutreffend zu sein, dass eine exklusive Fundierung auf einen einzelnen Ansatz unzureichend ist (Lay 2012, S. 131). In diesem Kontext fasst Schwerdt (2015, S. 6) zusammen: „Eine Ethik, die die Stärken der Care-Ethik mit der Gerechtigkeitsethik verbindet und die Leitwerte Würde und Autonomie einbezieht, könnte als integratives Modell für die Pflege, Medizin und Soziale Arbeit geltend gemacht werden".

[39] Exemplarisch kann zum Bezug von Medizin- und Pflegeethik auf den von Beauchamp und Childress (2013) begründeten principlism-Ansatz der Biomedizin und Medizin als prinzipienbasierte Medizinethik sowie prinzipienbasierte Pflegeethik verwiesen werden. Beispielsweise übernimmt der Schweizerische Berufsverband der Pflegefachfrauen und Pflegefachmänner (SBK) in seinem Grundlagendokument „Ethik und Pflege" (Monteverde et al. 2013) das 4-Prinzipien-Schema von Beauchamp und Childress und überträgt es auf den pflegerischen Kontext. Die ausschließliche Orientierung an dem Prinzipienkatalog von Beauchamp und Childress ist allerdings nicht unumstritten. Vielmehr werden in der Literatur zur Pflegeethik verschiedene Prinzipienkataloge diskutiert, die Lay (2012, S. 131) übersichtartig aufführt. Auch die hier erfolgte Grundlegung prinzipienorientierter Personalführungsethik in Kapitel 4 basiert auf dem Ansatz von Beauchamp und Childress.

[40] Analog entspricht dies der Ausdifferenzierung der Ethik in der Medizin in die Subspezialisierungen Ethik in der Humangenetik oder Ethik in der Intensivmedizin (Lay 2012, S. 86).

2.1.1 Ethik im Pflegemanagement

Insgesamt steht die Entwicklung einer Ethik im Pflegemanagement im deutsch-sprachigen Raum „noch relativ am Anfang eines Prozesses" (Giese 2009, S. 148) und ist „noch wenig entwickelt" (Proksch 2014, S. 120). Es liegen nur vereinzelt Veröffentlichungen einiger weniger Autoren vor, die sich explizit auf ethische Fragestellungen im Pflegemanagement beziehen oder sich integriert, beispiels-weise im Bereich Pflegeethik oder Pflegequalität, mit moralischen Aspekten von Führungskräften in der Pflege auseinandersetzen.

Dabei handelt es sich mit Ausnahme der Dissertation von Proksch (2014) und der Studien von Bauer et al. sowie Dibelius in Dibelius und Arndt (2003) aus-schließlich um Publikationen in Lehrwerken für das Pflegemanagement oder um Aufsätze in Fachzeitschriften als um Ergebnisdarstellungen empirischer Unter-suchungen.

Darüber hinaus setzten sich nur sehr wenige Beiträge mit der normativen Fundie-rung einer Ethik im Pflegemanagement bzw. einer Führungsethik auseinander. Der 2001a von Dibelius konstatierte Sachstand, dass im bundesdeutschen Pfle-gemanagement ethische Fragestellungen noch „Neuland" (Rn. 5.04) sind, hat sich zu 2018 nicht wesentlich verändert[41].

Insgesamt findet die zeitversetzte Ausbildung einer Ethik im Pflegemanagement gegenüber einer Ethik in der Pflegepraxis (Pflegeethik) analog zur zeitversetzten Entwicklung im anglo-amerikanischen Raum statt. Auch wenn in den USA, Großbritannien sowie in den skandinavischen Ländern die Entwicklung einer eigenen Pflegeethik (ethics in nursing practice, nursing ethics) seit den 1970er-Jahren stark vorangetrieben worden ist (Lay 2012, S. 109), erkennen Aitamaa et al. (2010) auch hier „less research on ethical problems in nursing management" (S. 470).

---

[41] So ergab eine Recherche am 28.03.2018 in der Datenbank Carelit, welche nach Selbstauskunft auf der homepage www.carelit.de „Pflege- und Management-Literatur bis in die 50er-Jahre" bib-liografiert hat und „derzeit über 150.000 Artikel aus circa 310 Fachzeitschriften" verfügt, entlang der kombinierten Suchbegriffe „Ethik UND Pflegemanagement", „Ethik UND Management" sowie „Ethik UND Führung" je Suche 15, 38 bzw. 5 Treffer, wobei sich drei Artikel doppelten. Von den verbliebenen 55 Artikeln konnten 11 Artikel in den Gegenstandsbereich von Ethik im Pflegemanagement zugeordnet werden. Keiner dieser Artikel setzt sich explizit mit Führungs-ethik bzw. Personalführungsethik in der Pflege auseinander, zuweilen werden aber ethische As-pekte der Mitarbeiterführung thematisiert. Zum Suchbegriff „Führungsethik" konnte mit dem Aufsatz von Städler-Mach (2002) nur ein Treffer recherchiert werden. Jeweils keine Suchergeb-nisse lieferten die kombinierten Begriffe „Mitarbeiterführung UND Ethik" sowie „Personalfüh-rung UND Ethik".

Neben der nachrangigen Etablierung einer Ethik im Pflegemanagement gegenüber einer Ethik in der Pflegepraxis ist die geringe wissenschaftliche Auseinandersetzung um Ethik im Pflegemanagement auch darauf zurückzuführen, dass es
sich bei der Wirtschaftsethik und entsprechend ihrer Teilbereiche als wesentliche
Bezugswissenschaften einer Ethik im Pflegemanagement um eine relativ junge
wissenschaftliche Disziplin handelt (Aßländer 2011c, S. 118) [42, 43].

Angesichts dessen steht der bei Grundlegung einer Pflegeethik verfolgte Ansatz,
gegebene ethische Theorien der Medizinethik für pflegeethische Fragestellungen
heranzuziehen, lediglich eingeschränkt zur Verfügung. Gleichwohl der 1999 (S.
11) von Städler-Mach in diesem Zusammenhang konstatierte und 2005 (S. 18)
wiederholte Sachstand: „Zu neu und zu wenig publiziert ist das, was unter Ethik
für das Management zu verstehen ist, als daß es als Allgemeingut vorausgesetzt
werden kann", gerade in Bezug auf die Unternehmens- und Managementethik
aus heutiger Sicht, wie auch Giese (2009, S. 148) andeutet, so nicht mehr zu
bewerten ist, u. a. da ‚Ethik-Boom' (Lay 2012, S. 46) sowie Managementskandale der vergangenen Jahre gleichsam die Unternehmens- und Managementethik
befördert haben (Aßländer 2010, S. 17), ist demgegenüber in Bezug auf Führungsethik bzw. Personalführungsethik auch gegenwärtig von einem weithin
offenen Sachstand in der Theorie und entsprechend rudimentären Wissensstand
in der Praxis auszugehen (Weibler 2012, S. 645; Suchanek 2013, S. 334) [44].

Vor diesem Hintergrund ist die umfassende Auseinandersetzung um das im Theorieteil der vorliegenden Arbeit herausgearbeitete Gesamtverständnis ethikorientierter Führung als ein grundlegendes Erfordernis zu bewerten [45]. Erst mit der
Beschreibung der Antezedenzien ethikorientierter Führung im empirischen Teil
erfolgt dann – ähnlich dem Vorgehen der Pflegeethik – ein Transfer auf das
Anwendungsfeld Pflege [46].

---

[42] Beispielsweise führt Friesacher (2009, S. 12) aus, dass die Wirtschaftsethik und die Sozialwis-
      senschaften „zentrale Bezugsdisziplinen des Pflegemanagements" sind. Und Städler-Mach und
      Devrient (2005, S. 8) merken zutreffend an: „Was in der Pflege und im Pflegemanagement
      ethisch vertretbar ist, kann ich mir nicht alleine ausdenken. Ich muss zurückgreifen auf bereits
      entworfene ethische Konzeptionen, die mir das eigene Denken systematisieren und strukturieren,
      ja erst ermöglichen".

[43] Vgl. Kapitel 3.3.1.

[44] Vgl. Kapitel 3.

[45] Vgl. Kapitel 3 und Kapitel 4.

[46] Dieser Hinweis erfolgt auch im Kontext der Anmerkung von Elsbernd (2011, S. 167), insoweit
      das Wissen aus den Bezugswissenschaften von Pflegemanagement, wie der Betriebswirtschafts-
      lehre, vielfach in Fachbüchern für das Pflegemanagement wiedergegeben, nicht aber auf das je-

Vornehmlich sind es Dibelius (2001a), Städler-Mach (2002), Remmers (2007) und Giese (2012), die sich bisher mit der normativen Fundierung einer Ethik im Pflegemanagement, gleichwohl in unterschiedlicher Darstellungstiefe und Bezugnahme auf Führungsethik bzw. Personalführungsethik, auseinandergesetzt haben.

Dibelius (2001a, Rn. 5) hebt in diesem Zusammenhang die Verantwortungsethik von Jonas hervor. Der „Transfer in die Pflege" erscheint nach Dibelius geeignet, da dessen Verantwortungsverständnis in Übereinstimmung mit dem ICN-Kodex für Pflegende steht. Unter Bezug auf das Verantwortungsverständnis von Jonas können nurmehr ethische Entscheidungen im Pflegemanagement entlang von Stufenplänen als methodisches Hilfsmittel getroffen werden.

Für Städler-Mach (2001a, S. 8; Städler-Mach 2002, S. 4), die sich ebenfalls auf die Verantwortungsethik nach Jonas bezieht, ist jeder ethischen Reflexion bzw. jeder Ethik und damit auch einer Ethik im Pflegemanagement ein bestimmtes Menschenbild vorgeordnet[47]. Dieses zu reflektieren ist zentraler Bezugspunkt jedweden Handelns von Führungskräften. Dabei ist das biblische Menschenbild für Städler-Mach Grundlage der von ihr skizzierten „Christlichen Führungsethik" (2002, S. 4). Analog zu Dibelius verweist auch Städler-Mach zur kasuistischen Entscheidungsfindung auf einen Stufenplan.

Remmers (2007), der eine „äußerst differenzierte" (Friesacher 2009, S. 12), wenn nicht sogar gegenwärtig die umfassendste Darstellung einer Ethik im Pflegemanagement vorgelegt hat, verweist innerhalb einer „Werteorientierte[n] Führungsethik" (Rn. 52ff.) als dessen normative Basis auf die Diskursethik nach Habermas. Das Prinzip der kommunikativen Verständigung ermöglicht es den Organisationsmitgliedern verbindliche Regeln gemeinsamen Handelns zu klären.

Und Giese (2012, S. 169) betont mit der Tugendethik die „innere Disposition und motivationale Grundhaltung" von pflegerischen Führungskräften. „Selbstachtung als Führungstugend" kann ethisches Führungshandeln nicht akzeptieren, was fundamental den eigenen Werthaltungen widerspricht. Allerdings wird, so Giese weiter, nicht „moralische Heldenhaftigkeit" verlangt, sondern die Fähigkeit „ökonomische und ethische Rationalität" in Ausgleich zu bringen.

---

weilige Anwendungsgebiet für das Pflegemanagement, wie Krankenhaus oder Pflegedienst, übertragen wird.

[47]   Gleichsam verhält es sich mit den Arbeiten von Schulze (1999) und Strekies (2007) die sich als Schüler von Städler-Mach in ihren veröffentlichten Qualifikationsarbeiten im Themenfeld von Ethik im Pflegemanagement direkt (Strekies) wie indirekt (Schulze) auf die Verantwortungsethik von Jonas beziehen.

Auch wenn sich eine Ethik im Pflegemanagement grundsätzlich nur an alle Führungskräfte in der Pflege entlang ihrer jeweiligen Führungsverantwortung richten kann[48] – Städler-Mach (1999, S. 6) benennt daher explizit „Pflegedienstleitungen und Pflegepersonen mit Führungsaufgaben"[49] und schließt dergestalt Stationsleitungen ein – fokussieren die wenigen vorliegenden Veröffentlichungen primär auf ethische Implikationen der obersten Leitungsebene in der Pflege: „Das Pflegemanagement steht in anderen Verantwortungsbeziehungen als die direkt Pflegenden. Sein Aufgabenbereich beinhaltet vordringlich ethische Aspekte, Konfliktfelder und Verpflichtungen, die in den Bereich der Unternehmens- und hier insbesondere der Managementethik fallen" (Giese 2009, S. 146). Dabei scheint die bisherige Ausrichtung auf die oberste Leitungsebene in der Pflege auch dem Umstand geschuldet zu sein, dass Stationsleitungen allgemein (noch) nicht unmittelbar dem Pflegemanagement zugeordnet werden.

Auch die genannten empirischen Studien setzen sich ausschließlich mit ethischem Führungshandeln der obersten Leitungsebene auseinander. So erfasste Dibelius (2001b, 2003) anhand von 11 „problemzentrierten Interviews" mit „Pflegedienstleitungen" stationärer und teilstationärer Einrichtungen der Altenhilfe u. a. deren handlungsleitenden Werte und Prinzipien (Dibelius 2001b, S. 409; 2003, S. 24). Bauer et al. (2003) führten „qualitative Interviews" mit 16 „Entscheidungsträgern" stationärer und ambulanter Einrichtungen durch. Ziel der Studie war es u. a., die Frage zu beantworten, ob sich Pflegemanager mehrheitlich eher auf eine Care-Philosophie oder auf ökonomisch begründetes zweckrationales Handeln berufen (S. 50). Und Proksch (2014) erarbeitete anhand von vier Fallstudien auf Grundlage von „leitfadengestützten Experteninterviews" mit neun „Pflegedirektoren oder Pflegedienstleitungen" das Selbstverständnis und die ethische Grundlegung von Pflegemanagern im öffentlichen Krankenhaus (S. 12, 146, 150, 156).

Mit Proksch, Bauer und Dibelius liegen drei deskriptive Studien vor, die in unterschiedlicher Tiefe und mit verschiedenen Akzentuierungen die handlungsleitenden Werte und Prinzipien der obersten Leitungsebene der Pflege in stationären und ambulanten Einrichtungen untersucht haben. Die Arbeiten sind der Unternehmensführungs- bzw. Managementethik zuzuordnen. Entsprechend sind sie als Beiträge zur Ethik im Pflegemanagement primär auf Mesoebene und weniger zur Personalführungsethik in der Pflege auf Mikroebene zu verorten.

---

[48] Vgl. Kapitel 3.3.2f.

[49] Gleichwohl auch Städler-Mach in ihren weiteren Ausführungen vornehmlich auf die Pflegedienstleitung in ihrer moralischen Verantwortung abhebt.

Demgegenüber adressiert die vorliegende Arbeit explizit die ethischen Implikationen der personellen Führung durch Stationsleitungen auf Mikroebene. Sie ist daher als eine der ersten empirischen Studien zur Führungsethik bzw. Personalführungsethik in der Pflege zu verstehen.

Eine Übersicht bisheriger deutschsprachiger Veröffentlichungen und Forschungsergebnisse der Ethik im Pflegemanagement liegt wohl erstmals 2004 bei Lay vor, die weitgehend identisch mit der aktualisierten Auflage von 2012 ist und 2014 von Proksch mit wenigen Zeilen um einzelne Aspekte der expliziten Arbeiten von Städler-Mach (2003) und Städler-Mach und Devrient (2005) sowie Giese (2012) ergänzt worden ist.

Dabei zeigen insbesondere die Ausführungen von Lay (2004, 2012), dass der Gegenstandsbereich von Ethik im Pflegemanagement bisher nicht konkret gefasst ist, da zwischen den Autoren Aspekte ethischer Fragestellungen, grundsätzlicher Handlungsorientierungen und notwendiger Kompetenzen sehr unterschiedlich akzentuiert werden.

Daher zielen die folgenden Ausführungen im Ergebnis nicht darauf ab, die einzelnen Veröffentlichungen wiederzugeben, sondern die diskutierten Aspekte einer Ethik im Pflegemanagement, worin sich die Führungsethik als eine Hinsicht eingliedert, herauszuarbeiten.

Allerdings divergieren analog zum Sachstand zur Führungsethik innerhalb der Wirtschaftsethik auch die Beiträge im Anwendungsfeld der Pflege, die Führungsethik bzw. Personalführungsethik aufgreifen, in erheblichem Maß. So versteht beispielsweise Städler-Mach (1999, S. 9; 2005, S. 13) Führungsethik als Führungsinstrument, wohingegen Giese (2012, S. 169, 2009, S. 151) dies ausdrücklich negiert.

Im Kontext der geringen wissenschaftlichen Auseinandersetzung um Führungsethik insgesamt ist dieser Befund wenig überraschend. Er verdeutlicht jedoch angesichts der darin liegenden Unterschiedlichkeit im Grundverständnis von Führungsethik die Notwendigkeit der Bestimmung und Positionierung innerhalb der vorliegenden Arbeit.

Da die wissenschaftliche Diskussion darüber, was unter Führungsethik zu verstehen ist, vornehmlich innerhalb der Wirtschaftsethik geführt wird, erfolgt dies umfassend in Kapitel 3. Analog wird im vorliegenden Kapitel weitgehend auf eine kritische Bewertung der Ausführungen um Führungsethik in der Pflege verzichtet und ebenfalls auf Kapitel 3 verwiesen.

2.1.2 Verantwortungsbereiche der Führungskräfte

Insgesamt zeigt eine genauere Betrachtung der diversen Publikationen weitgehend übereinstimmend auf, dass sich der Gegenstandsbereich einer Ethik im Pflegemanagement übergeordnet aus dem Verantwortungsbereich von Pflegemanagern und pflegerischen Führungskräften im Spannungsfeld zwischen Ethik und Ökonomie im Gesundheitswesen erwirkt. So merkt Wettreck (2001, S. 283) an, „das Verhältnis von Pflege und Ökonomie ist von grundsätzlicher Spannung". Und Giese (2012, S. 157) ergänzt: „Eine nähere Betrachtung des Verantwortungsgefüges als mehrstellige Relation kann zur Klärung der moralischen Verantwortung des Pflegemanagements beitragen":

Gleichwohl der Begriff Pflegemanagement „nach wie vor nicht abgegrenzt ist" (Seeberger und Kerres 2005, 5) und demzufolge auch dessen inhaltliche Bestimmung abschließend offen zutage tritt, kommt Führungskräften in der Pflege nach übergreifender Auffassung eine grundsätzliche an ihre Position gebundene Rollenverantwortung gegenüber dem Patienten, den Mitarbeitern sowie der Organisation zu, die aus ihrer Funktion als Entscheidungsträger resultiert (Städler-Mach 2001b, S. 76; Fecke et al. 2005, S. 157; Fölsch 2008, S. 29). Diese grundsätzliche Differenzierung entspricht ebenfalls dem Verständnis im angloamerikanischen und skandinavischen Sprachraum: „Ethical problems in nursing management can be classified into those related to patient care, staff and the organization" (Aitamaa et al. 2010, S. 470).

Entlang der umfassenden Rollenverantwortung tritt die obige, erste Annäherung einer Ethik im Pflegemanagement als die „Reflexion der vielfältigen moralischen Aspekte im Pflegemanagement" deutlich hervor. Zudem ist hierüber auch der Ansatz, eine Ethik im Pflegemanagement als Verantwortungsethik zu konzipieren, nachzuvollziehen.

Der sich insgesamt mit der Führungsrolle in der Pflege verbundene „Verantwortungstrialismus" (Proksch 2014, S. 121) hat sich in der vielfach beschriebenen „Sandwich-Funktion" (Bauer et al. 2003, S. 38; Giese 2009, S. 147) von Pflegemanagern und pflegerischen Führungskräften versinnbildlicht. Da aus der umfassenden Rollenverantwortung bestimmte nicht in jeden Fall endgültig lösbare ethische Dilemmata zu erwarten sind, ist eine Ethik im Pflegemanagement als Standpunkt und Orientierungshilfe im Handeln erforderlich (Schwerdt 2001, S. 53, 2002, S. 48; Städler-Mach 2003, S. 171). Wird dabei berücksichtigt, dass sich angesichts divergierender Handlungs- und Entscheidungsspielräume die Rollenverantwortung zwischen den Führungskräften in der Pflege entlang ihrer jeweiligen Hierarchieebenen und Organisationen im Gesundheits- und Sozialwesen unterscheidet, ist von einer Vielzahl differenziert gelagerter Verantwortlichkeiten auszugehen (Bobbert 2002a, S. 166).

Entsprechend sind die im Gegenstandsbereich einer Ethik im Pflegemanagement diskutierten Aspekte entlang der Rollenverantwortung pflegerischer Führungskräfte ausgerichtet. Eine Zusammenstellung aus dem Verantwortungstrialismus resultierender ethisch-konfliktärer Problemlagen, die im anglo-amerikanischen und skandinavischen Raum innerhalb verschiedener Studien diskutiert worden sind, findet sich bei Aitamaa et al. (2010, S. 473).

Remmers (2007, Rn. 4) thematisiert mit der „Aufgaben- und Organisationsverantwortung", der „werteorientierten Unternehmensführung" sowie der „werteorientierten Führungsethik" einige der „zentralen ethischen Herausforderungen des Pflegemanagements". Um den weiten Gegenstandsbereich einer Ethik im Pflegemanagement zu strukturieren, gliedern sich die weiteren Ausführungen entlang der von Remmers genannten Aspekte. Dabei werden die unterschiedlichen Akzentuierungen und Sichtweisen innerhalb pflegerelevanter Literatur aufgegriffen sowie vor- und nachgelagerte Aspekte eingebunden.

Als Ausgangspunkt einer Ethik im Pflegemanagement wird in der Literatur die „ethische Kompetenz" pflegerischer Führungskräfte entlang der Wortbedeutung von Kompetenz als „Fähigkeit" und „Zuständigkeit" diskutiert[50]. Ethische Kompetenz als Fähigkeit wird dabei zuallererst als die Reflexionsfähigkeit der eigenen Ziele und Werthaltungen verstanden: „Wofür stehe ich als Pflegemanager (ein)?" fragt beispielsweise Lay (2012, S. 4).

Für Städler-Mach und Devrient (2005, S. 10) bildet die Klärung der eigenen Werte „ein tragfähiges Fundament für die tägliche Kleinarbeit", sodass in neuen Situationen nicht wiederkehrend nach handlungsrelevanten Orientierungspunkten gefragt werden muss. Entsprechend weisen Städler-Mach und Devrient auch darauf hin, dass die „Pflegedienstleiterinnen und -leiter selbst es sein müssen, die Ethik in ihrem beruflichen Handeln deuten und umsetzen" (S. 18).

Wettreck (2001, S. 282) fordert das Pflegemanagement insgesamt zur Selbstreflexion auf. Es gilt eine ‚Wert-Analyse' gegenwärtigen Management-Handelns in der Pflege zu erstellen. Die „Analyse der unterliegenden Werte-Hierarchie" ermöglicht es, so Wettreck, sich insbesondere mit „ökonomischen und wirtschaftsethischen Fragen und Leitlinien des ‚Pflegerischen' darin" auseinanderzusetzen, und hinsichtlich einer „grundsätzlichen ‚Pflege-Orientierung' des eigenen Handelns" zu bewerten.

---

[50] Von lateinisch competentia = das Zusammentreffen. Zum Begriff der Kompetenz im Anwendungsbereich der Pflege vgl. Städler-Mach und Devrient (2005, S. 7).

Lay (2012, S. 94) sieht es als erforderlich an, die Selbstreflexion mit einer „gründlichen Reflexion des Unternehmens" zu verbinden. Identifizierte Passungen und Brüche können dann als planerische Grundlage für Veränderungen herangezogen werden.

Schwerdt (2002, S. 48) betont als Voraussetzung zur „integrierten Reflexion" pflegewissenschaftlicher, betriebs- und volkswirtschaftlicher sowie ethischer Gesichtspunkte, die Entwicklung einer „Wirtschaftsethik der Pflege und des Pflegemanagements" als Orientierungshilfe im Umgang „mit den (immer schon) begrenzten Ressourcen der Pflege". In diesem Zusammenhang konstatiert Schwerdt, dass das Pflegemanagement noch lernen muss, sein institutionelles Handeln nach den genannten Gesichtspunkten zu organisieren.

Hinsichtlich ethischer Aspekte konstatieren Städler-Mach und Devrient (2005, S. 18) analog Schwerdt, dass die „Pflegedienstleitungen […] die Aufgabe noch vor sich [haben], die ethischen Grundlagen ihres Tuns zu reflektieren und zu publizieren". Gleichsam hoffen die Autoren, „dass Ethikfragen, womöglich ganze Ethikentwürfe für Pflegende in Führungsaufgaben zukünftig von den Betroffenen selbst bearbeitet werden können".

Die darin übergeordnet implizierte „Verantwortung für das eigene Handlungsfeld des Pflegemanagements" thematisieren Purwins und Roes (2012). Im Kontext einer weitgehend fehlenden theoretischen Fundierung des Pflegemanagements und damit einhergehender „Suche nach der eigentlichen Identität des Pflegemanagements" kann die „Klärung und Definition theoretischer Grundlagen […] einen bedeutenden Beitrag zur Identitätsbildung" leisten (S. 256f.).

Verantwortlichkeiten pflegerischer Führungskräfte gehen nach Purwins und Roes über den zuvor beschriebenen Verantwortungstrialismus hinaus. Ethische Verantwortung ergibt sich für das Pflegemanagement ebenfalls gegenüber der eigenen Berufsgruppe und erstreckt sich, so Purwins und Roes weiter, dabei auch auf die „Verantwortung für die Professionalisierung der Pflege". So hat das Pflegemanagement über den betrieblichen Einsatz an Hochschulen ausgebildeter Pflegenden in den Einrichtungen mitzuentscheiden und durch entsprechende Organisationskonzepte die Akzeptanz verschiedener Qualifikationen in der Pflege zu fördern (ebd.).

Dem Ansinnen von Städler-Mach und Devriant entspricht der 2011 veröffentlichte „proto-code of ethics and conduct for European nurse directors" durch die European Nurse Directors Association (ENDA) (Stievano et al. 2011, S. 280). Als „proto-code" unterliegt der Kodex dem Selbstverständnis als „strategic document that invites critical dialogue and the development of specific codes of ethics and conduct for nurse directors by nursing associations in different Euro-

pean countries" (ebd.). Die dem proto-code zugrunde liegende „nurse directors'
ethical basis" fügt sich aus zehn weitgehend tugendethischen Grundsätzen zusammen, die pflegerische Führungskräfte in ihrer Vorbildfunktion ansprechen
und von weiteren sieben überwiegend tugendethischen Grundhaltungen „unter-
mauert" werden.

Mit der Adaption des proto-codes durch die Vereinigung der Pflegedirektorinnen
Österreichs als „Ethik Kodex der Austrian Nurse Directors Association" (AN-
DA) liegt eine deutschsprachige Version vor (Vereinigung der PflegedirektorInnen
nen Österreichs 2014). Nach Angaben der Organisation ist Österreich bisher das
einzige Land, das eine länderspezifische Version erarbeitet hat (PeV 2014, S.
19).

Die ANDA versteht den Ethik-Kodex als „ein Gesamtbild der Aufgaben im
Pflegemanagement [...], das als ethische Orientierung und Richtlinie für die
Tätigkeit der österreichischen Pflegedirektorinnen und Pflegedirektoren, sowie
der Pflegemanagerinnen und Pflegemanager dienen soll" (Vereinigung der PflegedirektorInnen Österreichs 2014, S. 8).

Analog zu weiteren Berufs- oder Standesethiken formuliert auch der proto-code
wie auch der „Ethik-Kodex für das österreichische Pflegemanagement" (Schwaiger 2015, S. 29) vornehmlich Grundsätze oder Prinzipien für das berufliche
Handeln. Der Kodex differenziert hierbei Grundsätze nach den Bereichen
„Kompetenzen", „Pflege", „Sicherheit", „MitarbeiterInnen", „Lebenslanges
Lernen" sowie „Sektorenübergreifendes Arbeiten" (Vereinigung der PflegedirektorInnen Österreichs 2014, S. 12). Entlang der Grundsätze werden die im Kodex
zuvor formulierten Werte, die bei der Ausübung pflegerischer Führung berücksichtigt werden sollen bzw. denen gegenüber sich die pflegerischen Führungskräfte verpflichten, differenziert.

Entsprechend ist der Ethik-Kodex für die ANDA Ausdruck des „Selbstverständ-
nisses als Führungskräfte im Gesundheitswesen" (ebd.). Insgesamt listet der
Kodex neben den 17 Grundhaltungen 21 Grundsätze beruflichen Handelns pfle-
gerischer Führungskräfte auf. Die ANDA argumentiert den Kodex aus seiner
Notwendigkeit, dass es im Kontext spürbaren Sparzwangs und gleichzeitiger
Leistungsverdichtung, „an der Zeit [ist], zu den zwei Säulen der Effizienz und
Effektivität im Pflegemanagement als dritte Säule die der Ethik hinzuzufügen"
(Schwaiger 2015, S. 28)[51].

---

[51] Ohne vertiefend auf die Komplexität ethisch-reflektierten Führungshandelns einzugehen, was
      umfassend in Kapitel 3 thematisiert wird, sei an dieser Stelle angemerkt, dass der Ethik-Kodex
      der ENDA bzw. ANDA zweifelsohne einen wichtigen Beitrag zur Reflexion pflegerischen Füh-

So dringlich der Entwurf einer Ethik im Pflegemanagement und einer darin zu verortenden Berufsethik für pflegerische Führungskräfte ist, sind Komplexität und Anspruch dieser Aufgabe nicht zu unterschätzen. So weist Giese (2009, S. 148) darauf hin, dass im umfangreichen Verantwortungsgefüge für ein „ethisch legitimierbares Handeln im Pflegemanagement", die Rationalitäten von Management und Pflege nur im „größeren Zusammenhang von Ethik und Ökonomie hergestellt werden können". Hierfür bedarf es, so Giese weiter, neben ethischer Kompetenz grundlegende Kenntnisse in beiden Disziplinen.

Dass die Kompetenzen innerhalb der Profession vorliegen, und pflegerische Führungskräfte sich der Hausforderung stellen können, Ethikfragen und Ethikentwürfe selbst zu bearbeiten, zeigt stellvertretend der umfassende Diskurs zur Pflegeethik auf. Auch hier sind es die Betroffenen selbst, beispielsweise mit dem Grundlagendokument „Ethik und Pflegepraxis" (Monteverde et al. 2013) des Schweizer Berufsverbands der Pflegefachfrauen und Pflegefachmänner, die sich mit Ethikfragen und ganzen Ethikentwürfen auseinandergesetzt haben. Dabei ist das in der Prinzipienethik von Beauchamp und Childress (2013) normativ verankerte Grundlagendokument zuallererst ein „Dokument pflegerischer Berufsethik" (Monteverde et al. 2013, S. 5), gleichwohl es „nicht als beruflicher Normenkatalog zu verstehen [ist], sondern als Orientierung und Anregung zur eigenständigen ethischen Reflexion" (S. 6). Denn letztlich unabhängig davon, wie umfassend und detailliert Berufsethiken Werthaltungen beruflichen Handelns formulieren, „relevant werden sie erst, wenn Menschen sie verwirklichen" (Berkel 2005, S. 68). Ethische Kompetenz ist daher nicht nur als ein Ausgangspunkt, sondern auch als ein Zielpunkt in der Auseinandersetzung einer Ethik im Pflegemanagement zu verstehen.

---

rungshandelns leistet. Gegenüber den Pflegenden als Mitarbeitern stellen sie eine „Erwartungssicherheit" im Führungshandeln dar. Allerdings dürfte es mit Verweis auf Berkel (2005) in der Praxis schwerfallen, sich an dem umfassenden Pool an Grundsätzen und Grundhaltungen zu orientieren, zumal nicht beschrieben wird, wie bei Wertekonflikten zu verfahren ist. Gleichsam stellt sich der Eindruck ein, dass die Hinwendung zur Ethik als dritte Säule im Pflegemanagement weniger als Wert, sondern analog der Säulen Effizienz und Effektivität, als Ziel behandelt wird. Das deckt sich auch mit der umfangreichen Listung von Grundsätzen und Grundhaltungen, die einem „je mehr, desto besser" (S. 68), wie es bei Zielen gewünscht wird, entsprechen, und gleichsam suggerieren, eine verbindliche Führungskultur festlegen zu können. Analog vertritt auch Meier (2012, S. 80) die Ansicht, dass Ethik nicht ein Ziel von mehreren sein kann, sondern der Maßstab ist, nachdem die Organisation geordnet werden muss. Die dahinterliegende Verhältnisbestimmung von Ethik und Ökonomie wird in der Literatur zur Wirtschaftsethik umfassend diskutiert, wie die Ausführungen in Kapitel 3.4 noch zeigen werden.

Nach Städler-Mach und Devrient (2005, S. 15) umfasst ethische Kompetenz neben Aspekten der Reflexionsfähigkeit in hohem Maße die „Bereitschaft, die ethische Verantwortung wahrzunehmen".

In diesem Bedeutungszusammenhang fällt es den Führungskräften in der Pflege ebenfalls zu, ethische Reflexion innerhalb ihrer Organisation zu institutionalisieren und hinsichtlich ihrer Mitglieder zu fördern. Die eingangs angeführte Wortbedeutung von Kompetenz aufgreifend, kommt dem Pflegemanagement so verstanden die „Zuständigkeit für ethische Kompetenz" zu (Städler-Mach und Devrient 2005, S. 5). Hierunter zu fassende konzeptionelle Fragen der Personal- und Organisationsentwicklung weist Remmers (2007, Rn. 4) einer „werteorientierten Unternehmensführung" zu.

Remmers (2007, Rn. 57–60) thematisiert hier zum einen die Verantwortung um den Aufbau und die Etablierung von Ethik-Konsilen und Ethik-Komitees sowie die Entwicklung von ethischen Leitlinien für wiederkehrende ethisch-konfliktäre Situationen. Zum anderen besteht die Verantwortung der Führungskräfte auch darin, die tatsächliche Umsetzung der Leitlinien sowie der Positionen ethischer Selbstverständigung aus Ethik-Konsil und Ethik-Komitee zu ermöglichen. Darüber hinaus bezieht sich dieser Aspekt maßgeblich auch auf Angebote ethischer Fort- und Weiterbildung für Pflegende.

Beide Aspekte greift in ihrer Bedeutung auch Giese (2009, S. 143) auf: „Die Implementierung von Ethik in den klinischen Alltag gelingt primär über die Förderung der ethischen Kompetenz der Mitarbeiterinnen und Mitarbeiter sowie durch ein Unternehmensklima, das ethisch reflektiertes Handeln ermöglicht und belohnt".

Auch Remmers (2007, Rn. 48) betont, dass ein essenzieller Beitrag zur Unternehmenskultur Maßnahmen einer „ethikorientierten Personalentwicklung" erbringen, zu deren vorrangigen Zielen die „Förderung beruflichen Verantwortungsbewußtseins" (Rn. 49) der Organisationsmitglieder zählt und somit in „spezifischer Weise auf Selbst- und Persönlichkeitsentwicklung" (Rn. 51) ausgerichtet sind.

Gastmanns (2003, S. 109) schlägt in diesem Kontext vor, ethische Fragen bereits während des Bewerbungsgesprächs zu thematisieren, „um ethisch motivierte und autonom denkende Pflegekräfte aufzuspüren".

Ähnlich regt auch der Schweizerische Berufsverband der Pflegefachfrauen und Pflegefachmänner an, im Bewerbungsverfahren „auf eine fürsorgliche Haltung gegenüber anderen Menschen zu achten", wie Lay (2012, S. 96) ausführt. Ferner betont Gastmanns (2003, S. 109), dass „ein ständiger ethischer Dialog sowohl zwischen den Mitarbeitern untereinander als auch zwischen den Führungskräften und Mitarbeiter geführt werden [muss]".

Analog zu Remmers verweist auch Gastmanns auf die Verantwortung pflegerischer Führungskräfte, die „der ethischen Debatte innerhalb der Organisation eine Form zu geben [haben]" (ebd.), in dem Ziel, dass „die Pflegeeinrichtung von einer betriebsmäßigen Organisation zu einer moralischen Gemeinschaft heranwachsen kann" (S. 107).

Und Städler-Mach und Devrient (2005, S. 23) verweisen als „Aufgaben der Unternehmensethik" auf grundlegende Aspekte zur Förderung ethischer Reflexion im Unternehmen, wozu auch die „kontinuierliche Fortentwicklung der ethischen Kompetenz aller Mitarbeitenden durch Fort- und Weiterbildung im Bereich ethischer Fragen" zählt.

Gleichwohl die Notwendigkeit zuvor genannter Fort- und Weiterbildungen sowie Selbst- und Persönlichkeitsentwicklung generell nicht zu hinterfragen ist, betonen Fecke et al. (2005, S. 158) die sich aus reduziertem Fortbildungsbudget in der Pflege ergebende Entscheidungsdilemmata der Führungskräfte, die mit hohen Konfliktpotenzial unter den Mitarbeitern einhergehen.

Insgesamt treten wiederkehrend ethische Fragestellungen und Verantwortlichkeiten materieller und personeller Mittelverteilung auf, die von pflegerischen Führungskräften entschieden werden müssen.

Gastmanns (2003, S. 111) führt in diesem Kontext aus, dass Entscheidungen nie rein rational getroffen werden, sondern vielmehr mit bewussten und unbewussten Wertentscheidungen belegt sind. Es ist daher von „allerhöchster Wichtigkeit", dass pflegerische Leitungen eine „kohärente Managementethik entwickeln, damit sie ethisch begründete Entscheidungen treffen können".

Dabei werden die verfügbaren Ressourcen für die Pflege seitens der Träger der Einrichtung stellvertretend durch die Geschäftsführung bereitgestellt, welche wiederum letztlich nur auf die von der Politik gegebenen Mittel zurückgreifen kann. Im Zuge der „Ökonomisierung im Gesundheitswesen" mit einhergehender „Verbetrieblichung pflegerischer Arbeit" (Kühn 2008, S. 312) sind die Rahmenbedingungen in der Pflege insgesamt als zweifelhaft hinreichend zu bewerten.

Schwerdt (2002, S. 46) postuliert daher als eine moralische Verantwortung an die Pflege und ihre Führungskräfte, sich für die Berufsgruppe und die zu Pflegenden zu politisieren und einen gesellschaftlichen Diskurs zu initiieren, „der ökonomische und ethische Argumente als gemeinsame Diskussionsbasis führt".

Städler-Mach (2003, S. 174) erweitert diesbezüglich den Diskurs- und Verant-
wortungsradius pflegerischer Führungskräfte von nationaler auf globale Ebene.
Nach Städler-Mach besteht für das „Pflegemanagement die größte ethische Herausforderung darin, ein Management der Knappheit der Ressourcen im Hinblick
auf die globale Lage zu entwickeln". Ein ethisch tragfähiges Pflegemanagement
ist erst dann erreicht, wenn die Knappheit der Güter lokal, regional und global
gestaltet werden können (ebd.).

In der Literatur übereinstimmend beschrieben, ist pflegerischen Führungskräften
die ethische Verantwortung übertragen, geeignete personelle, organisatorische
und prozessuale Rahmenbedingungen zur Sicherung einer qualitativ hochwertigen Pflege unter Berücksichtigung der Kriterien der Wirtschaftlichkeit zu schaffen (Brandenburg 2000, S. 178; Giese 2012, S. 157; Lay 2012, S. 92).

Analog bezeichnet Remmers die Aufgaben- und Organisationsverantwortung als
eine zentrale ethische Herausforderung des Pflegemanagements. Arndt (1999, S.
45) formuliert: „Die Sicherung einer angemessenen Organisationsstruktur für die
Pflege hat moralische Bedeutung". Ethisch-konfliktäre Situationen finden sich in
diesem Zusammenhang beispielsweise in der Rechtfertigungsfähigkeit von Ein-
sparmaßnahmen, der Steuerung von Personal in Belastungs- und Ausfallzeiten
und ihrem direkten Bezug zu offener oder verdeckter Rationierung von Pflege-
leistungen (Giese 2009, S. 148).

In Zusammenhang mit der Organisationsstruktur setzt sich Bobbert (2002a)
konkret mit der Fragestellung auseinander, durch welche Maßnahmen, die im
Entscheidungsbereich des Pflegemanagements liegen, das Autonomierecht von
Patienten geschützt und befördert werden. So könnte beispielsweise die Einführung einer Pflegevisite das Autonomierecht stärken, da Pflegebedarf und Pflege-
ziele gemeinsam von Pflege und Patienten erhoben und definiert werden (S.
172).

Gastmanns (2003, S. 111) merkt grundlegend an, dass als eine wesentliche Voraussetzung ethischer Pflegepraxis, es in der Verantwortung und Entscheidung
pflegerischer Führungskräfte liegt, „Pflege so zu organisieren, dass die persönliche Beziehung zwischen Patient und Pflegekraft eine zentrale Stelle einnimmt".

Treffend fasst Proksch (2014, S. 121) zusammen, dass Führungskräfte entlang
dieser „Kontextverantwortung" unmittelbar mit der Pflegepraxis und der Pflegequalität verbunden sind. Entsprechend führt Städler-Mach (2003, S. 173) aus,
dass Qualitätsmessung und -kontrolle in der Pflege „nicht von außen kommen
[dürfen]". Vielmehr ist es Aufgabe im Pflegemanagement, die Bereitschaft hierfür innerhalb der Organisation „zu wecken". Dabei bildet für Städler-Mach

(2001a, S. 14) die Entscheidung für Qualität „bereits" eine ethische Entscheidung, die es in der Verantwortung auf oberster Leitungsebene zu treffen gilt.

Für Lay (2012, S. 98) ist „das Engagement für eine hohe Pflegequalität [...] eine ethisch begründete, permanente Aufgabe für Pflegemanagerinnen und Mitarbeiterinnen in der Pflegepraxis".

Remmers (2007, Rn. 28) skizziert, dass alle für ein Qualitätssicherungssystem entwickelten Standards und Verfahrensanweisungen „ethische Aspekte" enthalten und weist mit dem Aufeinandertreffen einseitig verlagerter Kostenverantwortung der Führung und einseitig zugeschriebener Qualitätsverantwortung der Pflege auf einen „typischen Konflikt" im Qualitätsmanagement hin. Um diesem entsprechend begegnen zu können, sind „organisatorische Vorbereitungen" durch die Führung zu treffen. So empfiehlt es sich, „Maßnahmen des Qualitätsmanagements mit speziellen Ethik-Projekten zu verknüpfen". Zu thematisieren wäre hier beispielsweise, wie das Spannungsverhältnis zwischen Ethik und Ökonomie zu entschärfen wäre oder die Patienten-Souveränität gestärkt werden könnte. Als wesentliche Voraussetzung solcher „qualitätssichernder Maßnahmen" sind Kenntnisse von Ethik-Kodizes zu verstehen, da sie als eine Grundlage beruflichen Handelns „Erwartungssicherheit" gegenüber dem Patienten darstellen, innerhalb der Berufsgruppe aber noch nicht sehr verbreitet sind.

Neben „werteorientierter Unternehmensführung" sowie „Aufgaben- und Organisationsverantwortung" greift Remmers „Führungsverantwortung" bzw. „werteorientierte Führungsethik" als weitere zentrale ethische Herausforderung im Pflegemanagement auf.

2.1.3 Führungsethik und Mitarbeiterführung

Lediglich vereinzelt finden sich innerhalb der Pflegeliteratur, vornehmlich innerhalb von Übersichtsartikeln und dann auf wenige Absätze oder Sätze beschränkt, Ausführungen zur Führungsethik. Empirische Arbeiten zur Führungsethik auf Ebene von Stationsleitungen liegen nicht vor[52]. Dies dürfte, neben den eingangs genannten Aspekten einer wenig ausgeprägten Diskussion um Führungsethik insgesamt, auch dem Umstand geschuldet sein, dass die Führungsforschung in der Pflege noch nicht sehr ausgeprägt ist (Tewes 2011, S. 80).

---

[52] In einem dem anglo-amerikanischen Raum angelehnten Verständnis von Führungsethik kann die Arbeit „Transformationale Führung in der Pflege als Beitrag zur Managemententwicklung. Empirische Studien zum Führungsstil von Stationsleitungen im Krankenhaus" von Kilian (2013) hier angeführt werden. Vgl. Kapitel 3.2.

Analog der Literatur der Wirtschaftsethik wird auch Führungsethik in der Pflege zwischen den Autoren unterschiedlich gefasst und abgegrenzt.

Vornehmlich werden im Kontext von Führungsverantwortung und -ethik zwei Bereiche wiederkehrend skizziert: Ethische Aspekte der Mitarbeiterführung wie die Beachtung der Menschenwürde sowie Möglichkeiten ethisches Verhalten der Pflegenden zu beeinflussen bzw. zu fördern.

Führungsverantwortung ist unmittelbar mit der Rolle der Führungskraft verbunden. So formulieren Städler-Mach und Devrient (2005, S. 15): „Das Subjekt der Verantwortung in der Führung einer Organisation oder Institution ist die Führungskraft selbst". Entsprechend wird pflegerischen Führungskräften von „zahlreichen Autoren" eine Vorbildfunktion zugeschrieben, wie Lay (2012, S. 94) anmerkt.

Hofmann (2007, S. 15) fasst beide Aspekte zusammen: „Eine besondere Verantwortung obliegt allerdings – schon aus Gründen der Vorbildfunktion – den Einrichtungsleitungen".

Remmers (2007, Rn. 37) differenziert Führungsverantwortung dreidimensional. Zum ersten hat sie sich an zentralen gesellschaftlichen Werten zu orientieren bzw. diese, wie die personale Würde der Mitarbeiter, sicherzustellen. Zum zweiten hat sie „fachliches Wissen und Können" der Mitarbeiter zu gewährleisten, damit die organisationalen Ziele erreicht werden können. Und zum dritten ist es ihre Aufgabe für „kooperative und kommunikative Organisationsbedingungen" in der Unternehmung zu sorgen.

Städler-Mach und Devrient (2005, S. 13) heben den Zusammenhang von Ethik und Führung hervor: „An der Führung einer Pflegeeinrichtung wird erkannt, ob der Einrichtung ein ethisch begründetes Leitbild voransteht und in welcher Dringlichkeit versucht wird, dem zu entsprechen". Denn wer ethisch führen will, so Städler-Mach und Devrient weiter, wird seine Führungsverantwortung entsprechend gestalten: „Sowohl der Führungsstil als auch das Führungskonzept eines Pflegemanagers soll von seiner ethischen Kompetenz geprägt sein" (S. 14).

Auch Gastmanns (2003, S. 108) nimmt Bezug auf das Leitbild der Organisation. Im Kontext einer „wertebewussten Mitarbeiterführung" kommt einem wertebesetzten Leitbild die Funktion zu „Pflegekräfte in ihrem ethischen Auftrag effektiv [zu] unterstützen. Das Leitbild, mit dem „versucht wird, Ethik in Krankenhäusern zu implementieren", fungiert somit gleichsam als Orientierungspunkt der Führungsverantwortung, wie auch als Unterstützung ethischer Orientierung der Pflegenden.

Ähnlich weist Lay (2012, S. 95) darauf hin, dass „ethische Prinzipien und moralische Regeln in der Mitarbeiterführung" dazu beitragen können, die Organisationskultur zu verbessern und die Pflegenden anhalten, achtungsvoll mit den Patienten umzugehen.

Auch Giese (2012, S. 165) versteht die Leitbildentwicklung als eine Möglichkeit
des Pflegemanagements „ethisch legitimierbares Verhalten" zu fördern. In Über-
schneidung zur „werteorientierten Unternehmensführung" ist die Einführung
eines Leitbilds als ein Gestaltungsbereich der Führungsverantwortung zu verstehen: „Die Leitung einer Einrichtung kann ihre Führungsaufgabe wahrnehmen,
indem sie einen Leitbilderstellungsprozess anstößt" (Städler-Mach und Devrient
2005, S. 15).

Ähnliche Wirkung auf das ethische Verhalten ist nach Giese (2012) dem vorbild-
lichen Handeln von Führungskräften zuzuschreiben. Gemäß dem Grundsatz,
dass „„der Fisch in der Regel vom Kopf her stinkt'" (S. 166), befördert ethisch
reflektiertes und exemplarisches Führungshandeln sowie konsequent wertschätzende und ehrliche Kommunikation entsprechendes Verhalten der Pflegenden.

Nach Städler-Mach und Devrient (2005, S. 13) steht Führungshandeln auch im
Mittelpunkt von Führungsethik. Als „gelebte Ethik in der Führungsrolle" beziehen sie Führungsethik auf das Führungskonzept und den Führungsstil, die von
der ethischen Kompetenz pflegerischer Führungskräfte geprägt sein soll. Die
„ethische Dimension im Handeln der Pflegemanagerin und des Pflegemanagers"
zeigt sich dabei, so Städler-Mach und Devrient weiter, insbesondere in folgen-
dem Führungsverhalten:

- „Weitergabe der wichtigen Informationen an die entsprechenden Stellen
  zum richtigen Zeitpunkt,

- Förderung und Gestaltung des Dialogs mit den Mitarbeitenden, insbesondere auch hinsichtlich ethischer Fragestellungen

- Optimale Gestaltung der Arbeitsbedingungen im Hinblick auf die Begrenztheit der Ressourcen

- Befähigung der nachgeordneten Mitarbeiter zu fachlicher, d. h. auch
  ethischer Kompetenz" (S. 14)[53].

---

[53] Gleichsam als „Führungsethik" bezeichnen Städler-Mach und Devrient (2005, S. 23–24) unter
      der Überschrift „Aufgaben der Unternehmensethik" Aspekte ethischer Reflexion, die den „Füh-
      rungsbereich des Unternehmens" betreffen und folglich im Bereich der Unternehmensführungs-
      ethik oder Managementethik zu verorten sind.

Ausgehend von dem Ansatz, dass nach Städler-Mach und Devrient (S. 15) jeder ethischen Entscheidung ein Menschenbild vorgeordnet ist, ist auch das „Menschenbild der Pflegemanager" in deren Umgang mit den Pflegenden als Mitarbeiter „von großer Bedeutung" (S. 12). In einem vorangegangenen Aufsatz erarbeitet Städler-Mach (2002) innerhalb der von ihr skizzierten „Christlichen Führungsethik" ein biblisch-theologisches Menschenbild, aus dem sich „ethische Folgerungen" (S. 7) für das Führungsverhalten von pflegerischen Führungskräften ableiten lassen.

Diese Folgerungen decken sich weitestgehend mit dem beschriebenen Führungshandeln von Städler-Mach und Devrient (2005, S. 14), auch wenn die Autoren nicht mehr explizit von christlicher Führungsethik sprechen.

Das ursprünglich von Städler-Mach (2002) im Alten und Neuen Testament fundierte Menschenbild umfasst mit der Geschöpflichkeit, Ganzheitlichkeit, Geschichtlichkeit sowie Gemeinschaftsbezogenheit vier Dimensionen (S. 5) wohingegen Städler-Mach und Devrient (2005, S. 11–12) die Dimension der Geschöpflichkeit nicht mehr aufgreifen.

Eingebettet sind die drei bzw. vier Dimensionen in dem Verständnis, „dass ein Mensch nicht für immer festgelegt ist", sondern dass „Prozesse sein Leben bestimmen und er dadurch auch Prozesse des Lebens mitbestimmt" (ebd.), der Mensch also entwicklungsoffen ist. Unter Geschöpflichkeit versteht Städler-Mach (2002, S. 5), dass der Mensch „ein Geschöpf Gottes ist", und sein Wert nicht daran zu bemessen ist, wie er geschaffen wurde, sondern daran, dass er von Gott geschaffen ist. Ganzheitlichkeit bedeutet für Städler-Mach und Devrient (2005, S. 11), dass der Mensch „als eine Einheit von Körper, Geist und Seele" gesehen und akzeptiert wird, auch dann, wenn Defizite in einem der Bereiche durch Unfall oder Erkrankung vorliegen. Geschichtlichkeit verweist auf die Begrenztheit durch den biografischen Prozess und die Grenzen des Menschen in seinem Vermögen, seiner Kraft und Belastbarkeit. Und Gemeinschaftsbezogenheit bezieht sich auf den Menschen als soziales Wesen und der Faktizität, dass sich menschliches Leben in Gemeinschaft vollzieht (S. 12).

Nach Giese (2012, S. 164) umfasst Führungsethik als Bereich einer Managementethik vor allem Fragen der „Personalethik" und „Mitarbeiterführung". Personalethik verortet Giese (2009, S. 152, 2012, S. 166) im Personalmanagement. Dessen Handlungsfelder von Personalrekrutierung, -einsatz und -entwicklung bis hin zum -ausscheiden, so Giese weiter, weist eine Vielzahl ethisch relevanter Handlungsfelder für das Pflegemanagement auf. Neben grundlegenden Aspekten wie Gesundheits- oder Datenschutz zählen hierzu beispielsweise der Umgang mit befristeten Arbeitsverhältnissen und die damit verbundenen Unsicherheiten für den Mitarbeiter oder der Einsatz von Leiharbeitern in Bezug auf die daraus resultierende unterschiedliche Bezahlung gleicher Tätigkeiten innerhalb der Berufsgruppe (ebd.).

Führungsethik im engeren Sinn der Mitarbeiterführung, versteht Giese (2012, S. 169), die sich analog der vorliegenden Arbeit an Ulrich orientiert[54], neben der „Reflexion der Legitimität von Führung und deren Begrenzung", die „Gewährleistung der unantastbaren Grundrechte der Mitarbeiterinnen" sowie die „Stärkung der Subjektstellung der Mitarbeiter durch persönlichkeitsfördernde Arbeitsplatzbedingungen".

Ähnliche Aspekte greift Gastmanns (2003, S. 107) auf. „Pflegekräfte müssen erfahren, dass sie ernst genommen werden, dass ihre Arbeit von der Organisation hinreichend anerkannt und unterstützt wird, dass sie sich in einer positiven Arbeitsumgebung befinden und eine Zukunftsperspektive haben". Lay (2012, S. 95) konstatiert: „Selbstständigkeit und Wohlbefinden der Mitarbeiter können als die wichtigsten Ziele der Mitarbeiterführung ausgemacht werden".

Remmers (2007, Rn. 52) verortet innerhalb der Führungsethik insbesondere die Bestimmung und Begründung gemeinsamen Handelns pflegerischer Führungskräfte und Pflegenden. Der zentrale Anspruch einer „Werteorientierten Führungsethik" besteht nach Remmers darin, die Bedingungen zu klären, wie anerkennungswürdige Werte der Organisation und ihrer Mitglieder „optimal realisiert werden können". Denn gleichsam der obersten Organisationsziele und bestimmter Qualitätsanforderungen sind auch „Selbstentfaltungswerte der Organisationsmitglieder" durch die Organisation zu verwirklichen. Bestehende Wertekonflikte zwischen den zudem vielfach heterogenen Werten von Organisationsmitgliedern gegenüber den Zielen der Organisation können, mit Verweis auf die diskursive Leitidee als normative Basis, am konsensualen Prinzip der kommunikativen Verständigung geklärt werden. Als praktische Aufgabe von Führungsethik resultieren hieraus die Bestandsaufnahme der Werte der Organisationsmitglieder sowie die Etablierung institutionalisierter Diskurse, um verbindliche Normen und Regeln gemeinsamen Handelns zu klären. Entsprechend versteht Remmers (Rn. 48ff.) ethikorientierte Personalentwicklung nicht als ein Teilbereich werteorientierter Führungsethik, sondern als „Teil des Qualitäts- und Bildungsmanagements".

Obwohl die Literatur um Führungsethik in der Pflege zu gering ausgeprägt ist, als dass ein Schulenstreit zwischen verschiedenen Ansätzen möglich wäre, wird

---

[54] Der Ansatz von Ulrich wird in Kapitel 3.3.3 skizziert und dementsprechend hier nicht weiter ausgeführt.

zumindest der Aspekt, inwieweit es sich bei Führungsethik um ein Führungsinstrument handelt, von Giese, Städler-Mach und Dibelius ansatzweise diskutiert. Ausgangspunkt ist die Ansicht von Städler-Mach (1999, S. 8), wonach
Führungsethik ein Führungsinstrument ist und von pflegerischen Führungskräften entsprechend angewendet werden kann: „Ethik als Führungsinstrument ermöglicht der Pflegedienstleitung und jeder Leitung in Einrichtungen des Gesundheitswesens, die Einrichtung in den grundlegenden Fragen von Menschenbild und bei den ethischen Konflikten in gleicher Weise zu führen wie Manage-
ment-Konzepte oder gesetzliche Vorschriften"[55].

Entgegen dieser Position führt Dibelius (2001a, Rn. 17) an, dass die von Städler-
Mach postulierte ,Instrumentalisierung' und ,Verrechtlichung' dem originären
Charakter eines ethischen Diskurses widerspricht. Auch die Übernahme von
Verantwortung ist, so Dibelius, nicht normativ, sondern als kritisch reflexiver
Prozess eigener Gewissensprüfung gestaltet. Und weiter argumentiert sie, dass
gerade im Kontext der Ökonomisierung im Gesundheitswesen die „Nichtzweck-
gebundenheit von Ethik" als ,Gegensteuerung' zu dieser Entwicklung von existenzieller Bedeutung für die Pflege ist. Auch Giese, die allerdings nicht auf Städler-Mach verweist, merkt an, dass „Führungsethik kein Führungsinstrument ist"
(2009, S. 151) und nicht „im Dienst der Erfolgsmaximierung eines Unternehmens [steht]" (2012, S. 167).

Allerdings liegen bei näherer Betrachtung die Positionen von Städler-Mach und
Dibelius nicht so weit auseinander, wie es sich zunächst darstellt. So argumentiert Städler-Mach (1999, S. 8), dass nicht geschriebene wie ungeschriebene
Gesetze und Normen die ethische Ausrichtung einer Organisation bestimmen,
sondern vielmehr, inwieweit – und damit auch ob überhaupt – die Führungskraft
ihre ethische Verantwortung aus ihrer Position heraus wahrnimmt. Verantwor-
tungsübernahme ist auch nach Städler-Mach ein reflexiver Prozess der Führungskraft, der sich ausgehend von der ethischen Kompetenz in der bewussten
Entscheidung, ethische Aspekte im eigenen Führungshandeln und Gestalten
organisationaler Prozesse zu berücksichtigen, ausdrückt (ebd.).

Damit versteht Städler-Mach Ethik weder als Gegensteuerung zu einseitig ökonomisch ausgerichteten Rahmenbedingungen[56] noch als Führungsinstrument zur
Effizienz- und Motivationssteigerung der Mitarbeiter, sondern vielmehr als bewusst definierten Bezugspunkt von Führung, an der sich Handlungsprozesse und

---

[55] Diese Position vertritt Städler-Mach auch in nachfolgender Veröffentlichung zusammen mit
     Devrient (Städler-Mach und Devrient 2005, S. 15).

[56] Mittelstraß (1991, S. 104) prägt in dem Zusammenhang der Verhältnisbestimmung von Ethik
     und Ökonomie den Begriff der „Reparaturethik". Vgl. Kapitel 3.4.

Gestaltungsschritte pflegerischer Leitungskräfte orientieren. Dabei zeichnet sich Führungsethik nach Städler-Mach durch eine derartig praktische Gestaltungsnähe aus, dass sie mit gängigen Management-Konzepten verglichen werden kann und daher auch als Führungsinstrument zu bezeichnen ist.

Diese Lesart verdeutlicht sich auch in der Überarbeitung des eingangs zitierten Vergleichs von 1999 in einer nachfolgenden Veröffentlichung von Städler-Mach und Devrient (2005, S. 15): „Ethik als Führungsinstrument ermöglicht der Pflegedienstleitung [...] in gleicher Weise zu führen wie durch Managementkonzepte oder gesetzliche Vorschriften".

Städler-Mach zielt darauf ab, dass Führungsethik sich nicht als rein theoretisches Konstrukt konstituiert, sondern von pflegerischen Führungskräften auch in der Praxis herangezogen werden kann. Die Gesamtschau ihrer Ausführungen zeigt, dass sie analog Dibelius und Giese Führungsethik nicht aus einer ökonomisch-funktionalistischen Position heraus argumentiert.

2.2 Antezedenzien ethikorientierter Führung

Der geringen wissenschaftlichen Auseinandersetzung um Führungsethik, wie eingangs skizziert, entsprechend, wurden auch der Untersuchung personaler und vor allem organisationaler Antezedenzien ethikorientierter Führung bisher, wie Kuhn und Weibler (2012b, S. 129) konstatieren, „wenig bis keine Beachtung" geschenkt.

Ungeachtet der noch darzustellenden unterschiedlichen Konzeptualisierungen von Führungsethik und ethikorientierter Führung zwischen dem deutschsprachigen sowie anglo-amerikanischen Raum gilt dieser Sachstand grundsätzlich für beide Sprachgebiete. So schreiben Jordan et al. (2011, S. 660) in ihrem Übersichtsartikel hinsichtlich personaler Antezedenzien: „the individual antecedens of ethical leadership remain largely unknown" sowie Eisenbeiß und Giessner (2012, S. 7) in ihrem grundlegenden Beitrag bezüglich organisationaler Antezedenzien: „still little ist known about the contextual antecedens of ethical leadership". Lawton und Páez (2015, S. 645) führen den Sachstand überreifend in dem Befund zusammen, „[...] that there have been neclegted areas of ethical leadership research; in particular, research on antecedents [...]".

Weil entsprechende Übersichtsarbeiten aus dem deutschsprachigen Raum fehlen, und sich keine gegenläufigen Befunde zur obigen Feststellung von Kuhn und Weibler sowie analoger Einschätzung von Bormann (2013, 11) finden, kann ein analoger Forschungsstand auch für dieses Sprachgebiet als gegeben angenommen werden.

Da allerdings tugendethische Ansätze in der führungsethischen Debatte vorherrschend sind[57], wurden innerhalb dieser Ansätze differierende tugendethische
Eigenschaften der Führungskraft beschrieben, die als personale Antezedenzien
bestimmt werden können[58]. Zudem wurden im Kontext personaler Führungsansätze bzw. führerzentrierter Ansätze, wie der Eigenschaftstheorie von Führung
oder Transformationaler Führungstheorie, Eigenschaften (traits) und Fähigkeiten
(skills) als personale Bestimmungsgrößen von Führung insgesamt, sehr umfangreich beforscht[59, 60, 61]. Jenseits der wissenschaftlichen Auseinandersetzung um
Führungsethik erfuhren diese Ansätze dabei eine „bemerkenswerte Anreiche-
rung" tugendethischer Eigenschaften, wie Kuhn und Weibler (2012b, S. 129)
anmerken.

Dennoch stellen tugendethische Ansätze, wie noch zu skizzieren sein wird, neben anderen nur eine Konzeptualisierung von Führungsethik dar. Zudem gelten
diese Ansätze aufgrund ihres „rückwärts gewandten Paternalismus" (Kuhn und
Weibler 2003, S. 390) als wenig modern, sodass hinsichtlich personaler Antezedenzien ethikorientierter Führung der Forschungsstand insgesamt als gering zu
bezeichnen ist.

Im Ergebnis ist in Bezug auf die Erhebung personaler und organisationaler Antezedenzien ethikorientierter Führung ein grundlegender Forschungsbedarf zu
konstatieren. Angesichts dessen weisen die folgenden Ausführungen eher den
Charakter einer Begriffsbestimmung personaler und organisationaler Antezedenzien auf als der Wiedergabe zum Forschungsstand im Bereich Personalführungsethik und ethikorientierter Führung.

Grundlegend für die in der Einleitung erfolgte erste Bestimmung von Antezedens[62] ist hierunter als Antonym von Konsequenz allgemein eine Prämisse, ein
Grund oder eine Ursache auf ein Ereignis oder eine Entscheidung im Sinne einer

---

[57]   Vgl. Kapitel 3.5.1.

[58]   Eine Zusammenstellung von tugendethischen Eigenschaften liegt beispielsweise bei Maak und
       Ulrich vor (2007, S. 388). Vgl. Tabelle 10.

[59]   Vgl. Tabelle 4.

[60]   Vgl. sowohl zu den Begriffen personaler Führungstheorie und führerzentrierter Ansätze sowie zu
       den verschiedenen Theorien innerhalb dieser Forschungsrichtung grundlegend Hentze et al.
       (2005, S. 101), Wunderer (2009, S. 274) oder Blessin und Wick (2014, S. 47).

[61]   Eine Zusammenstellung von Eigenschaften und Fähigkeiten, die als personale Bestimmungsgrö-
       ßen von Führungserfolg in großen Organisationen studienübergreifend weitgehend übereinstim-
       mend erfasst worden sind, findet sich beispielsweise bei Yukl (2006, S. 52).

[62]   Antezedens, das; von lateinisch antecedens = Vorausgegangenes, Ursache, Grund; Genitiv: des
       Antezedens, Plural die Antezedenzien, nicht die Antezedenzen (Wissenschaftlicher Rat der Du-
       denredaktion 2007, Eintrag "Antezedens").

vorauslaufenden Bedingung mit kausalem Zusammenhang zur Konsequenz zu verstehen. In synonymer Verwendung finden sich in wissenschaftlicher Literatur Begriffe wie „Einflussgröße" bzw. „Einflussfaktor", „Voraussetzung", „Vorbedingung" oder „Bedingung"[63]. In englischsprachigen Publikationen wird allgemein der Begriff „antecedent" oder „antecedens conditions" genutzt[64].

Die Unterscheidung zwischen personalen, also die Führungskraft als Individuum betreffenden, und organisationalen, also sich auf den strukturellen Rahmen von Führung beziehende Antezedenzien, stellt eine erste Differenzierung dar, wie sie allgemein in der Führungsforschung verwandt wird[65].

In Bezug auf die Führungskraft bzw. im Kontext der vorliegenden Arbeit in Bezug auf die Stationsleitung sind als Antezedenzien all diejenigen personalen und organisationalen Faktoren zu fassen, die das individuelle ethikorientierte Führungsverhalten der Stationsleitung im Führungsalltag beeinflussen. Antezedenzien ethikorientierter Führung werden als multikausale Zuschreibungen auf das Führungs- bzw. Moralverhalten der Stationsleitung im Krankenhaus verstanden[66]. Demzufolge hat sich Führungsethik nicht nur damit auseinanderzusetzen, wie führungsethisches Handeln inhaltlich zu bestimmen und zu begründen ist. Vielmehr fällt ihr darüber hinaus auch die Aufgabe zu herauszuarbeiten, welche Bedingungen im Führungsalltag als Einflussfaktoren relevant sind, damit das Anliegen von Führungsethik verwirklicht werden kann und zum anderen, welche Bedingungen zu berücksichtigt sind, um die Zielsetzung von Führungsethik nicht fernab faktisch möglichen Führungshandelns einer hehren Idealwelt zu bestimmen.

---

[63] Gleichwohl der Begriff des Antezedens weit weniger verbreitet ist als jener der Konsequenz, finden sich einige Forschungsarbeiten unterschiedlicher Fachrichtungen, welche beide Termini, allerdings zuweilen in nicht korrekter Schreibweise (vgl. Fußnote 62), bereits im Titel führen, wie beispielsweise Seilheimer (2001), Bauer et al. (2004), Scheer (2008) oder Martins (2010).

[64] Im Zusammenhang mit Führung vgl. beispielsweise Tepper (2007), Eisenbeiß und Giessner (2012), Tafvelin (2013) oder Haas et al. (2017).

[65] Vgl. hierzu beispielsweise Koberg et al. (1999, S. 73) sowie nachfolgende Ausführungen.

[66] Die soziale Wirklichkeit bzw. Führung als soziales Phänomen ist ein überaus komplexes Gebilde, das als multikausal, nichtlinear und interferierend charakterisiert werden kann. Entsprechend unterliegen auch den Antezedenzien ethikorientierter Führung keine allgemeinen Gesetzmäßigkeiten oder Zusammenhänge der Art „wenn A, dann B". Gleichzeitig entziehen sich Antezedenzien ethikorientierter Führung aber auch nicht einer theoriegeleiteten Beschreibung (Mayntz 1997, S. 330; Froschauer und Lueger 2009, S. 129). Somit besteht analog dem qualitativen Forschungsparadigma die Herausforderung und Zielsetzung der vorliegenden Arbeit darin, in der Komplexität sozialer Wirklichkeit von Stationsleitungen im Krankenhaus Antezedenzien ethikorientierter Führung „zu entdecken" und zu beschreiben. Vgl. Kapitel 1.2, Kapitel 5.1.1 und Kapitel 7.1.

Neben der praktischen Bedeutung von Antezedenzien, warum das von allen Beteiligen grundsätzlich geteilte Anliegen von Führungsethik nicht eingehender verfolgt wird oder werden kann, muss ihnen in der Frage führungsethischer Handlungsorientierung damit gleichsam eine theoretisch-inhaltliche Relevanz zugerechnet werden, welche im Bereich Wirtschaftsethik von Suchanek (2004, 2007) aufgearbeitet worden ist.

2.2.1 Modell der Bedingungen von Führungsverhalten

Suchanek (2007, S. 43) bezeichnet Antezedenzien als „empirische Bedingungen", worunter er im Kontext der Ethik alle „situativen Voraussetzungen" versteht, die Handelsspielräume definieren und Handlungsalternativen ermöglichen oder beschränken. Hierzu zählen von den Handelnden beeinflussbare und nicht beeinflussbare empirische Bedingungen wie:

- Naturgesetze, Klimabedingungen,

- vorhandene Rohstoffe, verfügbare Technologien,

- Marktbedingungen,

- biologische, psychologische, soziale etc. Verfasstheit der Menschen,

- Sichtweisen, Einstellungen und Verhalten anderer,

- Institutionen[67] (rechtliche, soziale, kulturelle, moralische Normen)

- etc.

Dabei legen, wie Suchanek und Kerschner (2005, S. 177) anmerken, die empirischen Bedingungen das individuelle Verhalten nicht im Einzelnen fest, definieren aber Rahmenbedingungen, die allgemein handlungsbestimmend sind und an denen erstmal „kein Akteur vorbeikommt": Naturgesetze definieren grundlegende Bedingungen, die als selbstverständlich erachtet werden und nicht beeinflussbar sind. Von Seiten der Ökonomie wird grundsätzlich auf die Bedingung der Knappheit von Gütern, die Beschränktheit von Zeit, Geld oder sonstigen Ressourcen verwiesen, die wesentlichen Einfluss auf das Verhalten haben. In der Ethik wird „das Verhalten der anderen", oftmals als relevante Handlungsbedingungen unterschätzt, aufgegriffen (Suchanek und Kerschner 2005, S. 177).

---

[67] Suchanek (2007, S. 62) definiert Institutionen als „anreizbasierte, dauerhafte, gestaltbare Regeln bzw. Systeme von Regeln".

So merkt Berkel (2013, S. 83) an, dass im Kontext von Führungsethik die Ethik der Zusammenarbeit stets mitzuberücksichtigen ist. Auf organisationaler Ebene bilden die formellen und informellen Regeln und Normen, wie Gesetze, Verträge, Höflichkeitskonventionen oder Verhaltensregeln relevante Handlungsbedingungen (Suchanek 2007, S. 62). Die individuelle Ebene umfasst neben den individuellen Fähigkeiten der Akteure auch biografische Erlebnisse, die Einfluss auf das Verhalten haben können (Suchanek und Kerschner 2005, S. 177).

In theoretischer Hinsicht führt, weiter nach Suchanek (2004, S. 206, 2007, S. 45, 2008, S. 24), die Vernachlässigung der situativen Voraussetzungen innerhalb der Wirtschaftsethik zum normativistischen Fehlschluss. Ein normativistischer Fehlschluss ist dann gegeben, wenn aus Normen ohne genügende Berücksichtigung der empirischen Bedingungen konkrete Handlungsforderungen hergeleitet werden, die genau deshalb der Situation des Adressaten nicht gerecht werden können bzw. dieser ihnen nicht. Folgen dieser *„Anmaßung des Sollens"*[68] (Suchanek 2004, S. 209) sind beispielsweise die Aufstellung undurchführbarer oder unzumutbarer Forderungen oder das Wecken von nicht realistischen bzw. nicht realisierbaren Erwartungen und Ansprüchen (ebd., S. 206f.).

Entsprechend führt Höffe (1981, S. 16) im Hinblick auf den normativistischen Fehlschluss grundlegend an, dass normative Überlegungen nur dann moralische Orientierung geben können, wenn diese „mit spezifischen Sachgesetzlichkeiten und darüber hinaus mit den konkreten Bedingungen der jeweiligen Lebenswelt und Handlungssituation vermittelt [worden sind]". Allein aus Normen lassen sich keine Verbindlichkeiten ableiten.

Zugleich weist Höffe (ebd.) darauf hin, dass der normativistische Fehlschluss „in der allgemeinen ethischen Diskussion noch kaum bemerkt worden ist", was Suchanek (2004, S. 209) entsprechend für den Bereich der Wirtschaftsethik konstatiert. Damit die Gefahr der „Anmaßung des Sollens" (ebd.) vermieden wird, bedarf es daher nach Suchanek im Kontext wirtschaftsethischer Überlegungen einer verstärkten Reflexion und angemessenen Integration situativer Voraussetzungen, um die *„vernünftige Konkretisierung"* (ebd.) der von der Wirtschaftsethik vertretenen moralischen Handlungsmaßstäbe zu ermöglichen. Voraussetzung hierfür, so Suchanek, ist die Offenheit der Wirtschaftsethik für die Analyseinstrumente der Ökonomie und anderer Einzelwissenschaften.

---

[68] Soweit nicht anders gekennzeichnet, sind alle Hervorhebungen direkter Zitate aus dem Original übernommen. Auf den jeweiligen Einzelhinweis wird zugunsten der Lesefreundlichkeit verzichtet. Zur Begründung vgl. Fußnote 27.

In diesem Bedeutungszusammenhang merkt Enderle (1988, S. 53) an, dass für „die Ethik [...] die Unterscheidung von Handlungsbedingungen und Handlungsfreiräumen von fundamentaler Bedeutung [ist]". Im Wirkungsbereich von Führungsethik, so Enderle, bemisst sich die Führungsverantwortung am Entscheidungs- und Handlungsspielraum der Führungskraft (Enderle 1986, S. 15, 1993, S. 128)[69]. Damit bricht er den von Suchanek allgemein auf die Wirtschaftsethik bezogenen normativistischen Fehlschluss auf den Bereich von Unternehmensführungsethik und Personalführungsethik herunter[70].

Grundlegend ist damit die Bedeutung personaler und organisationaler Antezеdenzien von Führungsethik bestimmt.

Dem Verständnis von Antezedenzien ist inhärent, dass sie, abgesehen von externen Sachgesetzlichkeiten, wie Naturgesetzen, grundsätzlich gestaltbar sind und entsprechend Gestaltungsalternativen sowie Spielraum für Entscheidungen im Führungshandeln vorliegen. Wäre das Handeln von Führungskräften entlang der empirischen Bedingungen determiniert, wäre Führungsethik wie Ethik insgesamt „überflüssig" (Suchanek 2007, S. 45):

> *„Weder lassen sich moralische Ideale bzw. individuelle Interessen*
> *beliebig realisieren noch schränken die empirischen Bedingungen*
> *unsere Handlungsmöglichkeiten so ein, dass man alles fatalistisch*
> *hinzunehmen hat"* (ebd.).

Neben den grundlegenden Ausführungen von Suchanek zeigt sich bei Aßländer (2002, S. 231) mit den „Einflussfaktoren auf das Moralverhalten von Individuen" eine differenziertere Darstellung von Antezedenzien im Bereich Wirtschaftsethik (vgl. Tabelle 2).

Der Beitrag von Aßländer basiert wesentlich auf den Ausführungen von Steinmann und Löhr (1994, S. 29–46), die „Organisationsbedingte Restriktionen" (S. 29) ethischer Reflexion in Unternehmen, unterteilt in „Barrieren der Organisationsstruktur" (ebd.) und „Barrieren der Organisationskultur" (S. 39) beschreiben. Die Ausführungen von Steinmann und Löhr gehen auf die Ergebnisse einer Un-

---

[69] „Dieser Grundsatz besagt, dass die Führungsethik dort ihre Grenzen findet, wo dem Führer, kurz- oder längerfristig betrachtet, die Bedingungen für sein Entscheiden und Handeln von aussen gesetzt werden (wenn wir einmal von den innern [sic!] persönlichen Grenzen der einzelnen Führer, d.h. von der Mikro-Ebene, absehen)" (Enderle 1986, S. 15). In kritischer Sicht zu den „Grenzen der Führungsethik" siehe hierzu Jäger (2000, S. 18).

[70] „Die Führungsethik darf nicht überfordert werden; auch der absolut verantwortlich handelnde Führer vermag das Heil nicht in jeder Hinsicht zu bringen. Denn sein Entscheidungs- und Handlungsspielraum ist durch vielfältige Bedingungen begrenzt, die von seinem Unternehmen und von der Wirtschaft insgesamt gesetzt werden" (Enderle 1986, S. 15).

tersuchung von Waters (1978) zurück, der im Rahmen eines Untersuchungsko-
mitees im US-Kongress hinsichtlich unlauterer Preisabsprachen in der Elektroin-
dustrie „organizational blocks" (ebd., S. 5) identifizierte, die unrechtmäßiges
bzw. unmoralisches Handeln fördern. Diese „organizational blocks" beschreiben
nach Waters „aspects of organizations that may get in the way of natural tenden-
cy of people to react against illegal and unethical practices" (ebd.).

Ebene	Formale Strukturen	Informelle Strukturen
Makroebene	**Sozialer Ordnungsrahmen** Rechtsordnung Eigentumsordnung	**Kultureller Hintergrund** Traditionen Gesellschaftliche Erwartungen
Mesoebene	**Organisationaler Ordnungsrahmen** Organisationsstruktur Rechtsform	**Organisationeller Hintergrund** Organisationskultur Gruppenanforderungen
Mikroebene	**Individualer Ordnungsrahmen** Rolle Entscheidungskompetenzen	**Individueller Hintergrund** Normen und Werthaltungen Fähigkeiten und Kenntnisse

Tabelle 2: Einflussfaktoren auf das Moralverhalten von Individuen (Aßländer 2002, S. 232).

Analog zu diesem Verständnis charakterisiert Aßländer die verschiedenen Einflussfaktoren. Zum einen vornehmlich als Einflussfaktoren individuellen Moral-
verhaltens der obersten Führungsebene sowie der einzelnen Mitarbeiter im Unternehmen und zum anderen deskriptiv in der Weise, wie sie das Moralverhalten
der Akteure negativ beeinflussen oder beschränken (2002, S. 231)[71].Die Ausführungen von Aßländer sind insgesamt eher der Unternehmensethik bzw. Unternehmensführungsethik auf Mesoebene als der Personalführungsethik auf Mikroebene zuzuordnen[72].

Gleichwohl stellt Aßländer mit seinen Ausführungen eine grundsätzliche Systematisierung von Einflussfaktoren bereit und verweist hierüber gleichsam auf

---

[71] Vergleichbar sind neuere Ausführungen von Suchanek (2013) einzuordnen, in denen er verschiedene personale und organisationale „Quellen von Inkonsistenzen" (S. 342) beschreibt, denen eine unmittelbare Auswirkung auf das individuelle Moralverhalten der Mitarbeiter auf Unternehmensebene zukommt.

[72] Dabei ist eine unmittelbare Übertragung der Befunde von Mikro- nach Mesoebene, wie Tafvelin
(2013) in ihrer Studie zur Erfassung von Antezedenzien transformationaler Führung zeigt, nicht
möglich. Die von ihr als „hindering factors" bezeichneten vorauslaufenden Bedingungen unterliegen zwischen den verschiedenen Hierarchieebenen in Organisationen vielmehr einer großen
Spannbreite in Art und Ausprägung (S. 52).

relevante Bestimmungsgrößen im Bereich von Personalführungsethik. Im Spannungsfeld von Humanität und Effizienz direkter Mitarbeiterführung gilt es diese allerdings näher zu fassen und zu bestimmen sowie als Ziel der vorliegenden Arbeit im Praxisbereich von Stationsleitungen der stationären Gesundheits- und Krankenpflege im Krankenhaus zu konkretisieren. Als konzeptioneller Rahmen für eine tiefere Systematisierung bietet sich hierbei ein Modell aus dem Bereich Führungstraining von von Rosenstiel (2014) an (vgl. Abbildung 1).

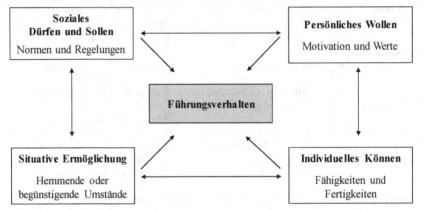

Abbildung 1: Modell der Bedingungen von Führungsverhalten (von Rosenstiel 2014, S. 57).

Als Grundvoraussetzung für den Lerntransfer aus einem Führungstraining beschreibt von Rosenstiel (ebd., S. 56f.) vier Kategorien an Bedingungen, von denen Führungsverhalten abhängig ist. Neben personalen Antezedenzien, dem persönlichen Wollen und individuellem Können wird Führungsverhalten demnach auch von organisationalen Antezedenzien, dem sozialen Dürfen und Sollen sowie der situativen Ermöglichung beeinflusst (vgl. Tabelle 3).

Beispielsweise kann erlerntes, gewolltes und gesolltes Führungsverhalten entlang situativer Gegebenheiten verhindert werden. Gleichsam kann beispielsweise erlerntes, gesolltes und situativ mögliches Führungsverhalten daran scheitern, dass es seitens der Führungskraft nicht gewollt ist etc. Zudem sind wechselseitige Beziehungen zwischen den Bedingungen möglich und zu erwarten. So kann die situative Ermöglichung oder das persönliche Können das individuelle Wollen negativ wie positiv beeinflussen. Entsprechend konstatieren Hentze et al. (2005, S. 102)[73] unter Verweis auf das Modell von Rosenstiel: „Die situativen und per-

---

[73] Hentze et al. (2005, S. 102) ziehen das Modell heran, um den Stand der Forschung personaler Antezedenzien führerzentrierter Ansätze zu strukturieren.

sönlichen Bestimmungsgrößen bestimmen das Führungsverhalten und das Leistungsverhalten der Geführten".

Persönliche Bestimmungsgrößen	Organisationale Bestimmungsgrößen
Individuelles Können zeitstabile Fähigkeiten wie Intelligenz oder erlernte Fertigkeiten wie Fremdsprachen o.ä. **Persönliches Wollen** Motive und Erwartungen; motivationale Antriebsdynamik	**Situative Ermöglichung** strukturelle/institutionelle Führung; objektiv fördernde oder hindernde Bedingungen **Soziales Dürfen** Gesetze, Normen und Regelungen, wie Betriebsvereinbarungen und Führungsgrundsätze („espoused norms"), ebenso wie, faktisch geltende Werte, Normen und Orientierungsmuster („norms-in-use")

Tabelle 3: **Persönliche und organisationale Bestimmungsgrößen von Führungsverhalten (Hentze et al. 2005, S. 102 in Ergänzung mit Noll 2013, S. 204).**

Verschiedene Gründe unterstützen den Ansatz, das Modell von von Rosenstiel als konzeptionelle Grundlage personaler und organisationaler Antezedenzien in vorliegender Arbeit heranzuziehen:

- Das Modell systematisiert grundlegend die vorauslaufenden Bedingungen von Führungsverhalten ohne sich an einem bestimmten Führungsverhalten zu orientieren oder auf eine Führungsebene zu beschränken.

- Damit ist das Modell anschlussfähig an die Strukturierung der Einflussfaktoren auf das individuelle Moralverhalten nach Aßländer (2002, S. 232) bzw. liegt diesem indirekt zugrunde.

- Gleichsam kann das Modell als konzeptioneller Rahmen auf den Bereich Personalführungsethik übertragen werden.

- Dementsprechend lassen sich die bisherigen empirischen Befunde personaler und organisationaler Antezedenzien aus dem Bereich Führungsethik in das Modell einordnen.

- Zudem lässt sich die Ausgangsthese der vorliegenden Arbeit, ethikorientierte Führung in der Pflege erschöpft sich bereits in ihren Voraussetzungen, im Modell darstellen.

- Ebenfalls lassen sich Führungsgrundsätze als geeigneter „Ort", an dem Führungsethik ihr Anliegen zum Ausdruck bringen kann (Jäger 2000, S. 22), im Modell abbilden.

- Darüber hinaus strukturiert das Modell als konzeptioneller Rahmen parallel Forschungsfrage und Forschungsverlauf sowie den anschließenden einrichtungsindividuellen Praxistransfer der Forschungsergebnisse.

Gerade der Aspekt, dass unabhängig von den verschiedenen Ansätzen und Zielrichtungen von Führungsethik auf Mikro- und Meosebene die bisherigen empirischen Befunde und konzeptionellen Ausführungen verschiedener Autoren insgesamt in das Modell eingeordnet werden können, zeigt auf, das Modell als konzeptionellen Rahmen heranzuziehen.

2.2.2 Personale und organisationale Einflussfaktoren

Grundlegend merkt Aßländer (2002, S. 237) in Bezug auf die bisherigen Forschungsbemühungen in diesem Bereich an, dass viele Autoren sich „ausschließlich mit den formalen Barrieren, die moralisches Handeln in Unternehmen behindern können oder fördern sollen [beschäftigen]". Gleichzeitig postulieren sie, dass die Beseitigung dieser Barrieren ausreichen würde, moralisches Handeln hervorzurufen. Allerdings würde der Abbau von Barrieren nicht per se moralisches Handeln erwirken, sondern „erleichtert lediglich dessen Wirksamwerden".

Im Bereich der Unternehmensführungsethik bzw. Moralisierung der Mitarbeiter heben Meier und Sill (2010, S. 821) hervor, dass das Anliegen von Führungsethik „durch einen Kontext [gestützt sein muss], der auch in seinen Rahmenbedingungen die gute Leistung institutional mitträgt". Führungsverantwortung muss „systemintegritär gedacht und konzipiert werden" als ein Ethik-Kodex, Unternehmensverfassung oder Code of Conduct, da ein tugendethischer Ansatz allein den Einzelnen in seiner moralischen Orientierung überfordern würde.

Für dieselbe Zielrichtung von Führungsethik haben Eisenbeiß und Giessner (2012) Aspekte im gesellschaftlichen, branchenspezifischen sowie innerorganisatorischen Kontext herausgearbeitet, denen ein Einfluss auf die Entwicklung und Aufrechterhaltung von „ethical leadership" zukommt. Insbesondere Aspekte der formellen und informellen Struktur der Organisation umfassen dabei im Vergleich zu den beiden erstgenannten Bereichen die wesentlichen Einflussfaktoren (S. 15).

Entlang der Ausführungen von Eisenbeiß und Giessner skizzieren Kuhn und Weibler (2012b, S. 131) innerorganisationale Vorbedingungen bzw. „Situationen", die das moralische Verhalten der Führungskräfte und Mitarbeiter ermöglichen bzw. befördern sollen. Neben „verantwortungsbewusste[n] Leistungszielen" (S. 132) und „verantwortungsbewusste[n] Leistungsanreizen" (S. 133), welche ausufernde Arbeitsbereitschaft und ungehemmtes Gewinnstreben vermeiden sollen, zählen sie hierzu die „Proklamierung ethikbewusster Führung" (S. 140), um das „moralische Schweigen" in ein „moralisches Sprechen" zu wandeln (S. 142). Als weitere Vorbedingung nennen sie die „Reformierung relevanter Führungssysteme" (S. 144). Um die Integrität der Führungskräfte und Mitarbeiter zu erhöhen, gilt es die Führungssysteme mit ethischen Kriterien zu hinterlegen – beispielsweise dergestalt, dass das Verhalten von Führungskräften hinsichtlich ihrer ethischen Qualität regelmäßig mittels der „ethical leadership scale" beurteilt wird und die Ergebnisse an eine Beförderung gekoppelt sind (S. 145). In einer früheren Arbeit, die unmittelbar auf den Bereich Personalführungsethik fokussiert, gelangen Kuhn und Weibler (2003) zum dem Ergebnis, dass es für die Umsetzung ethisch konzipierter Mitarbeiterführung „insbesondere zwei Voraussetzungen [sind], die hier als ‚weg-bereitend' erachtet werden müssen" (S. 387): strukturelle Ermöglichung innerhalb der Organisation und individuelle Bereitschaft seitens der Führenden.

Strukturelle Ermöglichung beziehen Kuhn und Weibler vornehmlich auf eine organisationale Vorsteuerung ethisch orientierter Führung entlang verschiedener Instrumente, wie sie die Autoren auch im Anschluss an Eisenbeiß und Giessner formuliert haben.

Zentrales Instrument zur Vorsteuerung bilden nach Kuhn und Weibler Führungsgrundsätze, die ethisches Führungshandeln postulieren und seitens der Unternehmensführung systematisch zu unterstützen sind (S. 387). Unterbleiben Forderung und Förderung durch die oberste Leitungsebene kann führungsethisches Handeln in einem „intraorganisationalen ‚Heroismus'"[74] hinauslaufen bzw. Führungskräfte in das „Opportunismusproblem zwischen eigenen Karrierezielen und ihrer moralischen Integrität"[75] bringen. Entsprechend ist die Umsetzung der Führungsgrundsätze bzw. der darin geforderten ethischen Konzeption von Führungshandeln mittels Anreiz- und Sanktionssystemen zu begleiten, welche erwartungskonformes Verhalten belohnen bzw. erwartungskonträres Verhalten bestrafen (ebd.).

Personale Aspekte des Führenden formulieren Kuhn und Weibler vornehmlich in Bezug auf eine diskursethische Führung, da sie diesen Ansatz anderen Konzeptionen gegenüber vorziehen (S. 385). Als zentrale Vorbedingung heben sie die Bereitschaft der Führenden, ihr Handeln gegenüber den führungsbetroffenen Mitarbeitern argumentativ zu rechtfertigen, heraus (S. 388). Hintergrund hierzu bildet der Ansatz, wonach tradiertes Führungshandeln weniger von einem dialo-

---

[74] Kuhn und Weibler (2003, S. 387) mit Verweis auf Karmasin (1996, S. 350).
[75] Kuhn und Weibler (2003, S. 387) mit Verweis auf Ulrich (2002, S. 17).

gisch-partnerschaftlichen Verständnis zwischen Führungskraft und Mitarbeiter ausgeht, als vielmehr von einem unterschiedlichen Reifegrad zwischen den Beteiligten. Der diskursethische Ansatz steht damit dem tradierten Selbstverständnis von Führung deutlich gegenüber, seine Umsetzung ist an die Akzeptanz dieses Paradigmenwechsels seitens der Führungskräfte gekoppelt (ebd.).

Auch wenn sich die Ausführungen von Kuhn und Weibler auf den diskursethischen Ansatz verengen, kann die individuelle Bereitschaft der Führenden, den in der Organisation gewünschten führungsethischen Ansatz auch umsetzen zu wollen, als eine wesentliche Vorbedingung jedweden ethischen Führungshandelns bestimmt werden.

Eigenschaften ('traits')	Fähigkeiten und Fertigkeiten ('skills')
Zu den Eigenschaften einer Person gehören Persönlichkeit, Begabungen, Bedürfnisse, Motive und Werte.	Fähigkeiten und Fertigkeiten werden als Kompetenzen verstanden, die eine Person relativ unabhängig von der Aufgabendefinition besitzt.

Tabelle 4: Differenzierung von Eigenschaften und Fähigkeiten bzw. Fertigkeiten (Hentze et al. 2005, S. 101).

In gleicher Weise bilden neben den eingangs benannten tugendethischen Eigenschaften der Führungskraft ihre individuellen Fähigkeiten und Fertigkeiten Voraussetzungen ethischen Führungshandelns. Allgemein und mithin nicht überschneidungsfrei werden die verhaltensbestimmenden Bedingungen der individuellen Ebene Eigenschaften (engl. 'traits') und Fähigkeiten und Fertigkeiten (engl. 'skills') differenziert (vgl. Tabelle 4).

Besonderer Stellenwert wird hier als individueller Fähigkeit der „ethischen Kompetenz" zugesprochen, ein nach Richter et al. (2011) in der Praxis oft „unscharf" (S. 413) verwendeter Begriff. Nach Maak und Ulrich (2007, S. 471) umfasst *Ethikkompetenz* [...] ein fortschrittliches Moralbewusstsein, d.h. die Einnahme des ‚Moral Point of View', der sowohl von Moralbewusstsein (Vernunftaspekt) als auch Empathie und Fürsorglichkeit (Einfühlungsvermögen) geprägt ist, sowie Reflexionskompetenz, moralische Vorstellungskraft und moralischen Mut". Ähnlich definiert Spichal-Mößner (2007, S. 167) „ethische Kompetenz", bei der es sich „um Fähigkeiten einer Person [handelt], Entscheidungen auf Grundlage ethischer Prinzipien zu treffen und spezifische Situationen ethisch beurteilen zu können. Dazu muss sie Lösungsalternativen abwägen und Handlungen reflektieren können, ohne durch automatische Reaktionen eingeschränkt zu werden"[76]. Entsprechend diesem personalen Antezedens ethischen Handelns postuliert Remmers (2007, Rn. 49), unabhängig vom Führungskontext, als organisationales Antezedens eine ethikorientierte Personalentwicklung, die „in spezifischer Weise auf Selbst- bzw. Persönlichkeitsentwicklung ausgerichtet ist", gekoppelt mit dem Erfordernis der Ausweitung „beruflicher Autonomie" als Voraussetzung für ein flexibles, kontextsensitives und verantwortungsbewusstes Handeln innerhalb komplexer organisationaler Strukturen und Anforderungen.

In den Bedeutungszusammenhang der individuellen Bereitschaft und ethischen Kompetenz können auch die Anmerkungen von Northouse (2013, S. 226) eingeordnet werden. Als „antecedents conditions" von „servant leadership"[77] führt Northouse neben den Bereichen „Context and Culture" sowie „Leader Attribute" den Aspekt der „Follower Receptivity" an. Dieser Bereich ist unter die Frage „Do all employess show a desire for servant leadership?" zu subsumieren. Analog der Notwendigkeit, dass Führungskräfte einen gewünschten führungsethischen Ansatz umsetzen wollen, gilt als ein relevanter Einflussfaktor in die Richtung der Mitarbeiter, ob diese den gewünschten Ansatz auch fordern und entsprechend unterstützen.

Neben diesen theoriegeleiteten Ausführungen sind in der Literatur vereinzelt auch auf empirische Befunde gestützte Antezedenzien ethischen Führungshandels zu finden. Als Ergebnis einer Interviewstudie, die im Bereich Unternehmensführungsethik einzuordnen ist, fasst Toffler (1986) zusammen, dass sowohl personale wie organisationale Faktoren für das „management of ethical dilemmas in organizations" (S. 34) zentral sind. Auf Grundlage von 33 Interviews mit Führungskräften der obersten Führungsebene (S. 12) stellt Toffler verschiedene Faktoren zusammen (S. 24-38), denen sie einen Einfluss auf das individuelle Moralverhalten beimisst (vgl. Tabelle 5). Die Führungskräfte beschrieben insgesamt 59 Situationen „which they felt had an ethical component" (S. 12). Davon bewegten sich 39 Situationen im Bereich „managing human resource processes and personnel" (ebd.).

Hingegen im Bereich von Personalführungsethik zu verorten ist die Untersuchung von Borkowski (2011), der Antezedenzien respektvoller Führung (S. 177ff.) erhoben hat. Respektvolle Führung stellt für Borkowski einen „Führungsstil" dar, der von einem respektvollen Verhalten der Führungskraft gegenüber dem Mitarbeiter in den Bereichen Umfangsformen, Zusammenarbeit und Bezie-

---

[76]   Vgl. Kapitel 4.5 und Fußnote 217.

[77]   Vgl. Kapitel 3.2.3.

hung geprägt ist (S. 8)[78]. Basierend auf 18 Interviews mit Führungskräften sowie einer Fragebogenstudie mit 517 sich aus Mitarbeitern und Führungskräften zusammensetzendem Teilnehmerfeld unterschiedlicher Branchen (S. 34; S. 73) erhebt Borkowski personale und organisationale Antezedenzien (vgl. Tabelle 6), um zugleich Effekte dieses Führungsstils in einem Modell zu integrieren (S. 130). Borkowski hebt in seiner Zusammenfassung hervor, dass „der Grad respektvoller Führung deutlich mit der Organisationskultur und der Persönlichkeit der Führungskraft zusammenhängt [...] (o.S.). Dabei hat „die Persönlichkeit der Führungskraft einen größeren Einfluss auf ihren Grad respektvoller Führung als die persönlichen Werte dieser Führungskraft" (S. 198).

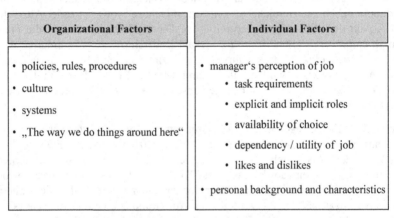

Organizational Factors	Individual Factors
• policies, rules, procedures • culture • systems • „The way we do things around here"	• manager's perception of job • task requirements • explicit and implicit roles • availability of choice • dependency / utility of job • likes and dislikes • personal background and characteristics

Tabelle 5: Einflussfaktoren auf das Moralverhalten (Toffler 1986, S. 34).

Ebenfalls im Bereich von Personalführungsethik ist die Studie von Bormann (2013) anzusiedeln, deren Verständnis von „ethischer Führung" sich ebenso wie zuvor respektvolle Führung von dem Ansatz ethikorientierter Führung der vorliegenden Arbeit abhebt. Entlang der Definition von ethical leadership nach Brown et al. (2005)[79] untersucht Bormann vornehmlich den Wirkungszusammenhang ethischen Führungshandelns auf den Führungserfolg[80] (S. XI).

---

[78] Entlang der drei Bereiche führt Burkowski 12 Verhaltensweisen an, die einen Führungsstil entlang der Wahrnehmung der Mitarbeiter als respektvoll beschreiben lässt. In dem Bereich Umgangsformen beispielsweise über die Wahrnehmung: „Meine Führungskraft behandelt mich höflich", oder „Meine Führungskraft geht offen und ehrlich mit mir um".

[79] Vgl. Kapitel 3.2.4.

[80] So lautet eine der Forschungsfragen von Bormann (2013, 10): „Zahlt sich Ethik aus bzw. was bewirkt ethische Führung?". An dieser Stelle sei mit den Worten von Kuhn und Weibler (2012b, S. 28), ob eine ‚ethische' Führung, die man nur betreibt, weil sie erfolgversprechend erscheint,

Parallel dazu eruiert Bormann, inwieweit Persönlichkeitsmerkmale (Big Five)[81] der Führungskraft als Prädiktoren ethischer Führung gelten (ebd.). Auf Grundlage von drei quantitativen Studien mit N=470, N=174 bzw. N=24 sowie N=22 Studienteilnehmern konstatiert Bormann sowohl einen positiven Effekt zwischen ethischer Führung und Führungserfolg sowie zwischen den Persönlichkeitsmerkmalen Verträglichkeit, Leistungsstreben und Extraversion als Antezedenzien ethischer Führung (S. XIII).

Personale Faktoren der Führungskraft	Umgebungsfaktoren
• Persönlichkeit • persönliche Werte • Fachkompetenz	• Organisationskultur • Stress der Führungskraft • Kommunikationsintensität und -qualität • respektvolles Verhalten der Mitarbeiter

Tabelle 6: Antezedenzien respektvoller Führung (Borkowski 2011, S. 68).

Gleichwohl, wie gezeigt, sich die meisten Befunde und Ausführungen nicht auf Antezedenzien oder das dieser Arbeit zugrunde liegende Verständnis ethikorientierter Führung beziehen, oder Bedingungen für ethisches Führungshandeln der obersten Führungsebene sowie zur Moralisierung der Mitarbeiter insgesamt thematisieren oder führungsethisches Handeln aus einer funktionalistischen oder strategischen Warte heraus reflektieren, bieten diese Ergebnisse, wie zuvor die Ausführungen von Aßländer (2002, S. 231), eine erste Orientierung im Forschungsfeld.

---

tatsächlich eine ethische Qualität besitzt", eingangs angemerkt, was in Kapitel 3.4.1 umfassender ausgeführt wird.

[81] Als einflussreichster Eigenschaftsansatz gilt das „five-factor model of personality" (Yukl 2006, S. 60). Bekannt als die „Big Five" (John et al. 2008, S. 118) beschreibt der Ansatz fünf Eigenschaftsfaktoren, welche, so die Vertreter, personenübergreifend stabil sind und entlang deren Ausprägung die Struktur der Persönlichkeit charakterisiert werden kann. Als die „five factors" gelten Extraversion, Neurotizismus (emotionale Stabilität), Offenheit, Gewissenhaftigkeit und Verträglichkeit (McCrae und Costa 2008, S. 159). Vgl. Kapitel 7.3.4.

3 Führungsethik als angewandte Ethik

3.1 Systematisierung der Ansätze und Beiträge

In der Literatur sind bisher wenige Beiträge zu Ethik in der Führung erschienen und Ansätze beschrieben worden. Die Auseinandersetzung und Diskussion mit der Thematik in Wissenschaft und Praxis ist noch nicht sehr ausgeprägt. Dies gilt insbesondere für den Bereich von Führungsethik in der Pflege (Kreikebaum 1995, S. 175; Jäger 2002, S. 3; Ciulla 2005, S. 323; Remmers 2007, Rn. 3; Ulrich 2009, S. 231; Aßländer 2010, S. 18; Kuhn und Weibler 2003, S. 379; 2012b, S. 11; Stouten et al. 2012, S. 1; Lay 2012, S. 67; Weibler 2012, S. 645; Suchanek 2013, S. 334; Proksch 2014, S. 120; Weibler 2016, S. 648)[82].

Insgesamt kann der Stand deutschsprachiger Literatur „kaum als befriedigend bezeichnet werden" (Ulrich 2009, S. 231), es liegen „kaum empirische Untersuchungen, kaum konzeptionelle Ansätze" vor (Kuhn und Weibler 2012b, S. 11). Führungsethik stellt ein „höchst juveniles und noch sehr offenes Forschungsfeld dar" (Weibler 2016, S. 648). Darüber hinaus unterscheiden sich die wenigen Beiträge von Führungsethik untereinander erheblich und zeigen separate Entwürfe einzelner Autoren (Weibler 2012, S. 646). Ein gesicherter Erkenntnisstand liegt für diesen Bereich nicht vor (Kuhn und Weibler 2003, S. 379). „Ein Blick in die amerikanische Literatur ist ähnlich enttäuschend" (Jäger 2000, S. 3), obwohl hier im Gegensatz zum deutschsprachigen Raum eine Flut an Veröffentlichungen publiziert wurde. Entsprechend fasst Ciulla zusammen: „leaderships ethics is still new and the approaches to it are quite fragmented" (2005, S. 323). Yukl ergänzt: „Empirical research on ethical issues in leadership is a relatively new topic, and much still needs to be learned" (2006, S. 426). Weibler und Kuhn konstatieren: „Was wissen wir über Führungsethik? [...] Wenig!" (2012b, S. 11).

Die Gründe der starken Fragmentierung und geringen Aufmerksamkeit sind wesentlich auf die verschiedenen Hintergrundüberzeugen im deutschen und anglo-amerikanischen Sprach- und Kulturraum sowie auf die unterschiedlichen Paradigmen der jeweiligen Fachdisziplin und ihrer Autoren zurückzuführen. Die unübersichtliche und uneinheitliche Ausgangslage erfordert zur Orientierung eine Systematisierung der Beiträge, um die Perspektive und den „moral point of view" (Misselhorn 2011, S. 414) der verschiedenen „Führungsethiken" einordnen zu können. Die Kategorien und Dimensionen, anhand derer sich die Beiträge differenzieren lassen, sind in Abbildung 2 dargestellt. Als Ergebnis der folgenden Ausführungen sollen sie bereits an dieser Stelle Orientierung geben.

---

[82] Bezogen auf die Führungsethik in der Pflege siehe Lay (2012, S. 67) und Proksch (2014, S. 120).

© Springer Fachmedien Wiesbaden GmbH, ein Teil von Springer Nature 2020
J. Suermann, *Ethikorientierte Führung in der Pflege*,
https://doi.org/10.1007/978-3-658-28916-4_3

Ausgangsdisziplin

• Wirtschaftsethik
   → Betriebswirtschaft
   → Philosophie
• Psychologie

Grundverständnis
• Führungsinstrument, -stil (Verfügungswissen) • „Werteboden" von Führung (Orientierungswissen)

Theoretische Grundlegung
• ethisch normative Basis • normative Führungstheorie • soziale Lerntheorie • (persönliche Ratschläge)

Personalführungsethik / Leadership Ethics

Hintergrundüberzeugungen

• Sprach- und Kulturraum
   → deutschsprachig
   → anglo-amerikanisch
• Ausgangsdisziplin / Autor

Begründungsansatz
• instrumentell / funktionalistisch • nicht-instrumentell / nicht funktionalistisch • nicht notwendig, Führungsethik „überflüssig

Zielformulierung
• will Mitarbeiter zu ethischem Verhalten anleiten • will durch ethische Führung Führungserfolg steigern • will gerechter gegenüber den Mitarbeitern führen

Zusammenhang von Ethik und Erfolg
• ethische Führung ist Voraussetzung von Erfolg • Erfolg impliziert ethische Führung • auch unethische Führung führt zum Erfolg • ethische Führung begründet sich nicht im Erfolg   (etwaiger Zusammenhang ist nicht relevant)

Verhältnis von Ethik und Ökonomie
• Harmoniemodell • Dominanzmodell (Zwei-Welten-Theorie) • Kooperationsmodell

Abbildung 2: Systematisierung der Ansätze von Personalführungsethik und Leadership Ethics nach Kategorien (grau) und Dimensionen (weiß) (eigene Darstellung).

Generell wird Führungsethik im deutschsprachigen Raum der Wirtschaftsethik zugeordnet. Wirtschaftsethik wiederum kann sowohl in der Philosophie als auch in den Wirtschaftswissenschaften angesiedelt werden (Hentze und Thies 2012, S. 56). Auch liegen im deutschsprachigen Raum Ansätze aus der Psychologie vor, die vorliegend nur am Rande thematisiert werden.

Vielfach wird in den jeweiligen Veröffentlichungen der zentrale Begriff ‚Führungsethik' nicht eindeutig geklärt (Jäger 2000, S. 23). Es wird dann nur indirekt über den Kontext benannt, ob Führungsethik als Unternehmens(führungs)ethik, Managementethik oder wie hier als Personalführungsethik eingeordnet wird. Die Bestimmung und Abgrenzung der diversen Begrifflichkeiten variiert zwischen den einzelnen Veröffentlichungen (Weibler 2012, S. 625). Grundsätzlich kann – ausgehend von einem engen oder weiten Führungsbegriff – Führungsethik als Personalführungsethik oder als Unternehmensführungsethik verstanden werden (Noll 2013, S. 213; Fenner 2010, S. 413; Göbel 2010, S. 193).

In den vergangenen Jahren wurde Führungsethik im deutschsprachigen Raum primär als Unternehmens(führungs)ethik betrachtet. Im Kontext verschiedener Managementskandale stand die Entwicklung formaler Instrumente, um korrektes Verhalten auf Unternehmensebene sowie gegenüber externen Stakeholdern zu befördern, im Mittelpunkt von Wissenschaft und Praxis. Führungsethik als Personalführungsethik wurde hingegen wenig Aufmerksamkeit gewidmet (Aßländer 2010, S. 17).

Gegenstand der Personalführungsethik ist die personelle Führung. Mit der Führungsbeziehung fokussiert sie auf das Verhältnis zwischen der Führungskraft und dem Geführten. Verortet in der Philosophie wird Führungsethik, wie in der vorliegenden Arbeit, als angewandte Ethik verstanden (Enderle 1993, S. 120).

Im anglo-amerikanischen Raum wird Führungsethik innerhalb der „Management Ethics" unter den Stichworten „Responsible Leadership", „Ethical Leadership" oder „Leadership Ethics" thematisiert (Aßländer 2011d, S. 428, 2011c, S. 120). Auch hier steht, mit Ausnahme von Responsible Leadership, die auf das TOP-Management fokussiert, die personelle Führung und mit ihr die Führungsbeziehung im Mittelpunkt. Entsprechend wird nachfolgend nicht der Begriff der Management Ethics, sondern der der Leadership Ethics genutzt. Dieser wird hinsichtlich seines Erstreckungsbereichs synonym zur Personalführungsethik verstanden (vgl. Abbildung 3).

Ausgangsdisziplin der Leadership Ethics ist die Psychologie. In den Beiträgen werden Aspekte ethischer Grundlagenreflexion aus der Philosophie nur begrenzt einbezogen (Ciulla und Forsyth 2011, S. 239). Fragestellungen der Unternehmens- oder Wirtschaftsethik sind am ehesten im Bereich der „Business Ethics" anzusiedeln, gleichwohl es keine so strikte Trennung der Ebenen wie im deutschsprachigen Raum gibt (Aßländer 2011c, S. 120).

Unabhängig davon, welchem Sprachraum oder welcher Disziplin die Ansätze von Führungsethik bzw. Leaderships Ethics entstammen, verstehen sie sich weitestgehend als normativ, fokussieren auf das Ethos der Führungskraft und postulieren einen tugendethischen Ansatz.

Generell lassen sich drei verschiedene Zielrichtungen von Führungsethik bzw. Leadership Ethics erkennen: Entweder zielen sie darauf ab, über ethische Führung die Mitarbeiter zu ethischem Verhalten anzuleiten (Rowold et al. 2009, S. 58), gehen davon aus, dass ethische Führung die Mitarbeiter zu höherer Leistung motiviert: „Führungsethik macht sich bezahlt" (Frey et al. 2011, S. 257), oder verfolgen das Ziel, die Mitarbeiterführung „besser, nämlich menschlicher und gerechter zu gestalten" (Berkel 2013, S. 16).

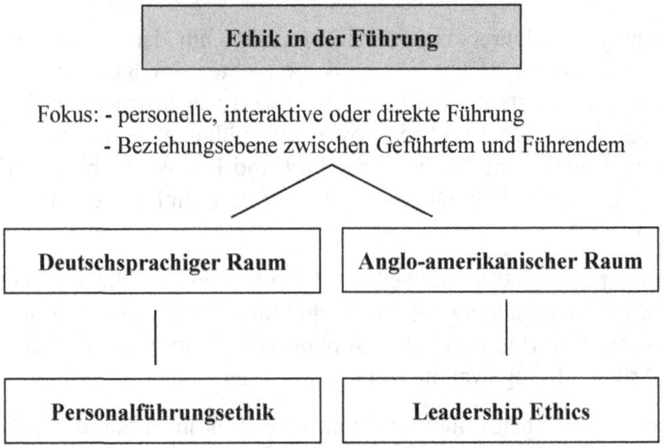

Abbildung 3: Personalführungsethik und Leadership Ethics (eigene Darstellung).

Abzugrenzen von den Beiträgen der bisher genannten Disziplinen ist die Vielzahl der Publikationen im Bereich „Werte und Führung", die lediglich eine Zusammenstellung unsystematischer Ratschläge o. ä. darstellen und nicht als wissenschaftliche Auseinandersetzung mit der Thematik zu verstehen sind (Hentze und Thies 2012, S. 72). Führungsethik wird hier nicht weitergehend definiert und nur als „inhaltsleere Worthülse" (Ulrich 2009, S. 231) verwendet.

Die wenigen Ansätze in deutscher Sprache weisen gegenüber den Veröffentlichungen im anglo-amerikanischen Raum „eine fundiertere philosophische und theologische Basis" auf (Jäger 2002, S. 67). Diese fokussieren vornehmlich auf eine pragmatische und zielorientierte Auseinandersetzung mit Führungsethik, wohin die deutschsprachige Debatte im Gegensatz dazu verstärkt theoretisch angelegt ist (Jäger 2000, S. 3).

Dieser Befund gilt vornehmlich für deutschsprachige Ansätze, die Führungsethik in der Philosophie verorten. Deren Beiträge orientieren sich direkt oder indirekt an einer ethisch normativen Grundposition (Kuhn 2009, S. 376), von der aus Führungshandeln oder die Normen von Führungshandeln begründet werden.

Betriebswirtschaftlicher Literatur attestiert Ulrich (2009, S. 231), dass die systematische Auseinandersetzung mit ethischen Grundfragen der Mitarbeiterführung diffus bleibt oder gänzlich davon abgesehen wird.

3.2 Leadership Ethics im anglo-amerikanischen Raum

Im anglo-amerikanischen Raum fokussiert das Beziehungsverhältnis zwischen Führendem und Geführten im Kontext der Management Ethics unterschiedliche Erklärungsansätze bzw. Führungstheorien: Wiederkehrend finden sich in der Literatur Transforming Leadership, Charismatic Leadership, Responsible leadership, Servant Leadership, Authentic Leadership, Spiritual Leadership und Ethical Leadership. Diese sich überwiegend als normative Theorien verstehenden Ansätze (Ciulla 1995, S. 14; Ciulla und Forsyth 2011, S. 239; Lang und Rybnikova 2014, S. 321; Lang 2014, S. 321) gelten als die „Speerspitze" (Weibler 2012, S. 627) der „light side of leadership"[83], da sie neben außergewöhnlichem Führungserfolg auch eine starke ethische Ausrichtung für sich beanspruchen (ebd.). „Gute Führung" wird als „morally good leadership and technically good leadership" (Ciulla 2012, S. 515) definiert. Ethik und Erfolg werden zusammengedacht.

Bezugspunkt der Leadership Ethics sind an die Führungskräfte gerichtete Eigenschaften und Verhaltensweisen, die von tugendethischer Vorstellung geprägt sind, jedoch keinen Bezug zu einer ethischen Lehrmeinung ausweisen. Vielmehr versuchen die Ansätze Persönlichkeitsmerkmale einer „idealen" Führungskraft zu bestimmen (Kuhn und Weibler 2003, S. 380).

Hintergrund dieses Verständnisses ist Annahme, dass die Führungskräfte über ihren Führungsstil positive und präventive Anreize setzen können, die sich unmittelbar auf das Moralverhalten der Mitarbeiter auswirken. Die Führungsperson als moralisches Vorbild beeinflusst das Moralverhalten mehr als formale Vorgaben (Aßländer 2010, S. 19).

---

[83] Vgl. Kapitel 3.4.1.

In diesem Kontext stellen Ciulla und Forsyth (2011, S. 239) und Ciulla (2012, S. 521) heraus, dass für Führungskräfte keine Sondermoralen gelten. Vielmehr müssen Führende erfolgreicher in der Umsetzung und Einhaltung der Standards sein, da ihr Verhalten bzw. moralisches Fehlverhalten eine größere Auswirkung auf andere hat. Als alleinige Orientierung im Handeln sind die Ansätze der Leaderships Ethics, so Ciulla und Forsyth weiter, allerdings nur bedingt geeignet, da ihnen klare Hinweise effektiven Führungshandelns nicht entnommen werden können (2011, S. 239).

Berkel konstatiert, dass die Ansätze der Ethical Leadership unschwer erkennen lassen, „dass sie einen gemeinsamen Kern aufweisen, den man als ‚ethisches Führen' bezeichnen kann" (Berkel 2013, S. 224). Ciulla und Forsyth (2011, S. 239) führen an, dass diese Beiträge zwar umfangreich ethisches Führungsverhalten beschreiben, jedoch nur eine relativ oberflächliche ethisch normative Fundierung ausweisen. Hierauf hatte Ciulla bereits zuvor hingewiesen „normative theories of leadership, such as transforming leadership [...] are not well-developed in terms of their philosophic implications" (1995, S. 17). Diesen Umstand hat vor allem Ciulla in den letzten Jahren zu beseitigen versucht (Maak und Ulrich 2007, S. 369).

Vor diesem Hintergrund stellen nach Maak und Ulrich (2007, S. 371) die Ansätze der Leaderships Ethics „keine eigentliche Führungsethik" dar, denn „Aufgabe expliziter Führungsethik [ist es], die entsprechenden normativen Voraussetzungen und Orientierungen zu begründen". Zwar sind die Ansätze als normative Führungstheorien mit expliziter Normativität einzustufen, hinterfragen allerdings nicht die jeweilige implizite Normativität, sodass von weitgehend unreflektierter Normativität der Ansätze zu sprechen ist (ebd., S. 370).

Gleichwohl die vorliegende Arbeit die Ansicht von Maak und Ulrich teilt, werden mit Transformal Leadership, Servant Leadership, Authentic Leadership sowie Ethical Leadership die wichtigsten Ansätze der Leadership Ethics vorgestellt. Der überwiegende Teil anglo-amerikanischer Literatur bezieht sich auf die ausgewählten Ansätze (Ciulla und Forsyth 2011, S. 239). Die Auswahl wird um den deskriptiven Ansatz der Ethical Leadership erweitert.

Anhand der Darstellung lassen sich die unterschiedlichen Paradigmen von Leadership Ethics und Führungsethik hervorheben. Zudem wird den Ansätzen im Kontext der „light side of leadership" als des vorherrschenden Führungsverständnisses auch im deutschsprachigen Raum gegebene sowie zunehmende Bedeutung zuteil:

Als einer der Ansätze, welche die Führungsforschung bis heute nachhaltig prägen, ist Transformational Leadership (Weibler 2012, S. 376) auch im deutschsprachigen Raum verbreitet und dürfte in sämtlichen Standardwerken der Mitarbeiterführung dargestellt und kommentiert werden.

Insbesondere im amerikanischen Gesundheitswesen wird Transformational Leadership hervorgehoben. Transformational Leadership gilt als die tragende der fünf sogenannten Magnetkräfte von Magnetkrankenhäusern. Magnetkräfte sind all diejenigen Faktoren, die dafür verantwortlich sind, dass Krankenhäuser auch bei Personalknappheit am Arbeitsmarkt Pflegepersonal mit hoher Fachkompetenz an sich binden können und gleichzeitig eine hohe Arbeitszufriedenheit sowie exzellente Pflegeergebnisse vorliegen.

Das Konzept der Magnetkrankenhäuser entwickelte sich in den 1980er-Jahren in den USA. Weltweit sind ca. 400 Magnetkrankenhäuser von der American Nurses Credentialing Center (ANCC) zertifiziert worden (Baumann 2007, S. 8; Friedrich und Poigné 2012, S. 69). In landesweiten Ranking-Listen amerikanischer Krankenhäuser belegen ANCC zertifizierte Einrichtungen regelmäßig vordere Plätze[84]. So waren 2013 unter den ersten 18 Plätzen im Best Hospital Ranking 15 Magnetkrankenhäuser gelistet[85].

In Deutschland werden Magnetkrankenhäuser u. a. von Feuchtinger (2010; 2014), Friedrich und Poigné (2012), Tewes (2014) oder Maucher (2018) aufgegriffen. Im Kontext von Personalknappheit und Arbeitszufriedenheit werden der Ansatz und einzelne Aspekte des Konzepts und deren Übertragung auf deutsche Krankenhäuser thematisiert. Mit der Dissertation „Transformationale Führung in der Pflege als Beitrag zur Managemententwicklung" von Kilian (2013) liegt zudem ein Beitrag zur transformationalen Führung durch Stationsleitungen im Krankenhaus vor.

Servant Leadership ist in Deutschland bisher zurückhaltend dargestellt und wenig thematisiert worden (Weibler 2012, S. 519), der Begriff ist „nahezu unbekannt" (Hinterhuber et al. 2007, S. 11). Diese Lücke haben Hinterhuber et al. (2007) mit ihrer Publikation „Servant Leadership: Prinzipien dienender Unternehmensführung" für den deutschsprachigen Raum und in Abgrenzung zum amerikanischen Verständnis zu schließen versucht[86]. In den USA hingegen ist Servant Leadership relativ weitverbreitet. So geben ein Drittel der Fortune-100-Unternehmen an, Servant Leadership zu betreiben (ebd.).

---

[84] Siehe hierzu: Becker's Hospital Review oder Thompson Reuters TOP 100 Hospital.

[85] Siehe hierzu: US News Best Hospitals in America Honor Roll 2013.

[86] Der Beitrag von Hinterhuber, der Führung als „Dienst an der Gemeinschaft" (Hinterhuber 2002b, S. 18) versteht, wird in Kapitel 3.5.1 skizziert.

Hinsichtlich Authentic Leadership wächst gegenwärtig ein Interesse im deutschsprachigen Raum, primär auf populärwissenschaftlicher Basis oder in Form von
Ratgebern (Küpers 2006, S. 336). Zusehend wird der Ansatz, wenn auch in unterschiedlicher Darstellungstiefe, in Fachbüchern thematisiert, wie Creusen und
Müller-Seitz (2010), Walenta und Kirchler (2011), Weibler (2012) oder Nerdinger (2014) belegen.

Eisenbeiß und Giessner bezeichnen den Stand der Literatur zu Ethical Leadership im anglo-amerikanischen Raum trotz zunehmender Bedeutung als „still
rather small" (2012, S. 7). Entsprechend zurückhaltend ist die Verbreitung im
deutschsprachigen Raum. Gleichwohl wird Ethical Leadership in seinem Ansatz
von Brown et al. (2005) verstärkt in einschlägiger Literatur zitiert (Lang und
Rybnikova 2014; Weibler 2016). Aufgrund der deutschsprachigen Arbeiten von
Rowold und Borgmann (2009) sowie Rowold et al. (2009) ist Ethical Leadership, abgesehen von Transforming Leadership, in der Literatur präsenter als
Authentic Leadership oder Servant Leadership.

Von einer expliziten Darstellung von Responsible Leadership, Charismatic
Leadership und Spiritual Leadership wird abgesehen. Charismatic Leadership ist
integraler Teil von Transforming Leadership (Weibler 2012, S. 376) und wird
dementsprechend dort aufgegriffen. Responsible Leadership wird nicht näher
skizziert, da der Ansatz primär die externe Verantwortung außerhalb der Bin-
nenperspektive von Organisationen thematisiert. Nicht die Beziehungsebene
zwischen Führendem und Geführten in der Organisation, sondern die multiplen
Stakeholderbeziehungen global agierender Führungskräfte bilden den Ausgangspunkt der Responsible Leadership (Plees und Maak 2008, S. 224)[87]. Sie ist daher
eher den Business Ethics als den Management Ethics zuzuordnen. Spiritual
Leadership geht auf Fry (2003) zurück. Der Ansatz basiert nicht auf einer speziellen Religion. Kennzeichen von Spiritual Leadership sind Reflexion, Kreativität, Sinn und Veränderung. Führende sollen eine wertschätzende, füreinander
einstehende Organisationskultur schaffen (Raich 2014, S. 152). Hierfür sind die
„vier fundamentalen Kräfte menschlicher Existenz" (Tumasjan et al. 2013, S.
127), Körper, Geist, Seele und Herz in einem Modell ganzheitlicher Führung zu
integrieren. Auf diese Weise können, so Fry, Mitarbeiter intrinsisch motiviert
werden, um „higher levels of organizational commitment and productivity"
(2003, S. 695) zu erreichen. Von einer tiefergehenden Darstellung der Spiritual
Leadership wird abgesehen, da sie in einschlägiger Literatur nicht oder nur oberflächlich aufgegriffen wird. Im wissenschaftlichen Kontext kommt diesem Ansatz im anglo-amerikanischen Raum eine eher untergeordnete Bedeutung zu.

---

[87] Umfassend vgl. beispielsweise Plees und Maak (2008) oder Plees und Maak (2011a).

3.2.1 Transformal Leadership – transformationale Führung

Gerade innerhalb der Ethical Leadership nimmt Transformational Leadership eine herausragende Stellung ein: „In the leadership literature, transforming or transformational leadership has become almost synonymous with ethical leadership" (Ciulla 2012, S. 525).

Transformational Leadership beschreibt einen Führungsstil (Aßländer 2011c, S. 426) und erhebt einen normativen Anspruch (Maak und Ulrich 2007, S. 371). Transformational Leadership gilt als die Erweiterung oder Ergänzung von Transactional Leadership (Wunderer 2009, S. 242). Eingeführt wurden die Begrifflichkeiten und die dahinterstehenden Theorien von Burns (1978), der sich mit politischen Führungspersönlichkeiten befasste. Auf den Führenden in Organisationen wurden sie von Bass (1985) übertragen. Letztlich sind beide Ansätze komplementär und nicht isoliert voneinander zu betrachten (Hentze et al. 2005, S. 341). Transactional Leadership und Transformational Leadership bilden nach Bass (1998, S. 7) zusammen das Spektrum von positiven wie negativen Führungsverhalten ab, welches er als „Full Range of Leadership" bezeichnet.

Grundlage der Transformational Leadership bildet die Weg-Ziel-Theorie[88] als zweckbezogene Transaktion (Aushandlung und Austausch) im Sinne einer „do ut des"[89] Beziehung zur Steigerung der Mitarbeitermotivation (Hentze et al. 2005, S. 341). Neben der leistungsbezogenen Belohnungsvergabe, dem Contigent Reward, ist auch Management-by-Exception ein Kennzeichen von Transactional Leadership. Seitens der Führungskraft wird nur bei unbefriedigenden Ergebnissen oder gegebenem Risiko eingegriffen (Wunderer 2009, S. 241).

Burns bezeichnet diesen Führungsstil als „give-and-take leadership" (Burns 2003, S. 23): Die Geführten verhalten sich gegenüber dem Führenden loyal und versuchen ihre Arbeit nach dessen Vorstellung auszuführen und die von ihm vorgegebenen Ziele zu erreichen. Im Gegenzug erhalten sie eine gewünschte Belohnung, die sich an den Bedürfnissen der Geführten orientiert. Die Motivation der Mitarbeiter beruht auf der Position des Führenden und der damit verbundenen Verfügungsmacht über Informationen und Ressourcen. Diese ermöglichen es, Verhalten materiell und sozial zu belohnen oder zu bestrafen. Um die gewünschte Belohnung zu erhalten, setzen die Geführten alle Mittel ein ohne moralische oder rechtliche Konsequenzen zu hinterfragen. Gemeinsame oder höhere Ziele, wie die Unternehmensvision oder das Gemeinwohl werden zugunsten von

---

[88] Vgl. Neuberger (2002, S. 537).
[89] Lateinisch: „Ich gebe, damit du gibst". Altrömische Rechtsformel für Tauschgeschäfte (Wissenschaftlicher Rat der Dudenredaktion 2007, Eintrag "do ut des").

extrinsisch motivierter Eigeninteressen nicht verfolgt (Wunderer 2009, S. 241; Hentze et al. 2005, S. 334; Aßländer 2011c, S. 426).

Bei dieser Grundproblematik von Transactional Leadership setzt Transformational Leadership an. Nicht den Eigennutz, sondern höhere Werte sollen die Mitarbeiter als ihre Bedürfnisse wahrnehmen und ihre Motivation daraus ableiten. Zentraler Aspekt ist die Führungsbeziehung. Diese wird durch die Persönlichkeit des Führenden bzw. dessen Führungsstil derart beeinflusst, dass sich der Führende und der Geführte gegenseitig auf eine höhere Stufe der Motivation und Moralität heben bzw. transformieren:

> „[Transformational Leadership] occurs when one or more persons engage with others in such a way that leaders and followers raise on another to higher level of motivation and morality [and it] ultimately becomes moral in that it raises the level of human conduct and ethical aspiration of both leader and led, and thus is has a transforming effect on both" (Burns 1978, S. 20).

Die „Verwandlung" (Weibler 2012, S. 377) der Mitarbeiter zielt darauf ab, deren Grundeinstellung so zu beeinflussen, dass Werte wie Gleichheit, Frieden, Freiheit, Gerechtigkeit oder Menschlichkeit angenommen werden und gegenüber Gier, Neid oder Hass im Verhalten dominieren. Transformational Leaders stellen die Mission der Organisation heraus und verdeutlichen den Mitarbeiter die Wichtigkeit deren Zielerreichung (Hentze et al. 2005, S. 342; Wunderer 2009, S. 242; Ciulla 2012, S. 526). Die Mitarbeiter sollen ihre „eigennützigen Interessen überwinden und sich von ganzem Herzen und mit allen Kräften für das Wohl und Wehe der (Organisations)Einheit einsetzen" (Berkel 2013, S. 223).

Der Ansatz geht davon aus, dass durch die veränderten Wertpräferenzen Mitarbeiter mehr leisten als von ihnen erwartet wird bzw. mehr als durch Transactional Leadership erreicht werden kann (Hentze et al. 2005, S. 344): „Ihre spezifische Wirkung fängt gewissenmaßen dort an, wo Belohnung und Bestrafung oder andere instrumentelle Effekte aufhören" (Bass und Steyrer 1995, Sp. 2053). Der Zusatzeffekt aus der Kombination von Transactional und Transformational Leadership wird als Augmentationseffekt bezeichnet. In Routinesituationen orientiert sich der Führende am Führungsstil der Transactional Leadership, bei neuen oder herausfordernden Führungssituationen am Führungsstil der Transformational Leaderhip (Weibler 2012, S. 380).

Um Mitarbeiter auf die höhere Stufe von Moralität und Motivation zu heben, ist eine von Respekt und Vertrauen geprägte Führungsbeziehung sowie eine hohe Identifikation mit dem Führenden unabdingbar. Bass (1999, S. 11) formuliert vier Komponenten, die das Führungsverhalten des Transformational Leaders kennzeichnen (Dörr 2008, S. 21; Sosik et al. 2010, S. 13; Weibler 2012, S. 377):

Idealized Influence (Exemplarisches Vorbild): Das Verhalten des Führenden ist tugendhaft und von charakterlicher Stärke geprägt. Mit seiner respektvollen, verantwortungsbewussten und gleichzeitig leistungsorientierten Art wird er zum Vorbild seiner Mitarbeiter, die sich mit ihm identifizieren und ihm folgen wollen. Er stellt die Ziele der Organisation über die eigenen Interessen und hebt die Bedeutung von Teamwork hervor. Sein Verhalten erzeugt Begeisterung und beeinflusst die Mitarbeiter nachhaltig.

Inspirational Motivation (Inspirierende Motivation): Von den Mitarbeitern wird der Führende als visionär wahrgenommen. Enthusiastisch kommuniziert er die höherliegenden Ziele der Organisation und zu deren Erreichung notwendigen Werthaltungen und Einstellungen der Mitarbeiter. Hierfür kann er emotionale Stimmung aufgreifen und verstärken. Unbeirrbar glaubt der Führende an die Leistung des einzelnen und die Möglichkeiten des Kollektivs. Sein Verhalten ist nach der Vision ausgerichtet und zur ihr konsistent. Er wird als sehr überzeugend und vertrauenswürdig empfunden.

Intellectual Stimulation (Geistige Anregung): Das kreative Denken und die Problemlösungsfähigkeiten der Mitarbeiter zu fördern und zu verbessern, kennzeichnet das Verhalten des Führenden. Es etabliert eine Kultur in der Schwierigkeiten als Herausforderungen, nicht als Probleme wahrgenommen werden, und denen intelligent und innovativ begegnet wird. Analog gilt es, alte Sichtweisen zu hinterfragen und zu überprüfen. Seine Erwartungshaltung an die Mitarbeiter ist hoch, gleichzeitig motiviert er sie, neue Wege zu gehen und toleriert im gewissen Umfang mögliche Fehler.

Individualized Consideration (Individuelle Zuwendung): Der Führende bringt den Mitarbeitern eine hohe persönliche Wertschätzung entgegen und fördert individuell ihre Fähigkeiten. Er nimmt sich Zeit für die Mitarbeiter, sucht den direkten Kontakt zu ihnen, nimmt Anteil an ihren Belangen und ist sensibel für ihre Bedürfnisse. Der Führende versteht sich als Mentor.

Mit der Komponente der Idealized Influence vermeidet Bass den Begriff „Charisma" zu verwenden, der mit vielfältigen negativen Assoziationen besetzt ist. Gleichzeitig integriert er hierüber Aspekte von Charismatic Leadership in die Transformational Leadership[90] (Hentze et al. 2005, S. 341; Aßländer 2011d, S.

---

[90] Teilweise verläuft diese Integration so weit, dass von Autoren beide Führungsstile synonym verwendet werden, wie z. B. bei Aßländer (2011d, S. 427).

427). Für Bass (1990, S. 21) ist Charisma keine hinreichende, aber eine zentrale Bedingung: „charisma [...] is central to succeeding as a transformational leader".

Dass Transformational Leadership weitestgehend synonym mit ethischem Führungsverhalten gedacht wird, resultiert aus der beschriebenen Vorbildfunktion des Führenden und der Inbeziehungsetzung auf das Moralverhalten der Mitarbeiter, der Ausrichtung seines Handelns an der Tugendethik sowie mit seiner Eigenschaft, von seinen Werthaltungen auch dann nicht zurückzutreten, wenn damit persönliche Risiken und Verluste verbunden sind (Gini 1997, S. 66; Aßländer 2011d, S. 427; Ciulla 2012, S. 525). Entsprechend fasst Ciulla in diesem Sinne zusammen: „Burns's theory is clearly a prescriptive one about the nature of morally good leadership" (2012, S. 525).

Transformal Leadership ist seit den 1990er-Jahren umfassend beforscht worden (Weibler 2012, S. 382). Mit dem von Bass und Avolio (1995) entwickelten Mulitfactor Leadership Questionnaire (MLQ 5 X) zur Erfassung der Ausprägung von Transformational Leadership konnte dem Ansatz bescheinigt werden, dass dieser Führungsstil im Vergleich zu anderen, „eine erhöhte soziale und ökonomische Effizienz" (Wunderer 2009, S. 243) hervorbringe. Immer wieder wird von positiven Korrelationen der Transformational Leadership in Bezug auf die Dimensionen Zufriedenheit, Einsatzfreude, Leistung, Motivation berichtet. In Metaanalysen wurden die Korrelationen zwar grundsätzlich bestätigt, allerdings nicht so beeindruckend wie bisher angenommen (Blessin und Wick 2014, S. 118). Divergierende Ergebnisse zwischen einzelnen Studien bzw. bei Replikationsversuchen von Befunden werden auf die methodischen Schwächen des Instruments zurückgeführt (ebd.). Unter diesem Eindruck sollten auch Untersuchungen bewertet werden, die eine stark positive Korrelation zwischen Transformational Leadership und hohen moralischen und ethischen Standards der Führungskräfte nachweisen: „Analysis of covariance indicated that managers scoring in the highest group of the moral-reasoning distribution exhibites more transformational leadership behaviors than leaders scoring in the lowest group" (Turner et al. 2002, S. 304).

Unabhängig davon wird Transformational Leadership grundsätzlich als ein „vielversprechender Weg im Umgang mit Mitarbeitern" (Nerdinger 2014, S. 91) bewertet. Die vier von Bass definierten Komponenten sind „sehr dazu angetan, eine Erfolg versprechende Führung auszuweiten" (Weibler 2012, S. 382), gleichwohl hier verschiedene Einschränkungen zu berücksichtigen sind:

So merken Hentze et al. (2005, S. 345) an, dass die Studien zwar grundsätzlich zu einem besseren Verständnis der Transformational Leadership beigetragen haben, sich Gestaltungsempfehlungen für den Führungsalltag allerdings nur schwer ableiten lassen. Ähnlich argumentieren Maak und Ulrich (2007, S. 376), die Transformational Leadership nur in Ausnahmefällen als realisierbar ansehen und wenig Anhaltspunkte ausmachen, wie verantwortliche Führung in der Organisation aussehen kann bzw. sollte.

Neuberger (2002, S. 200) stellt kritisch auf den tiefen Glauben an die positive Grundhaltung der Transformational Leadership ab, in der Zweifel und Kritik nicht zugelassen sind und die dem Motto folgt: „Wenn Du nur an Dich glaubst und Dir hohe Ziele steckst, wirst Du sie erreichen". Nerdinger (2014, S. 91) fügt in diesem Zusammenhang an, dass Transformational Leadership mit seiner „think-positive Mentalität" daher nur mit Vorsicht auf den deutschsprachigen Raum übertragen werden kann.

Im Kontext von Ethical Leadership ist zu hinterfragen, ob die starke Dominanz des Führenden in seiner Eigenschaft als Charismatic Leader grundsätzlich von Organisationen gewollt ist. Kritisch wird hier vor allem das Abhängigkeitsverhältnis zwischen Führendem und Mitarbeiter und damit die gegebene Gefahr negativer Einflussmöglichkeiten angemerkt (Neuberger 2002, S. 142). Darüber hinaus ist zu reflektieren, ob oder bis wohin sich die Beeinflussung bzw. der steuernde Eingriff in die Wertpräferenzen der Mitarbeiter noch in den Grenzen einer legitimen Führung bewegt (Weibler 2012, S. 382).

3.2.2 Servant Leadership – dienende Führung

Servant Leadership wurde in seinem aktuellen Ansatz von Greenleaf (1977; 2002) geprägt (Plees und Maak 2011b, S. 6). Servant Leadership versteht sich als wertgetriebene Führungsphilosophie, die den eigenen Nutzen des Führenden dem der Geführten unterordnet. In der Hauptverantwortung gegenüber den Mitarbeitern besteht der Kern des ethischen Führungsverhaltens (Borkowski 2011, S. 27). Sie stellt keine zweckbezogene Transaktion dar. Der Ansatz von Greenleaf legt den Grundstein für eine „universale, normative Führungstheorie" (Weibler 2012, S. 520).

Nach eigenen Aussagen wurde Greenleaf primär durch die Prosadichtung „Journey to the East" bzw. „Die Morgenlandschaft" von Hermann Hesse (1982) zum Ansatz des Servant Leaders inspiriert (Greenleaf 2002, S. 21).

Die Figur des Dieners Leo ist das Vorbild des Servant Leaders. Seine Bedeutung für den Zusammenhalt und das Weiterkommen der Reisegruppe wird erst deutlich, als der Diener die Gruppe verlassen hat. Sie zerfällt und ist führungslos. Es stellt sich heraus, dass der Diener der wahre Führer der Reisegruppe gewesen ist (Hesse 1982, S. 97).

Analog versteht Greenleaf die Rolle des Servant Leaders als Diener: „the great leader is seen as a servant first" (2002, S. 21). Führung verkehrt sich: nicht der Geführte dient dem Führer, sondern der Führende dient dem Geführten (Ciulla 1995, S. 17). Dabei ist das Dienen für den Führer keine extrinsische Leistungsfunktion, sondern vielmehr eine natürliche Lebenshaltung (Weibler 2012, S. 520). Der Servant Leader „wants to serve, to serve *first*" (Greenleaf 2002, S. 27). Dieses hierfür erforderliche „natural feeling" (ebd.) ist nach Greenleaf auf die eigene Spiritualitätserfahrung zurückzuführen, aus der Kraft, Stärke und Integrität geschöpft werden. Letztlich, so Weibler (2012, S. 520), basiert damit der Ansatz des Servant Leaders auf einem religiösen Hintergrund, und ist darüber zu erklären, dass Greenleaf selber Quäker war.

Servant Leadership wird von Greenleaf nur indirekt über einen Fragenkatalog definiert, anhand dessen Servant Leaders identifiziert werden können[91]:

> „Do those served grow as persons? Do they, *while being served*, become healthier, wiser, freer, more autonomous, more likely themselves to become servants?" (Greenleaf 2002, S. 27).

Servant Leadership fokussiert auf die Mitarbeiter (Weibler 2012, S. 520): Sie sollen durch den Servant Leader individuelle Anerkennung ihrer Persönlichkeit erfahren und in ihrer Entwicklung umfassend unterstützt werden, damit sie zu wachsendem Wohlbefinden und Selbstsicherheit gelangen und „ihre besten menschlichen Fähigkeiten freisetzen [können]" (Aßländer 2011c, S. 428).

Mitarbeiter sollen vom Servant Leader zu autonomen, selbstständigen Personen mit freiem Willen entwickelt werden, letztlich selber zu Servant Leaders „wachsen" oder ausschließlich Servant Leaders folgen. Gegenüber den Mitarbeitern ist das Führungshandeln vom Servant Leader geprägt von Respekt, Demut, Achtsamkeit und Bescheidenheit (ebd.).

Seine sorgende und aufopfernde Orientierung an den Bedürfnissen der Mitarbeiter und seine Ausübung von Führungsmacht durch Überzeugung anstatt von Zwang, verbunden dem Ziel, die Mitarbeiter „zu besseren Menschen zu machen" (Aßländer 2011c, S. 428), fassen das ethische Führungsverhalten des Servant Leaders zusammen.

Greenleaf selber hebt bereits im Titel seiner Veröffentlichung auf die für ihn gegebene Verbindung von Ethik und Erfolg ab: „Servant Leadership. A Journey into the Nature of Legitimat Power & Greatness". Dass Servant Leadership die

---

[91]   Laub (1999, S. 81) hat eine erste Definition von Servant Leadership veröffentlicht. Spears (2010, S. 27) führt zehn Attribute auf, welche die Merkmale des Servant Leaders konkretisieren.

Leistung der Organisation verbessert und die Arbeitszufriedenheit erhöht, unterstützt der Großteil der Befürworter des Ansatzes (Weibler 2012, S. 525).

Servant Leadership geht davon aus, dass Mitarbeiter der Führungskraft leistungsbereitwillig folgen, da sie seiner wertebasierten Vision des Servant Leadership glauben und vertrauen (Ciulla 1995, S. 17). Damit weist Servant Leadership Ähnlichkeiten zu Tranforming Leadership auf: „Like the transforming Leaders, the servant leader elevates people" (ebd.).

Sie grenzen sich allerdings dahingehend zueinander ab, insofern Servant Leadership den Fokus der Führungskraft auf die Geführten ausrichtet und den Zielen der Organisation unterordnet, wohingegen Transforming Leadership sich auf die Ziele der Organisation konzentriert und die Mitarbeiter darauf ausrichtet (Weibler 2012, S. 524; Walenta und Kirchler 2011, S. 98).

3.2.3 Authentic Leadership – authentische Führung

Mit Beginn der 2000er-Jahre setzte eine rege Forschungstätigkeit zum Ansatz der Authentic Leadership ein (Walenta und Kirchler 2011, S. 94). Etabliert in der Führungsforschung wurde das Konzept von George (2003) sowie Luthans und Avolio (2003) (Avolio et al. 2009, S. 423). Letztlich ist der Ansatz auf die antiken Griechen zurückzuführen, in ihrer Ermahnung im Führungshandeln ehrlich und aufrichtig sich selbst gegenüber zu sein (Harter 2002, S. 382). Im heutigen Verständnis geht der Ansatz über diesen Aspekt hinaus, fokussiert aber weiterhin auf die Führungskraft als Person in ihrer Authentizität, ihrer „Wahrhaftigkeit" (Walenta und Kirchler 2011, S. 94).

Authentizität wird nicht als klassische Eigenschaft der Führungskraft verstanden, die diese innehat, sondern vielmehr als relationales Phänomen (Endrissat et al. 2007, S. 208), das von den Mitarbeitern zugeschrieben wird: „authenticity is a quality that other must attribute to you" (Goffee Rob und Jones 2005, S. 88). Authentic Leadership geht über die Zuschreibung hinaus und erstreckt sich auch auf authentische Beziehungen gegenüber den Mitarbeitern.

Sie entspricht nach Gardner et al. daher einem Entwicklungsprozess, der wesentlich von zwei Faktoren geprägt ist, der Selbst-Bewusstheit und der Selbst-Regulation (2005, S. 345).

Selbst-Bewusstheit ist als ein nicht endender Prozess der Selbst-Reflexion über die eigenen Werte, Motive und Ziele zu verstehen. Selbst-Regulation bezeichnet den vorurteilsfreien Umgang mit den Ergebnissen der Selbst-Reflexion sowie auf das Selbst bezogene Informationen von außen durch Mitarbeiter. In einer dialogischen Auseinandersetzung mit den ureigenen Werten und Motiven werden die

Informationen von dem Authentic Leader reflektiert und entsprechende Rückschlüsse gezogen (ebd., S. 347).

Durch den Prozess von Selbst-Bewusstsein und Selbst-Reflexion erkennt und entwickelt der Authentic Leader seine innersten Überzeugungen, kann sein Handeln danach ausrichten und gelangt so zu einer authentischen und wertebasierten Führung (ebd.).

Authentic Leaders werden mit einer Vielzahl an positiven Eigenschaften und Fähigkeiten in Beziehung gesetzt, welche sich wesentlich im allgemein von der Literatur akzeptierten Authentic Leadership Questionnaire (Walumbwa et al. 2008) widerspiegeln, der zur Erfassung Authentic Leaders entwickelt worden ist (Avolio et al. 2009, S. 424): So verfügen sie über hohe moralische Werte und halten daran fest, glauben, dass jedem Mitarbeiter Stärken inhärent sind, die entwickelt werden können, und wollen diese entwickeln, zeichnen sich dadurch aus, dass sie in Übereinstimmung mit ihren Werten agieren, nehmen ihre eigenen Schwächen wahr und diskutieren sie offen, begründen und kommunizieren ihre Entscheidungen, besitzen die Fähigkeit moralische Dilemmata aus verschiedenen Perspektiven zu bewerten und können Fehler zugeben, die sie begangen haben (Creusen und Müller-Seitz 2010, S. 72; Berkel 2013, S. 227; Walenta und Kirchler 2011, S. 96).

Authentisch Führende werden nach Avolio et al. (2004, S. 802–804) daher als „those individuals who are deeply aware of how they think and behave and are perceived by others as being aware of their own and others' values/moral perspective, knowledge, and strengths; aware of the context in which they operate; and who are confident, hopeful, optimistic, resilient, and of high moral character" definiert.

Nach Gardner et al. (2005, S. 346) wird in einem so geprägten Führungshandeln der Führende zu einem Vorbild für seine Mitarbeiter und die einfache Führungsbeziehung bildet sich zu einer authentischen Führungsbeziehung aus, worüber auch die Mitarbeiter Authentizität aufbauen. Weiter trägt Authentic Leadership in Verbindung mit sinnvollen Arbeitsinhalten dazu bei, dass das Vertrauen, Wohlbefinden und Engagement der Geführten steigt und zu einer nachhaltigen Leistungsverbesserung führt (ebd., S. 347f.).

Walumbwa et al. (2008, S. 121) postulieren, dass die Kombination von Authentic, Ethical und Tranfomative Leadership den größten Einfluss auf Motivation und Leistungssteigerung der Mitarbeiter ausübt.

In diesem Zusammenhang ist Authentic Leadership als „Ursprungskonstrukt" (Weibler 2012, S. 147) zu bewerten, das als generischer Ansatz verschiedene

Ansätze integrieren kann, wie Avolio et al. (2004, S. 806) formulieren: „authentic leadership [is] a root construct that can incorporate transformational and ethical leadership".

Da Authentic Leadership keinen Führungsstil an sich beschreibt, steuert Transformative Leadership diesen bei. Wie auch Transformative Leaders können Authentic Leaders „directive or participative, and could even be authorian" (Avolio et al. 2004, S. 806) sein. Vor diesem Hintergrund gilt es im Kontext von Authentic Leadership zu berücksichtigen, dass „Authenticity *per se* does not imply that it concerns positive, ethical, or moral behavior" (Endrissat et al. 2007, S. 208). Authentic Leadership kann daher auch als „bad leadership"[92] in Erscheinung treten.

3.2.4   Ethical Leadership – ethische Führung

In den normativen Führungstheorien, wie Servant oder Authentic Leadership, ist die Ethik des Führens bisher nur implizit, als Facette des Führungsverhaltens, und damit im begrenztem Maße, eingeflossen (Lang 2014, S. 321). Demgegenüber fokussiert der Ansatz der Ethical Leadership (ethische Führung) auf das Verhalten der Führungskraft als Rollenmodell gegenüber dem Mitarbeiter.

Obwohl das Interesse an dem Ansatz wächst, ist der Stand der Literatur relativ überschaubar (Eisenbeiß und Giessner 2012, S. 8). Allerdings findet die Definition von Brown et al. im anglo-amerikanischen Raum weitgehende Akzeptanz (ebd.). Demnach ist „ethical leadership „the demonstration of normatively appropriate conduct through personal actions and interpersonal relationships, and the promotion of such conduct to followers through two-way communication, reinforcement, and decision-making" (2005, S. 120).

Dieses Verständnis von Ethical Leadership basiert auf dem Ansatz der sozialen Lerntheorie nach Bandura (1971, 1977), wonach Verhalten durch soziale Interaktion, „by observing the behavior of others" (Bandura 1971, S. 3), gelernt wird (Brown et al. 2005, S. 119). Die Führungskraft in ihrem Verhalten ist Rollenmodell für das Verhalten der Geführten. Verschiedene Faktoren, wie beispielsweise die Glaubwürdigkeit der Führungskraft oder die Beziehung zwischen Führungskraft und Geführten, beeinflussen, ob und inwieweit Verhalten bewusst oder unbewusst nachgeahmt und übernommen wird (Rowold et al. 2009, S. 58; Brown und Trevino 2006, S. 579).

---

[92]   Vgl. Kapitel 3.4.1.

Dementsprechend ist es nach Brown et al. das Ziel von Ethical Leadership, „die Mitarbeiter zu ethischem Verhalten anzuleiten" (Rowold et al. 2009, S. 58). Um dieses Ziel zu erreichen, ist es vonnöten, Ethical Leadership ihrem Verhalten nach zu beschreiben. Brown et al. ordnen ihren Ansatz daher nicht als normativ, sondern als deskriptiv ein: „We propose to study ethical leadership from a descriptive perspective so that we can better understand what characterizes ethical leadership" (Brown et al. 2005, S. 117).

Auf Grundlage von strukturierten Interviews erfassten Trevino et al. (2003; 2000) die Vorstellungen über den Ethical Leader und dessen Eigenschafen. Die Auswertung brachte mit der „moral person" und dem „moral manager" zwei Dimensionen des Ethical Leaders hervor. Unter „moral person" sind die Charaktereigenschaften des Ethical Leaders als dessen „persönliche Moral" zu verstehen. Sie kennzeichnet ihn als glaubwürdig, ehrlich, mitarbeiterorientiert sowie fair und in seinen an gesellschaftlichen Belangen und ethischen Prinzipien ausgerichteten Entscheidungen. Unter „moral manager" ist das Verhalten des Ethical Leaders in seinen „ethischen Führungseigenschaften" aufzufassen. Der Führende ist gewillt ethisches und unethisches Verhalten der Geführten zu beeinflussen. Hierfür kommuniziert er in seiner Rolle als Vorbild offen und direkt seine Werte und setzt ein Belohnungssystem ein, um auf die Mitarbeiter einzuwirken (Brown und Trevino 2006, S. 596). Der Führende signalisiert hierüber, dass neben leistungsorientierten Verhaltensweisen auch ethische Verhaltensweisen anerkannt bzw. sanktioniert werden.

Damit steht nach Weibler (2012, S. 651) der Ansatz von Brown et al. der „light side of leadership" entgegen. Ethical Leadership rechnet mit der Möglichkeit von unethischem Verhalten im Führungshandeln. Gleichzeitig, so Weibler, wird gerade das „moralische Managen" (ebd.) in Verbindung mit Sanktionen, einer Verhaltensweise der Transaktional Leadership, von den Mitarbeitern als Drucksituation erlebt und setzt einen Kontrapunkt gegenüber Ethical Leaderhip.

Stouten et al. (2012, S. 1) greifen die Unterscheidung von „moral person" und „moral manager" auf. Sie differenzieren zwischen „being ethical" und „ethical behavior". Lang (2014, S. 318) merkt hierzu an, dass sich im angloamerikanischen Raum die Unterscheidung von moralischem Wertesystem der Führungskraft und dessen ethischem Führungsverhalten etabliert hat. Abhängig davon, wie die beiden Dimensionen ausgeprägt sind, bzw. von den Geführten wahrgenommen werden, sprechen Trevino et al. von ethischer Führung, heuchlerischer, unethischer Führung und ethisch-neutraler Führung. Das Verhältnis von persönlicher Moral und ethischen Führungseigenschaften haben die Autoren (2000, S. 137) in einer Vier-Felder-Matrix visualisiert (vgl. Abbildung 4).

Ethische Führung liegt vor, wenn sowohl die persönliche Moral als auch die ethischen Führungseigenschaften stark ausgeprägt und damit zueinander konsistent sind. Nach Aßländer (2011c, S. 432) ist diese „wahrgenommene Integrität" als Übereinstimmung von Worten und Taten entscheidend für den Einfluss des Führenden auf die Geführten.

In Anlehnung an French (1996, S. 145) erweitert Aßländer (ebd.; S. 434) den Begriff der Integrität um zwei Aspekte. Zum einen, insoweit Integrität die Überzeugung voraussetzt, dass die eigenen Werte richtig sind und der Führende ihnen daher folgt. Zum anderen, dass der erhobene Wahrheitsanspruch an die eigenen Werte fortlaufend reflektiert und hinterfragt wird. Somit wirken Aspekte der Authentic Leadership unmittelbar in die der Ethical Leadership hinein und unterstützen das Verständnis von Authentic Leadership als Ursprungskonstrukt.

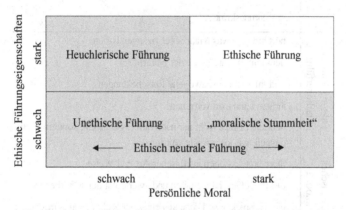

Abbildung 4: Verhältnis von ethischen Führungseigenschaften zu persönlicher Moral (Trevino et al. 2000, S. 137 in Erweiterung mit Bruton 2011, S. 93).

Heuchlerische Führung zeichnet sich durch Inkonsistenzen zwischen Wortwahl und Verhalten aus. Der heuchlerisch Führende „talks the ethics talk, but does not walk the ethics walk" (Trevino et al. 2000, S. 138). Nehmen Mitarbeiter heuchlerische Führung wahr, ignorieren auch sie ethische Verhaltensregeln.

Unethische Führung ist davon gekennzeichnet, dass weder die persönliche Moral noch ethische Führungseigenschaften vorliegen, sie vielmehr negativ ausgeprägt sind (ebd.; S. 137).

Ethisch neutral Führende verhalten sich gegenüber den Werten der Organisation neutral. Sie werden in Bezug auf die zwei Dimensionen weder als eindeutig unethisch noch als stark ethisch wahrgenommen. Selbstbezogenheit und geringe Kritikfähigkeit zeichnen sie ebenso aus, wie der starke Fokus auf kurzfristige finanzielle Ergebnisse. In der Folge entscheiden die Mitarbeiter selber darüber, wie sie sich in ethisch konfliktären Situationen verhalten (ebd.; S. 137f.). Ethisch neutrale Führung entsteht zudem, wenn starke Persönlichkeitseigenschaften vorliegen und kaum ausgeprägte ethische Führungseigenschaften sichtbar sind. Trevino et al. bezeichnen diesen Quadranten in ihrer Matrix nicht, Bruton wählt mit dem Phänomen der „moralischen Stummheit" (2011, S. 93) hierfür einen treffenden Ausdruck.

Moralische Stummheit zeigt sich darin, dass das Handeln des Führenden den normativen Erwartungen entspricht, er es aber bewusst oder unbewusst vermeidet, sein Handeln hierüber zu rechtfertigen, indem er keine „Sprache mit einem moralischen Bezug" (ebd.) nutzt. Der Führende wird als ethisch neutral und sein Verhalten rein erfolgsorientiert wahrgenommen.

Die Führungskraft...
Faktor 1: ethische Mitarbeiterführung
... hört auf das, was Mitarbeiter zu sagen haben
... denkt an die Interessen der Mitarbeiter
... trifft faire und ausgewogene Entscheidungen
... ihr/ihm kann man vertrauen
... beurteilt Erfolge nicht nur nach den Ergebnissen, sondern auch danach, wie sie erreicht wurden
Faktor 2: ethisches Rollenmodell
... führt ihr/sein Leben in ethischer Art und Weise
... diskutiert Geschäftsethiken und -werte mit den Mitarbeitern
... gibt Beispiele, wie Dinge aus ethischer Sicht richtig gemacht werden sollten
... wenn sie/er Entscheidungen fällt, fragt sie/er: Wie kann ich bei dieser Entscheidung das Richtige tun?

Die Fragen werden auf einer 5-stufigen Likert-Skala mit verbaler Verankerung von „nie" bis „immer" beantwortet.

Abbildung 5: Skalen und Items der Ethical Leadership Scale-D (Rowold et al. 2009, S. 62).

Aufbauend auf den Ergebnissen von Trevino et al. (2003) entwickelten Brown et al. (2005) die Ethical Leadership Scale (ELS) (vgl. Abbildung 5), um Ethical Leadership erfassen zu können. Rowold et al. (2009) übersetzen das aus zehn Items bestehende Instrument ins Deutsche (ELS-D). Die Autoren reduzieren empirisch das Instrument um eine Frage und stellen zwei Faktoren ethischer Führung heraus: „ethische Mitarbeiterführung" und „ethisches Rollenmodell".

Rowold et al. fügen an, dass ethische Führung eine starke Überlappung zur transformationaler Führung ebenso wie zu einem mitarbeiterorientierten Führungsstil aufweist, demgegenüber negativ signifikant mit dem passiven Laissez-faire-Führungsstil korreliert. Sie vermuten daraufhin, „dass sich ethische Führung in die Reihe der Führungsstile einordnen lässt, die durch starke Autorität des Führenden gekennzeichnet sind" (ebd.; S. 66).

In einer weiteren Studie haben Rowold und Borgmann basierend auf dem Ansatz von Brown et al. (2005) den Zusammenhang zwischen ethischer Führung und der Arbeitszufriedenheit sowie der Bindung der Mitarbeiter zur Organisation untersucht: „Die Ergebnisse weisen insgesamt darauf hin, dass ethisches Führungsverhalten positive Auswirkungen auf Arbeitszufriedenheit und Commitment hat" (Rowold und Borgmann 2009, S. 64). Zudem stellen sie heraus, dass ethische Führung in Profit-Organisationen häufiger anzutreffen ist als in Nonprofit-Organisationen. Ein Grund hierfür könnte nach Rowold und Borgmann das geringere Angebot an Fortbildungen für Führungskräfte in Non-profit-Organisationen gegenüber Profit-Organisationen sein (ebd.).

3.3 Personalführungsethik im deutschsprachigen Raum

Im Gegensatz zu den Ansätzen der Ethical Leadership, die sich entlang der verschiedenen Führungstheorien voneinander abgrenzen lassen, stellen die Beiträge im deutschsprachigen Raum „separate Entwürfe einzelner Autoren [dar], die prima vista quasi ‚anbindungslos' nebeneinander stehen" (Kuhn und Weibler 2003, S. 390)[93].

Die Bestimmung von Personalführungsethik fällt somit vielschichtiger aus und gleicht mehr einem Annäherungsprozess als einer klassischen Definition. Daher fokussieren die folgenden Ausführungen nicht auf eine umfasende Darstellung der einzelnen Ansätze, sondern vielmehr auf die Argumentation des vorliegend vertretenen Verständnisses von Personalführungsethik bzw. ethikorientierter Führung im Kontext der unterschiedlichen Bestimmungen im deutschsprachigen Raum.

3.3.1 Grundlagen der Wirtschaftsethik

Im deutschsprachigen Raum gilt Führungsethik neben der Unternehmensethik und der Wirtschaftsordnungsethik als ein Bereich der Wirtschaftsethik. Insgesamt ist die Wirtschaftsethik eine relativ junge Disziplin (Aßländer 2011c, S. 118). Auf den ersten Lehrstuhl wurde 1987 Peter Ulrich an die Universität St.

---

[93] Vgl. Fußnote 127.

Gallen berufen (Fenner 2010, S. 332). Nach Manzeschke (2005, S. 133) hat sich die Wirtschaftsethik als Wissenschaft etabliert. Herold (2012, S. 30) konstatiert allerdings einschränkend, dass die Wirtschaftsethik bis heute „eher ein Schattendasein [führt]".

Wirtschaftsethik als angewandte Ethik bzw. als Bereichsethik vertritt die Ansicht, dass sich die Ökonomie nicht analog einer Naturwissenschaft rein mathematisch bearbeiten bzw. auf zweckrationales Handeln reduzieren lasse, sondern Wirtschaften vielmehr ein „wertebesetzter menschlicher Akt ist" (Manzeschke 2005, S. 133), der nicht verantwortungsfrei gegenüber moralischen Anforderungen der Gesellschaft (Aßländer und Schumann 2011, S. 186) und ethischen Prinzipien (Pieper 2007, S. 98) vollzogen werden kann.

Wirtschaftsethische Fragestellungen werden aus der Perspektive der praktischen Philosophie bearbeitet. In diesem Zusammenhang ist es das Ziel von Wirtschaftsethik als „*Brückendisziplin*" (Aßländer 2011, S. 100) zwischen Ethik und Ökonomie zu fungieren, um die ethische Qualität des Entscheidens und Handelns in allen Bereichen der Wirtschaft zu verbessern (Enderle 1993, S. 17). Als anwendungsorientierte Reflexion wirtschaftlichen Handelns bietet sie Orientierung bei der Suche nach dem richtigen Handeln und den angemessenen Systemen und Institutionen (Heidenreich 2012, S. 11):

> „Wirtschafts- und Unternehmensethik […] will praktische Lösungen für konkrete Problemlagen des Wirtschaftens erarbeiten. Ihr Ziel ist es […] moralische Forderungen zu begründen und berechtigten moralischen Forderungen innerhalb der Ökonomie Geltung zu verschaffen, indem sie sich um die Schaffung geeigneter Institutionen und die Erarbeitung und Implementierung von Instrumenten, Regeln und Methoden bemüht, die die Beachtung moralischer Forderungen innerhalb der Wirtschaft fördern" (Aßländer und Schumann 2011, S. 186).

Hintergrund ist die Ausrichtung von Entscheidungsprozessen innerhalb der kapitalistischen Ökonomie entlang von Gewinnmaximierung und Optimierung der Marktposition. Die ökonomische Rationalität begründet das Prinzip der Nutzenmaximierung (Zimmerli und Aßländer 2005, S. 304f.). Theoretisches Konstrukt ist das Modell des Homo Oeconomicus (Noll 2013, S. 231). Nach der Grundidee der kapitalistischen Ordnung führt das einseitige Interessenstreben letztlich zur Bedürfnisbefriedigung des Gemeinwohls. In diesem Zusammenhang prägte Adam Smith die Metapher der „unsichtbaren Hand" als Selbstregulierung und „Lebensdienlichkeit der Wirtschaft" (Fenner 2010, S. 333). Nicht die Motivation der Marktteilnehmer das Gemeinwohl realisieren zu wollen, führt zum Gemeinwohl. Vielmehr ist es in der ökonomischen Theorie der Eigennutz, der das Gemeinwohl hervorbringt. Da nur das produziert wird, was die Marktteilnehmer nachfragen, entsteht durch die Befriedigung der Nachfrage letztlich das Gemeinwohl (Noll 2013, S. 236). Smith formulierte diesen Sachverhalt 1776 in seinem Buch „Der Wohlstand der Nationen" mit einem der „berühmtesten Zitate der wirtschaftswissenschaftlichen Dogmengeschichte (Suchanek 2011, S. 198): „Nicht vom Wohlwollen des Metzgers, Brauers und Bäckers erwarten wir das, was wir zum Essen brauchen, sondern davon, daß sie ihre eigenen Interessen wahrnehmen" (Smith 1990, S. 17).

Gleichwohl führte die Industrialisierung im 19. Jahrhundert – neben enormen Produktivitätssteigerungen – zu weitreichenden negativen Folgen, wie Massenarbeitslosigkeit, sozialen Missständen und extremen Vermögensspannen. Die soziale Frage gilt als eine der frühen wirtschaftsethischen Debatten (Fenner 2010, S. 332). Karl Marx versuchte als erster den systematischen Nachweis negativer Effekte der kapitalistischen Ökonomie bzw. der Selbstregulierung der „unsichtbaren Hand" zu erbringen (Ulrich 2008, S. 155).

Im 20. Jahrhundert wurden in der Öffentlichkeit zusehends Themen wie Umwelt, Rüstung oder Armut in Entwicklungsländern grundlagenkritisch reflektiert. Im Zuge der Globalisierung im 21. Jahrhundert haben die Verflechtungen wirtschaftlichen Handelns eine neue Dimension angenommen (Fenner 2010, S. 332). Neben der Diskussion um Arbeitsbedingungen in Schwellenländern (z. B. Bangladesch, Kolumbien) standen die Skandale von Unternehmen (z. B. Siemens, Enron) ebenso wie die globalen Banken- und Finanzkrisen (2000, 2007) im öffentlichen und wissenschaftlichen Interesse (van Aaken et al. 2011, S. 40).

Seltener in der öffentlichen Wahrnehmung als globale Aspekte ökonomischen Handelns, aber gleichwohl Gegenstand von Wirtschaftsethik sind innerbetriebliche Fragestellungen der Mitarbeiterführung auf der Individualebene oder Geschäftsmodelle von Unternehmen auf der Organisationsebene (Zimmerli und Aßländer 2005, S. 304f.).

Um die thematische Vielschichtigkeit der Wirtschaftsethik zu strukturieren, hat sich im deutschsprachigen Raum die von Enderle (1993, S. 17ff.) eingeführte Drei-Ebenen-Konzeption etabliert (Dietzfelbinger 2008, S. 32; Hentze und Thies 2012, S. 52) (vgl. Abbildung 6). Die Ebenen sind mit dem Wirtschaftssystem, der Organisation sowie dem Individuum an den drei „Verantwortungssubjekten" oder „moralischen Akteuren" wirtschaftlichen Handelns und ihren spezifischen Fragestellungen (Enderle 1993, S. 18; Göbel 2014, S. 180). Dabei werden die Wirtschaftsordnungsethik der Makroebene, die Unternehmensethik der Meso- und die Individualethik der Mikroebene von Wirtschaftsethik zugeordnet. Da die

Abgrenzungen zwischen den Ebenen nicht überschneidungsfrei sind, verzichten einige Autoren auf die Differenzierung von Wirtschafts- und Unternehmensethik entlang der Drei-Ebenen-Konzeption (Aßländer 2011b, S. 4). Gleichwohl eignet sich die reflektierte Unterscheidung der Ebenen zur Strukturierung der vielschichtigen Fragenstellungen der Wirtschaftsethik:

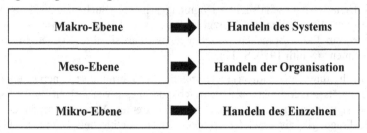

Abbildung 6: Die Drei-Ebenen-Konzeption der Wirtschaftsethik (eigene Darstellung in Anlehnung an Enderle 1993, S. 19).

Auf Makroebene geht es um die Gestaltung der wirtschaftlichen und politischen Rahmenbedingungen auf nationaler und internationaler Ebene, der Wirtschaftsordnungsethik. Die zentrale Fragestellung lautet: „Lässt sich eine marktwirtschaftliche Ordnung aus ethischen Überlegungen rechtfertigen" (Noll 2013, S. 45). Mit dem Konzept der Sozialen Marktwirtschaft wurde die Ausgestaltung der bundesdeutschen Wirtschaftsordnung beantwortet. Als „Dritter Weg" überlässt sie die Steuerung der Wirtschaftsprozesse weder alleine der „unsichtbaren Hand" noch den Planungsvorgaben einer Zentralbehörde (Aßländer 2011a, S. 71).

Die Mesoebene befasst sich mit den Strukturen und dem Handeln von Unternehmen hinsichtlich ihrer internen und externen moralischen Verantwortung, die ihrer unternehmerischen Tätigkeit entspringt (Aßländer und Schumann 2011, S. 184). Als Unternehmensethik bildet sie auf dieser Ebene eine Subdisziplin der Wirtschaftsethik.

Grundsätzlich gilt es Unternehmensethik und -führungsethik zu unterscheiden. Wird die Organisation als Verantwortungssubjekt wahrgenommen, wird der Begriff der Unternehmensethik verwendet. Werden die Führungskräfte der Unternehmensleitung, das TOP-Management, als Adressant moralischer Normen angesprochen, wird der Begriff der Unternehmensführungsethik genutzt. Aspekte der indirekten Führung, wie die Organisationsstruktur oder die Unternehmenskultur, sind Gegenstand der Personalordnungsethik. Konzepte der Corporate Social Responsibility (Unternehmerische Gesellschaftsverantwortung) und der Corporate Governance (Grundsätze der Unternehmensführung oder -steuerung) sind ebenso wie der angemessene Umgang und das Beziehungsverhältnis zu allen Stakeholdern (Lieferanten, Kunden, Umwelt etc.) des Unternehmens auf der Mesoebene zu verorten (Zimmerli und Aßländer 2005, S. 326; Aßländer und Schumann 2011, S. 184; Heidenreich 2012, S. 16; Göbel 2013, S. 184).

Ulrich (2009, S. 231) unterscheidet Unternehmensethik und Managementethik. Managementethik befasst sich neben den Stakeholderbeziehungen auch mit der ethischen Reflexion des Geschäftsmodells. Unternehmensethik setzt sich darüber hinaus mit der gesellschaftlichen Rolle der Organisation sowie gleichzeitig mit der ordnungsbildenden Struktur der Institution auseinander.

Gegenstand der Mikroebene ist die Individualethik. Erörtert werden Fragestellungen nach dem gebotenen Handeln des Individuums in seinen vielfältigen wirtschaftlichen Zusammenhängen. Für jeden ergibt sich in seiner Rolle als Führungskraft, Mitarbeiter, Konsument etc. moralische Verantwortung bei gegebenem spezifischem Entscheidungs- und Handlungsspielraum (Enderle 1993, S. 17; Hentze und Thies 2012, S. 66). Die Mikroebene begründet auch die Handlungsebene direkter Führung. Ethische Fragestellungen im führungstechnischen Umgang mit Mitarbeitern, Aspekte der direkten Führung, werden auf dieser Ebene innerhalb einer Personalführungsethik reflektiert (Göbel 2013, S. 181).

Ab Mitte der 1980er-Jahre entwickelten sich im deutschsprachigen Raum verschiedene Forschungsrichtungen der Wirtschafts- und Unternehmensethik. Eine einheitliche Wissenschaft „Wirtschaftsethik" hat sich hieraus bisher nicht etablieren können (Lenk und Maring 1996, S. 9; Herold 2012, S. 30). In den verschiedenen Beiträgen schlagen sich die ökonomische und ethische Position des jeweiligen Autors nieder (Loitlsberger 2009, S. 134). Allerdings stimmen die führenden Richtungen im deutschsprachigen Raum in der Kritik der Nutzenmaximierung als Endzweck der Wirtschaft und ihrem immanenten Modell der Lebensdienlichkeit grundsätzlich überein (Herold 2012, S. 34). Lenk und Maring stellen fest: „Es funktioniert keine moralische ‚unsichtbare Hand'!" (1996, S. 9).

Aßländer unterscheidet die Forschungsrichtungen nach ihrem Ausgangspunkt. Neben einer „Wirtschaftsethik als angewandte[r] Ethik" entsprechend obigen Ausführungen differenziert er drei weitere Perspektiven:

Wirtschaftsethik aus betriebswirtschaftlicher Perspektive: Diese setzt sich vornehmlich mit dem Bereich der Unternehmensführung auseinander und umfasst weitestgehend den Bereich der Mesoebene. Ausgangspunkt ist eine auf Dialog und respektvolle Verständigung angelegte Kommunikation mit den durch das unternehmerische Handeln Betroffenen. Im Mittelpunkt dieser diskursorientieren Unternehmensethik stehen der Stakeholderdialog sowie Fragen der unternehmenskulturellen und strukturellen Voraussetzungen, um Mitarbeiter und vor allem Führungskräfte zu moralischem Verhalten anzuleiten (Aßländer 2011a, S. 73).

Wirtschaftsethik aus Sicht der politischen Ökonomie: Die Perspektive fokussiert auf die normativen Grundlagen innerhalb der ökonomischen Theoriebildung. Die einzelnen Fachvertreter entwarfen ausgehend vom jeweiligen Ökonomieverständnis eigene Ansätze von Wirtschaftsethik. Sie betonen die Mitverantwortung der einzelnen Wirtschaftsakteure oder heben die Rahmenbedingungen der Wirtschaftsordnung zur Steuerung der Wirtschaftsmoral hervor. Darüber hinaus wurden Fragen der Verteilungsgerechtigkeit oder die Legitimation herrschender Wirtschaftsordnungen bzw. die Analyse ihrer normativen Voraussetzungen bearbeitet (ebd.).

Soziallehre und Sozialethik: Aus der fast hundertjährigen Tradition ihrer Sozialenzykliken beteiligte sich die katholische Kirche an der wirtschaftsethischen Debatte. Ausgehend von der sogenannten Arbeiterfrage setzte sich Papst Leo XIII. mit Fragen der Lohngerechtigkeit und der sozialen Verpflichtung aus Eigentum auseinander. Papst Pius der XI. befasste sich mit Fragen der gerechten Gesellschaftsordnung. Das in seiner Enzyklika formulierte Subsidiaritätsprinzip wurde in die Konzeption der Sozialen Marktwirtschaft aufgenommen. Innerhalb der evangelischen Sozialethik wurden Fragen der Mitbestimmung der Arbeitnehmer oder Aspekte menschengerechten Wirtschaftens thematisiert (ebd., S. 73f.).

Neben den Beiträgen der Kirche haben sich im deutschsprachigen Raum verschiedene Ansätze der Wirtschafts- und Unternehmensethik aus den Forschungsrichtungen herausgebildet. Zimmerli und Aßländer (2005, S. 327) führen zwölf verschiedene Ansätze an. Gerlach (2009, S. 836) differenziert acht verschiedene Ansätze, die sich wiederum partiell zu denen von Zimmerli und Aßländer unterschieden.

Wissenschaftliche Beachtung erhalten und Diskussion ausgelöst haben wesentlich die Ansätze von Ulrich (1997; 2008), Homann (1992), Wieland (1999) und Steinmann/Löhr (1992, 1994). Trotz Überschneidungen zwischen der Makro- und Mesoebene lassen sich die Ansätze von Homann und Ulrich der Wirtschaftsordnungsethik sowie die Ansätze von Steinmann/Löhr und Wieland der Unternehmensethik zuschreiben (Aßländer 2011a, S. 74). Ulrich und Steinmann/Löhr gelten als diskursorientierte Ansätze, Homann als ordnungsethischer sowie Wieland als compliance-ethischer Ansatz (Zimmerli und Aßländer 2005, S. 327; Aßländer 2011a, S. 74).

Vornehmlich setzen sich die Ansätze mit der theoretischen Fundierung einer Wirtschafts- und Unternehmensethik als mit praktischen Instrumentarien zur

Etablierung ihrer Zielsetzung in Wirtschaftsordnung und Unternehmen auseinander. Die Entwicklung und Institutionalisierung von Steuerungsinstrumenten, um moralisches Fehlverhalten zu minimieren, beginn erst zum Ende der 1990er-Jahre, nachdem der „Schulenstreit" (Aßländer 2011a, S. 74) zwischen den wirtschaftsethischen Ansätzen abflachte.

Die Mikroebene des Individuums als Handlungsebene von Führungskräften wird von den vier genannten Ansätzen in unterschiedlicher Darstellungstiefe angesprochen (Grabner-Kräuter 1998, S. 34). Lediglich Ulrich (2009) formuliert einen eigenständigen Beitrag von Führungsethik auf der Mikroebene (Jäger 2000, S. 5, 2002, S. 67)[94].

3.3.2 Bezugsrahmen von Personalführungsethik

Personalführungsethik wendet sich an Führungspersonen in ihrer Rolle als Weisungsberechtigte gegenüber ihren Mitarbeitern (Göbel 2010, S. 193). Sie fokussiert auf die konkrete Führungssituation als zielbezogene Beeinflussung des Mitarbeiters durch persönliche Interaktion. Personalführungsethik will Führungskräfte unterstützen, verantwortlich entscheiden und handeln zu können. Dabei kann Führungsethik die Verantwortung für die einzelne Entscheidung nicht abnehmen, sondern will unverzichtbare und verbindliche Orientierungshilfe sein (Enderle 1993, S. 118f.).

Verstanden als angewandte Ethik geht es Führungsethik um ein Zweifaches: Zum einen will sie die „ethische Dimension, die in jeder Führungsentscheidung vorhanden ist, sichtbar machen und erhellen" (ebd., S. 118). Ethische Problemlagen liegen nicht offen, sondern resultieren aus Handlungssituationen, die ethisch reflektiert und kritisch beurteilt werden müssen (Steinmann und Olbrich 1998, S. 105). Zum anderen ist es Aufgabe von Führungsethik, ethisch verantwortliche Grundsätze von Führung zu formulieren und zu rechtfertigen. Als Sollensethik fokussiert Führungsethik „[...] die Frage, was verantwortliches Führen sein soll" (Enderle 1993, S. 118) und nicht die Aufgabe deskriptiver Ethik, welches Selbstverständnis von Führung tatsächlich vorliegt[95]. Dementsprechend formuliert Führungsethik Sollenssätze (Verbindlichkeiten), keine Seinssätze (Beschreibungen) und zielt auf normative Geltung (ebd.)[96].

---

[94] Vgl. Kapitel 3.3.3.

[95] Beispielhaft liegt mit der Dissertation von Proksch (2014) eine deskriptive Arbeit zum ethischen Selbstverständnis im Führungshandeln von Pflegemanagern im Krankenhaus vor. Vgl. Kapitel 2.1.

[96] Vgl. Höffe (1981, S. 16).

Ulrich konkretisiert die Zielsetzung von Führungsethik bzw. deren Sollenssätze, welche „in erster Linie die Rahmenbedingungen zu reflektieren und zu bestimmen [hat,] innerhalb dere[r] der ‚gezielte' führungstechnische Umgang mit Mitarbeitern als Human Resource legitim ist" (2009, S. 235). Im Fokus von Führungsethik und ethikorientierter Führung steht als Leitidee die *„Humanisierung der Arbeitswelt"* (ebd.; S. 240). Diese kann als die ‚Berücksichtigung berechtigter Ansprüche von Mitarbeitenden in personeller und struktureller Führung' konkreter bestimmt werden.

Den Ausgangspunkt der ethischen Problematik der Mitarbeiterführung in Organisationen bildet der „Verantwortungsdualismus" (Kuhn und Weibler 2003, S. 377) von Führungskräften (vgl. Abbildung 7). Innerhalb ihrer institutionellen Erfolgsverantwortung wollen Führungskräfte das Leistungsverhalten ihrer Mitarbeiter in Richtung der organisationalen Erfolgsziele beeinflussen. Aus ihrer organisatorischen Führungsverantwortung heraus kommt ihnen die Ergebnisverantwortung für ihren betrieblichen Teilbereich zu. Hierfür sind die Führungskräfte seitens der Organisation mit Weisungs- und Sanktionsbefugnissen gegenüber den Mitarbeitern ausgestattet. Die Beziehung zwischen den Führungskräften und den Mitarbeitern ist somit keine gleichberechtigte, sondern stellt ein asymmetrisches Machtverhältnis dar.

Neben der Arbeitsleistung beeinflusst Führungshandeln ebenfalls wesentlich die individuelle physische, psychische und soziale Arbeitszufriedenheit und Lebensqualität der Mitarbeiter. Zusammen mit der organisationalen Erfolgsverantwortung obliegt Führungskräften daher immer auch eine individuelle Mitarbeiterverantwortung: Prinzipiell haben Führungskräfte eine unbegrenzte Verantwortung der Nebenwirkungen ihres Handelns auf andere. Ihr machtbegründetes und auf die Leistungswirksamkeit der Mitarbeiter ausgerichtetes Führungshandeln ist infolgedessen immer auch in Bezug auf die Führungsfolgen der Mitarbeiter zu reflektieren und zu gestalten (Kuhn und Weibler 2003, S. 376; Kuhn 2009, S. 375; Ulrich 2009, S. 230).

Deutschsprachige Beiträge stimmen darüber ein, dass dieses Spannungsfeld als grundlegendes Problemfeld von Führungsethik zu verstehen ist (Jäger 2000, S. 13), welches Kuhn (2009, S. 376) als „führungsethisches Grundproblem"[97] bezeichnet. An diesem „Dilemmata der Führung" (Blessin und Wick 2014, S. 458) setzt Personalführungsethik an: „Aufgabe von Führungsethik ist es, einen Beitrag zu leisten, damit das Führen von MitarbeiterInnen sowohl den Ansprüchen der Betroffenen als auch den ökonomischen Anforderungen entspricht" (Jäger

---

[97] Zwischen den Autoren wird der Terminus nicht einheitlich verwendet (vgl. Ulrich 2009, S. 234) wobei in der vorliegenden Arbeit dem Verständnis von Kuhn (2009) gefolgt wird.

2000, S. 13). Dabei kann der Beitrag von Führungsethik im Verantwortungsdualismus als Ausgangspunkt eines Bezugsrahmens von Personalführungsethik zwischen betrieblicher Praxis und theoretischer Konzeptualisierung differenziert werden.

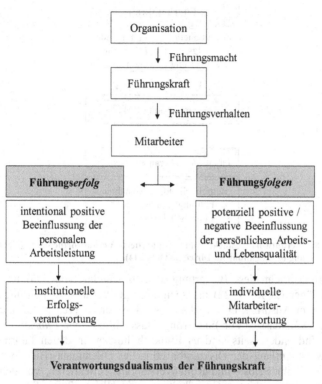

Abbildung 7: Verantwortungsdualismus der Führungskraft in der Mitarbeiterführung (Kuhn und Weibler 2003, S. 377 und Kuhn 2009, S. 376).

Betriebliche Praxis: Im betrieblichen Führungskontext besteht der Beitrag von Führungsethik auf Mikro- und Mesoebene insgesamt darin, Situationen einer „organisierten Unverantwortlichkeit" zwischen Erfolgs- und Humanverantwortung in eine „organisierte Verantwortlichkeit" zu überführen (Ulrich 2009, S. 243). Als „organisierte Verantwortlichkeit" sind allgemein Prozesse, Systeme, Strukturen und Maßnahmen zu verstehen, die als „(Vor-)steuerung" (Kuhn und Weibler 2003, S. 387) Führungskräfte allgemein im Verantwortungsdualismus orientieren oder leiten sollen und die „Selbststeuerung" (Noll 2013, S. 187) der Führungskräfte in konkreten moralisch-konfliktären Situationen unterstützen bzw. diese überhaupt dazu befähigen. Dabei sind auf Ebene der personellen Führung, Führungsgrundsätze und Ethik-Schulungen als die zwei wesentlichen betrieblichen Ethikmaßnahmen zu bewerten (vgl. Abbildung 8).

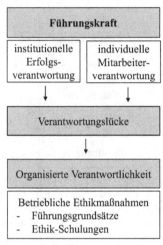

Abbildung 8: „Verantwortungslücke" und „Organisierte Verantwortlichkeit" (eigene Darstellung in Anlehnung an Ulrich 2009, S. 244).

Einerseits entspricht diese Bewertung dem Verständnis von Führungsgrundsätzen nach Jäger (2000, S. 22) als geeigneter „Ort", an dem Führungsethik ihr Anliegen zum Ausdruck bringen kann. Analog konstatieren Kuhn und Weibler (2003, S. 387), dass „(Vor-)Steuerung massgeblich über *Führungsgrundsätze* erfolgt". Und andererseits sind es Ethikschulungen, in denen Führungskräfte, beispielsweise entlang der Diskussion ethischer Dilemmata (Blessin und Wick 2014, S. 435) ihr Selbst- und Rollenverständnis reflektieren, vor dem Hintergrund, dass deren ethische Grundhaltung, wie Ulrich (2009, S. 245) anführt, „[g]rundlegend" dafür ist, organisierte Verantwortlichkeit zu gestalten und Führungskräfte zur ethischen Reflexion als „wesentliche Voraussetzung" (Gilbert 2009, S. 319) zur Selbststeuerung befähigt[98]. In die vorgenommene Bewertung lassen sich auch die Ergebnisse einer Studie von Kreikebaum et al. (2001) einfügen, wonach Ethik-Leitlinien bzw. Führungsgrundsätze sowie Ethik-Schulungen von der betrieblichen Praxis als die beiden nachhaltigsten betrieblichen Ethikmaßnahmen erachtet wurden[99].

---

[98]   Vgl. Kapitel 4.5 und Fußnote 217.

[99]   Vgl. Gilbert (2009, S. 320).

Führungsgrundsätze haben in Staat, Kirche und Militär eine lange Tradition (Wunderer und Klimecki 1990, V)[100]. Zurückzuführen auf eine sich verändernde gesellschaftliche Situation und einen entstehenden Wertepluralismus ist eine verstärkte und sich wandelnde Auseinandersetzung um Führungsgrundsätze im deutschsprachigen Raum seit den späten 1960er festzustellen. Die Diskussion um Führungsgrundsätze und deren expansive Verbreitung erreichte in den 1980er- und 1990er-Jahren ihren Höhepunkt (Jancsary 2013, S. 19). Heute zählen Führungsgrundsätze zum „Standardrepertoire bei Führungsinstrumenten" (Weibler 2012, S. 414). Auch im Krankenhaus ist ihre Anwendung verbreitet (Naegler 2015, S. 281).

Die umfassende und langjährige Diskussion um Führungsgrundsätze und verwandte, aber nicht zwingend deckungsgleiche Termini wie Leitlinien zur Führung oder Führungsrichtlinien, brachte eine Vielzahl an Definitionen hervor. Häufig zitiert wird die Definition von Wunderer aus dem Jahr 2009 (Jancsary 2013, S. 20; Weibler 2016, S. 414):

„Führungsgrundsätze beschreiben und/oder normieren die Führungsbeziehung zwischen Vorgesetzten und Mitarbeitern im Rahmen einer ziel- und werteorientierten Führungskonzeption zur Förderung eines erwünschten organisations- und mitgliedergerechten Sozial- und Leistungsverhaltens" (Wunderer 2009, S. 385).

Schriftlich fixierte Führungsgrundsätze sollen die unternehmensweite Wertebasis der Personalführung beschreiben und als Normen zur Verhaltensorientierung in der Führungsbeziehung dienen. An die Führungskräfte im Unternehmen gerichtet generalisieren Führungsgrundsätze situations- und stellenübergreifend erwünschte Einstellungen und Verhaltensweisen (Fisch 2009, S. 378; Wunderer 2009, S. 385).

Die gewollte Vorsteuerung durch Führungsgrundsätze fokussiert in ihrer Gestaltung der Führungsbeziehung auf die personelle Führung der Mitarbeiter durch die Führungskraft und weist sie hierüber als betriebliche Ethikmaßnahme im Gegenstandsbereich von Personalführungsethik aus.

„Führungsgrundsätze definieren die Soll-Kultur und -Strategie der Führung und informieren [...] über offiziell gewünschtes (Führungs-) Verhalten" (Wunderer 2009, S. 16). Insofern unterliegt der Entwicklung von Führungsgrundsätzen grundsätzlich eine Konzeptualisierung des Verantwortungsdualismus von Mitarbeiter- und Erfolgsverantwortung.

---

[100] Beispiele aus Staat, Kirche und Unternehmen hat Wunderer (2009, S. 384) zusammengestellt.

Die Inhalte von Führungsgrundsätzen sind verschiedentlich analysiert worden. Gleichwohl sie in der sprachlichen Gestaltung variieren, weisen sie große inhaltliche Überschneidungen auf. Im Vordergrund stehen nach Wunderer (2009, S. 15) Kommunikation und zweiseitige Information, Offenheit und gegenseitiges Vertrauen, Fairness sowie partnerschaftliches Miteinander und kooperativ-delegative Führung.

Neben der Vorsteuerung von Führungshandeln umfassen Führungsgrundsätze weitere Funktionen: So sollen Führungsgrundsätze auch als Orientierungshilfe im Führungshandeln und, abgeleitet aus der Unternehmensphilosophie oder Unternehmensleitbildern, als Legitimation von Führungshandeln fungieren (Wunderer 2009, S. 391; Weibler 2016, S. 415)[101].

Entsprechend sind Führungsgrundsätze von der Unternehmensphilosophie oder Unternehmensleitbildern sowie Unternehmensgrundsätzen, welche sich umfassender an interne und externe Anspruchsgruppen der Organisation richten, inhaltlich und hierarchisch abzugrenzen (Jancsary 2013, S. 23).

Grundsätzlich wird in der Literatur die wichtige Stellung von Führungsgrundsätzen für die Grundausrichtung der Führungsbeziehung in Organisationen betont. Allerdings wird auch herausgestellt, dass sich in Organisationen oftmals große Abweichungen zwischen gewolltem und realem Verhalten von Führungskräften zeigen. Die Diskrepanz zwischen Wort und Tat der Umsetzung von Führungsgrundsätzen wird wesentlich auf zwei Aspekte zurückgeführt. Zum einen, dass Führungsgrundsätze in ihrer situationsübergreifenden und allgemeinen Formulierung automatisch einer gewissen Realitätsferne mit einhergehender Unverbindlichkeit unterlegen sind, und zum anderen, dass Führungsgrundsätze keine Sanktionen für Verstöße formulieren (Fisch 2009, S. 378; Wunderer 2009, S. 386; Weibler 2016, S. 417).

Wesentlich bedeutsamer wiegt aus der Perspektive von Führungsgrundsätzen als betriebliche Ethikmaßnahme jedoch die Kritik von Ulrich (2009, S. 231), wonach bei der Entwicklung von Führungsgrundsätzen die Auseinandersetzung um die Wertebasis von Personalführung und ihrer führungsethischen Prämissen weitgehend abgesehen wird.

---

[101] Umfassende Ausführungen zur wissenschaftlichen Auseinandersetzung um Führungsgrundsätze im deutschsprachigen Raum, den zahlreichen Definitionen und verschiedenen Funktionen von Führungsgrundsätzen sowie eine Analyse von 60 Führungsgrundsätzen verschiedener Unternehmen finden sich bei Jancsary (2013). Vgl. Fußnote 337.

Dieser Aspekt fügt sich in das Problem genereller bzw. tendenzieller Theorielosigkeit von Führungsgrundsätzen ein (Jancsary 2013, S. 56)[102]. Führungsgrundsätze werden weithin nicht von der Wissenschaft erstellt, sondern vielfach unkritisch von der Praxis übernommen und nicht wissenschaftlich aufgearbeitet: „Fragt man nach der wissenschaftlichen Fundiertheit solcher Regeln für das Führungsverhalten, so kommt man zu einem schnellen, überwiegend negativen Urteil. Die meisten in der Praxis entwickelten Führungsgrundsätze entbehren jeder verhaltenstheoretischen und sozialwissenschaftlichen Begründung" (Kossbiel 1983, S. 20).

Analog gilt dies im Anschluss an Ulrich (2009, S. 231) aus führungsethischer Perspektive: Ohne Ausweis einer normativen Grundposition dem zur Entwicklung von Führungsgrundsätzen herangezogenem Ansatz von Führungsethik, mangelt es den beschriebenen Verhaltensweisen und Verhaltensorientierungen an erforderlicher Begründung[103]. Entsprechend sind derlei Führungsgrundsätze als Regeln für das Führungsverhalten ohne legitime Begründung von Führungshandeln zu bewerten. Oder mit anderen Worten: Die Führungsgrundsätze beantworten vordergründig die Frage danach, wie ich als Führungskraft handeln soll, geben aber keine Begründung darüber, warum diese Handlungen bzw. dieses Verhalten richtig ist[104, 105].

Ethik-Schulungen und Ethik-Trainings zielen nach Gilbert (2009, S. 319), übertragen auf das Anwendungsfeld Führung, darauf ab, Führungskräfte zur ethischen Reflexion zu befähigen, da diese nicht generell als gegeben vorausgesetzt werden kann. Um die Reflexionsfähigkeit zu fördern, werden zum einen in Ethik-Trainings konfliktäre Situationen der Mitarbeiterführung anhand von Fallstudien diskutiert. Dabei steht weniger die konkrete Lösung der Dilemmata im Fokus, sondern vielmehr das Erkennen, Reflektieren und Beurteilen des Konflikts sowie das Begründen möglicher Führungsentscheidungen im Mittelpunkt. Zum anderen umfassen Ethik-Schulungen die Vermittlung von ethischem Wissen, wie grundlegende Begriffsbestimmungen oder verschiedene Ansätze von Führungsethik. Zusammen unterstützen Fallbeispiele und theoretisches Hintergrundwissen, ethische Problemlagen zu erkennen und das Anliegen von Füh-

---

[102] Jancsary (2013, S. 56) mit Verweis auf Kubicek (1984) und Kossbiel (1983).

[103] Vereinzelt finden sich in der Literatur ethisch-normativ begründete Führungsgrundsätze. Vgl. Kapitel 3.5 sowie Fußnote 407.

[104] Vgl. Fußnote 17.

[105] Dieser Sachstand begründet maßgeblich das sekundäre Ziel der vorliegenden Arbeit, einen Ansatz von Personalführungsethik zu entwerfen, der von der Praxis als eine heuristische Unterstützung zur Entwicklung und Begründung von Führungsgrundsätzen herangezogen werden kann. Vgl. Kapitel 1.2.

rungsethik zu verstehen. Gleichzeitig fördern sie die Schulung argumentativer Prozesse und beeinflussen die moralische Urteilskompetenz positiv. Entlang der Befähigung bzw. Ausweitung der Reflexionsfähigkeit ist die übergeordnete Zielsetzung von Ethik-Schulungen die „kognitive Transformation auf eine höhere Stufe der moralischen Entwicklung" (Gilbert 2009, S. 319).

Allerdings weisen Blessin und Wick (2014, S. 435) darauf hin, dass der oft „enthusiastisch" angepriesene Erfolg von Ethik-Schulungen aufgrund der individuellen Voraussetzungen der Führungskräfte und situativen Bedingungen in Organisationen „skeptisch" beurteilt werden muss. Gleichzeitig darf das Ethik-Training aber auch nicht dazu führen, dass Führungskräfte die eingeübten Diskussionstechniken in konfliktären Situationen defensiv oder manipulativ gegenüber den Mitarbeitern verwenden.

Neben Führungsgrundsätzen und Ethik-Schulungen stehen der betrieblichen Praxis, je nach Zielrichtung, darüber hinaus verschiedene „Aktivitäten zur Verbesserung des ethischen Verhaltens in Unternehmen" (Gilbert 2009, S. 318) bzw. „Möglichkeiten der Verbesserung der Führungsethik" (Blessin und Wick 2014, S. 428) zur Auswahl.

Dabei richtet sich die überwiegende Anzahl der Maßnahmen primär auf die Moralisierung des Unternehmens insgesamt. Entsprechend beziehen sich die Instrumente vornehmlich auf Aspekte der Mesoebene, wie zur Vermeidung von Korruption oder Umweltverschmutzung, und weniger auf Aspekte der personellen Führung auf Mikroebene. Unabhängig ihrer Verortung ist als übergeordnete Zielsetzung betrieblicher Ethikmaßnahmen die „Institutionalisierung ethischer Reflexion" (Gilbert 2009, S. 320) anzusehen. Hierfür erscheint eine komplementäre Verwendung der Instrumente (Ulrich 2009, S. 245), eingebunden in ein „Ethik-Management-System" (Noll 2013, S. 184) vorteilhaft.

Grundsätzlich können betriebliche Ethikmaßnahmen wie Paine (1994, S. 106) idealtypisch gegenübergestellt, nach dem Integrity-Ansatz („integrity-based ethics", S. 112) und dem Compliance-Ansatz („compliance-based ethics", S. 106) als zwei unterschiedliche „Steuerungsphilosophien" (Noll 2013, S. 185) der Moralisierung von bzw. im Unternehmen differenziert werden.

Der Compliance-Ansatz zielt darauf ab, Handlungsspielräume der Mitarbeiter zu begrenzen, um Fehlverhalten so weit wie möglich zu vermeiden. Charakteristisch für dieses Paradigma sind handlungsbegrenzende Rahmenbedingungen in Verbindung mit Anreiz-, Kontroll- und Sanktionsstrukturen. In diesem Sinne folgt der Compliance-Ansatz einer „Verhinderungslogik" (ebd.) und basiert auf einem passiven, skeptischen Menschenbild. Demgegenüber folgt der Integrity-Ansatz einem gänzlich konträren Verständnis. Nicht Fehlverhalten soll sanktioniert werden, sondern vielmehr soll verantwortungsvolles Verhalten im Sinne einer „Ermöglichungslogik" (ebd., S. 186) unterstützt und befördert werden.

Flankiert von strukturellen und kulturellen Ethikmaßnahmen sollen Mitarbeiter Eigenverantwortung im moralischen Handeln übernehmen und befähigt werden, konfliktäre Situationen im Sinne der „Selbststeuerung" (ebd.) sensibel zu lösen. Entsprechend basiert der Integrity-Ansatz auf einem positiven, optimistischen Menschenbild.

Beide Paradigmen bilden jeweils die Eckpunkte der konzeptionellen Ausgestaltung von Ethik-Programmen, wobei sie in der Praxis weniger als Alternativen verstanden werden, sondern sich notwendigerweise ergänzen (Ulrich 2009, S. 245). Gleichwohl entspricht der Integrity-Ansatz weit mehr dem Verständnis der „Institutionalisierung ethischer Reflexion" als der Compliance-Ansatz. Entsprechend zeigt sich die maßgebliche Orientierung am Integrity-Ansatz auch in der Praxis[106]. Aus der Vielzahl an betrieblichen Ethikmaßnahmen findet sich bei Gilbert (2009, S. 319) eine Zusammenstellung derjenigen Instrumente, „welche empirisch die größte Bedeutung haben". Zu diesen zählen: Ethik-Trainings, Ethik-Beauftragte, Ethik-Hotlines, Ethik-Leitlinien, Ethik-Kommissionen und Ethik-Audits[107].

---

[106] Allerdings gilt es anzumerken, dass die konkrete Ausgestaltung betrieblicher Ethikmaßahmen zuallererst von der spezifischen Umfeldsituation abhängig ist (Noll 2013, S. 187). So sind gerade im Nachgang zu den Korruptions- und Kartellrechtsverstößen deutscher Unternehmen wie Siemens und Thyssen-Krupp ab dem Jahr 2006 Compliance-Programme von den Unternehmen zur Vermeidung von Wirtschaftskriminalität bzw. zur Einhaltung von Gesetzen umfassend aufgebaut worden (Janssen und Österreicher 2013, S. V6). Zur Bedeutung von Compliance-Management-Systemen in deutschen Unternehmen siehe Laue und Schenk (2013, S. 140).

[107] Diese „Praktiken der Moralisierung der Unternehmenspraxis" (Blessin und Wick 2014, S. 428) werden in der Literatur abhängig vom Anwendungsfeld und damit teilweise sehr unterschiedlich beschrieben. Gleichwohl liegt zwischen den einzelnen Beiträgen ein ähnliches Grundverständnis vor, welches folgend skizziert wird:

Ethik-Beauftragter: Übergenordnete Zielsetzung des Ethik-Beauftragten, des Ethik-Officers bzw. der Ethik-Abteilung ist die Entwicklung und Etablierung verschiedener Maßnahmen und Routinen in der Organisation. Hierzu zählen beispielsweise der Aufbau von Leitlinien und Sanktionsmaßnahmen, die Durchführung von Ethik-Schulungen bis hin zum Aufbau eines umfassenden „Compliance-Management-Systems (CMS)" (Laue und Schenk 2013, S. 140) oder von auf „branchenebene standardisierten Ethikprogrammen" (Ulrich 2009, S. 245). Verkürzt ausgedrückt ist das, was im Bereich von Sicherheitsfragen dem Sicherheitsbeauftragten obliegt, im Bereich der Unternehmensethik Aufgabe des Ethik-Beauftragten bzw. der Ethik-Abteilung (Blessin und Wick 2014, S. 428).

Ethik-Hotlines: An eine Ethik-Hotline können sich Mitarbeiter jederzeit telefonisch wenden, um Beobachtungen, Anregungen oder Notwendigkeiten hinsichtlich ethisch relevanter Situationen an den Ethik-Beauftragten bzw. der Ethik-Abteilung zu übermitteln. Im deutschsprachigen Raum sind Ethik-Hotlines im Gegensatz zu den USA eher sehr gering verbreitet (Gilbert 2009, S. 319).

Theoretische Konzeptualisierung: In der Literatur geht die Vorstellung über die Lösung des Verantwortungsdualismus zwischen den verschiedenen Ansätzen weit auseinander, wobei festzustellen ist, dass die Ansätze implizit oder explizit in einer bestimmten ethischen Grundposition verankert sind (Kuhn 2009, S. 376). Dabei bildet der begründete ethisch-normative Standpunkt die Basis eines konzeptionell fundierten Ansatzes von Führungsethik (Jäger 2002, S. 17).

Zentraler Bezugspunkt der überwiegenden Zahl normativer Beiträge von Führungsethik im deutschsprachigen Raum ist die Tugendethik (Weibler 2012, S. 647). An tugendethischen Ansätzen wird allerdings kritisiert, dass sie Führungshandeln primär als Entscheidungsproblem der einzelnen Führungskraft verstehen und im Sinne einer Persönlichkeitsbildung auf den Aufbau ethischer Kompetenzen der Führungskraft setzen (Staffelbach 1994, S. 204; Jäger 2000, S. 11). Zu-

---

Ethikgremien: Ethik-Kommissionen und Ethik-Komitees sind zu unterscheiden, gleichwohl beide versuchen „konkrete ethische Probleme zu behandeln" (Vieth 2006, S. 21). Als Wirkungsfelder dieser Ethikgremien sind Krankenhäuser, Forschungseinrichtungen sowie die Politikberatung zu bestimmen (Reese-Schäfer und Mönter 2013, S. 147). Ethikkommissionen befinden sich vornehmlich an Forschungseinrichtungen, wie Universitätsklinika oder Max-Planck-Instituten. Klinische Ethikkomitees sind in Krankenhäusern oder Pflegeheimen erreichtet (Vieth 2006, S. 22; Bockenheimer-Lucius et al. 2012, S. 101). Aufgabe von Ethikkommissionen ist es, Stellungnahmen zu Forschungsvorhaben am Menschen abzugeben; sie fokussieren auf die ethische Dimension von Forschungsvorhaben. Klinische Ethikkomitees hingegen setzen sich vornehmlich mit der Klärung ethischer Problemlagen der Patientenversorgung im Krankenhaus oder Pflegeheimen als „ethische Einzelfallberatung" auseinander (Wiesing 2006, S. A1703). In den USA sind Ethikkomitees seit 1991 gesetzlich verpflichtend, wohingegen deren Errichtung in Deutschland auf freiwilliger Basis geschieht. Eine beschleunigte Verbreitung von Ethikkomitees ist in deutschen Krankenhäusern erst seit ca. 10 bis 15 Jahren festzustellen (Reese-Schäfer und Mönter 2013, S. 147). Ethikkommissionen sind in Deutschland, beispielsweise an Universitätsklinika und Landesärztekammern, seit 1995 gesetzlich vorgeschrieben (Vieth 2006, S. 23). Beide Ethikgremien, deren differenzierte Bestimmung vielfach synonym verwendet wird, verstehen, allgemein formuliert, ihre Arbeitsweise als „praktisches Forum für die dialogische Verständigung mit allen (potentiell) Betroffenen" (Gilbert 2009, S. 320). Zur genaueren Differenzierung der Aufgaben beider Ethikgremien sowie deren Arbeitsweisen siehe einführend Vieth (2006) sowie grundlegend für Ethikkomitees Wiesing (2006) und für Ethikkommissionen Siep (2013).

Ethik-Audits: Ethik-Audits sind kritische Evaluationen der Umsetzung von Ethik-Maßnahmen in der Praxis. Audits können intern, beispielsweise durch die Ethik-Abteilung, oder mittels externer Zertifizierungsgesellschaften durchgeführt werden (Gilbert 2009, S. 320). Die durch das Ethik-Audit entlang „anerkannten, allgemein bekannten und nachvollziehbaren Regeln" (ebd.) nachgewiesene Umsetzung einzelner oder mehrerer Ethik-Maßnahmen wird, analog erfolgreich absolvierter Audits bzw. Zertifizierungen im Bereich von Qualitätsmanagement, gegenüber internen und externen Interessensgruppen kommuniziert.

Für tiefergehende Darstellungen der aufgeführten Ethik-Maßnahmen und Vorstellung weiterer Ethik-Maßnahmen vgl. Blessin und Wick (2014, S. 428–437).

dem gelten sie aufgrund ihres „rückwärts gewandten Paternalismus" (Kuhn und Weibler 2003, S. 390) als wenig modern.

Sowohl im deutschen als auch im amerikanischen Sprachraum wird kritisiert, dass tugendethische Ansätze keinen geschlossenen Katalog führungsethischer Eigenschaften begründen können (Ciulla und Forsyth 2011, S. 239; Weibler 2012, S. 649). Gleichwohl konstatiert Berkel, dass die Tugendethik in den letzten Jahren wieder stärkere Beachtung gefunden hat (2013, S. 41).

Tugenden sind nach Maak und Ulrich (2007, S. 387) „notwendige moralische Wegweiser" und „unverzichtbarer Bestandteil" verantwortlichen Führens, welche die Werte der Führungskraft für die Mitarbeiter „lebbar machen", wenn in der Praxis Prinzipien und Handeln übereinstimmen. Für Kuhn und Weibler (2012b, S. 109) sind tugendethische Ansätze und Überlegungen „grundsätzlich geeignet, praktisch hilfreiche Orientierung für Führende, die nach Tugendhaftigkeit bzw. moralischer Exzellenz streben, zu geben" (2012b, S. 109).

Einigkeit scheint analog der Ansicht im amerikanischen Sprachraum darüber zu bestehen, dass für Führungskräfte keine Sondermoralen gelten. Nach Blessin und Wick (2014, S. 425) können „Spezialmoralen nur mit *höheren Verpflichtungen* gekoppelt werden, die zu allgemein gültigen Forderungen *hinzukommen*". Die höheren Verpflichtungen sind nicht mit inhaltlichen Forderungen im Sinne strengere Maßstäbe gleichzusetzen. Vielmehr sind der Begründungs- und Rechtfertigungszwang von Führungshandeln vor dem Hintergrund der unmittelbaren Folgenwirkung auf die Mitarbeiter zu erhöhen (ebd.).

Jäger (2000, S. 11) merkt an, dass die in tugendethischen Ansätzen formulierte Individualethik nicht ausschließlich auf die Führungskraft bezogen werden kann. Mitarbeiter üben einen bedeutenden Einfluss darauf aus, wie Führung erlebt wird, sie sind als die „Adressaten" von Personalführungsethik zu verstehen. Für Berkel ist daher Führungsethik um die Mitgliedethik in Organisationen zu ergänzen: „Wenn [...] Führungsethik im Vordergrund steht, ist die Ethik der Zusammenarbeit und Mitgliedschaft stets mitzudenken" (2013, S. 83). Denn Führungskräfte und Mitarbeiter unterscheiden sich in ihrem Beitrag zum Unternehmensziel, „*nicht aber, in ihrem ethischen Gefordertsein*" (Berkel 1998, S. 123).

Als Aspekte einer Mitgliedethik bzw. Mitarbeiterethik sind nach Göbel (2010, S. 200) grundsätzlich Loyalität und Integrität gegenüber der Organisation sowie Kollegialität gegenüber der Führungskraft und den Kollegen zu verstehen. Auch wenn hierunter zu fassende Verhaltensweisen durch den Arbeitsvertrag, Gesetze oder Dienstanweisungen definiert sind, können diese das individuelle Arbeitsethos des Mitarbeiters nicht vollständig abdecken. Dem Mitarbeiter verbleibt ein verantwortungsrelevanter Handlungsspielraum, dem ein erhebliches „Goodwill-Potenzial" (ebd., S. 202) zukommt.

Ulrich (2009, S. 230) stellt in seinem Verständnis von Führungsethik das Beziehungsverhältnis zwischen Führungskraft und Mitarbeiter in den Mittelpunkt. Bezugnehmend auf Kant, auf den nach Aßländer (2011c, S. 421) in der Literatur zur Führungsethik in der Regel verwiesen wird, gilt für Ulrich die Anerkennung des Mitarbeiters als Person und Zweck an sich selbst als „führungsethischer Ansatzpunkt" (Ulrich 2009, S. 234). Die Würde des Mitarbeiters und seiner Menschenrechte zu achten sowie seine Bedürfnisse wahrzunehmen gelten als oberste Normen von Personalführungsethik.

Nach Küpper (2006, S. 238) ist das Beziehungsverhältnis zwischen Mitarbeiter und Führungskraft wesentlich von dessen Führungsstil geprägt. Für Aßländer entspricht der „personal orientierte Führungsstil, der sich am Wohl und nicht nur am Wohlverhalten des Mitarbeiters orientiert, weit eher den Prinzipien eines grundsätzlich an ethischen Prinzipien orientierten Führungsstils" (2011c, S. 421).

Göbel (2013, S. 183) führt verschiedene Aspekte eines solchen mitarbeiterorientierten Führungsstils an:

- „Kommunikation zwischen mündigen Personen statt Befehl und Subordination,

- Erklären statt Diktieren von Entscheidungen,

- offene und ehrliche Information,

- partnerschaftlicher, konsensorientierter Umgang,

- Anerkennung guter Leistungen,

- Konstruktive Kritik,

- Empathie und Unterstützung".

Kuhn und Weibler (2003, S. 383) merken hierzu an, dass Führungsethik nicht mit einem kooperativen Führungsstil verwechselt werde sollte, da Führungsstile als Führungstechniken primär auf höheren Führungserfolg abzielen.

Unabhängig davon bildet das individuelle Handeln von Führungskräften und Mitarbeitern allerdings nur eine „Seite" von Führungsethik ab. Die andere „Seite" stellt die Gestaltung der Rahmenbedingungen von Führung dar. Nicht nur das Handeln des Einzelnen, sondern auch die strukturelle Ordnung bestimmt die ethische Vertretbarkeit von Führung in hierarchischen Organisationen (Jäger

2000, S. 11). Personalführungsethik weist daher in die Personalordnungsethik hinein. Bearbeitet werden ethische Fragestellungen zur Organisationsstruktur, Planungs- und Kontrollsystemen oder Datenschutzvorkehrungen (Göbel 2013, S. 183).

Eisenbeiß und Giessner (2012, S. 15) weisen darüber hinaus auf die Bedeutung informeller Strukturen hin, welche als persistente Aspekte der Organisationskultur wie Werthaltungen, Einstellungen und informelle Regeln zu verstehen sind. Die Organisationskultur, deren Bedeutung auf das Führungshandeln von Enderle (1993, S. 128) betont wird, beeinflusst ihrerseits wiederum die strukturelle Gestaltung des Unternehmens (Wunderer 2009, S. 154).

Kuhn und Weibler fassen unter dem Begriff „Personalmanagement-Ethik" Fragestellungen zur „Humanität der Arbeitsstrukturen", „Gerechtigkeit der Anreizsysteme" oder „Verantwortbarkeit der Beschäftigungspolitik" (2003, S. 375). Deren ethische Reflexion und inhaltliche Bestimmung ist der Unternehmensleitung innerhalb ihrer Aufgaben indirekter Führung zuzurechnen. Personalordnungsethik bildet somit einen Teilbereich der Unternehmensführungsethik (Weibler 2012, S. 625).

Ulrich fasst Personalordnungsethik enger und versteht darunter vornehmlich die „persönlichkeitsförderliche Arbeitsplatzgestaltung" (2009, S. 241) der Arbeitsinhalte und -bedingungen, welche folgenden Leitgedanken entsprechen sollten (Göbel 2013, S. 183; Jäger 2000, S. 200):

- sinnvolle Aufgaben, die den Fähigkeiten und Fertigkeiten des Mitarbeiters entsprechen und einen ganzheitlichen Charakter aufweisen,

- soziale Interaktions- und Integrationsmöglichkeiten, wie feste Teamzugehörigkeit und Kommunikationsmöglichkeiten zu anderen Organisationseinheiten,

- Teilnahme an arbeitsplatzrelevanten Entscheidungen, wie Organisationsentwicklung, Arbeitszeitgestaltung, Personalauswahl,

- zeitliche und sachliche Selbstkontrolle, Selbststeuerung sowie Eigenverantwortung in Bezug auf Erledigung übertragener Aufgaben,

- Weiterentwicklungs- und Aufstiegsmöglichkeiten, Möglichkeiten zur Fortbildung,

- regelmäßige Rückmeldungen (Feedback) zur Qualität von Arbeitsergebnissen.

Auch wenn die genannten Aspekte innerhalb einer organisatorischen Gesamt-
konzeption der indirekten Führung zugeordnet werden müssen, werden sie im
Kontext der personellen Führung mitarbeiterbezogen ausgestaltet und umgesetzt.
Beispielsweise wird das Budget für Weiterbildung von der Unternehmensleitung
festgelegt, die Auswahl der Weiterbildungsinhalte sowie der Teilnehmer werden
jedoch vom direkten Vorgesetzten ausgewählt. Verantwortungssubjekt der Personalordnungsethik sind damit neben den Führungskräften auf Ebene der Unternehmensleitung ebenso die Führungskräfte in der „Linie". Die engere Auslegung
der „Organisations- und Arbeitsplatzstrukturierung" (Ulrich 2009, S. 242) verdeutlicht den wechselseitigen Zusammenhang von Personalführungsethik und
Personalordnungsethik anlog zu dem von personeller und struktureller Führung.

Dabei impliziert die „dialektische Sichtweise" (Jäger 2002, S. 12) die Grundannahme, dass die institutionellen Bedingungen nicht als gegeben anzunehmen
sind, sondern vielmehr selbst Ergebnis von Führungsentscheidungen darstellen.
Die Verantwortung für Führungshandeln kann daher auch nicht als „eine Art
Pauschal-Legitimation" (Blessin und Wick 2014, S. 425) den institutionellen
Bedingungen übertragen werden. Vielmehr ist die Bereitschaft der Führungskräfte notwendig, neben dem eigenen Führungshandeln auch die Strukturen wiederkehrend kritisch zu hinterfragen. Analog entsteht auch keine Pauschal-
Legitimation aus dem Sachzwang-Argument, wonach der Wettbewerb zu unmo-
ralischem Handeln zwinge (Fenner 2010, S. 404).

Dessen ungeachtet gilt es in diesem Kontext, den Grundsatz von Enderle „Führungsverantwortung bemißt sich am Entscheidungs- und Handlungsspielraum
des Führers" (1993, S. 128) zu berücksichtigen. Personalführungsethik sind dort
Grenzen gesetzt, wo die Bedingungen von Führungsentscheidungen und Führungshandeln von außen definiert sind, und darf „nicht überfordert" (ebd.) werden. Ulrich führt an, dass Personalführungsethik „nicht Probleme angelastet
werden, die nur an anderen ‚Orten' der Moral des Wirtschaftens gelöst werden
können" (2009, S. 231).

Zugleich lassen sich aus diesem Kontext der Anspruch an Personalführungsethik
bzw. der ethikorientierter Führung und die Herausforderung der beteiligten
Verantwortungssubjekte nachvollziehen, „zwischen den Handlungsfreiräumen
und Handlungsbedingungen in der Wirtschaft zu unterscheiden: die Freiräume
verantwortlich wahrzunehmen, die Bedingungen kurzfristig zu akzeptieren und
langfristig verantwortlich zu gestalten" (Enderle 1993, S. 9).

3.3.3 Führungsethische Perspektive nach Ulrich

Ein zentrales Definitionsmerkmal von Führung ist Macht (Hentze et al. 2005, S. 346)[108]. Soziologisch betrachtet ist Führung eine Form der Herrschaft (Manzeschke und Nagel 2006, S. 10). Nach Ulrich bilden damit die in hierarchischen Organisationen bestehenden asymmetrischen Rollen- und Machtverhältnisse den Ausgangspunkt einer „zeitgemäßen Führungsethik" (2009, S. 230).

Mit diesem Ansatz grenzt Ulrich sein Verständnis grundlegend von einer Vielzahl der Beiträge ab, die individualethische Tugenden des Führenden in den Mittelpunkt stellen. Für ihn geht es innerhalb von Führungsethik nicht darum, einseitig hervorzuheben, was gute Führung ist, sondern, wie zuvor skizziert, vielmehr „um die normativen Grundsätze der Gestaltung der Beziehungen oder *Relationen* zwischen Vorgesetzten und Mitarbeitern" (ebd.).

Mit der Gestaltung der Führungsbeziehungen fokussiert Ulrich dabei den „Kernbereich der Führungslehre und Führungsforschung, der zugleich im Mittelpunkt des Praktikerinteresses steht" (Weibler 2012, S. 337).

Im Anschluss daran stützt sich die führungsethische Perspektive der vorliegenden Arbeit auf die Grundlagen zur Führungsethik von Ulrich (2009)[109], welche dieser als theoretischen Unterbau seines Ansatzes einer „grundrechteorientierten Führungsethik" (ebd., S. 230) formuliert und selber als „systematische Grundlegung und Skizzierung der elementaren Bausteine einer zeitgemäßen Führungsethik" (Ulrich 2002, 5) bezeichnet.

Nach Ulrich[110] sind unter funktionalen Aspekten in arbeitsteiligen Organisationen hierarchische Weisungsbefugnisse grundsätzlich gegeben. Dies gilt für Unternehmen aus dem gewerblichen wie aus dem frei-gemeinnützigen Bereich. Die Unterordnung des Geführten entlang der Weisungsbefugnisse entspricht einem

---

[108] Grundsätzlich zu Macht in Führungsbeziehungen siehe ebendort.

[109] Verschiedenfach sind Aspekte in Aufsätze und Lehrwerke der Wirtschafts- und Unternehmensethik eingebunden worden, von Göbel (2013, S. 181); Aßländer (2011c, S. 421), Küpper (2006, S. 235) oder Kuhn und Weibler (2003, S. 379). Giese (2012, S. 167) hat die zentralen Aussagen von Ulrich in ihrem Beitrag „Pflegemanagement in ethischer Perspektive" aufgegriffen.
Veröffentlicht wurde der Ansatz von Ulrich u. a. 1999 bzw. 2009 (Neuausgabe) im „Handbuch der Wirtschaftsethik" (Korff), das nach Herold den „Stand der akademischen Forschung zur Wirtschaftsethik in Deutschland" (2012, S. 30) darstellt (die Feststellung Herolds bezieht das 1993 erschienene „Lexikon der Wirtschaftsethik" (Enderle et al.) mit ein). Führungsethik wird hier allerdings nur sehr kompakt skizziert.

[110] Soweit nicht anders vermerkt, sind die folgenden Ausführung Ulrich (2009) entnommen. Die darüber hinaus angeführten Quellen sind entweder bereits von Ulrich zitiert worden oder sollen die Darstellung der führungsethischen Perspektive ergänzen bzw. verdeutlichen.

partiellen Verzicht der Autonomie seiner Person und der Gleichrangigkeit gegenüber dem Führenden. Indes ist trotz dieser Unterordnung die gegenseitige Anerkennung von Geführten und Führendem als „Wesen gleicher Würde" (Höffe 2008, S. 141) nicht betroffen. Als Grundnorm von Führungsethik gilt nach Ulrich der absolute und unantastbare Subjektstatus der Person mit unbedingt zu schützendem Eigenwert. Die „Klärung der besonderen Voraussetzungen zur Wahrung der reziproken (symmetrischen) zwischenmenschlichen Anerkennung von Vorgesetzten und Mitarbeitern als ‚Wesen gleicher Würde' unter asymmetrischen Kooperationsbedingungen hierarchischer Organisation" (Ulrich 2009, S. 234) ist zentrale Aufgabe von Personalführungsethik.

„Führungsethischer Ansatzpunkt" (ebd.) zur Klärung der Voraussetzungen und Abwendung der Missachtung von unantastbarem Subjektstatus des Mitarbeiters ist die Unterscheidung zwischen der „Person" des Geführten und seiner „Funktion" als Rollenträger in der Organisation. Als Rollenträger ist der Geführte für die Produktion oder Dienstleistung der Organisation notwendig. Verstanden als Produktionsfaktor oder (Human-)Ressource ist er „Mittel zum Zweck". Als Person bleibt der Geführte als unantastbares Subjekt mit humanem Eigenwert immer „Zweck an sich selbst", dessen Ziele Selbstverwirklichung und Bedürfnisbefriedigung sind (Blessin und Wick 2014, S. 461).

Gleichsam wirkt diese „Sonderstellung des Mitarbeiters" (Lattmann 1982, S. 39) als Person auf die asymmetrische Machtverteilung zwischen Führungskraft und Mitarbeiter. Auch in seiner Funktion als Rollenträger gilt es, den humanen Eigenwert der Person des Geführten zu respektieren und angemessen zu begegnen (vgl. Tabelle 7).

Diesen Vorrang der Person des Geführten vor seiner Funktion argumentiert Ulrich (ebd., S. 235) über die Selbstzweckformel von Kant (1785), die als positive Begründung der Menschenwürde gilt (Mohr 2011, S. 17): „Handle so, daß du die Menschheit sowohl in deiner Person, als in der Person eines jeden anderen, jederzeit zugleich als Zweck, niemals bloß als Mittel brauchest" (GMS, AA 04:429). Hieraus ist die individuelle Mitarbeiterverantwortung von Führungskräften zu begründen, allerdings ohne dass die Indienstnahme der Mitarbeiter zur Erreichung der Organisationsziele ausgeschlossen wird, solange dies nicht unter Missachtung des Selbstzwecks der Person geschieht (Ulrich 2009, S. 235).

Führungs*technische* Perspektive der Mitarbeiterführung	Führungs*ethische* Perspektive der Mitarbeiterführung
Mitarbeiter als Rollenträger	Mitarbeiter als Person
Mitarbeiter = Mittel zum Zweck („Produktionsfaktor", Human Capital, Human Resource)	Mensch = Zweck an sich selbst (Sonderstellung des Menschen unter „Produktionsfaktoren")
„Der Mensch ist Mittel.Punkt!"	„Der Mensch ist Mittelpunkt!"
*Objekt*charakter des Menschen in der Organisation	*Subjekt*charakter des Menschen in der Organisation
Sozialtechnik: Führung als effiziente Erreichung der Unternehmensziele (Marktposition)	Führungsethik: Wahrung des humanen Eigenwerts (Menschenwürde, Subjektqualität)

Tabelle 7: Führungstechnische versus -ethische Perspektive der Mitarbeiterführung (Ulrich 2009, S. 234).

Im Spannungsfeld zwischen der Humanverantwortung und Erfolgsverantwortung zeigt die Selbstzweckformel die grundlegende Orientierungshilfe verantwortlichen Führungshandelns auf. Hierauf aufbauend formuliert Ulrich sein Verständnis einer „zeitgemäßen Führungsethik" (ebd., S. 230), welche

> „demnach verstanden werden [kann] als kritisch-normative Reflexion darüber, wie die Beziehungen zwischen ‚Vorgesetzten' (Führungskräften) und ‚Untergebenen' (Mitarbeitern) in hierarchischen Strukturen menschenwürdig und fair gestaltet werden sollen. Sie befasst sich mit den ethischen Fragen der Legitimation (Berechtigung), der Begrenzung und der verantwortungsvollen Ausübung der Weisungsbefugnisse (Verfügungsmacht) von Führungskräften im Lichte der unantastbaren personalen Würde und der berechtigten Ansprüche der Geführten" (ebd.).

Neben den postulierten Grundrechten des Mitarbeiters, wie dem Schutz der Privatsphäre oder der physischen und psychischen Unantastbarkeit, gelten nach Ulrich die bereits im Bezugsrahmen von Personalführungsethik aufgegriffene persönlichkeitsförderliche Arbeitsplatzgestaltung als weitergehende Mitarbeiterrechte (ebd., S. 240).

Den ebenfalls dort skizzierten mitarbeiterorientierten Führungsstil konkretisiert Ulrich in Richtung konsensorientierter Führung, die er als führungsethische

Grundorientierung einer kooperativen Beziehungsgestaltung versteht. Sie zeichnet sich dadurch aus, dass die Anerkennung des Mitarbeiters als mündige Person nicht nur als Idee existiert, sondern organisatorisch verankert in die Praxis überführt wird. Mitarbeiter sind zu allen Entscheidungen, die ihre persönliche Arbeitssituation betreffen, „befugt" (ebd., S. 242) sich zu äußern, womit sich Ulrich als Leitidee auf die Diskursethik bezieht und seinen Ansatz der dialogischen Unternehmensethik auf die Mikroebene überträgt[111]. Hierfür sind Möglichkeiten der dialogischen Verständigung und hierarchiefreier Kooperation zu schaffen, welche sich durch zumindest punktuell gegebene hierarchiearme Strukturen, wie beispielsweise Projektteams oder Dialogforen, auszeichnen.

Dabei sind sowohl die persönlichkeitsförderliche Arbeitsplatzgestaltung als auch die dialog- und konsensorientierte Beziehungsgestaltung, zusammen von Ulrich als „Arbeits- und Kooperationsbedingungen" (ebd., S. 240) bezeichnet, nicht als eine abschließbare Entwicklung, sondern vielmehr als ein andauernder Prozess, der hinsichtlich seiner Ansätze und Umsetzung offen gestaltbar ist, zu verstehen.

Zusammen mit den Grundrechten der Mitarbeiter stellen die Arbeits- und Kooperationsbedingungen nach Ulrich die „grundlegenden Bausteine einer zeitgemäßen Führungsethik" (ebd., S. 236) dar. Deren Gewährung und Realisierung gelten als Legitimitätsvoraussetzungen von Führung im Kontext der gegebenen asymmetrischen Rollen- und Machtverhältnisse zwischen Führungskraft und Mitarbeiter.

Führung von Mitarbeitern in Organisationen moderner Demokratie greift nicht auf gesellschaftlich gegebene Autoritätsressourcen zurück (Wimmer 2009, S. 29). Vielmehr basiert nach Ulrich die Unterordnung des Mitarbeiters ausschließlich auf dessen Einverständnis. Mit Unterzeichnung des Arbeitsvertrags stimmt der Mitarbeiter seinem Verzicht auf Gleichrangigkeit und Autonomie zu. Gleichwohl sind mittels dieser „konsensuelle[n] Legitimation" (Ulrich 2009, S. 235) keinesfalls alle Führungsmaßnahmen legitimiert. Aus dem asymmetrischen Machtverhältnis resultieren Schutzpflichten des Führenden gegenüber dem Mitarbeiter. Der konsensuellen Legitimation entspringt der Leitgedanke konsensorientierter Führung und kooperativer Beziehungsgestaltung. Führungsmaßnahmen gelten nur dann als legitim, solange sie funktional notwendig sind, die Persönlichkeitsrechte des Mitarbeiters gewährleisten sowie die skizzierten Arbeits- und Kooperationsbedingungen größtmöglich realisieren.

Personalführungsethik ist damit kein Führungsinstrument oder -stil, als der sie wiederholt, vor allem im amerikanischen Sprachraum, verstanden wird. Daher

---

[111]   Vgl. Kapitel 3.3.1.

bietet Führungsethik auch kein „instrumentelles Verfügungswissen", sondern „kritisch-normatives Orientierungswissen" (Ulrich 2009, S. 232)[112]. Führungsethik stellt die normative Basis legitimer Mitarbeiterführung dar, und versteht sich als „Werteboden" (ebd.) einer hierauf aufbauenden Führungskonzeption (Führungsmodell, -konzept, -stil, -technik, -instrumente, -verhalten)[113]. Führungsethik ist der Führungskonzeption systematisch vorgelagert (Jäger 2000, S. 83).

Dementsprechend ist Führungsethik zweistufig angelegt. Die erste Stufe entspricht einer *„führungsethischen Grundlagenreflexion"* (Ulrich 2009, S. 232). Hier wird die Bestimmung der ethisch normativen Grundposition und ethischen Grundsätze legitimer Führungsmittel, deren Einhaltung in Führungssituationen unbedingt geboten ist, vorgenommen und begründet (ebd.). Dabei ist im gegebenen „Theorienpluralismus" die rationale Theoriewahl als ein Aspekt angewandter Ethik zu verstehen (Fenner 2010, S. 28f.): „Theoriewahl in der Ethik ist möglich und nötig" (Ott 2001, S. 72).

Auf der zweiten Stufe erfolgt innerhalb eines *„klugen Human Resource Management[s]"* (Ulrich 2009, S. 232) die Suche nach einer Führungskonzeption, die einerseits auf den normativen Grundpositionen steht und andererseits die funktionalen Aspekte von Führung, die „Leistungswirksamkeit" (Schreyögg 1993, S. 328), nutzt. *„Synthesen von Humanität und Effektivität"* (Ulrich 2009, S. 232) sind möglich, da Leistung selbst nicht grundsätzlich gegen die Würde des Menschen steht, sondern vielmehr einen wichtigen Teil von Persönlichkeitsentfaltung darstellt.

3.4 Verhältnisbestimmung von Ethik und Ökonomie

Im Spannungsfeld von Personalführungsethik zwischen Humanverantwortung und Erfolgsverantwortung stellt die Verhältnisbestimmung von Ethik und Ökonomie ein wesentliches Merkmal der verschiedenen Ansätze und Modelle dar:

Die Frage nach dem Ausgangsparadigma von Personalführungsethik bestimmt die Grundausrichtung von Führungshandeln und tritt besonders in konfliktären Situationen hervor. Die Ansätze in ihren Extrempositionen mit einem Primat der Ethik sowie einem Primat der Ökonomie stehen sich mit ihrer Konsequenz im Handeln diametral gegenüber.

---

[112] Ulrich (2009, S. 232) mit Verweis auf Mittelstraß (1982, S. 19). Vgl. Kapitel 4.5 und Fußnote 217.

[113] Siehe auch Jäger (2000, S. 82).

Gerlach (2009, S. 834) sieht in diesem Kontext „das Zuordnungsverhältnis von Ethik und Ökonomie als Grundproblem der Wirtschaftsethik". Angesichts der fundamentalen Bedeutung des Ausgangsparadigmas ist die Verhältnisbestimmung innerhalb der Wirtschaftsethik vielfach diskutiert worden. Hingegen thematisieren nur wenige Beiträge der Personalführungsethik explizit das Zuordnungsverhältnis, lassen jedoch implizit ihre Grundausrichtung erkennen.

Eine Analyse der Verhältnisbestimmung von Humanität und Effizienz im Kontext von Personalführungsethik haben Kuhn und Weibler (2003) vorgelegt. Darüber hinaus können die Bestimmungsmuster der Wirtschaftsethik durch die gegebenen wechselseitigen Verknüpfungen im Drei-Ebenen-Modell auf führungsethische Konzeptionen übertragen werden.

Die Verhältnisbestimmung von Personalführungsethik zwischen „ökonomischer Sachgerechtigkeit" und „nicht ökonomischer Menschengerechtigkeit" (Ulrich 1987, S. 123) dient gleichsam als Orientierungspunkt zur Definition „ethikorientierter Führung" (Kuhn und Weibler 2003, S. 379)[114].

Da im amerikanischen Raum das Spannungsfeld weit weniger als im deutschen Sprachraum diskutiert wird, werden Aspekte der Verhältnisbestimmung im Kontext der Ethical Leadership in die weiteren Ausführungen eingebunden, ebenso wie Aspekte die der Zuordnung von Ethik und Ökonomie vor- und nachgelagert sind.

Wesentlich werden in der Theorie mit dem Harmonie- oder Synthese-, Dominanz-, sowie Kooperationsmodell drei verschiedene Bestimmungsmuster diskutiert (Enderle 1988, S. 19; Kuhn und Weibler 2003, S. 378; Baumgartner 2005, S. 96; Göbel 2013, S. 73). Das Dominanzmodell in seinen zwei Varianten der Ethik bzw. der Ökonomie als Ausgangsparadigma stellt dabei den Fokus der internationalen wirtschaftsethischen Fachdiskussion bis heute dar (Ulrich 2008, S. 124)[115].

3.4.1 Harmoniemodell

Harmoniemodelle gehen von einem harmonischen Verhältnis von Ethik und Ökonomie aus. Nach der „sozialökonomischen Harmonievorstellung" (Kuhn und Weibler 2012a, S. 51) existiert innerhalb von Personalführungsethik kein Verantwortungsdualismus zwischen Effizienz und Humanität. Vielmehr wird angenommen, dass Führung nur dann erfolgreich ist, wenn ethische Aspekte der Mit-

---

[114] Kuhn und Weibler verwenden hier den Begriff der „ethikbewussten Führung".

[115] Ulrich gilt als Vertreter des integrativen Modells, auf das hier nicht näher eingegangen wird. Siehe hierzu umfassend Ulrich (2008, S. 124).

arbeiterführung berücksichtigt werden (Kuhn und Weibler 2012b, S. 11). Führungserfolg impliziert per se Führungsethik, denn eine erfolgreiche Führungskraft führt immer auch ethisch: „Ohne Ethik kein Erfolg!" (Kuhn und Weibler 2012a, S. 46). Eine gesonderte Auseinandersetzung mit Führungsethik ist nach dieser Ansicht nicht notwendig.

Da sich das vorherrschende Führungsverständnis auch im deutschsprachigen Raum der Führungsforschung auf die harmonische Sichtweise bezieht, gilt dieser Aspekt als ein wesentlicher Grund für die geringe wissenschaftliche Diskussion um Führungsethik (Weibler 2012, S. 626)[116].

Die harmonische Sichtweise von Führungserfolg und Führungsethik wurde im amerikanischen Raum von Kellerman (2004, S. 7) als „light side of leadership" bezeichnet. Das Verständnis der harmonischen Beziehung zwischen Führung und Erfolg stützt sich in der amerikanischen Literatur auf eine Vielzahl an empirischen Studien und basiert auf verschiedenen Theorien. Sie bescheinigen oder erklären, dass die Ansätze der Ethical Leadership positiv mit Leistungssteigerung und Mitarbeiterzufriedenheit korrelieren[117]. Wiederholt wurden die Studien und Theorien kritisiert und der Zusammenhang grundsätzlich hinterfragt: „What if [...] research shows that you don't have to be kind and considerate of other people to run a [...] profitable organization?" (Ciulla 1995, S. 14).

Zudem hat sich vielfach aus der Führungspraxis heraus gezeigt, dass auch „bad leadership" (Kellerman 2004, S. 11) zum Erfolg führen kann. Nicht notwendigerweise impliziert erfolgreiche Führung auch ethische Führung. Effiziente Führung kann auch ethisch verwerflich sein (Kuhn und Weibler 2012b, S. 13).

Als neue Forschungsrichtung versucht hier die „bad leadership – Forschung [...] den verbreiteten Glauben an die unverbrüchliche Harmonie von Ethik und Erfolg im Führungskontext" (Weibler 2012, S. 630) zu hinterfragen, indem sie den Zusammenhang von unethischem Führungshandeln und Erfolg thematisiert und reflektiert. Aufgabe der Wissenschaft ist es, zu untersuchen, „was ethische Führung bedeutet, wie sie befördert werden kann und warum sie unverzichtbar ist" (Kuhn und Weibler 2012b, S. 13).

Der Ansatz, zwischen „light side of leadership" und „bad leadership" zu differenzieren, etabliert sich gegenwärtig in der deutschsprachigen Literatur und

---

[116] Bei einer Umfrage von Ehrlich und Lange (2006) unter 34 Personal-Fachwissenschaftlern und 147 Personalern aus Unternehmen teilten über 70 % der Praktiker und knapp 50 % der Wissenschaftler das Verständnis harmonischer Beziehung zwischen Führung und Erfolg, also „zufriedene Mitarbeiter automatisch mehr Leistung bringen" (S. 25).

[117] Vgl. Kapitel 3.2.

wurde u. a. von Kuhn und Weibler (2012b), Weibler (2012, 2016), Nerdinger (2014) oder Lang (2014) aufgenommen.

Die Entwicklung entspricht der Erkenntnis, wonach erhebliche Konflikte zwischen Ethik und Ökonomie im Führungshandeln bestehen (Kuhn und Weibler 2003, S. 378). Sprenger (2010, S. 242) hebt den wesentlichen Aspekt in diesem Konflikt hervor: „Das häufigste Vergehen im Wirtschaftsleben ist die fundamentale Missachtung der Menschenwürde". In der Debatte zur Ökonomisierung im Gesundheitswesen verdeutlichen die Verdichtung von Arbeit sowie die Erhöhung des Arbeitsdrucks beispielhaft die Auswirkungen auf die Beschäftigten. Das Spannungsverhältnis zwischen institutioneller Erfolgsverantwortung und individueller Mitarbeiterverantwortung dürfte sich eher verstärken als reduzieren. Von einer „‚quasi-natürlichen' Harmonie" können Führende nicht ausgehen (Kuhn und Weibler 2003, S. 378).

3.4.2 Dominanzmodell

Dem harmonischen Verständnis gegenüber steht das Dominanzmodell, welches davon ausgeht, dass eine Vermittlung zwischen den beiden Verantwortungsdimensionen unmöglich sei.

Nach Neuberger befinden sich Führungskräfte mit ihrer Verpflichtung von Human- und Erfolgsverantwortung in einem unausweichlichen Führungsdilemma, für welches es keine Lösung gibt, „sondern (nur) verschiedene Formen des Umgangs" (1995, S. 538).

Als Bewältigungstechnik bezieht das Dominanzmodell Position für eine der Verantwortungsdimensionen. Ansätze von Wirtschaftsethik bzw. Führungsethik, die sich auf der „Zwei-Welten-Konzeption" (Ulrich 1987, S. 123) begründen, gehen entweder von einem „Primat der Ökonomie" oder einem „Primat der Ethik" aus. Im Konfliktfall zwischen ökonomischer Effizienz und moralischer Akzeptanz ist die Entscheidung an dem jeweiligen Primat auszurichten (Ulrich 1987, S. 123; Göbel 2010, S. 68).

Nach Meier und Sill (2010, S. 812) erfordert die Auseinandersetzung mit Führungsethik als Ausgangspunkt die Entscheidung für eine der vom Dominanzmodell gegebenen Positionen, das sie mit einem Sprachspiel von Neuberger (1990, S. 3), welches das Spannungsverhältnis von Führungskräften „wortbildlich" darstellt, formulieren.

> „Wer diese Grundsatzentscheidung nicht getroffen hat oder treffen will, wird einen Diskurs über ‚ethische Führung' überhaupt nicht verstehen können [...]. Führung ist Menschenführung, und hier

muss man sich entscheiden, welcher Satz als unumstößlicher Ba-
sissatz einer Führungs-Ethik zu gelten hat: der Satz ‚Der Mensch
ist Mittel.Punkt!' oder der Satz ‚Der Mensch ist Mittelpunkt!"
(Meier und Sill 2010, S. 812).

Ansätzen, in denen die Ökonomie die Ausgangsdisziplin darstellt, der Moralökonomik (Göbel 2010, S. 71), wird vorgeworfen, sie würden Wirtschaftsethik bzw. Führungsethik nur aus einer strategischen Warte heraus reflektieren
und seien rein funktionalistisch oder instrumentell angelegt (Jäger 2002, S. 67;
Bruton 2011, S. 73; Göbel 2010, S. 71). Nach Mittelstraß scheint damit „die
Tendenz der ökonomischen Theorie, auch dort noch einen ökonomistischen
Schein auf die Dinge zu legen, wo dieser gerade entfernt werden soll", gegeben
zu sein (1985, S. 30).

Ulrich (2008, S. 135) versteht in diesem Zusammenhang die Aufgabe von Ethik
in der Moralökonomik als „Schmiermittel" ökonomischer Interessen, welche die
funktionale Voraussetzung für ökonomischen Erfolg bilde.

Die Kritik leitet sich aus der Grundrichtung der Verhältnisbestimmung ab, wonach Wirtschaftsethik als „ökonomische Theorie der Moral" konzipiert wird:
„Moralische Normen sollen ökonomisch begründet werden" (Enderle 1988, S.
22). In diesem Kontext spricht Meran vom „‚Rechtfertigungs-Modell' der Wirtschaftsethik" (1991, S. 23).

Diesem Modell kann der Ansatz von Homann (1992) zugeordnet werden.
Homann versteht „Ökonomik als Ethik mit anderen Mitteln" (Gerlach 2009, S.
841). Ihre Aufgabe ist nicht die Begründung von Normen, sondern diese zur
Geltung zu bringen. Der Ort der Moral ist die Rahmenordnung wirtschaftlichen
Handelns. Diese ist als Ordnungs- und Anreizethik so zu gestalten, dass die Akteure nicht aus ihrer Moralität, sondern aus ihrem Nutzenkalkül heraus handeln.
Die „Gründung der Moral auf Vorteilserwägungen" (Homann 2001, S. 94) basiert auf folgender These: „Die normative Gültigkeit von moralischen Regeln
hängt von der anreizkompatiblen Implementierbarkeit ab: Die Implementierbarkeit schlägt auf die Geltung durch" (ebd., S. 100).

Demgegenüber sind Beiträge mit Ethik als Ausgangsdisziplin der Kritik ausgesetzt, sie würden autoritär auf die Ökonomie eingreifen, und ihre Aufgabe darin
verstehen, ökonomische Rationalität „domestizieren" zu wollen (Göbel 2010, S.
69). In diesem Verständnis bezeichnet Meran das Dominanzmodell als
„‚Unterdrückungs-Modell' der Wirtschaftsethik" (1991, S. 25).

Ulrich (2008, S. 108) setzt hier seine Kritik an, wonach „angewandte Ethik" eine
„korrektive Ethik" (ebd., S. 135) darstelle. Ethische Prinzipien werden in der

angewandten Ethik auf konkrete Problemlagen bezogen, mit dem Ziel umsetzbare Lösungen hervorzubringen. Ulrich argumentiert, dass angewandte Ethik mit diesem Vorgehen die Bedingungen wirtschaftlichen Handelns akzeptiere, sich als „„Gegengift' gegen *zuviel* ökonomische Rationalität" (ebd.) verstehe, und darüber einem systematischen „Reflexionsstopp" (ebd., S. 110) erlegen sei, die ökonomische Sachlogik zu hinterfragen. Das Verständnis angewandter Ethik als korrektive Ethik teilt u. a. auch Thielemann (2000)[118].

Ähnlich wie Ulrich und Thielemann argumentiert Mittelstraß, der den Begriff der „Reparaturethik" (1991, S. 104) verwendet: „Man scheint sie [die Ethik] nicht zu brauchen, solange alles gut geht, und wendet sich an sie, wenn sich Probleme ergeben [...]" (ebd.).

Meier (2012, S. 80) führt zum Primat der Ethik an, dass Ethik nicht ein Ziel neben mehreren sein kann, sondern den Maßstab darstelle, an dem die Unternehmenspolitik geordnet werden müsse. Notwendig sei hierfür die Unterscheidung von „gut" als „funktional gut" und „unbedingt ethisch gut", da es umsatzgefährdende Kontexte geben kann, die ethisch geboten sind. Im Konflikt zwischen ökonomischen Interessen und moralischem Unternehmenshandeln ist dann aus ethischer Sicht zugunsten der Moral zu entscheiden (ebd.).

Übertragen auf das Spannungsfeld von Personalführungsethik hebt Jäger (2002, S. 67) hervor, dass Beiträge aus dem anglo-amerikanischen Sprachraum die Führungsbeziehung „vorwiegend" aus einem strategischen Verständnis heraus reflektieren. Es wird die Fragestellung aufgeworfen, wie das Verhältnis zwischen dem Führenden und dem Geführten gestaltet werden kann, um den Beitrag des Mitarbeiters zum Unternehmensziel zu steigern. Die Bedürfnisse und Wertvorstellungen des Mitarbeiters werden als weitere Führungsbedingungen verstanden, denen entsprochen werden muss, um ihn zu motivieren (Jäger 2000, S. 3). Der Hintergrund ist ein Ansatz von Führungsethik, den Ciulla (2012, S. 528) passend mit der Formel „ethics and effectiviness go hand in hand" zusammenfasst und mit dessen Hilfe sie auf das harmonische Verständnis von Ethik und Ökonomie im funktionalistischen Verständnis abhebt.

Führungsethik wird in den Leaderships Ethics als erfolgsversprechender Führungsstil interpretiert. Hierzu konstatiert Jäger (2002, S. 67): „Wohlbefinden wird gegen Leistung getauscht und Führungsethik wird zum Instrument ökonomischer Motivation". Gleichsam stellt Jäger heraus: „Führungsethik wird *in-*

---

[118] Grabner-Kräuter (1998, S. 11) konstatiert, dass in der Literatur weitgehende Einigkeit darüber herrsche, dass es sich bei Wirtschaftsethik um angewandte Ethik handle.

strumentalisiert" (2000, S. 5). Kuhn und Weibler fragen grundsätzlich, ob diesem Verständnis überhaupt eine ethische Qualität innewohnt (2012b, S. 28).

Demgegenüber treten auch deutschsprachige Ansätze keineswegs vor funktionalistischen Nützlichkeitsaspekten von Führungsethik zurück, gleichwohl sich „quasi selbstverständlich" davon distanziert wird: „Es ist klar, dass sich Moralisierung erfolgsstrategisch als effizienzsteigernde Technik einsetzen lässt. Eine solche Instrumentalisierung degradiert Moral zum auswechselbaren Mittel, dessen Nutzung vom Erfolg abhängig macht" (Neuberger 2002, S. 750). Vielmehr variiert das Verständnis der Positionen zwischen den Autoren und Disziplinen, bis hin zur Ansicht, dass eine Auseinandersetzung mit Führungsethik nicht notwendig sei.

So formuliert der „BWL-Papst" (Brink et al. 2007, S. 249) Albach: „Die Beschäftigung mit Unternehmensethik ist überflüssig. Die Betriebswirtschaftslehre ist Unternehmensethik" (2005, S. 809). Nach Albach hat jeder Grundsatz der Betriebswirtschaftslehre bereits ein ethisches Fundament (2007, S. 202). Eine gesonderte Auseinandersetzung mit Führungsethik ist nicht erforderlich: „Die Würde der Mitarbeiter zu achten und sie mit Vertrauensvorschuss zu führen, ist betriebswirtschaftlich gut begründet. Es ist erfreulich, daß man zu diesem Ergebnis auch mit Hilfe der Vernunftethik kommen kann, aber gänzlich überflüssig, das zu wissen" (Albach 2007, S. 204).

Knüpfen deutschsprachige Arbeiten an die Beiträge der Leadership Ethics an, nehmen sie direkten Bezug auf die ihrer Ansicht nach bestehende positive Verknüpfung von Führungsethik bzw. ethikorientierter Führung und Führungserfolg, gleichwohl in einem weiter zu differenzierenden Verständnis:

Das Prinzipienmodell der Führung nach Frey (2011, S. 239–270) entstammt der positiven Psychologie und ist u. a. auf dem Ansatz der transformationalen Führung fundiert, die in den Leaderships Ethics verortet wird. Frey definiert in seinen Ausführungen „ethikorientierte Führung [als] ein Führungsstil, der im Spannungsfeld zwischen Gewinnorientierung und Menschlichkeit vermittelt und so langfristig Erfolg ermöglicht" (2010, S. 639). Das Prinzipienmodell ist unmittelbar darauf angelegt, den „Unternehmenserfolg durch ethikorientierte Unternehmens- und Mitarbeiterführung" (2010, S. 637) zu steigern. Ethikorientierte Führung wird als *unmittelbare Voraussetzung* von Führungserfolg verstanden. Ethikorientierte Führung wird instrumentell begründet.

Berkel (2013) bezeichnet neben anderen Ansätzen der Leaderships Ethics auch transformationale Führung als ein „Konzept ethischen Führens" (2013, S. 222). Er stellt die für diesen Führungsstil erforderlichen Tugenden der Führungskraft in den Mittelpunkt, mit dem Ziel „besser, menschlicher und gerechter" (ebd., S.

16) zu führen und „damit langfristig auch erfolgreicher" (ebd.). Führungserfolg wird als *mittelbare Folge* von Führungsethik bzw. ethikorientierter Führung aufgefasst, ist nicht nicht instrumentell, sondern normativ begründet, bei Berkel u. a. entlang der Tugendethik (ebd., S. 62). Er wird hiermit der Tatsache gerecht, dass transformationale Führung auf einem tugendethischen Verständnis basiert (Kuhn 2009, S. 381).

Ulrich positioniert sich hierzu grundsätzlich: „Von funktionalistischen Versuchen, die Notwendigkeit von Führungsethik aus ökonomischen Motiven begründen zu wollen, sie also selbst noch zu instrumentalisieren, ist Abstand zu nehmen" (2009, S. 232). Personalführungsethik ist nicht als weitere Möglichkeit zu verstehen, Mitarbeiter unter Knappheitsbedingungen, wie beispielsweise den Fachkräftebedarf in der Pflege, „noch einmal anders zu motivieren" (Giese 2012, S. 167).

Führungsethik wird aus dieser Perspektive nicht mit Führungsstil oder Führungsinstrument gleichgesetzt, sondern bildet den „Werteboden" (Ulrich 2009, S. 232) von Führungshandeln und wird als „Basis der Führungskompetenz" (Grätzel 2007, S. 213) verstanden. Zugleich werden Führungsethik und Führungserfolg nicht zusammen gedacht.

Die Zielrichtung nicht funktionalistischer Ansätze von Führungsethik fassen Kuhn und Weibler zusammen: „Man führt nicht ethisch, weil man dadurch erfolgreicher werden möchte, sondern weil man anderen gegenüber gerecht sein will" (2012b, S. 159).

Dieser Ansatz entpricht dem Verständnis von Pieper (1985, S. 10) und Thurnherr (2000, S. 9) wonach der „gute Wille" als Absicht die Grundvoraussetzung bildet, auf die jede Ethik und damit auch Führungsethik, zwingend aufbauen muss. Guter Wille ist als die grundsätzliche Bereitschaft zu verstehen, das Gute zu tun und das als gut Erkannte zum Prinzip seines Handelns zu machen (ebd.).

3.4.3 Kooperationsmodell

Als vermittelnd zwischen den Positionen im Dominanzmodell gilt das Kooperationsmodell (Baumgartner 2005, S. 96). Mit der Berücksichtigung der Konflikte zwischen moralischen und ökonomischen Interessen nimmt es die Kritik am Dominanzmodell und dessen Bedeutung im Führungshandeln auf: „Was man aufgeben muß ist die ‚Zwei-Welten-Theorie', in der die Ökonomie rein sachgerecht und die Ethik rein menschengerecht ist, so daß der Manager sich nicht ständig im Dilemma befindet, ob er nun ökonomisch oder menschlich richtig entscheiden soll" (Göbel 1992, S. 87).

Um dieses Dilemma aufzulösen, ist das Verhältnis von Ethik und Ökonomie im Kooperationsmodell dergestalt bestimmt, „daß *beide Disziplinen, grundsätzlich betrachtet, als gleichwertig und eigenständig anerkannt werden*" (Enderle 1988, S. 25). Damit soll nach Baumgartner (2005, S. 97) die „Ethisierung der Ökonomie" und die „Ökonomisierung der Ethik" verhindert werden. Diese Ansicht der Interdependenz der Disziplinen wird ebenfalls von Berkel (2005, S. 66) geteilt: „Jeder Wert braucht die Bändigung durch den komplementären Wert [...]. Die Verwirklichung des einen Wertes (Erfolg) wird stets mit Blick auf den anderen geleitet (Ethik)".

Das Kooperationsmodell basiert damit auf der Annahme, dass keine einseitige Wahl zwischen moralischer Richtigkeit oder ökonomischer Vorteilhaftigkeit besteht, sondern die beiden Aspekte nur zusammen gedacht werden können (Neuberger 2006, S. 421). „Mit anderen Worten: Ethik und Ökonomie müssen zusammenarbeiten" (Baumgartner 2005, S. 97).

Ein Leitsatz für das gleichrangige Zuordnungsverhältnis findet sich bei Rich (1990, S. 174): „Es kann nicht wirklich menschengerecht sein, was nicht sachgemäß ist, und nicht wirklich sachgemäß, was dem Menschengerechten widerspricht".

Berkel (2005, S. 66) liefert hierfür die Begründung: „Nur ein Erfolg, der ethische Maßstäbe beachtet, und eine Ethik, die Erfolgsstreben gutheißt, ermöglichen ziviles Leben. Isoliert voneinander, erhebt jeder Wert absoluten Anspruch, schwingt sich zum Tyrannen über den Menschen (die Organisation) auf und entwickelt die destruktive Tendenz, den anderen Wert zu vernichten".

Damit hebt Berkel auf das „interdisziplinäre Gespräch" (Enderle 1988, S. 25) von Ethik und Ökonomie ab, das die Zusammenarbeit der Disziplinen im Kooperationsmodell beschreibt und das nach Enderle an drei wesentliche Voraussetzungen geknüpft ist:

1. Die Anerkennung der Gleichrangigkeit von Ethik und Ökonomie, die eine Über- oder Unterordnung einer der Disziplinen ausschließt. Ethik darf weder seitens der Ökonomie instrumentalisiert werden, noch darf diese sich anmaßen Ethik begründen zu wollen. Gleichzeitig darf die Ökonomie nicht zur „Handlangerin der Ethik degradiert werden" (ebd., S. 26).

2. Die Anerkennung der Interdependenz von Ethik und Ökonomie, aus welcher die Auflösung der Zwei-Welten-Konzeption resultiert, wobei die Zuordnung nicht als ein Nicht-Verhältnis und damit nach Meran als „Gleichgültigkeitsmodell" (ebd., S. 19) verstanden werden darf. Viel-

mehr bildet der interdependente Charakter die Grundlage des Kooperationsmodells.

3. Und als Folgen der Gleichwertigkeit und Interdependenz die Auseinandersetzung beider Disziplinen mit grundlegenden Fragen: An die Ethik gerichtet, ob sie in utopischer Weise das Sachgerechte in der Ökonomie nicht vernachlässige und an die Ökonomie, ob sie in der ökonomischen Rationalität der „unsichtbaren Hand" nicht das Menschengerechte einseitig ausblende, und ethisch gerechtfertigte Postulate negiere (ebd., S. 25ff.).

Damit ist das Kooperationsmodell in seinem Verständnis anschlussfähig an die Zielrichtung angewandter Ethik. Diese versucht reale, normative Probleme nicht nur zu reflektieren, sondern auch mittels einer begründeten moralischen Norm als Anleitung für das richtige Handeln zu lösen (Bayertz 2008, S. 173). „Kriterien, wie Angemessenheit, Machbarkeit, Nachhaltigkeit oder Anschlussfähigkeit entscheiden über die Qualität der Lösungsvorschläge" (Herold 2012, S. 14). Angewandte Ethik intendiert hiermit einen wesentlichen Aspekt, den Meier nach Spaemann als „Wirklichkeitsaufmerksamkeit" (2012, S. 79) bezeichnet und der auch die Verhältnisbestimmung im Kooperationsmodell beschreibt. In diesem Aspekt wird das zusammengefasst, was „gutes" Führungshandeln charakterisiert: „Die gute Handlung ist die, die der Wirklichkeit gerecht wird" (Spaemann 2009, S. 89). Mit dem Anspruch der Wirklichkeitsaufmerksamkeit kann Führungsethik als ein „problemorientierte[r] Ansatz" (Enderle 1988, S. 51) bestimmt werden, der in der Einsicht mündet, dass Entscheidungen im Führungshandeln nicht nur güterabwägend getroffen werden müssen, sondern innerhalb der Rahmenbedingungen, in denen der gezielte führungstechnische Umgang mit Mitarbeitern legitim ist (Ulrich 2009, S. 235), gleichsam „das Prinzip ‚nutzenoptimierender Güterabwägung' statthaft ist" (Meier 2012, S. 84). Aus dieser Perspektive heraus ist es nicht relevant, ob sich Ethik und Erfolg mittelbar oder unmittelbar bedingen, relevant ist vielmehr, dass sich Ethik und Erfolg nicht grundsätzlich ausschließen.

Führungsethik als angewandte Ethik will den Verantwortungsdualismus von Humanität und Effizienz der Mitarbeiterführung aufnehmen. Sie basiert, so die hier vertretende Ansicht, auf dem Kooperationsmodell[119] und ist in diesem Sinne als ethikorientierte Führung zu bezeichnen. Ethikorientierte Führung versucht in einem Vermittlungsprozess beide Interessen zur Geltung zu bringen, worüber sie die eingangs formulierte Aufgabe von Führungsethik, „einen Beitrag zu leisten,

---

[119] Vertreter dieser Richtung der Wirtschaftsethik sind neben Enderle auch Mittelstraß, Nell-Breuning oder Rich (Enderle 1988, S. 25).

damit das Führen von MitarbeiterInnen sowohl den Ansprüchen der Betroffenen als auch den ökonomischen Anforderungen entspricht" (Jäger 2000, S. 13), als ihre Zielrichtung formuliert.

Entsprechend ist Führungsethik auch im Kooperationsmodell nicht als ein Führungsstil oder Führungsinstrument, sondern analog dem Dominanzmodell als „Werteboden" (Ulrich 2009, S. 232) von Führungshandeln und „Basis der Führungskompetenz" (Grätzel 2007, S. 213) zu verstehen – im kooperativen Verständnis allerdings dahingehend gelagert, dass Führungsethik kein Synonym für unwirtschaftliches Handeln darstellen kann. Vielmehr gilt es das Spannungsfeld von Humanität und Effizienz der Mitarbeiterführung verbunden mit der Absicht nicht funktionalistischer Ansätze von Führungsethik, das Gute tun zu wollen, umfassender zu betrachten, denn auch „ineffizientes Wirtschaften kann nicht ethisch legitim sein" (Weber-Berg 2007, S. 75).

Ethikorientierte Führung geht sowohl von einer realen Spannung der Verantwortungsdimensionen im Führungshandeln als auch von einer tendenziellen Lösung dieser Spannung aus (Kuhn und Weibler 2003, S. 379). Diese Lösung basiert darauf, dass Leistung als etwas Menschengerechtes verstanden wird. Mitarbeiter wollen Leistung erbringen. Die Grenze ihrer Leistung liegt allerdings dort, wo sie aus legitimen Gründen keine weitere Leistung mehr erbringen wollen oder können (Jäger 2000, S. 2).

3.5 Konkretion paradigmatischer Grundorientierungen

Neben einer Verhältnisbestimmung von Humanität und Effizienz bildet die systematisch vorgeordnete und begründete normative Grundposition die Basis eines konzeptionell fundierten Ansatzes von Führungsethik und bestimmt den Rahmen legitimen Führungshandelns (Jäger 2002, S. 17).

Obwohl Führungsethik „keine *konkrete* Handlungsanweisung" (Kozica 2012, S. 30) formuliert, vermag sie als eine „Art Kompassfunktion" (Thurnherr 2000, S. 9) moralische Orientierung und ethische Bewertung der Führung von Mitarbeitern im Spannungsfeld von Humanität und Effizienz zu geben. Ansätze von Führungsethik, die keinen moral point of view ausweisen, droht die „Begrenzung auf dogmatische, relativistische oder opportunistische Aussagen" sowie der Gefahr instrumentalisiert zu werden oder moralisierend zu sein (Kozica 2012, S. 29).

Dabei sind in der Diskussion um das führungsethische Grundproblem moraltheologisch begründete Ansätze, die von einem gesetzten Rahmen materialer Normen ausgehen, wie beispielsweise Laborem exercens[120] (Staffelbach 1994, S. 406), so Kuhn und Weibler (2003, S. 380) „von nachrangiger Bedeutung".

Staffelbach merkt an, dass „werteorientierte Personalpolitik" (1994, S. 407) bzw. auf Mikroebene werteorientierte Personalführung im deutschsprachigen Raum erhebliche Beachtung gefunden hat. Aus ethischer Sicht handelt es sich, insofern diese Konzepte von Personalführung auf einem „Katalog allgemein akzeptierter, durchschnittlicher Werthaltungen aufbauen" (Drumm 1989, S. 5) und nur „unternehmensinterne Werte" (Kunze 2008, S. 164) umfasst, nicht um ethisch-normative Ansätze, sondern um „konventionale Personalführung" (Staffelbach 1994, S. 408).

Franken dagegen verwendet den Begriff der „werteorientierten Führung" (2010, S. 271) im Zusammenhang bzw. als synonym transformationaler Führung, wie sie von Burns bzw. Bass entwickelt worden ist[121]. Grundsätzlich einem anderen Verständnis werteorientierter Führung als Staffelbach folgend, grenzt damit auch Franken ethische und wertorientierte Führung stark voneinander ab.

Allerdings sind in der Literatur, wie bereits angemerkt, auch nur wenige ethisch-normativ fundierte Ansätze von Führungsethik zu finden. So lassen sich nach Maak und Ulrich (2007, S. 369) „die Ansätze, die in ethisch reflektierter Weise verantwortliche Führung zu definieren suchen, [...] an einer Hand abzählen".

Demgegenüber wurden in ethischer Dogmengeschichte differente paradigmatische Grundorientierungen ethischer Theorien entwickelt, die jeweils eine unterschiedliche Strategie der Begründung moralischer Forderungen im Handeln bilden und entsprechend auch Führungshandeln im Verantwortungsdualismus unterschiedlich begründen können (Nida-Rümelin 2005, S. 7; Blessin und Wick 2014, S. 426).

---

[120] Laborem exercens, lateinisch für „die Arbeit verrichtend", ist die dritte von Papst Johannes Paul veröffentlichte Enzyklika aus dem Jahr 1981, die sich mit der menschlichen Arbeit und ihrer Organisation in der gegebenen Wirtschaftsordnung auseinandersetzt. Herr (1985, S. 151) expliziert, dass sich die personale, unveräußerliche Würde menschlicher Arbeit in der Enzyklika über die Schöpfungsgeschichte biblisch-theologisch begründet: „Seid fruchtbar und vermehret euch, bevölkert die Erde, unterwerft sie euch" (Gen 1.28). Erfüllt der Mensch diesen Auftrag, entspricht dies gleichsam dem Wirken Gottes, und der Mensch wird durch seine Arbeit zum Abbild Gottes. Gleichwohl in der Enzyklika die biblisch-theologische Argumentation vorherrschend ist, bricht sie, weiter nach Herr, nicht mit der naturrechtlichen Begründung früherer Enzykliken. So werden die Rechte der arbeitenden Menschen wie die allgemeinen Menschenrechte als „Rechte, die sich aus der Natur des Menschen ergeben" (S. 151), begründet.

[121] Vgl. Kapitel 3.2.1.

Dieser „Theorienpluralismus" (Ott 2001, S. 72) in der Ethik entspricht dem Verständnis, dass es „*die* Ethik als einheitliche Theorie" (Rendtorff 2009, S. 200) oder „*das* System der Ethik" (Suda 2005, S. 15) nicht gibt. Analog kann auch nicht von *der* Führungsethik gesprochen werden. Daher können, abhängig davon, welcher Ethikansatz zur Handlungsorientierung herangezogen wird, unterschiedliche ethische Bewertungen und singuläre Urteile von Führungshandeln resultieren. Die Pluralität ethischer Theorien bewirkt, dass sich bei Konflikten im Führungshandeln nicht nur eine einzige „objektiv richtige Handlungsoption" bestimmen lässt (Marckmann und Strech 2010, S. 48; Marckmann et al. 2012, S. 32).

Innerhalb der Moralphilosophie bestehen zudem verschiedene Differenzierungs- und Einteilungsvorschläge der gegebenen Ethikansätze. Das wohl bekannteste Klassifikationsschema ist die von Broad (1930) eingeführte Opposition deontologischer[122] und teleologischer[123] Grundausrichtung ethischer Theorien (Düwell et al. 2011a, S. 16).

Im deutschsprachigen Raum wird dieses Schema üblicherweise um die Tugendethik als dritte Gruppe erweitert (Höffe 2008a, S. 72), auch wenn die Tugendethik ebenfalls der teleologischen Ethik zugeordnet werden kann (Blessin und Wick 2014, S. 426)[124]. Im Kontext von Führungsethik unterscheidet Staffelbach (1994, S. 406) „monologisch-kognitive" sowie „dialogisch-interaktive Ansätze" ohne tugendethische Ansätze weiter zu berücksichtigen.

Ausführungen der aus den diversen paradigmatischen Grundorientierungen abgeleiteten Ansätze und Beiträge von Personalführungsethik sind bei Blessin und Wick (2014, S. 426–428)[125] sowie bei Kuhn und Weibler (2003, S. 379–384) zu finden (vgl. Tabelle 8)[126].

---

[122] Von griechisch deon = Pflicht.

[123] Von griechisch telos = Ziel, Zweck.

[124] Die Zuordnung basiert auf dem Verständnis, wonach teleologisch die Glückseligkeit als das höchste Ziel der aristotelischen Tugendethik gilt. Damit ist sie ebenso wie der Utilitarismus ein Ansatz der eudämonistischen Ethik (von griechisch eudaimonia = Glück). Für den Utilitarismus gilt dies insofern, als sein höchstes Ziel das größtmögliche Glück der größtmöglichen Zahl darstellt (Pieper 2000, S. 266; Pauer-Studer 2010, S. 89).

[125] Sowie der in der Printausgabe als QR-Code hinterlegten Zusatzdokumente Nr. 37 und Nr. 38. Da die Zusatzdokumente nicht mit Seitenzahlen hinterlegt sind, wird zur Zitation nicht die aktuelle, 7. Auflage von Blessin und Wick (2014), welche die Autorenschaft von Neuberger übernommen haben, sondern die 6. Auflage, welche noch unter Neuberger (2002) erschienen ist, herangezogen.

[126] Vgl. S. 112.

Blessin und Wick orientieren sich entlang der Klassifikation von Broad. Kuhn und Weibler unterscheiden die Grundverständnisse analog Staffelbach entlang „subjektiver Gewissens-ethik" (z. B. Kantische Vernunftethik) sowie „intersubjektiver Gewissensethik" (z. B. Diskursethik) und berücksichtigen zudem Ansätze der traditionellen Tugendethik (z. B. Kardinaltugenden). Mit ihren Ausführungen liefern die Autoren einen grundlegenden Beitrag zur Fundierung und Strukturierung der Ansätze von Führungsethik im deutschsprachigen Raum.

Ergänzend gilt anzumerken, dass sich die Ansätze in der Regel nicht einseitig und explizit auf eine ethisch-normative Grundposition berufen, sondern in mehreren verankert sind[127]. So bezieht beispielsweise Schmidt (1986) seinen Ansatz primär auf die Kardinaltugenden (ebd., S. 40ff.), knüpft aber u. a. auch an den kategorischen Imperativ von Kant an (ebd., S.45ff.). Durch die Herausstellung der Kardinaltugenden kann der Ansatz von Schmidt entsprechend dem Schema von Kuhn und Weibler der traditionalen Tugendethik zugeordnet werden, gleichwohl Schmidt mit dem Verweis auf Kant auch den zentralen Bezugspunkt einer subjektiven Gewissensethik in seinem Ansatz formuliert.

Dieser Aspekt wird auch in dem Ansatz von Meier und Sill (2010) sowie von Meier (2012) deutlich. Deren Führungsethik basiert auf fünf ethisch-normativen „Tragsäulen" (Meier und Sill 2010, S. 813), die das „Fundament guter Führung" (ebd.) begründen (vgl. Abbildung 9).

Bereits mit dem Bezug der Tragsäulen zum kategorischen Imperativ und zur Diskursethik sowie mit dem Postulat existenzieller Wahrhaftigkeit („Rede und handle Wahrhaftig"; Meier 2012, S. 90) vereint der Ansatz wesentliche Elemente der Tugendethik, der subjektiven Gewissensethik als auch der intersubjektiven Dialogethik auf sich. Mit dem Anspruch von Führungshandeln entlang der Goldenen Regel ist der Ansatz zudem auch in religiösen und kulturellen Ethiken fundiert (Meier und Sill 2010, S. 815)[128]. Und mit dem Verweis der Menschenwürde über Artikel 1 des Grundgesetzes basiert das Fundament guter Führung im weitesten Sinne auf den vor allem in amerikanischer Business-Ethics-Literatur bekannten Rights-and-duty-Ansätzen, welche zur Handlungsorientierung neben moralischen Pflichten die geltende Gesetzgebung heranziehen (Neuberger 2006,

---

[127] Kuhn und Weibler (2003, S. 390) argumentieren hingegen, dass die verschiedenen Ansätze, gleichwohl sie „nahezu regelmäßig als separate Entwürfe einzelner Autoren" zu bewerten sind, sich hingegen bei genauerer Betrachtung verdeutlicht, dass die verschiedenen Führungsethiken „zumeist sehr dezidiert in der Tradition einer bestimmten ethischen Grundposition stehen".

[128] Nach Meier und Sill (2010, S. 815) würde die Goldene Regel als Führungsregel formuliert lauten: „Verhalte dich als Führungskraft Deinen MitarbeiterInnen gegenüber so und führe sie so, wie Du selbst gern geführt werden möchtest (würdest)!".

S. 339)[129]. Zwar stellen Meier und Sill die „Menschenwürde-Garantie" (ebd., S. 814) als „Mitte aller Handlungsorientierungen" (ebd., S. 812) gegenüber den anderen Tragsäulen als ein unabdingbares Muss heraus, merken allerdings ebenfalls an, dass damit nur ein „Kompass" (ebd., S. 814), allerdings noch kein „Kanon" (ebd.) guter Führung vorgegeben sei, wozu es auch der weiteren Tragsäulen bedarf. Der Beitrag von Meier und Sill steht in seiner Grundlegung sowie in seiner Argumentation beispielhaft für die Komplexität der Ansätze von Führungsethik bzw. deren Systematisierung ihrer paradigmatischen Grundorientierung.

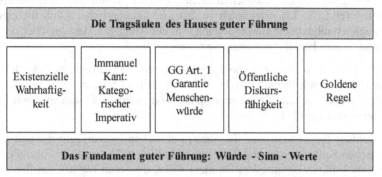

Abbildung 9: Paradigmatische Grundorientierung der Führungsethik von Meier und Sill (Meier und Sill 2010, S. 813).

Berkel und Herzog (1997, S. 48) stellen hierzu grundsätzlich heraus, dass es zur ethischen Begründung „nicht nur sinnvoll, sondern notwendig ist" verschiedene Ansätze wechselseitig heranzuziehen und einander gegenüberzustellen: Führungshandeln, das sich auf Pflichten (Deontologie) begründet, muss die Folgen (Utilitarismus) erwägen sowie gegenläufig entsprechend. Ähnlich argumentiert Wils (2006, S. 136), der konstatiert, dass deontologische und teleologische Theorien „bis zu einem gewissen Maße Prinzipienanleihen machen".

Darüber hinaus zeigt der Ansatz von Suchanek (2013), dass die bisher genannten normativen Grundpositionen wohl die wesentlichen benennen, nicht aber als abschließend zu verstehen sind. Ausgangspunkt seiner Überlegungen ist im Anschluss an Rawls (1975), dem Begründer der Theorie der Gerechtigkeit[130], das

---

[129] Hierzu sind zwei Aspekte anzumerken: Zum einen, dass auch Meier und Sill den unantastbaren Subjektstatus des Mitarbeiters über die Selbstzweckformel von Kant begründen (ebd., S. 814), wie in der Literatur zur Führungsethik im deutschsprachigen Raum üblich ist (Aßländer 2011c, S. 421). Sowie zum anderen, dass die Pflichtethik von Kant zuweilen auch den Rights-and-duty-Ansätzen zugeordnet wird (Neuberger 2006, S. 339).

[130] Vgl. Kapitel 4.3.

Verständnis von Gesellschaft als ein „Unternehmen der Zusammenarbeit zum gegenseitigen Vorteil" (S. 105).

In dieser „Logik der Reziprozität"[131] basiert die von Suchanek vertretene „ökonomische Ethik" auf der Idee Moral und Eigeninteresse bzw. Moral und Unternehmensziel „füreinander fruchtbar zu machen" (2007, S. 7). Als moralische Norm, die als Handlungsorientierung die Zusammenarbeit von gesellschaftlicher Moral und individuellem Eigeninteresse zum gegenseitigen Vorteil ausdrückt, entwickelte Suchanek die „Goldene Regel der ökonomischen Ethik: Investiere in die Bedingungen der gesellschaftlichen Zusammenarbeit zum gegenseitigen Vorteil!" (ebd., S. 73). Gleichsam ist das Ziel ökonomischer Ethik die eigene und zugleich allgemeine Besserstellung – in der Annahme, dass hierüber die für alle vorteilhafte Handlungsalternative umgesetzt wird.

Ursprünglich als wichtigsten von sechs Leitsätzen einer ökonomischen Ethik als Unternehmensethik formuliert (ebd., S. 11f.), schlägt Suchanek die reformierte Goldene Regel auch als Orientierungspunkt und Heuristik in seinem Ansatz von Führungsethik vor (2013, S. 333).

Die Goldene Regel stellt eine der ältesten ethischen Grundregeln dar und ist in zahlreichen Kulturkreisen und Religionen überliefert. In negativer Formulierung ist sie als Volksweisheit: „Was Du nicht willst, dass man Dir tu', das füg' auch keinem andern zu" ebenso verbreitet, wie in ihrer positiven Formulierung aus dem Alten oder Neuen Testament: „Was ihr von anderen erwartet, das tut ebenso auch ihnen" (Lukas, 6.31)[132].

In der Goldenen Regel steckt nach Höffe (1981) eine erste „Annäherung an das Prinzip der Verallgemeinerung" (S. 65), welches als Moralkriterium auf Kant zurückgeht, weist aber selbst keine spezifischen Handlungsanweisungen aus und hat die Bedeutung eines „Maßstabes für sittliches Handeln" (ebd.).

Als Handlungsorientierung hebt die ökonomisch reformulierte Goldene Regel in ihrer Zielsetzung auf die Bedingungen gelingenden gesellschaftlichen Zusammenlebens ab. Im Zusammenspiel der Annahme, dass Handelnde sich immer besserstellen wollen, und sich dabei an den Vor- und Nachteilen der jeweiligen

---

[131] Reziprozität wird als gesellschaftliche bzw. soziale Norm verstanden. Sie bezeichnet den sozialen Austausch in Beziehungen. Die Reziprozitätsnorm umfasst das Prinzip der Gegenseitigkeit als „Logik des Gebens, Nehmens und Erwiderns" (Adloff und Mau 2005, S. 9), was bedeutet, dass jeder, dem eine Gefälligkeit zugekommen ist, diese entsprechend zu erwidern hat. Diese kulturübergreifende Regel der Gegenseitigkeit erhöht die Stabilität sozialer Systeme (Hölzl 2017, S. 1448).

[132] Siehe auch Tobias 4.6 und Matthäus 7.12.

Situation orientieren, stellen Anreizbedingungen einen grundlegenden Aspekt in der „Operationalisierung von Führungsethik" (Suchanek 2013, S. 339) entlang der Goldenen Regel dar: *„Welche Anreizbedingungen verhindern – oder fördern – Investitionen in die gesellschaftliche Zusammenarbeit?"* (Suchanek 2007, S. 7).

Damit steht der führungsethische Ansatz von Suchanek im Anschluss an den ordnungsethischen Ansatz der Wirtschaftsethik von Homann[133]. Führungskräfte handeln demnach zuallererst nicht aus ihrer Moralität, sondern aus der Besserstellung, welche die „regulative Idee der ökonomischen Ethik"[134] darstellt (Suchanek 2007, S. 42). Aus ihrem ordnungsethischen Verständnis heraus integriert die ökonomische Ethik das Problem der Implementation der Goldenen Regel als Handlungsorientierung für Führungskräfte.

Als führungsethisches Konzept verweist Suchanek in diesem Zusammenhang im Kontext von Anreizstrukturen auf die individuelle oder kollektive Selbstbindung (2013, S. 340). Hierunter sind „Strukturen, Regeln oder Dispositionen gemeint", die im Spannungsfeld von Effizienz und Humanität der Mitarbeiterführung „Handlungsoptionen unmöglich oder hinreichend unattraktiv machen". Parallel sind „die Bedingungen so zu gestalten, dass solche Konflikte weniger wahrscheinlich werden". Zu diesen gehören neben Anreizsystemen, Kontroll- und Sanktionsmechanismen auch Ethik-Hotlines (ebd., S. 341).

Werden wie im Sinne Homanns die Rahmenbedingungen zum Ort der Moral, stellt sich die Frage nach der systematisch vorgelagerten normativen Grundorientierung nicht derart, wie es bei „klassischen" führungsethischen Ansätzen erforderlich ist. Gleichwohl stellt Suchanek mit der Goldenen Regel eine paradigmatische Grundorientierung seines Ansatzes als Merkmal normativer Führungsethik heraus.

Neben dem Ausweis der ethisch normativen Grundposition werden innerhalb der Ansätze vielfach Normenkataloge oder Grundsätze definiert, anhand derer Führungskräfte ihr Handeln ausrichten sollen. Den Hintergrund bildet die doppelte Aufgabe normativer Ethik: die Analyse und Kritik von Sollensforderungen (Pieper 1985, S. 11)[135]. Die Normenkataloge oder Grundsätze formulieren Kriterien für das moralisch richtige Führungshandeln. Über die ethisch-normative Grundposition erfolgt die Begründung, warum die Kriterien der Normenkataloge oder

---

[133] Suchanek war ein Schüler Homanns (Meier 2012, S. 66).

[134] Die regulative Idee stellt in der Ethik das normative Ideal dar, das als Orientierungspunkt moralisch richtigen Handelns gilt (Suchanek 2007, S. 42).

[135] Vgl. Fußnote 17.

Grundsätze das moralisch richtige Führungshandeln darstellen (Werner 2011c, S. 27).

So entwickelt beispielsweise Krupinski (1992) zwanzig Leitideen normativer Führung, als „Richtlinien für verantwortliches Handeln in der Führungspraxis" (S. 222). Zehn der Leitideen stammen aus Theorien der philosophischen Ethik, drei aus Theorien der Wirtschaftsethik sowie sieben aus Theorien der ethisch-normativen Betriebswirtschaftslehre (ebd.).

Lenk und Maring (1998) hingegen führen sechzehn „Prioritätsprinzipien zur moralischen Lösung von Konflikten" (S. 30f.) hinsichtlich der individuellen Verantwortung von Führungskräften und korporativen Verantwortung von Unternehmen an, geben aber keine Begründung für diese Richtlinien im Führungshandeln an.

Grunwald (1993), dessen Ansatz von den Kardinaltugenden ausgeht, formuliert überdies „sechs ethische Handlungsregeln" (S. 339), die sich neben dem kategorischen Imperativ nach Kant an der Goldenen Regel, dem zukunftsorientierten Imperativ von Joans sowie an dem Maximin-Prinzip in der Fassung von Rawls orientieren.

Lay (1989) erarbeitet dreizehn „Grundsätze der Führungsethik" (S. 136ff.), die als Aussagen über das höchste ethische Gut, dem „Biophilie-Postulat" (S. 60) sowie dem hieraus abgeleiteten kategorischen Imperativ von Führungshandeln, in praktische Regeln überträgt, welche u. a. Aspekte der Diskursethik (S. 158) beinhalten.

Und Wittmann (2000) stellt „drei ethische Pflichten für Personalverantwortliche" (S. 149) als „Wertmaßstäbe für eine verantwortungsbewusste Führung" (ebd.) heraus. Mittels Kant begründet Wittmann die individualethische Pflicht, den Mitarbeiter vorbehaltlos zu respektieren, sowie die ordnungsethische Pflicht, sein persönliches Engagement für gerechte Rahmenbedingungen einzusetzen. Die sozialethische Pflicht hingegen will nicht ihren eigenen Inhalt, warum nur nach Maximen zu handeln ist, die den diskursethischen Legitimationstest bestehen, argumentieren, sondern soll letztlich den Pflichtenkatalog an sich begründen. Hierüber greift Wittmann, so Neuberger (2002, S. 739), dem Einwand vor, die drei ethischen Pflichten wären willkürlich gesetzt[136].

---

[136] Wittmann geht davon aus, dass der Legitimationstest die Pflichten als Handlungsmaximen bestätigen würde. Grundsätzlich merkt Birnbacher (2007, S. 84) hierzu an, dass wer mit einem vorgeschlagenen Verfahren, zu welcher die Diskursethik zählt, ganz bestimmte Normen zu realisieren versucht, nicht davon ausgehen kann, dass diese wie erhofft ausfallen, da eine Verfahrensethik, wie die Diskursethik (Werner 2011c, S. 27), „wesentlich ergebnisoffen" ist.

Gerade der Pflichtenkatalog von Wittmann zeigt mit seiner inneren Verschränkung die sehr eng miteinander verknüpfte doppelte Aufgabe normativer Ethik. Zur Unterscheidung der beiden Teilaufgaben differenziert Lieber (2007, S. 234) im Kontext von Führungsethik zwischen „Verfahrensethik" und „Inhaltsethik". Wenn auch der Begriff der Inhaltsethik in der Literatur keine breite Anwendung findet und ethische Theorien nur unter bestimmten Voraussetzungen als Verfahrensethiken ausgewiesen werden können (Birnbacher 2007, S. 84–108; Werner 2011c, S. 27–31), sind die Termini sprachlich geeignet, die doppelte Aufgabe normativer Ethik zu differenzieren.

Des Weiteren gilt es bei der Systematisierung der Ansätze zu berücksichtigen, wie im Kapitel Bezugsrahmen von Personalführungsethik[137] erarbeitet, dass Führungsethiken mehrdimensional konzipiert sind, und beispielsweise die personale Tugend der Führungskraft lediglich als „eine Seite" von Führungsethik zu verstehen ist.

Ähnlich wie die Prioritätsprinzipien von Lenk und Maring (1998, S. 31) auf konfliktäre Entscheidungen individueller wie korporativer Verantwortung anwendbar sind, bezieht Krupinski (1992, S. 222) seine Leitideen auf *„drei Wirkrichtungen des Handelns* (Umgang mit sich selbst und mit anderen, Führung der Unternehmung, Dienst an der Gesellschaft)".

Führungsethik wird in diesen Ansätzen sowohl als Personalführungsethik wie auch als Unternehmensführungsethik oder Managementethik gedacht und verdeutlicht das individuelle Verständnis und den autorenbezogenen Charakter der jeweiligen Führungsethiken.

Bei den bisher und nachfolgend skizzierten Ansätzen handelt es sich damit nicht ausschließlich um Ansätze der Personalführungsethik, sondern auch um Konzepte der Mesoebene sowie Ansätze, die sich auf die Mikro- und Mesoebene beziehen.

Ziel der folgenden Ausführung ist es daher, zu extrahieren, worin, und so ist auch die Strukturierung von Kuhn und Weibler sowie Blessin und Wick zu verstehen, die grundlegenden „Unterschiede und Binnendifferenzen" (Werner 2011b, S. 191) zwischen den wesentlichen Führungsethiken liegen und wie diese unter Verweis auf ihre jeweilige ethisch normative Grundposition Führungshandeln bestimmen und begründen. Dabei orientieren sich die weiteren Ausführungen an der von Höffe (2008a, S. 72) herangezogenen Differenzierung deontologischer und teleologischer Ethiken sowie der Tugendethik.

---

[137] Vgl. Kapitel 3.3.2.

Angesichts der gegebenen Differenziertheit der verschiedenen ethischen Theorien, der „bald verwirrenden Zahl von ethischen Positionen und Unterpositionen" (Höffe 1981, S. 54) sowie einer „Sekundärliteratur [die] kaum noch zu überblicken" ist (Ott 2001, S. 78), können an dieser Stelle nur die wesentlichen Kernpunkte und gemeinhin geltende Kritikpunkte der einzelnen Grundorientierungen skizziert und auf Führungshandeln in Organisationen übertragen werden.

Paradigmatische Grundorientierung	Hauptrichtung	Grundverständnis von Führungsethik
Tugendethiken	Kardinaltugenden	Führung ist ethisch, wenn der Führende tugendhaft ist.
Teleologische Ethiken	Utilitarismus	Führung ist ethisch, wenn der größtmögliche Nutzen für die größtmögliche Anzahl an Mitarbeitern realisiert wird.
Deontologische Ethiken	Kantische Vernunftethik	Führung ist ethisch, wenn der Führende sein Handeln vor seinem Gewissen verantworten kann.
	Diskursethik	Führung ist ethisch, wenn der Führende sein Handeln gegenüber den Geführten rechtfertigen kann.

Tabelle 8: Paradigmatische Grundorientierung und Verständnis ethikorientierter Führung (Kuhn und Weibler 2003, S. 383, Höffe 2008a, S. 72 sowie eigene Ergänzungen).

3.5.1   Tugendethiken

Wie bereits beschrieben, bildet die Tugendethik bei der überwiegenden Zahl der Ansätze den wesentlichen Bezugspunkt von Personalführungsethik (Weibler 2012, S. 647; Blessin und Wick 2014, S. 426).

Tugendethiken gehen davon aus, dass sich die moralische Beurteilung einer Handlung nicht von der Handlung als solche, sondern von der dieser Handlung tragenden Grundhaltung bestimmt. Tugendethiken fragen nach moralisch angemessenen Haltungen und Einstellungen sowie Charaktermerkmalen (Nida-Rümelin 2005, S. 5)[138]. Berkel spricht von der „innerlich entschiedenen Ausrichtung des Handelns auf bedeutsame sittliche Werte" (1998, S. 131). Im Gegensatz zu den Prinzipienethiken, wie dem Utilitarismus oder der Ethik Kants,

---

[138]   Grundlegend sowohl zu deontologischen und teleologischen Ethiken als auch Tugendethiken siehe beispielsweise Düwell et al. (2011b), Birnbacher (2007) oder Nida-Rümelin (2005).

steht den Tugendethiken kein oberstes Moralprinzip vor (Frey und Schmalzried 2013, S. 142).

Die Führungskraft als Individuum steht im Mittelpunkt der Ansätze der Tugendethik. Da sie „durch ihr Verhalten zu lenken im Stande ist", liegt die „oberste Priorität" auf der Persönlichkeit der Führungskraft (Gerundt 2012, S. 157). Als Individualethik ist die Tugendethik an die umfassende Verantwortung der Führungskräfte gegenüber jeglichen Anspruchsgruppen der Organisation gerichtet (Krupinski 1992, S. 28).

Als zentrale Tugenden der Führungskraft werden in deutschsprachigen Ansätzen wiederkehrend die vier von Aristoteles genannten Kardinaltugenden – Klugheit, Gerechtigkeit, Tapferkeit und Mäßigung – genannt und um weitere Tugenden, wie Solidarität, Weisheit oder Friedfertigkeit, erweitert und kategorial geordnet (Kiefer 1985; Zürn 1991; Grimm 1994).

Tugendhaftes Verhalten der Führungskraft wird in diesen Ansätzen gleichbedeutend mit einer an ethischen Maßstäben ausgerichteten Führung verstanden. Bayer (1985, S. 10) merkt hierzu an: „Führungsethik äußert sich als ‚richtiges' Führungsverhalten". Ein analoges Verständnis zeigt sich bei Schmidt (1986, S. 40): „Die Führungsethik untersucht, welche ethischen Werte [...] das Führungsverhalten bestimmen sollen". Die Orientierung der Führung von Mitarbeitern an den Tugenden soll zum „Handlungsstandard" (Grimm 1994, S. 142) werden.

Dabei ist nach Wellershoff (1992), der sich ausdrücklich an den Kardinaltugenden orientiert, im „Antagonismus zwischen Mensch und Unternehmensziel" (ebd., S. 155) ein „richtiges Verständnis der klassischen Tugenden" (ebd., S. 152), das neben dem Verhalten im Einzelfall den „Habitus" (ebd.) der Führungskraft im Sinne der Tugenden einschließt, Voraussetzung für ethisch und wirtschaftlich erfolgreiches Führen. Der Ansatz ist demnach von einem stark instrumentalistischen Verständnis geprägt. Gleichsam sind im Umkehrschluss nach Wellershoff Misserfolge in der Führung entsprechend zu verorten: „Kardinalfehler sind Mängel bei den Kardinaltugenden" (ebd., S. 155).

Abgeleitet aus den Kardinaltugenden fordert Kiefer (1985) gegenüber Führungskräften, sich im Kontext ihrer „doppelten Verantwortung" an „Sollpunkten" (ebd., S. 70) zu orientieren:

1. „Ich soll glaubwürdig sein, damit meine Führung ehrlich anerkannt wird.

2. Ich soll Sache und beteiligte Menschen sehen, damit Wirtschaften menschenwürdig bleibt.

3. Ich soll Vorbild sein, um berufliche, menschliche, unternehmerische Autorität und Sicherheit zu begründen.

4. Ich soll hören können, damit ich ge-horsam [sic!] sein kann (Informationsaufnahme).

5. Ich soll personell und sachlich loyal sein, damit ich treu sein kann.

6. Ich soll anvertrautes Eigentum bewahren, pflegen und mehren, damit die sittliche Grundlage der Zusammen-Arbeit rechtschaffen bleibt.

7. Ich soll – durch Zielgebung, Anerkennung, Hilfe und Tadel – so führen, daß ich auch die sachlichen und personellen Folgen mit meinem Gewissen verantworten kann" (ebd.).

Insgesamt werden zwischen den Autoren verschiedene Wert- oder Tugendkataloge vorgeschlagen und ausdifferenziert[139].

So postuliert beispielsweise Berkel (1998, S. 131f.) Loyalität, Glaubwürdigkeit, Effizienz als wesentliche Tugenden und Verantwortlichkeit als die zentrale Führungstugend. In diesem Zusammenhang merkt Berkel an, dass die Verantwortlichkeit „eine in der gegenwärtigen Ethik-Diskussion häufig erwähnte Tugend" (ebd., S. 132) sei, welche allerdings wiederum zwischen den Autoren unterschiedlich konzeptualisiert wird. Analog lässt sich dieser Befund, wie gezeigt, auf den Bereich von Ethik im Pflegemanagement übertragen[140].

Nicht an den Kardinaltugenden orientiert, jedoch der Tugendethik zuzuordnen, ist der sich auf die Ethik der Stoa[141] nach dem römischen Kaiser und Philosophen Aurel (121-180) beziehende Beitrag von Hinterhuber (2002b, 2002a). Unter Bezug auf die stoische Grundhaltung entwirft Hinterhuber ein „Lebens- und Führungsideal" (2002a, S. 40), das Führende unterstützen soll „ihre verantwortungsvolle und schwierige Aufgabe noch wirksamer zu bewältigen" (ebd.). Die stoische Grundhaltung zeichnet sich, auf die Natur und den Menschenverstand stützend, als einsichtsvoll, unerschütterlich und emotional kontrolliert aus.

---

[139] Eine „Auswahl an Tugenden für verantwortliche Führungskräfte", ist von Maak und Ulrich (2007, S. 388f.) zusammengestellt worden. Vgl. Tabelle 10.

[140] Vgl. Kapitel 2.1.

[141] Die Stoa, eine griechische Philosophieschule, als deren Begründer Zenon von Kition (333-264 v. Chr.) gilt, stellt ein umfassendes philosophisches System dar, das die Bereiche der Philosophie, Logik, Physik und Ethik in eine systematische Einheit stellt. Die Schule der Stoa wird in eine ältere, mittlere und späte Periode unterteilt. Die späte Stoa, welche auch als römische Stoa bezeichnet wird, gehört neben Seneca und Epiktet auch Mark Aurel an, und fällt in die römische Kaiserzeit (Guckes 2004, S. 7).

Im tugendethischen Verständnis der Stoa gilt es, Emotionen und Affekte zu unterdrücken, da sie der Vernunft und der Einsicht hinderlich sind. Die berühmte stoische Seelenruhe kann demnach nur jener erreichen, der sich von allen äußeren Umständen und Zufällen frei macht (Hübenthal 2011, S. 87). Nach Kant ist die stoische Maxime „sich selbst in der Gewalt zu haben" (Brandt 1999, S. 132).

Ausgangspunkt des Ansatzes von Hinterhuber bildet die Ansicht, dass Führung als „Dienst an der Gemeinschaft" (2002b, S. 17) verstanden wird, welches die „höchste Befriedigung" (ebd., S. 18) hervorbringt. Denn nicht äußere Werte, sondern innere Werte haben entscheidende Bedeutung für das Lebensziel. Genau hier vermag die Stoa nach Hinterhuber „den Weg zu Leistung und innerer Haltung, zur Kohärenz mit sich selbst und zur inneren Harmonie" (2002a, S. 50) aufzuzeigen. Das Sittlichgute und die Reinheit der Gesinnung sind nach der Stoa als absolute Wahrheiten zu bewerten (ebd., S. 43f.). Je mehr einem das Innere bewusst ist, desto größer ist die Überlegenheit gegenüber den Werten der Außenwelt, gleichsam ist die „innere Überlegenheit über Dinge und Menschen [...] der wesensbestimmende Zug der Führenden" (ebd.). Gute Führungskräfte sollen zu „Herren über ihr Innenleben werden" (ebd., S. 43). Mittels der stoischen Grundhaltung von der Außenwelt abgegrenzt ist es Führungskräften dann möglich selbstständig zu entscheiden, was „gut, richtig und machbar" (ebd., S. 51) ist. Hinterhuber verweist hierbei auf die drei leitenden Disziplinen oder Prinzipien der praktischen Lebensführung nach Aurel, welche dieser aus der Stoa abgeleitet hat, „für Führende brauchbare leitende Gedanken" (ebd., S. 43) darstellen, als „führungsethische Verhaltensrichtlinien" (Kuhn und Weibler 2003, S. 380) zu verstehen sind und worin sich Führende zu üben haben, um den „tugendhaften Zustand" (Weibler 2012, S. 647) zu erreichen:

- Disziplin des Werturteils: „halte deine Vorstellungen unter Kontrolle, d.h. achte gut auf die Urteile, durch die du den Dingen subjektiv Wert beilegst oder nicht",

- Disziplin des Strebens: „strebe nach dem, was in deiner Macht steht und akzeptiere die Dinge, die nicht in deiner Macht stehen",

- Disziplin des Handelns: „handle gerecht, das heißt, verbinde das, was gut für die anderen – die Stakeholder – ist, mit dem was gut für dich ist" (Hinterhuber 2002a, S. 42; 2002b, S. 22).

In diesem auf der Stoa fundierten Ansatz von Führungsethik als „Dienst an der Gemeinschaft" grenzt sich das Verständnis von Hinterhuber von dem im angloamerikanischen Raum verbreiteten Servant Leadership nach Greenleaf ab[142]. So

---

[142] Vgl. Kapitel 3.2.2.

weist der Ansatz von Greenleaf keinen Bezug zu einer ethischen Theorie aus. Zudem basiert Servant Leadership auf einem funktionalistischen Verständnis von Führungsethik, wohingegen für Hinterhuber die verbesserte Leistungsfähigkeit der Mitarbeiter kein Ziel von Führungsethik darstellt (2002a, S. 49).

Was Hinterhuber von Führungskräften fordert, „Herren über ihr Innenleben" (2002a, S. 43) zu werden, stellt auch Sedmak (2009) in seinem Ansatz als zentralen Aspekt unter dem Begriff „Selbstmanagement" (ebd., S. 25) heraus. Sedmak bezieht sich in seinem Beitrag weder auf die Kardinaltugenden noch auf die Stoa, sondern auf den römischen Politiker Cicero (103-45 v. Chr.) mit seinem Werk „De officiis"[143] sowie auf den Briefverkehr von Ignatius von Loyola (1491-1556), dem Gründer der Gemeinschaft der Jesuiten. Aus ihren Schriften leitet Sedmak eine „Ethik für Eliten" (ebd., S. 27), „also [für] Menschen mit Führungsverantwortung" (ebd., S. 29) ab.

Sowohl Cicero als auch Ignatius von Loyala stimmen nach Sedmak darüber ein, dass Menschen, die in der Öffentlichkeit stehen – und daher auch Führungskräften – Besonderes abzuverlangen ist (ebd., S. 27f.). Führung basiert, so Sedmak weiter, neben einer Autorität aufgrund von Status wesentlich auf einer Fähigkeitsautorität. Hinsichtlich beider Autoritäten ist die Glaubwürdigkeit eine Schlüsselkompetenz. Glaubwürdigkeit stellt sich ein, wenn „*Korrespondenzbedingungen*" (ebd., S. 25) sowie „*Kohärenzbedingungen*" (ebd.) erfüllt werden. Die erste Bedingung versteht sich als die Übereinstimmung von Sagen und Tun, die zweite Bedingung als einheitliches Agieren in verschiedenen Bereichen, Situationen oder Kontexten. Ein Führungsanspruch leitet sich somit aus Glaubwürdigkeit ab, welche wiederum auf der „Fähigkeit zum Selbstmanagement" (ebd., S. 26) basiert.

„Bin ich fähig, mich selbst zu lenken?" (ebd.) ist für Sedmak gleichsam die zentrale Frage von Führungskompetenz. Denn Führende stehen wiederholt in einer einzigartigen Situation, auf die sie nicht vorbereitet sind, und in der sie Handlungsfähigkeit zu bewahren haben: „Hier bist du mit allem, was deine Persönlichkeit ausmacht, auf dich gestellt, und du musst eine Entscheidung treffen und handeln" (ebd.). In diesen Situationen machen sich nach Sedmak „Charakterschwächen und Persönlichkeitsdefizite grausam bemerkbar" (ebd., S. 27).

Unter Verweis auf Cicero fokussiert Sedmak vor diesem Hintergrund wesentlich auf die Führungspersönlichkeit in ihrer Verbindung zum Selbstmanagement: „Ein Mensch mit Verantwortung muss über Selbstdisziplin und Selbstverantwortung verfügen" (ebd., S. 28). Sinnbild hierfür ist der „homo honestus" (ebd.), der

---

[143] Lateinisch: „Über das pflichtmäßige Handeln".

ehrenhafte Mensch, mit seinen charakterlichen Eckpfeilern von „honestas" (ebd.) und „decus" (ebd.), die den „Standard pflichtgemäßen Handelns" (ebd.) definieren.

Ehrenhaftigkeit und Schicklichkeit umfassen neben der Fürsorgepflicht gegenüber den schwächeren Mitgliedern eines Gemeinwesens ebenfalls, dass der geringste Verdacht auf Habsucht ferngehalten wird, da sie das größte Hindernis verantwortlicher Führung darstelle. Zudem gilt es nach Cicero, so Sedmak weiter, dass Führende „um das Gemeinwesen und die Gerechtigkeit bemüht sein [müssen]" (ebd., S. 29). Selbstmanagement ermöglicht es hier, den „rechten Dienst an der Gemeinschaft" (ebd.) zu ergründen: „Jeder Mensch erkenne seine Begabungen und erweise sich als scharfsinniger Beurteiler seiner guten und seiner schlechten Seiten" (ebd.).

Die „Idee des Selbstmanagements" (ebd., S. 28) findet Sedmak auch bei Ignatius von Loyala in seinem Hinweis auf die „Unverzichtbarkeit persönlichen Wachstums" (ebd., S. 33f.). Einerseits hat die Führungskraft sich selbst als Vorbild gegenüber anderen zu erweisen, andererseits bestehen auch Pflichten gegen sich selbst, wie für die eigene Gesundheit zu sorgen: „Eine ‚Ethik für Eliten' ist damit auch eine ‚Ethik des Umgangs mit sich selbst'" (ebd., S. 33). Neben der Betonung des Selbstmanagements hebt Loyala nach Sedmak zudem auf zwei weitere Aspekte einer Führungsethik ab.

Zum einen die Betonung von Kommunikation und Transparenz im Führungshandeln (ebd., S. 31) sowie zum anderen die Einrichtung einer Hierarchie mit entsprechendem Berichts- und Kontrollwesen (ebd., S. 32). Transparenz nach innen und Kommunikation nach außen verdeutlichen für Sedmak bereits „Ansätze von Corporate Social Responsibility" (ebd., S. 31) einer Unternehmensethik. Berichts- und Kontrollwesen dienen die Willkür des Einzelnen im Handeln auf vernünftige Weise einzuschränken. Die Einrichtung einer Hierarchie intendiert nach Sedmak eine Ethik des Gehorsams, welche als die Fähigkeit des Zuhörens von Höhergestellten gegenüber unteren Hierarchiestufen sowie der Pflicht gegenüber dem Dienst an der Gemeinschaft zu verstehen sind. Aus der Verantwortung gegenüber der Gemeinschaft formuliert Loyala nach Sedmak ebenfalls eindeutige Anforderungen an Führungshandeln, wie beispielsweise, jeden dort einzusetzen, wo seine Fähigkeiten der Gemeinschaft dienlich sind oder der Maßgabe umsichtigen, langfristig ausgerichteten Führungshandelns (ebd., S. 33).

Wie zuvor bei Hinterhuber ist auch bei Sedmak die Verantwortlichkeit als zentrale Tugend gegenüber anderen hervorgehoben. Zum einen die Verantwortlichkeit gegenüber sich selbst, als „Anstrengung um das eigene Wachstum" (ebd., S.

34) sowie zum anderen die Verantwortlichkeit gegenüber der Gemeinschaft als „Dienst an der Gemeinschaft".

Demgegenüber fokussiert der Ansatz von Gerundt (2012), verfasst im Rahmen der IKMS-Grundlagenforschung an der Ordenshochschule der Deutschen Kapuzinerprovinz[144] (Warode und Gerundt 2012/2013, S. 70), der mit Franz von Assisi (1181/1182 - 1226) ebenfalls auf den Ordensregeln und dem Schrifttum eines Ordensgründers basiert, sechs „franziskanische Tugenden für heutige Personalführung" (Gerundt 2012, S. 154), ohne eine davon zu explizieren:

1. „Menschliche und geistige Glaubwürdigkeit" sowie eine „integre Lebensführung", werden als „soft skills" verstanden und gelten als ebenso erforderlich wie klassische Fachkompetenzen.

2. „Demütige Grundhaltung" bildet den Ausgangspunkt zur Entwicklung von Rollenklarheit und Selbstreflexion sowie Sozial- und Führungskompetenz.

3. „Werte- und Sinnorientierung". Nur wer selbst führungsrelevante Werte, wie Demut oder Respekt vorlebt, kann Mitarbeitende bei ihrer Sinnsuche unterstützen, und „wer seinen Mitarbeitern Sinn bietet, kann Leistung erwarten".

4. „Ein positives Menschenbild": Im Mittelpunkt von Führung steht der Mensch. „Das Optimum ist erreicht, wenn ein Mitarbeiter das Unternehmensziel als sein persönliches Ziel betrachtet, lehrt der Heilige".

5. „Fehler-Lernkultur" als Stärke der Führungskräfte eigene Fehler auch vor anderen einzugestehen. So kann sie glaubhaft Werte als Identifikationsfigur nach außen tragen und vorleben.

6. „Risikobereitschaft und Option des Scheiterns": Führungskräften erleichtert es, unbekannte oder schwierige Wege gelassener zu gehen, wenn sie Scheitern als Option grundsätzlich akzeptieren und auf Gott als „tragende Quelle" vertrauen (Gerundt 2012, S. 155; Warode und Gerundt 2012/2013, S. 71).

Nach Warode und Gerundt (ebd., S. 70) geben die „sechs Impulse" Führungskräften „profunde Sozialkompetenzen an die Hand, die eine erfolgreiche und wirkungsvolle Führung ermöglichen" und dazu beitragen „die Qualität von Füh-

---

[144] Das Institut für Kirche, Management und Spiritualität (IKMS) beschreibt sich als „Forschungs-
und Weiterbildungsinstitut der Philosophisch-Theologischen Hochschule PTH Münster, der Ordenshochschule der Deutschen Kapuzinerprovinz" (www.ikms.eu/295). Forschungsschwerpunkt
ist die „Verbindung von Spiritualität und Management" (Warode und Gerundt 2012/2013, S. 70).

rung zu reflektieren, sie aufzuwerten sowie vorhandenen Defiziten bei der (Mitarbeiter)Führung entgegenzuwirken". In diesem Anspruch formuliert der Ansatz gleichsam ein Harmoniemodell von Humanität und Effizienz wie auch ein funktionalistisches Verständnis von Führungsethik.

Die bisherigen Ausführungen zeigen, wie unterschiedlich die moralischen Forderungen der verschiedenen Tugendethiken an die Führungskräfte gelagert sein können. In kritischer Hinsicht wird Ansätzen der Tugendethik vorgehalten, dass sie einen geschlossenen Katalog an Tugenden nicht begründen können. Wellershoff (1992, S. 152) merkt hierzu an: „Kochrezepte für Tugenden gibt es nicht". Die Zusammenstellung der postulierten Tugenden wird oftmals mit „unmittelbarer Einsicht und Nacherlebbarkeit" (Neuberger 2002, S. 738) argumentiert, folglich besteht die „Gefahr einer (tugend)ethischen Überforderung der Führenden" (Kuhn und Weibler 2003, S. 384), da der Katalog letztlich einer „Beliebigkeit" (Neuberger 2002, S. 738) ausgesetzt ist. Zudem legen tugendethische Ansätze kein Verfahren dar, wie im Konfliktfall zwischen Werten vorzugehen ist (ebd., S. 739)[145]. Der einseitige Verweis auf Tugendhaftigkeit kann dem von Enderle (1993, S. 118) formulierten Anspruch an Führungsethik, Orientierungshilfe im Führungshandeln zu sein, nicht gerecht werden.

Einseitig tugendethisch konzipierte Ansätze von Führungsethik – mit ihrem Credo „Führung ist ethisch, wenn der Führende tugendhaft ist!" (Kuhn und Weibler 2003, S. 383) – scheinen die Herausforderungen von Führungsethik, so Weibler (2012, S. 649) „deutlich unterkomplex" wahrzunehmen.

3.5.2 Teleologische Ethiken

Ansätze von Führungsethik, deren moral point of view sich in teleologischer Ethik begründet, bewerten in der Richtung des Utilitarismus[146] nach Bentham (1789) und Mill (1861), als dessen einflussreichste Position (Höffe 1981, S. 54, 2008a, S. 72), Führungshandeln hinsichtlich seiner Auswirkung auf das Gemeinwohl. Im Anschluss an Kuhn und Weibler (2003, S. 383) lautet das Grundverständnis dieser Ansätze: „Führung ist ethisch, wenn der größtmögliche Nutzen der größtmöglichen Anzahl an Mitarbeitern realisiert wird"[147].

---

[145] Klassische Tugendethik beansprucht aber auch nicht für sich, eine normative Theorie moralischer Entscheidung zu sein, ihr Leitbild ist vielmehr die „erfahrungsgestützte Lebensklugheit" (Nida-Rümelin 2005, S. 36).

[146] Von lateinisch utilis = nützlich.

[147] Vgl. Pieper 1985, S. 163.

Der Utilitarismus wird den teleologischen Ethikkonzeptionen zugerechnet, da die Beurteilung einer Handlung nur von dem außermoralischen Wert der Handlungsfolgen abhängig ist (Birnbacher 2011, S. 96). Das Moralprinzip des Utilitarismus setzt sich nach Höffe (1981, S. 54) aus vier Teilmaßstäben zusammen:

Folgenprinzip: Handlungen werden nicht aus sich selbst heraus beurteilt, sondern ihre moralische Güte ist an den Folgen der Handlungen zu bemessen.

Nutzenprinzip: Der Maßstab für die Beurteilung der Folgen ist deren Nutzen, und hierbei nicht jeder beliebige Nutzen, sondern der „Nutzen für das an sich oder schlechthin Gute" (ebd., S. 55).

Lustprinzip: Als das an sich Gute, als höchsten Wert, gilt die Erfüllung der menschlichen Bedürfnisse und Interessen, das menschliche Glück.

Sozialprinzip: Ausschlaggebend für die Beurteilung ist das Wohl aller von der Handlung Betroffenen.

Die vier Leitgedanken heben das Nutzenprinzip als Moralprinzip hervor: „Eine Handlung ist dann moralisch, wenn sie die nützlichsten Folgen für alle Betroffenen hat" (Pieper 1985, S. 163). Um die nützlichsten Folgen zu bestimmen und Handeln zu begründen, sind empirische Erkenntnisse und eigene Lebenserfahrung heranzuziehen, wodurch der Utilitarismus einen starken Wirklichkeitsbezug entwickelt (Höffe 1981, S. 56). Allerdings ist dieser Vorzug des Utilitarismus eng gesetzt, da der Utilitarismus „Fragen der Gerechtigkeit nicht angemessen lösen und die Idee unveräußerlicher Menschenrechte nicht begründen kann" (ebd., S. 57). So ist nach dem Nutzenprinzip nicht ausgeschlossen, dass die Verletzung von Menschenrechten erlaubt ist, wenn sie sich mit einer größeren Besserstellung der Mehrheit verbindet (ebd.), in der Überzeugung der „Zweck heiligt die Mittel" (Göbel 2013, S. 39), und zudem, ohne den Benachteiligten einen Ausgleich anbieten zu müssen.

Höffe bezeichnet den Utilitarismus als eine „Art von Kollektivegoismus" (1981, S. 57). Um das Kollektivwohl zu fördern, ermöglicht der Utilitarismus „als sittlich unzulässige Folge" (ebd., S. 66) Eingriffe in die Freiheitsrechte des Menschen und legitimiert extreme Ungleichbehandlung (ebd., S. 77).

Aus folgenorientierter Perspektive heraus können sich in diesem Verständnis dann auch Führungskräfte über bestehende ethische Normen hinwegsetzen und utilitaristisch rechtfertigen, denn „wenn die Wirtschaftlichkeit es erfordert, dann muss man auch zu ‚unmoralischen Mitteln' greifen" (Buß 2007, S. 161) – „der Zweck des Überlebens heiligt dann auch hier die Mittel der Beschaffung, Entwicklung oder Freisetzung von Personal" (Drumm 2005, S. 826).

Im Kontext dieser „Optimierungsstrategie" (Meier 2012, S. 80) und „Verzwe-ckung von Menschen" (ebd.) im Führungshandeln, wendet Meier (ebd., S. 77ff.) ein, dass kritisch hinterfragt werden muss, „ob eine utilitaristische Ethik nicht überhaupt den Kern aller Sittlichkeit aufhebt" (ebd., S. 81), da im utilitaristisches Denken „das sittliche Gewissen der instrumentellen Vernunft aufgeliefert [ist]" (ebd.). Vielmehr heiligt, auch unter Absehung vermeintlich guter Konsequenzen, der Zweck nicht die Mittel. Denn in einem Denken, in welchem der Zweck die Mittel heiligt, müsse man nur große Ziele definieren und alles sei erlaubt. Zudem ist die Frage unbeantwortet, wem die ‚Nutzendefinitionshoheit' (ebd., S. 81) zukommt, also wer welchen Nutzen für erstrebenswert hält. Im Ergebnis, so Meier, kann der Utilitarismus, solange dessen Maximierungspostulat nicht von anderen ethischen Prinzipien mitbestimmt wird, „wohl kaum" (ebd., S. 82) ethi-sche Orientierung im Führungshandeln geben[148].

Zu einem ähnlichen Befund gelangt Neuberger (2002, S. 740), der anführt, dass aus utilitaristischem, nutzenorientiertem Denken heraus Führungskräfte lediglich zu moralischem Handeln gelangen, wenn unmoralisches Handeln einen negati-ven Nutzen, sprich negative wirtschaftliche Folgen hätte. Süffisant merkt Neu-berger an „Man sieht: wer utilitaristisch moralisch handeln will, muss gut rech-nen können!" (ebd., S. 743). Er konstatiert für den Utilitarismus: „Moral ist hier im Grunde Dressur" (ebd., S. 744), denn als „systemkonforme Strategien der Moralsteigerung" (ebd., S. 743) können lediglich Strafe oder Belohnung als extrinsische Motivatoren eingesetzt werden.

Insofern ist es nicht bemerkenswert, dass utilitaristische Ansätze von Führungs-ethik in der Literatur nicht weiter vertreten sind. Entsprechend haben Kuhn und Weibler (2003) in ihrer Systematisierung der Ansätze von Führungsethik den Utilitarismus nicht aufgegriffen.

Lediglich Krupinski (1992) integriert den Utilitarismus in seinem Ansatz, bei dem er zwanzig Leitideen normativer Führung entwickelt. Dabei argumentiert er die Leitidee „Dem Gemeinwohl dienen!" über den Utilitarismus (ebd., S. 125f.), wobei Krupinski primär auf die Verantwortung von Führungskräften gegenüber der Gesellschaft fokussiert und weniger auf das Prinzip der Nutzenmaximierung im Utilitarismus, und insofern die Begründung der Leitidee hier zu präzisieren wäre[149].

---

[148] Vgl. Höffe (1981, S. 59): „So bietet der Utilitarismus bei näherer Untersuchung weder einen zureichenden noch einen hinreichend genauen Maßstab des Sittlichen an".

[149] So ist das Maximierungspostulat im Utilitarismus nicht ohne Weiteres mit der Auslegung der Leitidee „Dem Gemeinwohl dienen!" nach Krupinski (1992, S. 125) zu vereinbaren: „Im Kon-text der Betriebswirtschaftslehre bedeutet dem Gemeinwohl zu dienen, der Unternehmung als

Hingegen zeigen, und das ist bemerkenswert, Ulrich und Thielemann (1992) sowie Buß (2007) in ihren Untersuchungen, das unternehmensethische Denkmuster nach dem utilitaristischen Prinzip der Nutzenmaximierung in dem Sinne, „Wenn es einer Unternehmung gut geht, geht es allen gut" (Ulrich und Thielemann 1992, S. 38), durchaus verbreitet vorzufinden sind.

3.5.3   Deontologische Ethiken

Wie bei der teleologischen Ethik in Richtung des Utilitarismus handelt es sich auch bei deontologischen Ethiken um eine Handlungsethik (Nida-Rümelin 2005, S. 20). Das deontologische Paradigma ist davon gekennzeichnet, dass Handlungen an der Befolgung von Pflichten, dem ethischen Sollen, und nicht an den Folgen bzw. dem Nutzen, wie beim Utilitarismus, bewertet werden.

Nachfolgend werden mit der Ethik Kants der historisch bedeutendste sowie mit der Diskursethik[150] nach Habermas (1981) der, neben Apel (1973; 1976), gegenwärtig prominenteste Ansatz deontologischer Grundorientierung[151] im Kontext von Führungsethik skizziert (Marckmann et al. 2012, S. 26; Ott 2001, S. 151).

Kantische Vernunftethik

In der Vernunftethik von Kant sind die Pflichten nicht als „vorgegebene moralische Pflichten" (Nida-Rümelin 2005, S. 20) einzuschätzen, sondern leiten sich aus dem Kategorischen Imperativ in seiner Funktion als „Universalisierbarkeitstest" (ebd., S. 22) ab, welcher damit als unmittelbares normatives Kriterium richtigen Handelns fungiert.

Der Universalisierbarkeitstest fragt danach, ob Maximen, d. h. „selbstgesetzte Handlungsgrundsätze" (Höffe 1981, S. 61), damit vereinbar sind, dass auch andere Personen nach diesen Maximen handeln würden: „handle nur nach derjenigen Maxime, durch die du zugleich wollen kannst, daß sie ein allgemeines Gesetz werde" (GMS, AA 04: 421).

Damit unterliegen der Begründung vom richtigen Handeln zwei wesentliche Aspekte. Zum einen stellt der Kategorische Imperativ die Bedingung heraus,

---

Ganzes und darüber hinaus der Gesellschaft als Ganzes zu dienen. [...] [Es] bedeutet auch, über das unvermeidliche Gegeneinander von Partikularinteressen nicht das gemeinsame Interesse an einem gedeihlichen Zusammenleben in der Gesellschaft zu vergessen".

[150]   Von lateinisch discursus = Umherlaufen.

[151]   Habermas (1991, S. 11–12) weist selbst darauf hin, dass die Diskursethik von ihm und auch Apel einen „deontologischen, kognitivistischen, formalistischen und universalistischen Charakter der Kantischen Ethik" hat.

dass die Begründung für einen Handlungsgrundsatz unabhängig „subjektiver Absichten" (Höffe 1981, S. 61) und damit „unbedingt, apriorisch und allgemein-gültig" (Neuberger 2002, S. 745) sein muss.

Das Prinzip der Verallgemeinerbarkeit selbstgesetzter Handlungsregeln wird zum Moralprinzip (Höffe 1981, S. 60). Folgeüberlegungen sind zur Begründung der Maximen ausgeschlossen, sodass der universalisierbare Geltungsanspruch der Maximen offen für verschiedene inhaltliche Handlungsfolgen ist (ebd., Neuberger 2002, S. 745).

Zum anderen wird durch den Kategorischen Imperativ die Bestimmung nach den Handlungsgrundsätzen nicht länger einer übermenschlichen, z. B. göttlichen, Vernunft entnommen, sondern dem einzelnen Individuum überantwortet (Kuhn und Weibler 2003, S. 382). Damit setzt die kantische Ethik voraus, dass der Mensch als Vernunftwesen fähig zur freien Willensentscheidung ist.

Ursprung jeglicher Moral ist die Freiheit des Menschen und seine Fähigkeit nach selbstgesetzten Maßstäben zu handeln (Marckmann et al. 2012, S. 26). Ethik ist damit prinzipiell metaphysikfrei angelegt (Kuhn und Weibler 2003, S. 382)[152]. Diese, selbst von Kant (1787) als „kopernikanische Wende der Philosophie"[153] bezeichnete, wohl grundlegendste Veränderung im Ansatz der allgemeinen Ethik gilt als „*der* paradigmatische Entwurf einer modernen Ethik" (Ott 2001, S. 77).

Ausgehend von diesem monologisch-kognitiven Verständnis kann Führungshandeln konkretisiert werden. So ist nach Kuhn und Weibler (2003, S. 382) Führungshandeln aus der Perspektive Kants dann ethisch „wenn der Führende sein Handeln vor seinem Gewissen verantworten kann". Gegebene Handlungsalternativen sind in einem inneren Diskurs zu hinterfragen und es ist sich dann für diejenige Handlung zu entscheiden, welche der Führende vor seinem Gewissen rechtfertigen kann. Allerdings konstatieren Weibler und Kuhn auch, dass gemessen an der grundlegenden Bedeutung der Vernunftethik von Kant Ableitungen von Führungsethik aus seinem Ethikverständnis heraus „überraschend selten" (ebd.) sind.

Gleichwohl gilt hier, ohne näher auf die Ansätze von Führungsethik einzugehen, welche einen mehr oder weniger direkten Bezug zum Kategorischen Imperativ aufweisen, wie beispielsweise Kiefer (1985), Schmidt (1986), Grunwald (1993), Lay (1989) oder Meier und Sill (2010) grundsätzlich herauszustellen, worauf

---

[152] Prinzipiell in dem Sinne, als „keine bestimmte Ethik beanspruchen kann, völlig ‚metaphysikfrei' zu sein" (Höffe 2013, S. 29).

[153] „Es ist hiermit eben so, als mit den ersten Gedanken des Copernicus" (KrV, B: 12). Vgl. auch Höffe (2004, S. 139).

Aßländer (2011c, S. 421) hinweist, dass in der Literatur zur Führungsethik in der Regel auf die Selbstzweckformel von Kant verwiesen wird[154].

Kant (1785) versteht die Selbstzweckformel wie auch andere Formulierungen des Kategorischen Imperativs als einen Ausdruck derselben Grundformel, welche jeweils unterschiedliche Aspekte betonen (Sensen 2004, S. 233). So sind die verschiedenen Formulierungen „im Grunde nur so viele Formeln eben desselben Gesetzes", gleichwohl „ist doch eine Verschiedenheit in ihnen" (GMS, AA 04: 436). In dieser Verschiedenheit derselben Grundformel stellt die Selbstzweckformal heraus, „*wer*" in den Universalisierungstest einbezogen werden soll (Sensen 2004, S. 233), worüber im Kontext einer Führungsethik die Mitarbeitenden adressiert sind, und wie die Mitarbeitenden behandelt werden sollen, und zwar „jederzeit zugleich als Zweck, niemals bloß als Mittel" (GMS, AA 04: 429).

Damit stellt die kantische Ethik über die Selbstzweckformel ein wesentliches Element verantwortungsvollen Führungshandeln heraus, da sie als „positive Begründung der Menschenwürde" (Mohr 2011, S. 17) gemeinhin den Ausgangspunkt führungsethischer Ansätze darstellt. Sind in der Literatur auch wenige monologisch-kognitive Ableitungen von Führungsethik zu finden, beziehen sich die verschiedenen Ansätze doch direkt oder indirekt auf die Selbstzweckformel von Kant und formulieren ausgehend von ihrem moral point of view Orientierungspunkte verantwortlichen Führungshandelns.

Diskursethik

In der Auseinandersetzung mit der Ethik Kants entwickelte sich die Diskursethik (Ott 2001, S. 77). Als dessen Weiterentwicklung handelt es sich bei der Diskursethik ebenfalls um eine Prinzipienethik. Wie das kantische Moralprinzip zeigt auch das diskursethische nicht auf, wie sich im Einzelfall zu verhalten ist, sondern ermöglicht als formales Prinzip oder „*Metanorm*", Handlungsorientierungen zu prüfen, ob sie moralisch richtig sind (Werner 2011a, S. 140).

In Abgrenzung zum kantischen Paradigma stellt die Diskursethik als „kommunikative Ethik" (Hartmann 1988, S. 112) oder „Dialogethik" (Kuhn und Weibler 2003, S. 383) nicht mehr das einzelne Subjekt mit seiner „*individuellen kognitiven*" Moralbegründung, sondern den zwanglos geführten argumentativen Diskurs zwischen allen von der Handlung Betroffenen als „*dialogisch soziale* Moralbegründung" heraus (Neuberger 2002, S. 743).

---

[154]   Vgl. Kapitel 3.3.3.

Die moralisch richtige Handlungsnorm ist jene, der alle am Diskurs Teilnehmenden im Konsens zustimmen können. Damit ist das diskursethische Moralprinzip als „Modifikation" des kantischen zu verstehen (Werner 2011a, S. 141), folgt aber weiterhin, wie die Ethik Kants, dem Prinzip der Verallgemeinerung (Hartmann 1988, S. 113): „Der erzielte Konsens, d. h. ‚die streng allgemeine, universale Zustimmung in einem Diskurs' gilt der kommunikativen Ethik als Moralprinzip" (ebd., S. 112)[155].

Dessen ungeachtet wird nicht der reale Kommunikationsprozess zum höchsten Kriterium moralischer Grundsätze erhoben[156], sondern eine Kommunikation „die unter idealen Bedingungen stattfindet" (Höffe 1979, S. 248).

Habermas (1984) beispielsweise definiert diese „*ideale Sprechsituation*" (ebd., S. 174) als „herrschaftsfreie Diskussion" (ebd., S. 120), in der alle Beteiligten „dem zwanglosen Zwang des besseren, weil einleuchtenderen Arguments folgen" (ebd., S. 116), sodass ein „vernünftiger Konsensus" (ebd., S. 179) erzeugt wird, welcher dann „als Kriterium für die Einlösung des jeweils thematisierten Geltungsanspruch angesehen werden [kann]" (ebd.). Der ideale Dialog erwirkt als Handlungsorientierungen „konsensbedingte Pflichten" (Berkel und Herzog 1997, S. 49).

Dabei ist der ideale Dialog zwischen den Ansätzen an eine Reihe von Vorbedingungen oder Diskursregeln geknüpft. Habermas (1984, S. 177) definiert eine „vierfache Chancengleichheit"[157] (Höffe 1981, S. 68) der am Diskurs Beteiligten sowie verschiedene Diskursregeln (Habermas 1983, S. 97), Steinmann und Löhr (1994, S. 78) formulieren in Anlehnung an bestehende Vorschläge „vier Kriterien" und Ulrich (1981, S. 68) benennt sieben „Verfahrens- und Verhaltensbedingungen" eines idealen Dialogs:

Verfahrensbedingungen

1. Beteiligung aller Betroffenen

   Authentische Einbringung aller Bedürfnisse und Wertungen.

---

[155] Das Zitat im Zitat entstammt Höffe (1981, S. 67).

[156] So können nach Höffe (1979, S. 245) mindestens sechs Argumente angeführt werden, welche die „offensichtlichen Schwierigkeiten des realen Diskurses" (Höffe 1981, S. 68) skizzieren und gegen den realen Kommunikationsprozess als oberstes Kriterium von Moral sprechen. Hierzu zählen beispielsweise den Diskurs verzerrende Faktoren wie Selbsttäuschung, emotionale Barrieren, voreiliges Urteilen oder Elemente von Lüge, Betrug oder Gewaltandrohung.

[157] Habermas weist darauf hin, dass alle am Diskurs Teilnehmenden die gleichen Chancen haben müssen, kommunikative, konstative, repräsentative und regulative Sprechakte zu verwenden. Vgl. hierzu erläuternd beispielsweise Wetzel (2004, S. 163).

2. Argumentative Einigung (Konsensus)

   Nur allgemein akzeptierte Argumente sind gültig.

3. Chancengleichheit (Machtausgleich)

   Die Verhandlungsmacht aller Beteiligten muss gleich sein.

4. Zwanglosigkeit

   Verzicht auf Persuation und Sanktion

5. Unbeschränkte Information

   Alle vorhandenen relevanten Informationen sind allen Beteiligten zugänglich.

6. Argumentative Kompetenz

   Dialogteilnehmer müssen fähig sein, vernünftig zu argumentieren.

Verhaltensbedingung

7. Rationale Motivation („Wille zur Vernunft")

   Dialogteilnehmer müssen gewillt sein, vernünftig zu argumentieren, Gegenargumente unvoreingenommen zu prüfen und einen allgemein akzeptierbaren Konsens zu erzielen.

Dennoch dürften die Vorbedingungen und damit auch der ideale Dialog empirisch selten anzutreffen sein (Hartmann 1988, S. 113). So spricht auch Habermas (1984, S. 121) von „kontrafaktischen Bedingungen der idealen Sprechsituation". Daher stellt der ideale Dialog, so Ulrich (2008, S. 96), vielmehr die „regulative Idee einer idealen, herrschaftsfreien Kommunikationsgemeinschaft" dar und ist nach Neuberger (2002, S. 747) als „handlungsleitende Ideal-Norm" mit „normativer Kraft" zu verstehen und zu gestalten. Damit hängt der Grad der Vernünftigkeit im Konsens und damit seine moralisch geltend können de Verbindlichkeit von dem Grad ab, wie die reale Annäherung an die Bedingungen bzw. Regeln idealer Kommunikation gelingt (Ulrich 1981, S. 67).

In diesem Anspruch wird entlang des Verständnisses von Ulrich[158] (ebd., 2008, S. 96ff.) auch das wiederholt geforderte, gleichsam diffuse Postulat der Verant-

---

[158] Die Ausführungen von Ulrich beziehen sich auf die Grundlegung einer dialogischen Unternehmensethik und sind somit von der Mesoebene auf die Mikroebene zu übertragen. Die dialogische Unternehmensethik wird vornehmlich von Ulrich vertreten und geht auf die Diskursethik von Habermas zurück (Kreikebaum et al. 2001, S. 47).

wortung innerhalb von Führungsethik sichtbar, sei es als Tugend der Führungskraft oder als Aspekt der Mitarbeiterethik, in ein einziges ethisches Grundprin-
zip: der *„unbedingte Wille zur Vernunft"*[159]. Dieser ist zu verstehen als das ehrliche Interesse und die wahrhaftige Bereitschaft zur unvoreingenommenen Bemü-
hung für alle am Diskurs Beteiligten, einen vernünftigen, akzeptablen Konsens
oder Kompromiss zu erreichen.

Übertragen auf das Führungshandeln zeigt sich, weiter im Verständnis von Ulrich, verantwortungsvolle Führung nicht wie in Kants Subjekt, das einsam urteilt
und handelt, sondern im Hinblick auf den idealen Dialog als handlungsleitende
Norm „in der Qualität ihres *Konsensus-Management*" im „öffentlichen Diskurs"
(Habermas 1991, S. 21). Den Diskurs als handlungsleitende Norm konkretisiert
Ulrich in seinem führungsethischen Ansatz, in dem er, wie bereits skizziert, eine
„dialog- und konsensorientierte Beziehungsgestaltung" postuliert[160].

Hernach müssen Führende gegenüber ihren Mitarbeitern „Red und Antwort
stehen", haben akzeptable Gründe für ihre Handlungsabsichten vorzubringen,
und müssen bereit sein, Gegenargumente zu prüfen und überzeugende Einwände
anzuerkennen (Ulrich und Fluri 1992, S. 71). Präzise Leitidee dialog- und konsensorientierter Führungsethik ist die *„kommunikative Ethik"* als rationale Verständigung der von Führungshandeln Betroffenen als mündige Personen über
„faire, allseits akzeptable Handlungsorientierungen" (ebd.).

Neben Ulrich, der wohl am deutlichsten die Dialogethik in seinem Ansatz vertritt, finden sich auch bei anderen Autoren diskursethische Anklänge und Postulate. So stellt die diskursive Leitidee auch den Ausgangspunkt des unterneh-
mensethischen Ansatzes von Steinmann und Löhr, wobei die Autoren in ihren
Ausführung die Implikationen für die personale Führung auf Mikroebene nur
kursorisch skizzieren (1994, S. 199–205).

Ohne sie direkt zu benennen, verweist Enderle (1986) auf Aspekte der
Dialogethik. So fordert er, dass Führende „hellhörig für die Stimmen derer, die
von den Führungsentscheidungen betroffen werden" (ebd., S. 3) sein sollen und
die vom Führungshandeln Betroffenen „ernst nehmen, sie ihren Mund ‚auftun'
lassen […und] sie nicht mundtot machen" (ebd., S. 11).

Auch Lay (1989) formuliert dialogethische Postulate in seinem Ansatz. Für ihn
erfolgt ethisches Führen in „Kommunikationsgemeinschaften" (ebd., S. 142) und
ist von „prinzipiell reversibler Kommunikation" (ebd., S. 158) geprägt. Diese

---

[159] Vgl. i.d.S. auch Höffe (1979, S. 70): „Der sich in der Bereitschaft zum idealen Diskurs artikulie-
rende freie Wille ist das letzte tragende Fundament, er ist der sittliche Grund jeden Diskurses".

[160] Vgl. Kapitel 3.3.3.

zeigt sich in „gewaltfreier Interaktion" (ebd., S. 151) mit dem Ziel *„durch gemeinsamen Erkenntnisfortschritt aller Beteiligten Konsens herzustellen beziehungsweise ein Problem zu lösen"* (ebd.). Daher impliziert nach Lay ethischverantwortetes Führen „das Erkennen und Vermeiden von Kommunikationsstörungen" (ebd., S. 157) und akzeptiert das „Gewissensurteil des Geführten" (ebd., S. 159).

Demgegenüber hebt Karmasin (1996) bei seiner Entwicklung der „Konturen einer modernen Führungsethik" (ebd., S. 352) die „Pflicht zum Diskurs" (ebd., S. 358) nach Habermas hervor. Mit ebenso klarem Bezug zu Habermas argumentiert auch Krupinski (1992), seine Leitidee „Nach konsensfähigen Grundsätzen handeln!" (ebd., S. 153) als eine von zwanzig Leitideen normativer Führung.

Auch Bruton (2011) spricht sich unmittelbar für die Diskursethik als Führungsethik aus, „weil sie die Tatsache berücksichtigt, dass es *a priori* Unsicherheiten und Meinungsverschiedenheiten in der Beurteilung einer gegebenen Situation gibt und die Bedeutung eines offenen, fairen Dialogs in den Vordergrund rückt. Auch wenn zumeist nur ein Kompromiss erreicht wird, zielt die Diskursethik auf Dialog und Idealkonsens ab und schafft damit Vertrauen" (ebd., S. 87). In seinen weiteren Ausführungen verweist Burton auf Bowen und F. Clark Power (1993, S. 104), welche die dialogische Entscheidungsfindung im Sinne der „light side of leadership" einbringen und den von ihm genannten Aspekt, wonach intersubjektive Dialogethik Vertrauen schafft, funktionalistisch wirken lassen.

Nicht direkt auf die Mikroebene bezogen, aber im Kontext ihres Ansatzes von der Mesoebene auf die personelle Führung übertragbar, stellt für Meier und Sill (2010) die „öffentliche Diskursfähigkeit" (ebd., S. 813) eine Säule im „Fundament guter Führung" (ebd.) dar. Meier (2012, S. 84) skizziert, dass Rentabilität und Gemeinwohlverpflichtung als konkurrierende Prinzipien die Rahmenordnung von Unternehmen bestimmen können und sollen, postuliert jedoch, dass in diesem Kontext verantwortbare Kompromisse in einem „herrschaftsfreien Diskurs" (ebd.) gefunden werden sollen. Daher sind für Meier und Sill (2010, S. 818) Entscheidungsprozesse, welche die öffentliche Debatte meiden, nicht verantwortbar. Gleichsam stellt die „öffentliche Vertretbarkeit" als „Prüfstein" ein „wichtiges Qualitätskriterium guter Führungsentscheidungen" dar (ebd.).

Unabhängig von ihrer konkreten Ausgestaltung formulieren Kuhn und Weibler (2003, S. 383) das Credo diskursethischer Ansätze von Führungsethik: „Führung ist ethisch, wenn der Führende sein Handeln gegenüber dem/den Geführten rechtfertigen kann!".

Kritische Einwände entgegen der diskursiven Leitidee stellen die wiederholt in der Literatur[161] zitierten Aspekte „diskursiver Überforderung" (Nutzinger 1994, S. 181) und „uferlosen Dialogdemokratie" (Kleinert 1990, S. 55) dar, welche sich unausweichlich einstellen würden, wollte die Führungskraft versuchen, alle vom Führungshandeln Betroffenen im Diskurs einzubeziehen.

Kuhn und Weibler (2003, S. 385) hingegen argumentieren, dass doch gerade die personale Führung von Mitarbeitern, die weitestgehend auf Kommunikation basiert, als ein geeigneter Ort dialogischer Verständigungsprozesse zu bewerten ist, da regelmäßig lediglich eine begrenzte Zahl von Mitarbeitern am Dialog zu beteiligen wäre, und überdies weitere Personen zur thematischen Klärung oder Co-Moderation hinzugezogen werden könnten.

Zu einer ähnlichen Einschätzung gelangen Fesefeldt und Vogt (2012, S. 49), die darüber hinaus anführen, dass im Kontext der unumstrittenen Überforderung moralischer Orientierung der einzelnen Führungskraft tugend- oder gewissens-ethischer Ansätze, mit der dialogischen Leitidee, das individuelle Führungsver-halten einem „formalen Verfahren" weicht, und mithin die Führungskraft im gegebenen Verantwortungsdualismus „entlastet" wird.

Berkel und Herzog (1997, S. 48) heben den diskursethischen Ansatz hervor, da er in einer pluralistischen Gesellschaft die unterschiedliche Werthaltung der Mitarbeiter partizipativ einbindet und normative Regelungen durch den Konsens legitimiert. Zudem argumentieren Kuhn und Weibler (2003, S. 385) als Vorzüge der Dialogethik, dass sie, entgegen dem tugendethischen sowie dem monologi-schen Ansatz von Führungsethik, nicht ausschließlich auf den Führenden fokus-siert, sondern gleichzeitig auf den Führenden und Geführten abstellt. Die Dia-logethik geht dabei von einer zwischen den Parteien bestehenden Verantwor-tungsgleichberechtigung aus, die voraussetzt, dass Führungskraft und Mitarbeiter als mündige Personen zu verstehen sind, wohingegen tugend- und gewissens-ethische Ansätze ein „Reifegefälle" (ebd.) in der Führungsbeziehung dergestalt annehmen, dass verantwortungsfähige Führungskräfte durch ein ausgeprägtes „Ethos der Fürsorge" (ebd.) gegenüber verantwortungsunfähigen Mitarbeitern die Bestimmung ethischen Führungshandelns exklusiv als ihre Aufgabe auffas-sen[162].

---

[161] Vgl. beispielsweise Kuhn und Weibler (2003, S. 385) sowie Fesefeldt und Vogt (2012, S. 49). Beide Argumente entstammen der Diskussion dialogischer Unternehmensethik und sind insofern auf die Führungsethik übertragen worden.

[162] Diese Argumentation findet sich auch im Kontext von Unternehmensethik bei Ulrich und Fluri (1992, S. 71–73), die von „symmetrischer Kommunikation" als Voraussetzung rationaler, argu-mentativer Verständigungsprozesse sprechen.

Damit stehen die paternalistisch bzw. elitär geprägten Ansätze einer Tugend- und Gewissensethik entgegen den Ergebnissen der Führungsforschung, die eine zunehmende Partizipation der Mitarbeiter an relevanten Entscheidungen ausweist, womit diese den Anspruch eines zeitgemäßen Ansatzes von Führungsethik schwerlich erfüllen können (ebd., S. 386).

Entsprechend konstatieren Kuhn und Weibler „dass es vor allem die dialog-ethisch konzipierte Führungsethik ist, die dem Vorgesetzten konkrete Orientierungshilfe für (s)ein ethikbewusstes Führungshandeln gibt" und gegenüber den traditionellen und monologischen Führungsethiken „als deutlich wertegerechter und deshalb als ‚moderner' zu bewerten ist" (ebd., S. 385, 387).

4 Grundlegung prinzipienbasierter Personalführungsethik

4.1 Ausgangssituation und Zielrichtung

Die Literatur um Führungsethik ist zu gering ausgeprägt, als dass ein „Schulen-streit" um die „richtige Führungsethik" zu konstatieren wäre. Der mit Ausnahmen in der aktuellen Literatur zu findende Vorzug diskursethischer Ansätze scheint übergeordnet darin begründet zu sein, dass im asymmetrischen Macht-verhältnis der Führungsbeziehung dem Postulat der Anerkennung von Führungs-kraft und Mitarbeiter als „Wesen gleicher Würde" grundsätzlich entsprochen wird.

Gleichwohl auch in der vorliegenden Arbeit eine „dialog- und konsensorientierte Beziehungsgestaltung" ebenso wie die „diskursive Leitidee" als wichtige Aspek-te von Führungsethik vertreten werden, wird nachfolgend der Kohärentismus als paradigmatische Grundorientierung von Führungsethik vorgeschlagen.

Da in der Literatur bisher kein Entwurf von Führungsethik im Kohärentismus verankert ist, wird ein entsprechender Ansatz auf Grundlage des principlism nach Beauchamp und Childress (2013), als gegenwärtig bekanntestes Modell problemorientierten Kohärentimus, entwickelt.

Hintergrund der eigenen Interpretation von Führungsethik bilden die „ungelösten moralischen Grundlagenkontroversen" (Marckmann et al. 2012, S. 33) der An-wendung und Begründung normativer Ethiken, insbesondere der Prinzipienethi-ken wie der Ethik Kants, dem Utilitarismus oder der Diskursethik.

Der hier vorgeschlagene bzw. noch zu entwickelnde Ansatz will die bisherigen Beiträge von Führungsethik in keiner Weise herabsetzen. Ein „Monotheismus der einen wahren Ethiktheorie" (Neuberger 2006, S. 342) wird weder vertreten noch verfolgt: „Keine Ethiktheorie ist perfekt" (Ott 2001, S. 194). Im Gegenteil haben die bisherigen Ausführungen umfassend gezeigt, dass Führungsethik als angewandte Ethik offen für verschiedene moralphilosophische Grundpositionen ist und sein sollte (Düwell 2008, S. 99), da einseitig paradigmatisches Führungs-handeln dem Verantwortungsdualismus nicht gerecht zu werden scheint.

Daher ist mit dem Entwurf eines prinzipienorientierten Ansatzes auch nicht die Absicht verbunden oder das Erfordernis gegeben, nachdem die wichtigsten The-orietypen nur kurz vorgestellt werden konnten, diese entlang der Begründungs- und Anwendungsproblematik einer vernichtenden Kritik zu unterziehen. Kurso-rische Ausführungen wie sie in der vorliegenden Arbeit möglich sind, können der bemerkenswerten Komplexität, Vielfalt und Güter der im Laufe der ethi-

© Springer Fachmedien Wiesbaden GmbH, ein Teil von Springer Nature 2020
J. Suermann, *Ethikorientierte Führung in der Pflege*,
https://doi.org/10.1007/978-3-658-28916-4_4

schen Theoriegeschichte hervorgebrachten Ansätze und Perspektiven nicht gerecht werden (Fenner 2010, S. 28).

Vielmehr wird versucht, das mehrdimensionale Konstrukt Führungsethik in seiner Begründung und Anwendung aus einer weiteren ethischen Perspektive heraus zu betrachten. Im Hinblick auf die geringe wissenschaftliche und praktische Auseinandersetzung mit Führungsethik soll hierüber versucht werden, der Praxis eine heuristische Unterstützung ethikorientierter Führung zur Verfügung zu stellen, welche ebenfalls zur selbstständigen Entwicklung und Begründung von Führungsgrundsätzen herangezogen werden kann.

Auch ist mit dem prinzipienorientierten Ansatz die grundsätzliche Absicht verbunden, das juvenile und äußerst offene Forschungsfeld der Führungsethik zu bereichern, in dem übergeordneten Interesse einen Beitrag zu leisten, die Thematik nicht als ein spezifisches Forschungsthema, sondern als ein allgemeines Forschungsfeld zu etablieren (Weibler 2012, S. 645).

Dessen ungeachtet ist angesichts des bestehenden Theorienpluralismus als „philosophisches Grundlagenproblem" (Hausmanninger 2006, S. 296) eine rationale Wahl oder zumindest eine grundsätzliche Positionierung zwischen den verschiedenen ethischen Theorien vorzunehmen.

So fordert Ott (2001, S. 72): „Theoriewahl in der Ethik ist möglich und nötig". Mit den folgenden Ausführungen wird versucht, dieser Aufforderung nachzukommen, welche nach Ott (1996, S. 79) bereits als Aufgabenbereich angewandter Ethik verstanden werden kann. Dabei wird der Theorienpluralismus in der vorliegenden Arbeit weniger als „philosophisches Grundlagenproblem" bewertet, sondern im Anschluss an Vieth (2006, S. 9) demgegenüber als „ethischer Wert" verstanden, der im Aspekt individueller Autonomie pluralistisch-demokratischer Gesellschaften seine Relevanz hervorbringt.

Es wird argumentiert, dass ein kohärentistisches Paradigma als eine mögliche Antwort auf das Anwendungs- und Begründungsproblem fundamentistischer Ethiken verstanden werden kann, ohne die konkurrierende Pluralität ethischer Theorien und moralischer Überzeugungen zu vernachlässigen.

Um konkrete Hilfe zur moralischen Orientierung im Führungshandeln zu geben, wird vielmehr die Integration üblicherweise widerstreitender normativer Ansätze ebenso betont wie die Einbeziehung bereichs- oder problembezogenen Fachwissens sowie Hintergrundtheorien relevanter Disziplinen.

Das primäre Interesse kohärentistischer Ethik „gilt der *Anwendung* weitgehend konsensfähiger Prinzipien und weniger der Begründung dieser Prinzipien" (Birnbacher 1993, S. 52). Sie scheint damit bereits von ihrer Zielrichtung her besser geeignet zu sein, dem Anspruch angewandter Ethik, der es nicht primär um universale Verbindlichkeit, sondern um praktische Orientierung geht (Vieth 2006, S. 9), gerecht zu werden, zumal, wie eingangs dargelegt, nicht die ethische Theorie den Ausgangspunkt ethischer Reflexion im Führungsalltag bildet, sondern vielmehr das Problembewusstsein der Beteiligten im Kontext ihrer Lösungskompetenz, und worin der kohärentistische Ansatz zu unterstützen versucht, da er eine „aufgeklärte Selbstorientierung moralischer Akteure" (Badura 2002, S. 91)[163] ermöglichen will[164].

Die methodologische Auseinandersetzung mit den Grundlagenkontroversen normativer Ethik bzw. dem Ansatz von Kohärentismus als paradigmatischer Grundorientierung ist auch dem Umstand geschuldet, dass das Begründungs- und Anwendungsproblem als ein weiterer Grund der gering ausgeprägten Diskussion um Führungsethik zu bewerten ist.

Nach Suchanek (2013, S. 334) hat die Diskrepanz zwischen pragmatischem Führungsalltag und sehr grundsätzlicher führungsethischer Reflexion den Forschungsstand im Bereich Führungsethik „in den letzten 15 Jahren nur unwesentlich verbessert". Das Begründungs- und Anwendungsproblem erstreckt sich somit unmittelbar auf die Ansätze von Führungsethik mit teleologischer oder deontologischer Grundorientierung.

Allerdings sind beide Probleme insgesamt durchaus komplex. Kuhlmann (2011, S. 317) führt an, dass die Situation zum Begründungsprojekt „sehr unübersichtlich" ist, denn „fast alles ist umstritten". Werner (2000, S. 77) hingegen bewertet die Diskussionslage zum Problem der Begründung als „noch relativ übersichtlich", wohingegen er die Sachlage zum Anwendungsproblem als „noch um einiges unübersichtlicher" einschätzt. Entsprechend kann dieser Problembereich nur kursorisch skizziert werden, bevor der Entwurf einer kohärentistischen Führungsethik erfolgt.

4.2 Anwendungs- und Begründungsproblem normativer Ethik

Das Anwendungsproblem resultiert aus dem von der Ethik selbst gesetzten Anspruch im Handeln zu orientieren. Nach Aristoteles hat Ethik den gesamten Bereich menschlichen Handelns bis zur praktischen Umsetzung zum Gegenstand (Düwell et al. 2011a, S. 1). Die Anwendungsdimension von Ethik ist daher „*gleichsam der Zielpunkt ethischer Reflexion* und nicht ein Appendix oder ein verzichtbarer Zusatzschritt" (Düwell 2011a, S. 243).

---

[163] Luckner (2000) auf den Badura verweist, spricht vom „reflexiven Orientierungssubjekt" (S. 65).
[164] Vgl. Kapitel 1.3.

Aufgabe einer zeitgerechten Ethik ist es nach Höffe (1981, S. 16), „das Moral-prinzip mit den allgemeinen Bedingungen menschlichen Lebens und Zusammen-lebens [...] zu vermitteln", es anzuwenden, um „lebensferne [...] Abstraktion" zu umgehen (ebd.). Entsprechend fasst Nida-Rümelin (1997, S. 175) zusammen: „Daher kann es Ethik ohne Anwendung nicht geben. Die ethische Theorie be-währt sich in ihren Anwendungen".

Allerdings befasst sich die neuzeitliche normative Ethik fast ausschließlich mit dem Versuch, das formale oder oberste Moralprinzip rational zu begründen (Bayertz 1991, S. 13; Düwell et al. 2011a, S. 2). „Der Preis hierfür war die Ab-wendung von praktischen Gegenwartsfragen" (Ott 2001, S. 64). So stuft Kant die Anwendung „nicht bloß [als] nachgeordnetes, sondern auch nach*rangiges* Ge-schäft" (Bayertz 1991, S. 13) zurück.

Bezogen auf den Kategorischen Imperativ stellt Nida-Rümelin (2005, S. 22) u. a. das Problem der „adäquaten Fassung" des Moralprinzips heraus. In der Anwen-dung ist der Universalisierbarkeitstest als „umfassendes handlungsethischen Kriterium unzureichend". Diesbezüglich hat Kant selbst, so Nida-Rümelin wei-ter, „deutliche Fingerzeige" gegeben.

So legt Kant (1797) in seinem berühmten und viel zitierten Aufsatz „Über ein vermeintes Recht aus Menschenliebe zu lügen" (VRML, AA 08: 423-430) dar, dass das Lügenverbot in seinem kategorischen Anspruch auch dann gilt, wenn durch eine Notlüge das Leben eines Freundes gerettet werden würde. Das Uni-versalisierungskriterium erweist sich in diesem Beispiel als zu eng, da es offen-sichtlich ist, dass die Maxime, nicht zu lügen, mit der Maxime, unschuldiges Leben zu schützen, kollidiert.

Es fehlen Kriterien, die bei katastrophalen Konsequenzen Abweichungen von dem universalen Lügenverbot erlauben (Nida-Rümelin 2005, S. 22). Fenner (2010, S. 9) bezeichnet daher den Kategorischen Imperativ als „Paradebeispiel für die Vernachlässigung der Anwendungsdimension" in der neuzeitlichen Phi-losophie. Angesichts dieses und weiterer „Anwendungsprobleme der Ethik Kants" (Werner 2003, S. 102)[165] kann auch eine Führungsethik, welche einseitig entlang des kantischen Paradigmas in seiner ursprünglichen Gestalt ausgerichtet ist, nur bedingt Orientierung im Führungshandeln geben.

In Bezug auf das Anwendungsproblem der Diskursethik stellt Werner (1997, S. 69) heraus, dass die Forderung nach der Berücksichtigung aller sinnvollen Ar-gumente „niemals vollständig zu realisieren [sei]". Demnach kann das diskurs-ethische Paradigma „ja nur als eine regulative Idee verstanden werden", woraus

---

[165] Vgl. vertiefend ebd. sowie Nida-Rümelin (2005, S. 22).

sich allerdings „ernsthafte Probleme bei dem Versuch, die Diskursethik zur Lösung konkreter praktischer Fragen nutzen zu machen" ergeben würden.

Werner differenziert entlang der Literatur die Anwendungsproblematik zwischen dem „Abstraktions- oder Spezifikationsproblem" sowie dem „Rigorismus- oder Zumutbarkeitsproblem". Verkürzt ausgedrückt umfasst das Abstraktionsproblem die Unmöglichkeit im realen Diskurs Normen zu begründen, die alle Eventualitäten der spezifischen Anwendungssituation berücksichtigen. Die Trennung von Begründungsdiskursen und Anwendungsdiskursen wird als eine Lösung vorgeschlagen, wonach eine Norm unter Annahme bestehender Situationsmerkmale der Ausgangssituation begründet wird. Allerdings ist umstritten, ob eine methodische Trennung überhaupt möglich ist.

Das Rigorismusproblem fokussiert auf den guten Willen zur Vernunft. Im realen Diskurs kann weder davon ausgegangen werden, dass alle an der diskursiven Aufarbeitung gegebener Konflikte bereit sind und die notwendige Gesprächsbereitschaft mitbringen, noch, und das trifft den Kern des Rigorismusproblems, ist davon auszugehen, dass alle die Normen befolgen, welche im Konsens angenommen worden sind. Gleichwohl geht das Universalisierungsprinzip der Diskursethik von der „*Unterstellung allgemeiner Normbefolgung*" (Werner 2011a, S. 149) aus.

Zur Lösung des Rigorismus in der Diskurethik weisen Habermas[166] und Apel[167] einen jeweils unterschiedlichen Lösungsansatz aus. Werner (1997, S. 72) bewertet beide Ansätze „sowohl für überflüssig, als auch theoriearchitektonisch desasträs"; was ihn wiederum dazu veranlasst, eine eigene Interpretation des Rigorismusproblems vorzunehmen. Ohne die Positionen näher bestimmen zu müssen, zeigt sich hierin, wie umstritten sich die Anwendungsproblematik der Diskursethik gestaltet.

Eingebettet in die Transferüberlegungen der Diskursethik in Organisationen konstatiert Weibler (2005, S. 12), dass angesichts „diverser offener Fragen zur Überwindung des Kontrafaktischen zum Faktischen [...] die Diskursethik zahlreiche Leerstellen vorzuweisen [hat], die ihrer breiten Akzeptanz in der Betriebswirtschaftslehre/Managementlehre entgegensteht". Der theoretische Durchbruch der Diskursethik innerhalb der normativen Theorie blieb „unglücklicherweise für betriebswirtschaftliche Organisationsfragen folgenlos", so Weibler weiter.

---

[166] Vgl. hierzu Habermas (1991, S. 198) hinsichtlich der Aspekte ‚existenzieller Unzumutbarkeit' sowie ‚Rechtstheorie als Grenzen der Zumutbarkeit'.

[167] Vgl. hierzu Apel (1988, S. 142) zum Aspekt ‚moralisch-strategisches Ergänzungsprinzip'.

Angesichts dessen scheint auch eine einseitig auf die diskursive Leitidee ausge-richtete Führungsethik, gleichwohl sie wertegerechter und moderner erscheint (Kuhn und Weibler 2003, S. 387), sich nur begrenzt in die Situationsbedingun-gen von Führungskräften bzw. Organisationen einbinden zu lassen.

Übergeordnet verweist die methodologische Engführung der Anwendungsprob-lematik normativer Ethiken zudem auf ein weiteres Problem. Die bloße Anwen-dung oder Übertragung allgemeiner ethischer Grundsätze, sei es deontologisch oder teleologisch begründet, ist kaum ausreichend, den Anforderungen ethischer Fragestellungen gerecht zu werden.

Pauer-Studer (2010, S. 26) konstatiert, dass durch eine simple Subsumptionslo-gik der Prinzipien normativer Theorien sich womöglich „einfache Antworten generieren [lassen], die aber der Komplexität der Sachlage vielfach nicht ange-messen sind".

Düwell et al. (2011a, S. 1) formulieren in diesem Sinne grundsätzlich: „[...] die Ethik [vermag] nicht bis zum Handeln in konkreten Situationen vorzudringen, sondern nur die Umrisse und Grundprinzipien des rechten Handelns anzugeben".

Analog dazu ist Bayertz (1991, S. 14) zu verstehen, welcher der normativen Ethik „die praktische Schwierigkeit, durch Bezugnahme auf allgemeine Regeln und Prinzipien konkrete moralische Probleme zu lösen" konstatiert.

Das Begründungsproblem der Prinzipienethiken resultiert aus dem Versuch das Moralprinzip einer ethischen Theorie „*rational*" (Thurnherr 2000, S. 9) letzt zu begründen. Der Versuch der Letztbegründung entspringt der Annahme, dass lediglich ein zureichend begründetes Moralprinzip allgemein anerkannt wird und im Moralischen die Handlungsfreiheit eingrenzt, da sich der freie Wille dem begründeten Normativen zwingend fügen müsse (Ott 2001, S. 63). Als „Postulat zureichender Begründung (PZB)"[168] bestimmt der Versuch der Letztbegründung des Moralprinzips die neuzeitliche Ethik unter Abkehr der Anwendungsdimensi-on (Ott 2001, S. 63).

Da das den Prinzipienethiken zugrunde liegende Moralprinzip als Begründungs-fundament die gesamte Begründungslast trägt, wird dieses Begründungskonzept als „fundamentistisch"[169] (Bayertz 1999, S. 84) bezeichnet. Aus dem letztbegrün-

---

[168] Albert (1991) spricht hier vom „Prinzip zureichender Begründung" (S. 12), das als „allgemeines Postulat aufgefaßt werden [kann]" (S. 44).

[169] Der Begriff des „Fundamentismus" wurde von Bayertz (1999, S. 84) eingeführt, um weltan-schauliche Konnotationen mit dem politischen Begriff des Fundamentalismus zu vermeiden. Demgegenüber steht der Kohärentismus (Wils 2006, S. 106), auf welchen in dem Entwurf prin-zipienorientierter Führungsethik vertiefend eingegangen wird (vgl. Kapitel 4.3).

deten Moralprinzip bzw. aus einer dann „vollständigen ethischen Theorie" (Hildt 2006, S. 25) können im Anschluss alle Rechtfertigungen von Prinzipien, Normen und Regeln sowie für das singuläre Urteil abgeleitet werden (Bayertz 1999, S. 84; Ott 2001, S. 64). Dieses als „lineare Begründung durch Ableitung" (Kuhlmann 2011, S. 316) oder „deduktive Modell der Rechtfertigung" (Bayertz 1991, S. 10) bezeichnete Verfahren gilt als „Standardkonzeption von Begründung" (Kuhlmann 2011, S. 318)[170].

Die Anwendung des PZB auf ein formales Moralprinzip führt allerdings zu einer grundsätzlichen Schwierigkeit, dem von Albert (1991, S. 15) beschriebenen und als Begriff eingeführten „*Münchhausen-Trilemma*":

Wird für alles eine Begründung verlangt, dann kann die Begründung des formalen Moralprinzips nur dadurch erfolgen, dass es aus einem anderen, höheren Prinzip abgeleitet ist (Ott 2001, S. 64). Ein formales Moralprinzip, das aus einem höheren Prinzip abgeleitet ist, ist allerdings nicht letztbegründet, sondern abgeleitet (ebd.). Jeder Versuch der zureichenden Begründung des formalen Moralprinzips steht somit irgendwann im Begründungsverfahren vor einer Situation mit drei unakzeptablen Alternativen: dem „infiniten Regreß", dem „logischen Zirkel" oder dem „Abbruch des Verfahrens"[171] – was dazu führt, dass der Begründungsversuch an irgendeiner Stelle suspendiert, also ausgesetzt werden muss (Albert 1991, S. 15) und nach dieser Argumentation die Letztbegründung unmöglich ist.

So wird den Theorien der Diskursethik vorgeworfen, sie seien in einem „Begründungs*zirkel*" (Hartmann 1988, S. 113) befangen, da sie die Annahme der Bedingungen der Diskursregeln als selbstverständlich gültig ansehen, obwohl es zuallererst Aufgabe des Diskurses ist, allgemeingültige Grundsätze zu rechtfertigen.

---

[170] Das „deduktive Modell der Rechtfertigung" (Bayertz 1991, S. 10) und dessen „deduktive Transparenz" (ebd., S. 12) zeigen sich in den Abstaktionsgraden normativer Handlungsorientierungen (vgl. Abbildung 10). Es sei angemerkt, dass der Kategorische Imperativ als Verallgemeinerungstest keine deduktive Begründung darstellt (Fischer 2003, S. 102). Dem deduktiven Modell oder Top-down-Ansatz steht inhaltlich die Kasuistik als induktives Modell oder Bottom-up-Ansatz gegenüber, wonach moralische Urteile nur entlang am Einzelfall erhaltener Erkenntnisse entschieden werden können (Hildt 2006, S. 25). Das Kohärenzmodell bietet einen Mittelweg zwischen Deduktivismus und Kasuistik an, gleichwohl eine stärke Nähe zur Kasuistik zu verzeichnen ist (ebd., S. 26) (vgl. Kapitel 4.3).

[171] Verkürzt ausgedrückt ist der infinite Regress die unendliche Notwendigkeit, für eine Begründung wiederum eine Begründung zu liefern; der logische Zirkel, der Rückgriff auf Aussagen in der Begründung, die selbst Voraussetzung zur Begründung der Aussage sind, und der Abbruch des Verfahrens, an einem zwar durchführbaren, aber letztendlich willkürlichen Punkt (Albert 1991, S. 15).

Entsprechend bewertet Höffe (1981, S. 69) die „diskurstheoretische Begründung der Sittlichkeit [als] ein philosophisch unzureichendes Verfahren". Im Ergebnis ähnlich verhält sich die Letztbegründung des Moralprinzips im Utilitarismus und der Ethik Kants.

Höffe (1981, S. 59) führt an, dass das Nutzenprinzip im Utilitarismus „nicht wirklich philosophisch gerechtfertigt wird". Und Steigleder (2011, S. 133) fasst zusammen, dass die von Kant vorgelegten Versuche der Begründung des Moralprinzips „weithin als gescheitert [gelten]".

Zum Umgang mit dem Münchhausen-Trilemma, beispielsweise dem Versuch es zu umgehen, um dennoch eine Letztbegründung vornehmen zu können, liegen viele unterschiedliche Positionen (Gordon 2007, S. 9) vor: „Man verliert sich förmlich im Sumpf der Ansichten, Vorschläge und Theorien" (ebd.).

Im Ergebnis sind „[d]ie Debatten über den adäquaten Weg der Moralbegründung […] bis heute nicht abgeschlossen" (Bayertz 1991, S. 11). Die Begründungsdebatte in der Ethik ist weiterhin von einem Streit konkurrierender fundamentistischer Prinzipienethiken geprägt (Badura 2011, S. 202). Ein Ende der Kontoversen zwischen den ethischen „Supertheorien" (Pauer-Studer 2010, S. 26) mit „Superbegründung" (Ott 2001, S. 63) scheint nicht absehbar. Parallel bestehen „starke Bedenken" (Kuhlmann 2011, S. 317), ob eine Letztbegründung überhaupt erfolgreich geführt werden kann (Bayertz 1999, S. 84).

4.3   Kohärentismus als Alternative zum Fundamentismus

Eine der „Hauptalternativen" (Kuhlmann 2011, S. 319) zum fundamentistischen Begründungsmodell bilden kohärentistische oder rekonstruktive Konzeptionen ethischer Rechtfertigung. Als „Reaktion" (Badura 2011, S. 201) auf die Anwendungs- und Begründungsprobleme klassisch normativer Ethiken wendet sich der Kohärentismus vom Fundamentismus ab und bezieht die Position des „wichtigsten Gegners" (Wils 2006, S. 106).

Gleichwohl der Kohärentismus als bevorzugte Begründungsstrategie in der angewandten Ethik eine erhebliche Bedeutung zukommt (Bayertz 1999, S. 84; Ach und Runtenberg 2002, S. 136; Vieth 2006, S. 50), gilt eine präzise Fassung diese Paradigmas als „durchaus schwierig" (Wils 2006, S. 107). Wie von Badura in seiner Übersichtsarbeit (2002, S. 91) ausgewiesen, ist ethischer Kohärentimus „am besten als ein begründungsmethodisches Paradigma der Ethik aufzufassen", welcher als „Oberbegriff für im Einzelnen z. T. sehr unterschiedliche Ansätze sowohl im Rahmen der ethischen Grundlagendebatte als auch der praxisbezogenen Ethik [steht]".

Als „begründungstheoretisches bzw. begründungs*ethisches* Modell" (Wils 2006, S. 136) fasst der Kohärentismus als „Wahrheitskriterium" (ebd., S. 107) die Kohärenz auf. Moralbegründung erfolgt damit nicht mehr unter Bezug auf ein oberstes Moralprinzip, sondern als die „an Kohärenz orientiert[e] Integration moralischer und nicht-moralischer Überzeugungen auf einer individuellen und kollektiven Ebene" in dem Ziel „aufgeklärte Selbstorientierung der moralischen Akteure" (Badura 2011, S. 194) zu ermöglichen.

Ein begründungsorientierter Kohärentismus bestimmt moralische Grundorientierungen gewöhnlich auf Ebene verschiedener konsensfähiger mittlerer Prinzipien (Birnbacher 1993, S. 52), welche als Grundlage zur Bewertung konkreter Handlungsoptionen dienen (Nida-Rümelin 1997, S. 190).

Hierfür wird die „Phänomenologie der geltenden Moral" (Birnbacher 2007, S. 64), verstanden als normativer Konsens, kritisch rekonstruiert und im Kontext außermoralischer Überzeugungen in ein kohärentes Überzeugungssystem gebracht, das aus seiner Kohärenz heraus Geltung gewinnt (Birnbacher 1993, S. 50; Nida-Rümelin 1994, S. 739; Badura 2002, S. 91).

Als Kriterium der Wahrheit kann Kohärenz die Wahrheit daher nicht garantieren, sondern „autorisiert" entlang des kohärentistischen Begründungsverständnisses sozusagen die „Wahrheitsannahme" (Wils 2006, S. 108). Gleichsam erfolgt moralisches Urteilen im Bewusstsein auf Grundlage einer „essenziell unvollständigen Theorie" (Hildt 2006, S. 27).

Unter diesem Verzicht auf eine vollständige Theorie plädieren kohärentistische Ansätze für ein kontextsensitives Nachdenken und Urteilen (Ach und Runtenberg 2002, S. 132). Primäres Interesse gilt der Anwendung von gemeinhin über tief in der Alltagsmoral verankerte konsensfähige Prinzipien, sogenannte „Prinzipien mittlerer Reichweite", und weniger der Begründung dieser Prinzipien durch Rückführung auf ein umstrittenes oberstes Moralprinzip (Birnbacher 1993, S. 52).

Vielmehr ist für den Kohärentismus charakteristisch, dass er durch den Ansatz die geltende Moral zu rekonstruieren, sind in Begründung und Theoriebildung nicht wesentlich von den empirischen Wissenschaften unterscheidet (Nida-Rümelin 1994, S. 744; Badura 2002, S. 94).

Bei den rekonstruierten konsensfähigen Prinzipien handelt es sich um primafacie gültige Pflichten und nicht um unbedingte Pflichten analog deontologischer oder teleologischer Ethiken. Prima-facie gültige Pflichten erscheinen zwar absolut verpflichtend, sind aber nur dann verpflichtend, solange sich nicht in einer konkreten Situation mit einer stärkeren oder gleichwertigen Verpflichtung kollidieren (Ross 1930, S. 19)[172]. Kohärentistische Ansätze bzw. die Prinzipien in ihrem Charakter als „Prinzipien mittlerer Reichweite", über die in pluralistischen Gesellschaften ein weitgehender Konsens vorzufinden ist, sind auf mittlerem Abstraktionsniveau zu verorten (Ach und Runtenberg 2002, S. 132; Birnbacher 1993, S. 52) (vgl. Abbildung 10).

Ebene der ethischen Theorie

- Begründung oberstes Moralprinzip, Rechtfertigung des moralischen Systems
- z.B. Kategorischer Imperativ, Utilitarismus, Diskursethik

Ebene der ethischen Prinzipien

- Einheit stiftende, allgemeine Grundsätze und übergreifende moralische Prinzipien
- z.B. Autonomie: „Berücksichtige das Recht auf Selbstbestimmung aller Menschen!"

Ebene der ethischen Normen und Regeln

- konkrete, situationsspezifische Handlungsregeln beschränkter Reichweite
- z.B. „Es ist unmoralisch, andere Verkehrsteilnehmer zu gefährden."

Ebene der singulären moralischen Urteile

- Normative Aussagen bezüglich konkreter Handlungsalternativen
- z.B. „Dieses bestimmte Überholmanöver ist unmoralisch!"

Abbildung 10: Abstraktionsgrade normativer Handlungstheorien (eigene Darstellung nach Bayertz 1991, S. 13 und Fenner 2010, S. 21).

Ausgehend von den Prinzipien mittlerer Ebene erfolgt dann die jeweilige moralische Urteilsfindung sowohl hinsichtlich theoretischer Verallgemeinerung als auch die konkrete Anwendungsebene betreffend. Da die Argumentation moralischer Beurteilung von der Theorie zum Einzelfall als auch vom Einzelfall zur konkreten Theorie vollzogen wird, stellt das Kohärenzmodell quasi einen Mittelweg zwischen Deduktivismus und Kasuistik dar, gleichwohl eine stärke Nähe zur Kasuistik zu verzeichnen ist (Hildt 2006, S. 26).

---

[172]   Ross, der den Begriff der prima-facie gültigen Pflichten eingeführt hat, spricht daher auch von „prima facie duty or conditonal duty" (1930, S. 19).

Das wohl bekannteste Konzept begründungsethischen Kohärentismus[173] ist das von Rawls (1971, 1975) in seinem Buch „Theorie der Gerechtigkeit" bzw. „Theory of Justice" eingeführte „Überlegungs-Gleichgewicht" (S. 38) bzw. „reflective equilibrium" (S. 20).

Verkürzt ausgedrückt zeichnet das Überlegungs-Gleichgewicht sowie hieran anlehnende Varianten ein Reflexionsprozess zur Rechtfertigung und Vereinheitlichung unserer normativen Vorstellung von Prinzipien, bei Rawls dem Prinzip der Gerechtigkeit, nach.

Gerechtigkeit oder andere mittlere Prinzipien leiten sich demnach nicht aus einem obersten Moralprinzip ab. Vielmehr gleicht die Rechtfertigung der Prinzipien einem Prozess, in dessen Rahmen wohlüberlegte moralische Urteile, relevante moralische Prinzipien oder Grundsätze[174] und Hintergrundtheorien der Psychologie, Soziologie etc. in wechselseitiger Anpassung, „by going back and forth" (Rawls 1971, S. 20), zu einem kohärenten Überzeugungssystem verbunden werden (Rawls 1975, S. 38; Daniels 1997, S. 22; Badura 2002, S. 92)[175]:

> „Man stellt eine Balance her zwischen relevanten Gesichtspunkten und gewichtet alle Fakten so lange immer wieder neu, bis sich ein klares Bild ergibt" (Vieth 2006, S. 51).

Insofern können vorhandene normative Ethiken als „komplementäre Perspektiven" (Badura 2011, S. 197) ergänzend einbezogen werden. Das Überlegungs-Gleichgewicht, das ein Ideal darstellt und angestrebt, aber nicht erreicht werden kann (Marckmann und Strech 2010, S. 49), hat sich in dem Moment eingestellt, wenn unsere Prinzipien oder Grundsätze mit unseren Urteilen sowie Hintergrundtheorien im kohärenten System übereinstimmen:

> „It is an equilibrium because at last our principles and jugdments coincide; and it is reflective since we know to what principles our judgments conform and the premises of their derivation" (Rawls 1971, S. 20).

---

[173] Für eine weitere Differenzierung des begründungsorientierten Kohärentismus vgl. Birnbacher (2007, S. 87).

[174] Rawls (1971, S. 20) verwendet im Original den Begriff „principles", der in der deutschen Ausgabe mit „Grundsätze" (1975, S. 38) übersetzt worden ist.

[175] Daniels (1997, S. 22) hat das Überlegungs-Gleichgewicht nach Rawls zu einem „wide reflective equilibrium", einem weiten Überlegungs-Gleichgewicht entwickelt, wonach sich das Gleichgewicht auf drei Aspekte bezieht und sich insofern von Rawls unterscheidet, dass es Hintergrundtheorien in das kohärente Überzeugungssystem miteinbezieht: „The method of wide reflective equilibrium is an attempt to produce coherence in an orderd triple of sets of beliefs held by particular person, namely, (a) a set of considered moral judgments, (b) a set of moral principles, and (c) a set of relevant background theories".

Hoffmann (2008, S. 28) bezeichnet diesen Reflexionsprozess der „Revision und Adjustierung" als *iteratives Verfahren*". Da der Zustand des Überlegungs-Gleichgewichts „nicht notwendig stabil" (Rawls 1975, S. 38) ist, ist das kohärentistische Paradigma erfahrungsoffen konzipiert und immer wieder dann anzupassen, wenn sich Aspekte im kohärenten Überzeugungssystem ändern:

„Ein in diesem Sinne modellierter Kohärentismus offeriert deshalb keine statischen Geltungsgrundlagen und bleibt offen für die Komplexität und Dynamik moralischer Praxis" (Badura 2002, S. 93).

Die Argumentationszusammenhänge im kohärenten System werden nicht klassisch deduktiv oder induktiv, sondern eher „abduktiv" (Badura 2002, S. 102) im „holistischen Sinne einer Vernetzung" (ebd., S. 101) hergestellt.

Vieth (2006, S. 51) spricht hier quasi proaktiv von „In-Den-Zusammenhang-bringen". Kohärentistische Ethiken setzen damit weniger auf logische, streng hierarchische Schlüssigkeit. Vielmehr erfolgt die Begründungsfindung auf „mehrdimensionale, geflechtartige Weise" (Hildt 2006, S. 27).

Im Kontext der gegebenen Prämissen und Hintergrundüberzeugungen setzt das kohärentistische Paradigma auf „Stimmigkeit im Sinne einer Erfahrungsqualität" (Vieth 2006, S. 51). Der kohärenten Begründung ist damit eine nicht unwesentliche intuitive Komponente immanent (Nida-Rümelin 1997, S. 190)[176].

Abduktion adressiert nach Badura (2002, S. 103) die „Einbettbarkeit des zu Begründenden in ein kohärentes Überzeugungssystem" und ist als Schluss auf die „best[e] Erklärung gegenüber alternativen Erklärungen" (ebd.) zu verstehen. Nicht „Wahrheit" oder „Richtigkeit", sondern „Angemessenheit" und „Passendheit"[177] sind als primäre Kriterien für die Qualität des kohärenten Überzeugungssystems anzuwenden (Wettreck 2004, S. 143; Wils 2006, S. 108, 2004, S. 49).

Durch die Integration nicht-moralischen Hintergrundwissens bindet der Kohärentismus seinen Anspruch auf Begründung unmittelbar an dessen praktische Relevanz (Badura 2011, S. 196).

---

[176] „Das, was von erkenntnistheoretischen Rationalisten philosophischer Ethik gern diskreditiert wird, nämlich unsere moralischen Intuitionen, bildet das Material, aus dem das Gesamt der moralischen Urteilsfähigkeit entwickelt werden muss" (Nida-Rümelin 1997, S. 190). Vgl. Fußnote 216.

[177] „Angemessenheit" und „Passendheit" sind Übersetzungen nach Wils (2004) mit Verweis auf die von Rescher (1973, S. 254) verwendeten englischen Begrifflichkeiten „appropriatness" und „suitability".

Eben hier setzt Nida-Rümelin (1997, S. 175) mit seinem Verständnis an, dass es Ethik ohne Anwendung nicht geben kann und sich die ethische Theorie erst in ihren Anwendungen bewährt.

Als Hintergrundwissen sind „alle möglicherweise orientierungsrelevanten Gesichtspunkte, also auch außermoralischen Art" (Badura 2011, S. 196), wie empirische Erkenntnisse, Hintergrundtheorien oder „evaluative Erfahrung" (Vieth 2006, S. 51) zu verstehen. Der Einbezug von problem- und kontextbezogenem Fachwissen versucht das kohärentistische Paradigma zu ermöglichen, da es deren Integration als Voraussetzung dafür versteht, „wenn eine praxisbezogene Ethik wirklich in der Praxis ankommen [will]" (Badura 2011, S. 203).

Ähnlich wie der Unterscheidung von Verfahrensethik und Inhaltsethik[178] besteht neben dem begründungsorientierten Kohärentismus ein von Badura (2002, S. 92) bezeichneter „problemorientierter Kohärentismus". Auf diese Unterscheidung wird in der Literatur nicht immer hingewiesen, zudem werden verschiedene Begrifflichkeiten verwendet, wie beispielsweise „rekonstruktive Ethik" von Birnbacher (2007, S. 77).

Weiter nach Badura (2002, S. 92) ist der problemorientierte Kohärentismus bzw. die rekonstruktive Ethik eine Methode „anwendungsorientierter Spezifizierung als gültig unterstellter, allgemeiner moralischer Prinzipien", wie sie beispielsweise in der Medizin-Ethik oder Bio-Ethik verbreitet ist.

Deren Prinzipien können entweder einem reflektierten moralischen Common Sense[179] entnommen werden oder entstammen einer ethischen Grundlagentheorie, die zur Anwendung in der Praxis kohärenzorientiert spezifiziert worden sind (ebd.). Moralischer Common Sense oder normativer Konsens besteht beispielweise darüber, dass die bewusste Tötung Unschuldiger unter fast allen Umständen moralisch unzulässig ist oder dass jeder Person individuelle Rechte zuteilwerden. Ebenso besteht weitgehend Einigkeit über die Inhalte der Goldenen Regel oder bei dem Prinzip Gleiches ist gleich zu behandeln (Nida-Rümelin 1997, S. 189; Badura 2011, S. 202).

---

[178] Vgl. Kapitel 3.5.

[179] Common Sense, lateinisch „sensus communis" für Gemeinsinn, bezeichnet allgemein den „gesunden Menschenverstand" (Wissenschaftlicher Rat der Dudenredaktion 2007, Eintrag "Common Sense"). Nach Blume (2003, S. 283) bezeichnet der Common Sense eine „Quelle von primären Einsichten, die zu ihrer Begründung keiner weiteren Verstandesargumente bedürfen". Gleichwohl der „gesunde Menschenverstand" kein klar fassbarer Begriff ist, handelt es sich nach Searle (2004, S. 21) dabei „im großen und ganzen um weitverbreitete und normalerweise unbestrittene Überzeugungen".

Wird in dem jeweiligen problemorientierten Ansatz auf den Ausweis der Geltung dieser Prinzipien im Anwendungsbereich verzichtet, werden sie also nicht kohärentistisch begründet und von einer apriorischen Geltung ausgegangen, können diese Prinzipien nach Badura im Praxisfeld „zwar" den Ausgangspunkt moralischer Grundorientierung bilden, im konkreten Anwendungsfall kann ihnen aber auch nicht mehr eine „Sensibilisierungsfunktion" zukommen (ebd.).

Den problemorientieren Ansatz bezeichnet Badura (2002) insofern als ein „pragmatisches Anwendungskonzept" (S. 98) das in verschiedenen Praxisfeldern als heuristisches Modell zur Spezifizierung dem Common Sense entnommener Prinzipien mittlerer Reichweite fungiert. In kritischer Hinsicht führt Badura an, dass der problemorientierte Kohärentismus über den Common Sense einen „vagen Begriff von Kohärenz" (ebd.) herstellt, der letztlich unterbestimmt ist. So können etwa im Falle der Kollision der Prinzipien diese nicht mehr substanziell gegeneinander abgewogen werden.

Entgegen dieser kritischen Sicht, die es noch weiter zu spezifizieren gilt, stellt Birnbacher (1993, S. 53) heraus, dass die Prinzipien rekonstruktiver Ethiken auch gar nicht mehr als die Aufgabe haben sollen, „Leitbegriffe des moralischen Diskurses auf mittlerer Ebene zu sein" und auch nicht mit dem Anspruch von Grundprinzipien deduktiv angelegter Ethiken verwechselt werden dürfen: Die [...] ausgewiesenen Prinzipien sollen nicht als oberste Sätze dienen, aus denen moralische Theoreme zur konkreten Urteilsfindung abgeleitet werden, sondern als *Topoi*, als leitende Gesichtspunkte, für die beansprucht wird, dass sie von allen, die sich überhaupt auf Moral einlassen, bei der moralischen Urteilsfindung als berücksichtigenswert anerkannt werden und insofern ein Stück dessen ausmachen, was man den moralischen *common sense* nennen könnte" (Birnbacher 2007, S. 79).

Auch die vorliegende Arbeit verfolgt die Ansicht Birnbachers (1993, S. 51; Birnbacher 2007, S. 64): Der problemorientierte Kohärentismus bzw. die rekonstruktive Ethik will die Grundlinien der Moral nachzeichnen und nicht die kontroversen Ansichten im Detail abbilden. Mit der Darstellung des „overlapping consensus" (Rawls 1987, S. 1), des „übergreifenden Konsens" (Birnbacher 2007, S. 78), begrenzt sie sich einerseits, bekommt gleichzeitig aber auch einen Zuwachs an Sicherheit, da sie nur denjenigen Kernbestand von Prinzipien rekonstruiert, der unkontrovers und eindeutig ist.

Die Basis rekonstruktiver Ethik ist empirischer Natur, nicht aber als rein deskriptiv zu verstehen, denn rekonstruktive Ethik stellt Prinzipien selbst als Teil der Gemeinschaft heraus, in der über die Geltung dieser Prinzipien weitgehender

Konsens besteht, sie nimmt also „selbst Partei für diese Prinzipien" (Birnbacher 1993, S. 51).

In dem Verständnis der Prinzipien als Common Sense ist rekonstruktive Ethik offen für die im Theorienpluralismus gegebene Vielzahl unvereinbarer Begründungen sowie gleichsam offen für eine Vielzahl unvereinbarer Anwendungen in einer sich durch den Wertepluralismus auszeichnenden wissenschaftlich-technisch geprägten modernen Gesellschaft (ebd., S. 53).

Gleichwohl gilt für die rekonstruierten Prinzipien, dass sie nicht bedingungslos gelten, sondern bewusst zulässig für Ausnahmen sind. Vollständige Problemlösungen im Praxisfeld können nicht erwartet werden. Für die Beurteilung einer konkreten Handlung oder Entscheidung zwischen Handlungsalternativen sind die Prinzipien in ihrer Funktion als leitende Gesichtspunkte mit kontexbezogenen Aspekten der konkreten Situation abzugleichen und gegeneinander abzuwiegen (Birnbacher 2007, S. 78).

Beispielsweise ist das platonische Bild von der einen einheitlichen Idee von Gerechtigkeit mit der Komplexität von Moral in der Realität nicht vereinbar. Gerechtigkeit ist vielmehr als eine „Familie von Kriterien und Idealen, die durch vielfältige und wechselnde Ähnlichkeitsbeziehungen miteinander verknüpft sind und deren konkrete jeweilige Ausprägung entscheidend vom Anwendungskontext abhängt" (ebd., S. 77), zu bestimmen.

Insofern ist der problemorientierte Kohärentismus insbesondere in der Anwendung kasuistischer Fragen unterschiedlichster Praxisfelder geeignet, wobei sich Lösungen im konkreten Praxisfall nicht klassisch induktiv oder deduktiv herleiten lassen, sondern kontextsensitives Nachdenken und Urteilen erfordern.

4.4 Principlism-Ansatz nach Beauchamp und Childress

Der sogenannte Principlism-Ansatz oder prinzipienorientierte Ansatz[180] der US-Amerikaner Beauchamp und Childress (2013) stellt gegenwärtig das wohl be-

---

[180] Der prinzipienbasierte kohärentistische Ansatz wurde ursprünglich abwertend als principlism, als Prinziplismus, als Prinzipiendogma bezeichnet, hat sich aber als neutraler Begriff zur Umschreibung entsprechender Ansätze etabliert (Hildt 2006, S. 31). Von einigen Autoren, wie beispielsweise von Rauprich (2005, S. 17), wird der Kunstbegriff mit dem deutschen Begriff Prinzipienethik übersetzt. Durchaus gängig bezeichnet der Begriff Prinzipienethik allerdings eben diejenigen Ansätze, welche ein oberstes Moralprinzip zu begründen versuchen, sodass die Verwendungsweise im Zusammenhang mit principlism sehr irreführend ist. Zudem ist der principlism nur ein mögliches Modell der Anwendung von Prinzipien in der Ethik, suggeriert in der Übersetzung als Prinzipienethik aber, dass der Ansatz von Beauchamp und Childress zugleich das einzige Modell darstellt (Düwell 2011b, S. 24; Wiesing und Marckmann 2011, S. 275). Ausführungen über weitere Ansätze, die Prinzipien beinhalten, sind bei Rauprich (2005, S. 226–250) zu finden.

kannteste Modell problemorientierten Kohärentismus bzw. rekonstruktiver Ethik dar. Eingeführt als normativer Bezugspunkt in der Bio- bzw. Medizinethik hat sich der Ansatz in Forschung und Klinik bis heute sowohl in den USA als auch in Europa weitgehend etabliert und wird auch in der Pflegeethik herangezogen[181] (Ach und Runtenberg 2002, S. 134; Badura 2002, S. 98; Birnbacher 2007, S. 77; Siegmann-Würth 2011, S. 78).

Ungeachtet seiner Verbreitung und Bedeutung im Praxisfeld ist die systematische Auseinandersetzung im deutschsprachigen Raum bisher eher „relativ selten" erfolgt (Rauprich 2005, S. 19). Bisweilen wird der Ansatz insgesamt als „Rahmenkonzept" (Düwell 2011b, S. 24) der angewandten Ethik aufgefasst, u. a. dergestalt begründet, dass die von Beauchamp und Childress formulierten Prinzipien sich „auf alle Anwendungsbereiche der Moral übertragen lassen" (Birnbacher 2007, S. 79). Als paradigmatische Grundorientierung ist der principlism damit auch zur Grundlegung einer Führungsethik geeignet, die nach einführender Darstellung und Kritik des prinzipienorientierten Ansatzes erfolgt.

Beauchamp und Childress formulieren insgesamt vier Prinzipien mittlerer Reichweite, die Prima-facie-Verpflichtungen aufweisen und erstmals 1979 von den Autoren in ihrem Standardwerk „principles of biomedical ethics" als „framework for moral decision-making in bioethics" (Beauchamp 2007, S. 6) vorgeschlagen worden sind. Die Prinzipien Autonomie, Wohltun, Nicht-Schädigung und Gerechtigkeit bilden als „basic principles" oder „general principles" Beauchamp und Childress (2013, S. 9) die wichtigsten Aspekte der „common morality" (Beauchamp 2007, S. 6) ab, welche nach den Autoren von „all persons in all places" (ebd.) maßgeblich herangezogen werden, moralische Handlungen zu beurteilen und zu rechtfertigen. Deren Gültigkeit begründen Beauchamp und Childress durch ihre Kohärenz mit den gängigen moralischen Überzeugungen und Moralkonzepten und unabhängig einer übergeordneten ethischen Basistheorie (2013, S. 13).

Die vier Grundprinzipien im sogenannten „4-Prinzipien Ansatz" (Düwell 2008, S. 95) charakterisieren[182] Beauchamp und Childress (2013) wie folgt:

---

[181]   Beispielsweise basiert das Grundlagendokument des Schweizer Berufsverbandes der Pflegefachfrauen und Pflegefachmänner (SBK) „Ethik und Pflegepraxis" auf dem Ansatz von Beauchamp und Childress (Monteverde et al. 2013). Gleichsam fundiert Fölsch (2008) ihren Ansatz im principlism: „Die von Beauchamp und Childress entwickelten so genannten *mittleren Prinzipien* sind in der Praxis anwendbar und entsprechen dem Wesen Pflegeethik" (S. 9f.).

[182]   Neben der Charakterisierung erfolgt von Beauchamp und Childress auch die Spezifizierung der vier Prinzipien im medizinischen und bioethischen Anwendungsbereich, auf die weitestgehend verzichtet wird, da die Prinzipien bei der Grundlegung einer prinzipienbasierten Führungsethik spezifiziert werden. Vgl. Kapitel 4.6.

1. Respekt gegenüber Autonomie (respect for autonomy)

Das Prinzip „Respekt gegenüber Autonomie" (respect for autonomy) gilt nach den Autoren als die Verpflichtung Handelnden die Fähigkeit selbstbestimmter Entscheidungen anzuerkennen und zu fördern. Damit beinhaltet das Prinzip nicht nur eine respektvolle innere Einstellung gegenüber den Werten und Überzeugungen des Handelnden, sondern auch eine aktionale Seite, diesen zur autonomen Entscheidungsfindung zu befähigen (S. 106f.). Daher ist das Prinzip auch nicht damit gleichzusetzten, den Handelnden seinem selbst („autonom") gewählten Schicksal zu überlassen (Wallner 2007, S. 34). Vielmehr steht dessen Handlungsautonomie im Vordergrund. Faktisch beinhaltet „Respekt gegenüber Autonomie" zwei Prinzipien (Rauprich 2005, S. 20): Zum einen gilt es, selbstbestimmte Entscheidungen des Handelnden weder zu behindern noch zu übergehen. Zum anderen fordert es, den Handelnden in die Lage zu versetzen, selbstbestimmte Entscheidungen treffen zu können. Diese zweiseitige Verpflichtung gegenüber dem Prinzip begründen Beauchamp und Childress bis einschließlich zur 6. Auflage mittels Kant und Mill (2009, S. 103), wohingegen sich dieser Abschnitt in der 7. Auflage (2013) nicht mehr findet.

Für Beauchamp und Childress (2013, S. 104) ist eine Entscheidung dann selbstbestimmt, wenn sie absichtlich und vorsätzlich, unter mindestens grundlegendem Verständnis der Sachlage sowie ohne manipulativen Einfluss getroffen worden ist („three-condition theory"). Im Anwendungsbereich kann das Prinzip „Respekt gegenüber Autonomie" ebenso wie die anderen Prinzipien, auf eine Vielzahl an Richtlinien gegenüber dem Handelnden ausgelegt werden, wie beispielsweise: Sag die Wahrheit. Respektiere die Privatsphäre. Schütze vertrauliche Informationen (S. 107).

2. Wohltun (beneficience)

Das Prinzip des Wohltuns (beneficience) beinhaltet nach Beauchamp und Childress als positive Verpflichtung das Gebot Handlungen durchzuführen, die das Wohlergehen anderer Personen fördern (S. 197). Die positive Verpflichtung des Prinzips zeichnet sich durch seinen proaktiven Charakter aus. Es gilt nicht, etwas zu verhindern indem es unterlassen wird, wie beim Prinzip des Nichtschadens, sondern es gilt aktiv auf das Wohltun anderer einzuwirken. Dabei beinhaltet das Gebot auch Vor- und Nachteile, Chancen und Risiken sowie Kosten und Nutzen einer Handlung abzuwägen und diejenige Handlung auszuführen, die das größte Wohl hervorbringt. Gleichwohl ist diese Verpflichtung für Beauchamp und Childress nicht gänzlich im utilitaristischen Sinne als Moralprinzip zu verstehen, da das Prinzip des Wohltuns, wie die anderen drei Prinzipien auch, Prima-facie-Verpflichtungen sind (S. 203). Das Prinzip des Wohltuns ist ebenfalls nicht mit extremem Altruismus gleichzusetzen, da dieser sich nicht in der common morality widerspiegelt bzw. hier zu rekonstruieren wäre. Entsprechend besteht nach Beauchamp und Childress nicht die Verpflichtung jede Möglichkeit nutzen zu müssen, das Wohlergehen anderer zu fördern, auch wenn es möglich wäre (S. 204). Vielmehr gilt es nach den Autoren (S. 204ff.) zwischen speziellem und allgemeinem Wohltun zu differenzieren. Spezielles Wohltun richtet sich gegenüber bestimmter mit dem Handelnden unmittelbar moralisch verbundener Gruppen, wie Familie oder Freunde bzw. durch Verträge geschaffene moralische Beziehungen, wie sie zu Patienten oder Mitarbeitern bestehen. Die obligatorische Verpflichtung diesen Gruppen gegenüber ist unbestritten, obwohl die Verpflichtungen auch dort restringiert sind, sobald übergroße Beeinträchtigungen auf das eigene Leben bestehen. Allgemeines Wohltun hingegen bezieht sich auf jegliche Personen. Hier dieselben Maßstäbe positiver Verpflichtung des Wohltuns wie gegenüber der Gruppe der Familie oder Mitarbeitern anzunehmen, lehnen Beauchamp und Childress unter der Bewertung, dies sei „overly romantic and impractical" (S. 205) ab. Sie postulieren, Wohltun der Person X gegenüber einer allgemeinen Person Y ist nur obligatorisch, wenn folgende Bedingungen insgesamt vorliegen:

a) Für Y besteht das Risiko erheblichen Schaden existenziellen Ausmaßes.

b) Eine Handlung von X ist notwendig, um den Schaden abzuwenden.

c) X ist mit hoher Wahrscheinlichkeit in der Lage, diesen Schaden abzuwenden.

d) Die Handlung von X setzt diesen nicht selber einem erhöhten Risiko aus.

e) Der Nutzen von Y überwiegt mögliche Schäden von X[183].

Gegenüber der Verpflichtungen im Prinzip des Wohltuns bestehen nach Beauchamp und Childress restriktive Beschränkungen, die auch juristischen Konflikten von Gerichten herangezogen werden, um festzustellen, inwieweit die Verpflichtung zum Wohltun einem Fremden gegenüber bestand, wie im Falle unterlassener Hilfeleistung (Wallner 2007, S. 37).

3. Nichtschaden (nonmalefience)

Das Prinzip des Nichtschadens (nonmaleficence) inkludiert nach Beauchamp und Childress das Verbot, Handlungen auszuführen, die anderen Personen Scha-

---

[183] Hierbei handelt es sich um eine verkürzte Darstellung der Bedingungen. Eine vollständige Übersetzung liefert Wallner (2007, S. 35).

den zufügen sowie gleichsam das Verbot andere einem Schadensrisiko auszusetzen (S. 150). Bewusst grenzen Beauchamp und Childress das Prinzip des Nichtschadens vom Prinzip des Wohltuns ab, wohingegen andere Ansätze die Verpflichtungen in einem Prinzip zusammenfassen. Sie argumentieren, dass ein einziges Prinzip grundlegende Unterschiede zwischen den jeweiligen Verpflichtungen verschleiern würde (S. 151). So gilt das Prinzip des Nichtschadens grundsätzlich uneingeschränkt gegenüber allen Personen und zu jeder Zeit (S. 204), wohingegen das Prinzip des Wohltuns, wie zuvor gezeigt, als ein Gebot weder grundsätzlich möglich noch erforderlich ist. Gleichwohl gilt auch das Verbot des Nichtschadens nicht absolut und kann, so Beauchamp und Childress, hinter dem Gebot des Wohltuns zurückstehen. Das Prinzip des Wohltuns überwiegt gegenüber dem Prinzip des Nichtschadens, beispielsweise im medizinischen Kontext, wenn eine Operation ungeachtet ihrer möglichen Risiken letztlich mehr Wohltun erwirkt als Schaden dafür unumgänglich ist (S. 151). Hieran beispielhaft verdeutlicht, kritisieren Beauchamp und Childress entlang weiterer Beispiele aus der Medizin grundsätzlich jedwede kategoriale Lösung (medizin-)ethischer Probleme und postulieren vielmehr die kontextsensitive Beurteilung verschiedener Handlungsalternativen (S. 158ff.).

4. Gerechtigkeit (justice)

Das Prinzip der Gerechtigkeit (justice) führen Beauchamp und Childress auf den aristotelischen Gleichheitsgrundsatz zurück, wonach Gleiches gleich, Verschiedenes aber nach seiner Eigenart zu behandeln ist[184]. Alle Gerechtigkeitstheorien, so Beauchamp und Childress, berücksichtigen diese Mindestanforderung einer Minimalethik (S. 250).

Weiter nach Aristoteles differenzieren sie den Gleichheitsgrundsatz in die Bedeutungsbereiche „justice" und „distributive justice" (ebd.). Unter justice verstehen sie im Sinne „ausgleichender Gerechtigkeit" (Bien 2010, S. 162) die Gleichbehandlung von Personen. Distributive justice hingegen beinhaltet im Verständnis „austeilender Gerechtigkeit" (ebd.) eine an fairen und gerechten Maßstäben orientierte Verteilungsgerechtigkeit von Lasten und Nutzen[185].

---

[184] Das 5. Kapitel des V. Buches der Nikomachischen Ethik von Aristoteles ist insgesamt dem Thema Gerechtigkeit gewidmet (Bien 2010, S. 135).

[185] Analog versteht Birnbacher (2007, S. 81) das Gleichheitsprinzip. Den Geltungsbereich von justice interpretiert er als „*Prima-facie-Gleichheitsgrundsatz*", wonach jede Person grundsätzlich das Recht auf eine gleiche Behandlung hat, es sei denn, gute Gründe stehen der Gleichbehandlung gegenüber. Distributive justice interpretiert er über das „*Fairnessprinzip*", wonach der Nutzen des Einzelnen aus gemeinschaftlichen Aktivitäten im fairen Verhältnis zu den Beiträgen des Einzelnen für die gemeinschaftliche Aktivität stehen sollte.

Distributive justice und je nach Kontextbezug bisweilen auch justice gehen damit weit über den Bedeutungsbereich der bisherigen Prinzipien zwischen zwei Personen hinaus. Vielmehr heben sie auf die Bedingungen der Gestaltung und Regulierung gesellschaftlichen Zusammenlebens ab, wie beispielsweise Fragestellungen der Finanzierung und dem Zugang von Gesundheitsleitungen (Beauchamp und Childress 2013, S. 250; Rauprich 2005, S. 21).

Da der aristotelische Gleichheitsgrundsatz als „basic *formal* principal" (Beauchamp und Childress 2013, S. 250) weitgehend unbestimmt konkreter Kriterien der Gleichbehandlung ist und entsprechend der zwei Bedeutungsbereiche sich nicht alle Fragestellungen der Gerechtigkeit an ein Prinzip adressieren lassen, ist der Gleichheitsgrundsatz, so Beauchamp und Childress, theoriegeleitet und kontextbezogen durch „material principles" (ebd.) zu spezifizieren.

Beauchamp und Childress erläutern dies vornehmlich im Geltungsbereich austeilender Gerechtigkeit im Gesundheitswesen (S. 249) und hier mitschwingender Aspekte ausgleichender Gerechtigkeit. Beispielsweise argumentieren die Autoren (S. 263) unter Bezug auf die „fair-opportunity rule" nach Rawls (1971)[186] und im Anspruch auf das Recht einer Basisgesundheitsversorgung mit gleichem und fairem Systemzugang (S. 272), den Ausgleich von Nachteilen aus nicht selbst verantworteten Eigenschaften („soziale und biologische Lotterie des Lebens"[187]). Hierunter sind beispielsweise Leistungen im Bereich der Reproduktionsmedizin als Ausgleich einer „life's lottery of health" (S. 263) zu verstehen.

Anfänglich erfolgte die Einführung der Prinzipien aufgrund der allgemeinen Erfahrung, dass diesen im bioethischen Diskurs eine faktisch zentrale Bedeutung zugeschrieben wird, auch wenn Beauchamp und Childress bewusst war, dass dies als Legitimation der Prinzipien nicht ausreichend sein würde (Düwell 2008, S. 90). Vor diesem Hintergrund sowie in Auseinandersetzung mit der ihnen entgegneten Kritik[188] hat sich zwischen den verschiedenen Ausgaben ihres Standardwerks der theoretische Rahmen über den Verlauf von Jahrzehnten verändert (Düwell 2011b, S. 24). Um ihre „common-morality theory" zu rechtfertigen und

---

[186] „[...] equality as equality of fair opportunity [...]" (Rawls 1971, S. 65).

[187] Beauchamp und Childress (2013, S. 263) haben die Begrifflichkeiten der „natural lottery" und „social lottery" von Rawls übernommen. Natural lottery bezieht sich auf die Verteilung günstiger und ungünstiger genetischer Eigenschaften. Social lottery meint die Verteilung von Möglichkeiten abhängig von Familie, Schulsystem oder Behörden.

[188] „Revisions of our theory over the different editions of this book have been benefited form the criticisms of Ruth Faden, Oliver Rauprich, John Arras, Norman Daniels, Bernard Gert, Dan Clouser, Rebecca Kukla, Carson Strong, Albert Jonsen, Earl Winkler, Frank Chessa, Robert Veatch, David DeGrazia, Ronald Lindsay, Avi Craimer, and others" (Beauchamp und Childress 2013, S. 427).

die Gültigkeit der Prinzipien auszuweisen, berufen sich Beauchamp und Childress in neueren Ausgaben „bewusst" (Düwell 2008, S. 90) auf das Überlegungs-Gleichgewicht von Rawls: „our account unites the common morality with the method of the reflective equilibrium" (Beauchamp und Childress 2009, S. 387, 2013, S. 411). Ihre These ist, dass das Überlegungs-Gleichgewicht die gemeinsame Moral benötigt, um die normative Vorstellung von Prinzipien zu begründen, gleichsam erfordert die angemessene Entwicklung der gemeinsamen Moral das Überlegungs-Gleichgewicht, um Kohärenz auszuweisen (ebd., S. 407).

Mit dem Bezug des principlism zum Überlegungs-Gleichgewicht nach Rawls ist dem Ansatz nunmehr eine begründungsorientierte Strategie eigen. Entsprechend ist im Anschluss an die Unterscheidung von Badura (2011, S. 202) in Bezug auf den principlism nicht mehr von problemorientierten, sondern von begründungsorientierten Kohärentismus zu sprechen.

Schöne-Seifert (2005, S. 703) stellt heraus, dass die „kohärentistische Unterfütterung" des principlism durch Beauchamp und Childress innerhalb der Fachdisziplin unterschiedlich, von einer Rekonstruktion der bisherigen Methode bis zum methodologischen Bruch, bewertet wird. Davon losgelöst positionieren sich Beauchamp und Childress mit dem Versuch ihren Prinzipienzugang kohärentistisch zu begründen, deutlich gegenüber der Möglichkeit der einheitlichen Fundierung der Ethik. Vielmehr bewerten sie die Letztbegründung als „dubious project" (Beauchamp und Childress 2001, S. 408) und hegen dem Fundamentismus gegenüber „tiefe Skepsis" (Beauchamp 2005a, S. 117).

Gleichwohl zögern Beauchamp und Childress, den principlism als ethische Theorie zu bezeichnen (2013, S. 412), u. a. da sie Clouser und Gert (1990) als ihren strengsten und schärfsten Kritikern[189] (Schöne-Seifert 2005, S. 701; Ach und

---

[189] Wesentlich wird daher in den folgenden Ausführungen die Kritik von Clouser und Gert aufgegriffen. Im deutschsprachigen Raum ist der principlism in kritischer Hinsicht umfassend von Düwell mit nachstehendem Fazit bewertet worden: „Die Dominanz dieses Konzepts [des principlism, J.S.] im Bioethik-Diskurs ist für einen sachgerechten Diskurs um moralphilosophische Differenzen eher hinderlich. Es wäre erfreulich, wenn zur Kenntnis genommen würde, dass das Feld moralphilosophischer Konzeptualisierungen breiter ist als es der 4-Prinzipien Ansatz glauben machen will" (2008, S. 95). Diese Bewertung des principlism bettet sich in die grundlegende Kritik Düwells am kohärentistischen Paradigma ein, welche er u. a. in seinem Aufsatz „Zur kulturellen Situation der Ethik: Über das Elend des Kohärentismus" (2004, S. 55–69) zusammenfassend wie folgt darlegt: „Der Kohärentismus ist nicht in der Lage die Geltung der moralischen Forderungen selbst auszuweisen. Er unterstellt, dass auf einer vor-theoretischen Ebene eine Normativität gegeben ist, die selbst nicht mehr auf ihre Berechtigung überprüft wird" (ebd., S. 65). Prinzipien sind nicht allein durch den Ausweis allgemeiner Anerkennung begründet, so Düwell (2011a, S. 246) weiter, denn es ist eben die Aufgabe der Ethik in ihrem reflektierenden Verständnis den Prinzipien gegenüber nochmals kritisch zu begegnen. Gleichsam bleibt die Frage, warum die von Beauchamp und Childress ausgewiesenen Prinzipien die „richtigen Prinzi-

Runtenberg 2002, S. 59) darin zustimmen, dass ihrem Ansatz Elemente einer vollständigen Moraltheorie fehlen (Beauchamp 2005a, S. 117; Beauchamp und Childress 2013, S. 423).

Nach eigenem Bekunden haben Beauchamp und Childress allerdings auch nicht versucht, eine vollständige Theorie aufzustellen (Beauchamp 2005a, S. 117). Vielmehr bildet die „Darstellung der Prinzipien mit Argumenten, welche die Kohärenz dieser Prinzipien mit anderen Aspekten des moralischen Lebens, etwa Gefühlen, Tugenden und Rechten zeigen sollen, den normativen Rahmen [...]" (Beauchamp und Childress 2009, S. 388)[190], als eine systematische Theorie[191]:

Analog zu dieser Argumentation fassen Beauchamp und Childress die Prinzipien, wie Schöne-Seifert (2005, S. 702) formuliert, „ausdrücklich als komplexe Begriffe mit einer Vielzahl subsidiärer – expliziter, impliziter oder nur möglicher – Normen" auf. Die Autoren (2013, S. 14–349) verdeutlichen diese Perspektive auch darin, dass die vier Prinzipien als „Prinzipien erster Ordnung" durch „Prinzipien zweiter Ordnung"[192] bzw. Regeln („rules") sowie durch Tugenden („virtues") und Leitbilder („ideals") zu ergänzen sind[193] (Ach und Runtenberg 2002, S. 58).

Als Prinzipien zweiter Ordnung, welche Beauchamp und Childress als „rules" bezeichnen, führen sie im medizinischen Kontext Wahrhaftigkeit, Schweigepflicht, Achtung der Privatsphäre sowie Vertrauenswürdigkeit im Handeln gegenüber dem Patienten an (2013, S. 302). Weiter sind „virtues" und „ideals" als eine sich aus Leitbildern, Ethos und Grundeinstellungen zusammensetzenden berufsbezogenen Tugendethik, hier ärztlicher Tugendethik, zu verstehen (Pöltner

---

pien" analog der Frage, welches oberste Moralprinzip das „richtige Moralprinzip" sein soll, unbeantwortet (Fenner 2010, S. 26).

[190] Die deutsche Übersetzung wurde Schöne-Seifert (2005, S. 702) entnommen und der Interpunktion der 6. Auflage von Beauchamp und Childress (2009, S. 388) angepasst: „Our presentation of the principles, together with our attempts to show the consistency of these principles with our other aspects of the moral life, such as moral emotions, virtues, and rights, constitutes *the normative account* in this volume".

[191] „The four clusters of principles we present in this book do not constitute a general ethical theory" (Beauchamp und Childress 2013, S. 17).

[192] Zur grundsätzlichen systematischen Unterscheidung: Prinzipien erster Ordnung formulieren moralische Forderungen zum richtigen Handeln. Prinzipien zweiter Ordnung sind davon strikt zu trennen. Sie beinhalten moralische Forderungen, die sich auf Grundeinstellungen und Charaktereigenschaften der moralischen Akteure beziehen (Holznienkemper 2003, S. 107). In dieser Auslegung umfassen Prinzipien zweiter Ordnung neben den „rules" auch die von Beauchamp und Childress aufgeführten „virtues" und „ideals". In der Literatur wird diese Unterscheidung bzw. enge und weite Auslegung nicht einheitlich getroffen.

[193] Vgl. hierzu auch Ach und Runtenberg (2002, S. 58).

2002, S. 44). Prinzipien erster und zweiter Ordnung, so Beauchamp und Childress (2013, S. 14) weiter, stehen oftmals zueinander in mittelbarer wie unmittelbarer Beziehung. Auch Tugenden finden teilweise ihre Entsprechung in den Prinzipien erster und zweiter Ordnung (ebd.) (vgl. Abbildung 11), wenn auch einer Vielzahl an Tugenden keine direkte „one-to-one correspondence" (S. 318) zu einem Prinzip zugemessen werden kann. Beispielhaft führen die Autoren hier Tugenden wie Mut, Mitgefühl oder Geduld an. Zudem sind einige Tugenden, wie Mut oder Integrität, nach Ansicht von Beauchamp und Childress insgesamt „important for morality as a whole" (S. 314).

Principles	Corresponding Virtues
Respect of autonomy	Respectfulness for autonomy
Nonmaleficence	Nonmalevolence
Beneficence	Benevolence
Justice	Justice

Rules	Corresponding Virtues
Veracity	Truthfulness
Confidentiality	Respectfulness for confidentiality
Privacy	Respectfulness for privacy
Fidelity	Faithfulness

Abbildung 11: Beispiele in Beziehung stehender Prinzipien 1. sowie 2. Ordnung und Tugenden (Beauchamp und Childress 2013, S. 381).

Entlang der Bedeutung von Tugenden im moralischen Handeln betonen Beauchamp und DeGrazia (2004, S. 63–68) die Möglichkeit bzw. Notwendigkeit ihrer Integration in den principlism. Sie argumentieren, dass für die Beurteilung moralischer Handlungen neben der Handlung an sich in der Regel auch Charakter, Motive und Gefühlslagen des moralischen Akteurs einbezogen werden (S. 66). Parallel weisen sie darauf hin, dass die gleiche Bedeutung im Alltagshandeln anerkannten Tugenden zuzurechnen ist wie Prinzipien und Regeln (S. 67). Ärztliche Tugenden können sogar eine verlässlichere Basis medizinischer Praxis sein als das Wissen um Prinzipien und Regeln. Da aber auch ein tugendhafter Akteur moralisch falsch handeln kann, bedarf es der Integration der Tugenden in ein

Rahmengerüst[194]. Ohne Bezug auf den principlism kann die Tugendethik insgesamt nicht konzeptualisiert werden. Dies zeigt sich ebenfalls darin, dass beispielsweise die Tugend der Wahrhaftigkeit nicht von der Prima-facie-Pflicht, die Wahrheit zu sagen, losgelöst werden kann, so Beauchamp und DeGrazia (ebd.) weiter[195]. Die Tugendethik wird zum integralen Bestandteil des principlism und ist damit letztlich auch als Aspekt der common morality zu bewerten:

„While each of the preceding points about the place of virtue in the moral life is undeniably important, a principlist can accept them and defend the program of incorporating a virtue ethics into a principle-based ethics" (S. 67).

Dennoch sind Prinzipien erster Ordnung relativ allgemein formuliert. Prinzipien zweiter Ordnung sowie berufsbezogene Tugendethik sind spezifischer und konkreter in Zielrichtung und Anwendung ausgerichtet, als diese (Beauchamp und Childress 2013, S. 14).

Entsprechend werden sie herangezogen, um einerseits konkrete Verfahrensweisen aus den Prinzipien erster Ordnung zu entwickeln (Peintinger 2003, S. 27) sowie andererseits berücksichtigt, um moralische Konfliktlagen „in Form eines rationalen Diskurses" (Ach und Runtenberg 2002, S. 58) zu beurteilen. Hierfür sind im Handlungskontext die gegebenen Handlungsalternativen unter Beachtung aller Prinzipien und Tugenden sowie und unter Berücksichtigung der Ansprüche der Betroffenen herauszuarbeiten (ebd.). Die Handlungsentscheidung resultiert aus der kontextsensitiven Abwägung der konkurrierenden Handlungsoptionen und damit entsprechend dem kohärentistischen Paradigma nicht klassisch deduktiv oder induktiv, sondern kasuistisch[196].

Die zuvor genannte tiefe Skepsis gegenüber dem Fundamentismus bildet den Hintergrund in dem Ansatz von Beauchamp und Childress (2013, 9), nicht von einem übergeordneten Prinzip auszugehen: „It is a mistake of biomedical ethics to assign priority to any basic principle over other basic principles". Vielmehr verfolgen sie die gegensätzliche Strategie: „The better strategy is to appreciate both the contributions and the limits of various principles, virtues, and rights, which is the strategy we adopt throughout this book" (ebd.).

---

[194] Daher ist nach Beauchamp und DeGrazia (2004, S. 67) eine moralische Handlung immer auch in ihren Auswirkungen zu erfassen: „The evaluation of action is as central to the moral life as the evaluation of character".

[195] Vgl. hierzu auch Siegmann-Würth (2011, S. 88).

[196] Beispielhaft ist dieser Prozess der pflegerischen Entscheidungsfindung in moralischen Konfliktsituationen dem Grundlagendokument pflegerischer Berufsethik des Schweizer Berufsverbandes der Pflegefachfrauen und Pflegefachmänner zu entnehmen (Monteverde et al. 2013).

Anschlussfähig hieran ist überdies, dass die Prinzipien auf unterschiedliche, miteinander konkurrierende philosophische oder religiöse Theorien rückführbar sind und begründet werden können (Hildt 2006, S. 33; Ach und Runtenberg 2002, S. 59). Zugänglich sind die Prinzipien damit nach Hildt (2006, S. 33) auch für „Personen mit unterschiedlicher theoretischer Eingebundenheit".

Auch Beauchamp und Childress beziehen sich auf unterschiedliche Ansätze. Beauchamp geht eher von utilitaristischen, Childress eher von deontologischen Grundannahmen aus, beide kommen aber auf mittlere Ebene wieder zu einer gemeinsamen Position zusammen (Birnbacher 1993, S. 53). Entsprechend gelten die Prinzipien unabhängig davon, welcher ethischen Theorie der jeweils Urteilende anhängt (Düwell 2008, S. 90).

Eben hier setzen Clouser und Gert (1990) mit ihrer grundlegenden Kritik am principlism an. Sie argumentieren, dass die Prinzipien auf gängige Moraltheorien rückführbar sind – Autonomie auf Kant, Benefizienz auf Mill, Non-Malefizienz auf Gert sowie Gerechtigkeit auf Rawls (S. 223) – der Ansatz würde versuchen diese miteinander zu verbinden: Faktisch würde aber das Gegenteil erreicht und es entstehe eine „irreführende Darstellung moralischen Begründens"[197] (S. 235). So würden die Moraltheorien auf moralische Prinzipien reduziert, die inhaltlich nichts mehr als „Kapitelüberschriften" (ebd.) oberflächlich zusammenhängender Aspekte seien. Beauchamp und Childress versuchen nach Clouser und Gert die Prinzipien fälschlicherweise als Stellvertreter der Moraltheorien zu nutzen, deren sich der Handelnde bedienen kann, wie er es für richtig hält, sodass er mal Kantianer, mal Utilitarist ist, ohne darüber zu reflektieren, ob es angemessen ist oder nicht (S. 223).

Hieran schließt sich ebenfalls die Kritik an, wonach der zuvor genannte Aspekt von Hildt, dass die Prinzipien auch philosophisch wenig geschulten Personen zugänglich seien, oftmals in einem pragmatisch oder mechanisch oberflächlichen Gebrauch münden würden (Siegmann-Würth 2011, S. 86).

Letztlich kann der principlism aber, so Clouser und Gert weiter, aufgrund der fehlenden theoretischen Einheitlichkeit und unzureichenden Systematik keinerlei Orientierung im moralischen Handeln vermitteln[198], maximal können die Prinzipien als Checklisten berücksichtigungswerter Aspekte in der Auseinandersetzung mit ethischen Fragestellungen fungieren (S. 227): „Our general contention is that the so-called ,principles' function neither as adeqate surrogates for moral theories nor as directives or guides for determining the moral correct action.

---

[197] Eigene Übersetzung.

[198] „There is not even a glimmer of usable guide to action" (Clouser und Gert 1990, S. 227).

Rather they are primarily chapter headings for a discussion of some concepts which are often only superficially related to each other" (Clouser und Gert 1990, S. 221).

Dem von Clouser und Gert formulierten Anspruch nach unmittelbarer Handlungsorientierung steht die Auffassung der Prinzipien von Beauchamp und Childress als „starting point – the point where the practical work begins" (Beauchamp 2007, S. 9) gegenüber: Als normativer Bezugsrahmen angewandter Ethik sind die Prinzipien für das Praxisfeld zu spezifizieren („specifying"; Beauchamp und Childress 2013, S. 17) und in konkreten Handlungssituationen gegeneinander gewichtend abzuwägen („weighing and balancing"; ebd., S. 19).

In diesem Verständnis sind die Prinzipien als „general guides that leave considerable room for judgment in specific cases" (Beauchamp und Childress 1994, S. 38) zu explizieren (Beauchamp 2005b, S. 54) und fungieren zugleich als „general guidelines for the formulation of more specific rules" (Beauchamp und Childress 2013, S. 13). Hintergrund ist die Auffassung von Beauchamp und Childress, die gleichsam hier vertreten wird, dass angesichts der Komplexität und Vielschichtigkeit moralischer Entscheidungen keine ethische Theorie die Reichweite hat, für alle moralischen Fragestellungen konkrete Handlungsorientierungen bieten zu können: „No theory has such power" (Beauchamp und Childress 2013, S. 424).

Spezifizieren verstehen Beauchamp und Childress (2013, S. 17) bzw. Beauchamp (2005b, S. 54) als eine „fortschreitende inhaltliche Darstellung von Prinzipien und Regeln, die sie von ihrer Abstraktheit befreit und ihnen einen spezifischen sowie praktischen Gehalt gibt".

Nach Hildt (2006, S. 34) stellt sie „eine Form der Interpretation dar", mit dem Ziel, die Bedeutung der Prinzipien in dem konkreten Kontext darzustellen. In dem Prozess eine höhere Präzision der Prinzipien durch Spezifikation zu erreichen, sind diese inhaltlich näher zu bestimmen: „Specification adds content" (Beauchamp und Childress 2013, S. 17). So wird beispielsweise das Prinzip der Autonomie in der Medizinethik durch die Regel des „informed consent" (ebd., S. 110ff.) spezifiziert, welche im Sinne von „specific policies" (ebd., S. 20) bis auf Ebene von Ausführungsbestimmungen, wie Verfahrensanleitungen zur Aufklärung des Patienten, konkretisiert werden können.

Analog kann die Bedeutung der Prinzipien im Kontext personeller Führung als Führungsgrundsätze konkretisiert werden.

Das Spezifizieren richtet sich somit primär auf die inhaltliche Ausgestaltung konsensfähiger, durch die gemeinsame Moral begründete, Prinzipien hinsichtlich eines konkreten Praxisbereichs (Beauchamp und Childress 2013, S. 20).

Prinzipien werden dabei, so Beauchamp (2005b, S. 55) weiter, weniger *„ange-wendet"* als vielmehr *„expliziert"* und hinsichtlich spezieller Aufgaben *„passend gemacht"*. Kontextbezogen zeichnet sich die Spezifikation unterschiedlich, mal als ein Anfügen zusätzlicher Pflichten, mal als Weiterentwicklung der Prinzipien oder sonstige Formen der Präzisierung aus. Schöne-Seifert (2007, S. 34) spricht daher vom „expliziten erläuternden Brückenschlag zwischen abstraktem Prinzip und konkreter Problematik".

Rationale Rechtfertigung der fortschreitenden Entwicklung der Prinzipien bildet wiederum das Kriterium der Kohärenz. Das spezifizierende Prinzip gilt dann in einem Normensystem als akzeptabel, wenn es wechselseitig die Geltung anderer Normen im System unterstützt, die sich ihrerseits durch die Kohärenz begründen (Beauchamp 2005b, S. 57).

Der Prozess des „weighing and balancing" entspringt der Frage, wie die vier Prinzipien mit ihren prima-facie gültigen Pflichten im jeweiligen Konfliktfall einer moralischen Handlungssituation gegeneinander abgewogen werden sollen. Denn konfligierende Verpflichtungen können ausschließlich durch die Verlet-zung der Normen einer Pflicht zugunsten einer anderen Pflicht gelöst werden.

Nach Beauchamp und Childress (2013, S. 20) ist im Abwägen die fallbezogene Bedeutung der Prinzipien zueinander zu reflektieren, um herauszustellen, welche der Prima-facie-Verpflichtung die Handlungsentscheidung überwiegend bzw. ausschlaggebend bestimmt. In Abgrenzung zum Spezifizieren, das primär auf die inhaltliche Ausgestaltung der Prinzipien bis auf Ebene von Ausführungsbestim-mungen im Anwendungsbereich abzielt, bezieht sich das Abwägen der Prinzi-pien hinsichtlich einer konkret vorliegenden moralischen Handlungssituation im Einzelfall.

Dabei sind folgende Bedingungen, die von den Autoren (ebd., S. 23) aufgestellt worden sind, um der Kritik willkürlichen, rein intuitiven und voreingenommenen Abwägens zu entgegnen, zu erfüllen, um die Verletzung einer Verpflichtung zugunsten einer anderen zu rechtfertigen:

1. „Es bestehen bessere Gründe dafür, aufgrund der favorisierten Norm zu handeln anstatt aufgrund der unterlegenen Norm.

2. Das moralische Ziel, welche das Verletzen der Norm rechtfertigt, besitzt realistische Aussicht darauf, erreicht zu werden.

3. Es gibt keine anderen, in moralischer Hinsicht vorzuziehenden Handlungen, die stattdessen durchgeführt werden könnten.

4. Man hat sich – entsprechend dem Erreichen des vorrangigen Ziels der Handlung – für die geringstmögliche Normverletzung entschieden.

5. Der Handelnde ist bestrebt, die negativen Auswirkungen der Normverletzung auf das Mindestmaß zu beschränken.

6. Die Handlung erfolgt unparteiisch bezüglich aller Betroffenen"[199].

Ebenfalls als Erwiderung auf entgegengebrachte Kritik, wonach Beauchamp und Childress das Prinzip der Autonomie den anderen vorziehen würden (Düwell 2008, S. 90; Ach und Gaidt 1993, S. 64), stellen die Autoren heraus, dass die Hierarchisierung der Prinzipien nicht als eine Alternative gegenüber dem Prozess des Abwägens verstanden werden kann (Beauchamp und Childress 2013, S. 141). Demgegenüber und ungeachtet der formulierten Bedingungen bleibt die Kritik von Clouser und Gert (1990) bestehen, wonach die Prinzipien in keinem systematischen Verhältnis zueinander stehen, und die wiederkehrend auftretenden Konflikte zwischen diesen so lange bestehen würden, bis Vorrangprinzipien aus einer vollständigen Theorie abgeleitet werden können (S. 219, S. 227ff.).

Einmal mehr zeigt dieser Kritikpunkt, dass der Ursprung der Auseinandersetzungen zwischen Beauchamp/Childress und Clouser/Gert tief in der ethischen Begründungsdebatte verhaftet ist, die, wie Vieth (2006, S. 46) anmerkt „eher weltanschauliche als argumentative Aspekte zu haben [scheint]", sodass der Abschluss dieses übergeordneten Schulenstreits zwischen Fundamentismus und Kohärentimus bzw. „Theorie contra Prinzipien" (Schöne-Seifert 2005, S. 704) weitgehend offen ist.

4.5   Prinzipienbasierte Personalführungsethik

Ungeachtet der umfangreichen und grundlegenden Kritik am Ansatz von Beauchamp und Childress wird, wie zuvor erwähnt, der principlism bisweilen als Rahmenkonzept der angewandten Ethik verstanden. Argumentiert wird diese Position im Wesentlichen über zwei Aspekte: Zum einen, dass die vier von Beauchamp und Childress vorgeschlagenen Prinzipien auf alle Anwendungsgebiete der Ethik zu übertragen sind (Birnbacher 2007, S. 79)[200]. Zum anderen, das

---

[199] Die deutsche Übersetzung wurde Hildt (2006, S. 37) entnommen.

[200] Beispielhaft kann hierzu die Übertragung der Prinzipien als konzeptionelle Grundlage einer Public Health Ethik durch Marckmann und Strech (2010) angeführt werden. Die Autoren spezifizieren die Prinzipien als ethische Kriterien zur Bewertung von Public-Health-Maßnahmen.

der principlism mit dem Theorien- und Wertepluralismus in Ethik und Gesellschaft vereinbar ist (Hildt 2006, S. 33).

Hieran anknüpfend finden sich in der Literatur weitere theoretische und pragmatische Gründe für den principlism bzw. für rekonstruktive Ethiken insgesamt.

Grundlegend führt Schöne-Seifert (2005, S. 703) an, dass mittels des kohärentistischen Begründungsparadigmas sich die Frage der Letztbegründung erübrigt und diese „unsinnig" erscheinen lässt.

Ach und Runtenberg (2002, S. 59) argumentieren, durch die Rückführung der Prinzipien auf den moralischen Common Sense kommt diesen bereits eine hohe Ausgangsplausibilität zu.

Nida-Rümelin (1997, S. 190) hebt hervor, das sich der normative Charakter des Common Sense dabei nicht nur auf Prinzipien und ihre Prima-facie-Pflichten, sondern auch auf konkrete Handlungsalternativen bezieht. Entsprechend kann der Common Sense in Richtung theoretischer Verallgemeinerung als auch im Hinblick konkreter Anwendung ausgebaut werden.

Und Marckmann und Strech (2010, S. 49) fassen das Abwägen der Prinzipien nicht als Problem, sondern als transparenzfördernden Prozess auf. Konfligierende Prinzipien erfordern eine eindeutige Problembenennung. Die genaue Darstellung des ethischen Konflikts ist oftmals bereits der Ansatz zur Problemlösung.

Die Gründe werden in der Position zusammengeführt, dass im Dilemma zwischen ethischen Entscheidungsproblemen und konfrontierenden Moralvorstellungen die Durchsetzung des principlism als konsensfähige Minimallösung hilfreicher erscheint, als die im Abschluss offene theoretische Auseinandersetzung der Letztbegründung (Marckmann und Strech 2010, S. 49; Schöne-Seifert 2005, S. 704).

Hieran anschließend können theoretische und pragmatische Gründe ausgewiesen werden, die dafürsprechen, auch Führungsethik auf Abstraktionsebene von Prinzipien mittlerer Reichweite beginnen zu lassen. Gleichsam argumentieren diese auf den Führungskontext präzisierten Gründe den Entwurf einer prinzipienbasierten Führungsethik (in der Pflege):

- Durch die Etablierung des principlism auf verschiedene Bereiche im Gesundheitswesen wie Bioethik und Medizinethik sowie erfolgter Übertragung des Ansatzes auf den Bereich der Pflege[201], besteht ein gewisser

---

[201] Vgl. Fußnote 181.

Anknüpfungspunkt hinsichtlich einer prinzipienbasieren Führungsethik in der Pflege[202]

- Die im principlism herangezogenen Prinzipien sind nicht mehr als vier. Der Ansatz vermag die Komplexität von Führungsethik zu strukturieren[203]. Dabei fungiert das Vier-Prinzipien-Schema als normatives Rahmengerüst und bildet den Ausgangspunkt einer prinzipienbasierten Führungsethik (Marckmann und Strech 2010, S. 50).

- Unter Bezug auf das weite Überlegungsgleichgewicht nach Daniels (1997, S. 22)[204] sind die Ergebnisse der Führungsforschung verschiedener Disziplinen wie Psychologie oder Soziologie ebenso wie spezifische Erkenntnisse der Pflegewissenschaft und des Pflegemanagements als nicht-moralisches Hintergrundwissen in das kohärente Überzeugungssystem integrierbar (Nida-Rümelin 1994, S. 739).

- Ebenso kann moralisches Hintergrundwissen allgemein sowie speziell aus dem Bereich Führungsethik in eine prinzipienbasierte Führungsethik eingegliedert werden (ebd.), in dem Punkt, als dass der principlism so angelegt ist, dass das Vier-Prinzipien-Schema um Prinzipien zweiter Ordnung sowie tugendethische Aspekte ergänzt werden muss bzw. die Tugendethik insgesamt in den Ansatz integriert werden kann.

- Die Prinzipien sind „interpretationsbedürftig" und „interpretationsfähig" (Ach und Runtenberg 2002, S. 59). Um moralische Orientierung im Führungshandeln zu vermitteln, sind die Prinzipien durch das Spezifizieren auf das Praxisfeld von Führungsethik zu übertragen und können ggf. um kontextspezifische Aspekte einer Führungsethik in der Pflege expliziert werden.

---

[202] Hierzu sei angemerkt, dass sich die Prinzipien ausschließlich über die common morality begründen, und mit Aspekten aus dem Anwendungsbereich erst beim Spezifizieren und Abwägen verbunden werden, wie Beauchamp und Childress zwischen ihrer 6. und 7. Auflage hervorheben. So heißt es in der 6. Auflage: „The four clusters of principles derive form considerd judgments in common morality and professional traditions in health care, particularly medicine and nursing, although we have been critical of certain aspects of medical codes and traditional medical ethics" (2009, S. 25). Wohingegen dieser Absatz in der 7. Auflage neu formuliert worden ist: „The four clusters of principles that we propose as a moral framework derive form the common morality, but when specifying and balancing these principles in later chapters we will also call upon historical experience in formulating professional obligations and virtues in health care, public health, biomedical research, and health policy" (2013, S. 25).

[203] Vgl. Kapitel 2.1 und 3.3.

[204] Vgl. Fußnote 175.

- Die Mehrdimensionalität von Führungsethik[205], die Defizite einseitig paradigmatischen Führungshandelns sowie die Notwendigkeit Führungsethik mittels verschiedener Ansätze gegenüberstellend zu begründen (Berkel und Herzog 1997, S. 48)[206], erfordert ein offenes Paradigma, wie es die prinzipienorientierte Führungsethik ermöglicht.

- Die Prinzipien können bis auf die Ebene von Ausführungsbestimmungen spezifiziert (Beauchamp und Childress 2013, S. 20) und entsprechend im Praxisbereich von Führungsethik als Führungsgrundsätze formuliert werden. Die von Ulrich (2009, S. 231) kritisierte fehlende Auseinandersetzung mit führungsethischen Prämissen bei der Entwicklung von Führungsgrundsätzen ist in diesem Prozess obligatorisch[207].

- Zugleich ergibt sich aus der Möglichkeit Führungsgrundsätze aus einer prinzipienbasierten Führungsethik heraus zu spezifizieren und zu begründen unmittelbar das Verständnis von Führungsgrundsätzen als ein geeigneter „Ort", an dem Führungsethik ihr Anliegen zum Ausdruck bringen kann (Jäger 2000, S. 22)[208].

- Analog Ulrich (2009, S. 232)[209] stellt eine prinzipienorientierte Führungsethik kein instrumentelles Verfügungswissen, sondern kritisch-normatives Orientierungswissen dar. In diesem Verständnis als ein „reflexives Modell der Handlungsorientierung" (Luckner 2000, S. 58) bildet der Ansatz als Rahmen legitimen Führungshandelns die Basis „aufgeklärter Selbstorientierung" (Badura 2002, S. 91) von Führungskräften im Spannungsfeld zwischen Humanität und Effizienz der Mitarbeiterführung.

- Gleichsam vermag es der Ansatz moralische Orientierung im allgemeinen Führungshandeln zu geben, erfordert jedoch die Interpretation für den moralisch schwierigen Einzelfall, ist aber offen für dessen Besonderheiten und ermöglicht situationsspezifische Vermittlungen und Kompromisse (Birnbacher 2007, S. 78). „Orientierungskompetenz" (Badura 2002, S. 29) im Verständnis reflexiver Anwendung der Prinzipien und „evaluative Erfahrung" (Vieth 2006, S. 51) im Sinne intuitiver

---

[205] Vgl. Kapitel 3.3.2.

[206] Vgl. Kapitel 3.5.

[207] Vgl. Kapitel 3.1.

[208] Vgl. Kapitel 1.1 und 3.3.2.

[209] Vgl. Kapitel 3.3.3.

Urteile und subjektiven Abwägens beschreiben ein bestimmtes Können als Voraussetzung prinzipienorientierter Führungsethik.

- Damit bilden im prinzipienorientierten Ansatz der moralische Common Sense der Gesellschaft und die moralische Intuition der Führungskräfte den Ausgang von dem aus das Gesamt der moralischen Urteilsfähigkeit im Umgang mit dem führungsethischen Grundproblem entwickelt werden muss (Nida-Rümelin 1997, S. 190; Vieth 2006, S. 47; Kymlicka 1993, S. 25): Führung ist ethikorientiert, wenn sie einer auf evaluativer Erfahrung beruhenden reflexiv-intuitiven Handlungsentscheidung der im Führungskontext spezifizierten Vier-Prinzipien-Schema entspricht, lautet das Credo prinzipienorientierter Führungsethik[210, 211].

Die argumentative Begründung für dieses Credo bzw. für die prinzipienorientierte Führungsethik insgesamt lässt sich aus den systematischen Schlussfolgerungen der Arbeitsweise von Ethikkommissionen und Ethikkomitees[212] in Krankenhaus und klinischer Forschung als ein zentrales Praxisfeld der angewandten Ethik ableiten:

Unter Verweis auf diverse Studien konstatieren Ach und Runtenberg (2002, S. 143), dass „philosophische Argumente in Ethik-Kommissionen häufig – wenn überhaupt – eine untergeordnete Rolle spielen", denn „je konkreter die Fälle, desto weniger kann man mit einer allgemeinen Theorie arbeiten". Moralische Fragestellungen sind zu komplex, als dass eine rein „technische Anwendung" (Düwell 2011a, S. 243) von Theorien möglich wäre.

Somit stellt bei der Fallerörterung in „Ethikkommissionen bzw. Ethikkomitees" (Vieth 2006, S. 21) nicht eine ethische Theorie, sondern der „reflektierte *common sense*" (ebd., S. 47) der Teilnehmer das „relevante Erkenntnisvermögen" (ebd.) dar[213]. Gleichsam bildet die moralische Intuition der Handelnden in ihrer evaluativen Erfahrung, d. h. ihr Problembewusstsein und ihre Problemlösungskompetenz aus moralischen alltags- und lebensweltlichen Erfahrungen, den Ausgangspunkt ethischer Reflexion in Ethikkommissionen und -komitees sowie in der angewandten Ethik insgesamt (Vieth 2006, S. 21). Diesbezüglich ist philoso-

---

[210] Führungsethik wird ihrer engen Auslegung folgend als Personalführungsethik verstanden (vgl. Kapitel 1.2).

[211] Vgl. Fußnote 223.

[212] Zur Differenzierung von Ethikkomitees und Ethikkommissionen, die nachfolgend zusammen als Ethikgremien bezeichnet werden, vgl. Fußnote 107.

[213] So schreibt Kymlicka (1993, S. 25): „[...] I would not encourage commissioners to acquire a greater philosophical sophistication regarding controversial moral theories. Rather, I would encourage them to have confidence in the basic values we share [...]".

phischen Ethikern nicht vorab eine höhere Kompetenz zuzuschreiben als den überwiegend mit philosophischen Laien, wie Medizinern, Pflegenden oder Patientenvertretern, besetzten Ethikgremien (Siep 2013, S. 426)[214].

Moralisches Verhalten, Entscheiden und Urteilen ist weder an eine ethische Position gebunden noch setzt es das Studium ethischer Theorie voraus. Naturwissenschaftliche Sachprobleme können ausschließlich vom Experten bewertet werden, moralische Konfliktlagen hingegen in gleicher Weise vom ethisch sensiblen Laien wie von philosophischen Ethikern (Amman 2011, S. 177)[215].

Bereits in alltäglichen Situationen wird intuitiv bestimmt, ob eine Handlung moralisch vertretbar ist oder nicht. Ebendiese vortheoretische moralische Intuition, die „moralische Überzeugung" (Nida-Rümelin 1997, S. 191), stellt wiederum der Common Sense bereit[216].

Gleichwohl bilden Common Sense und moralische Überzeugungen – nach Luckner (2000, S. 57) und Badura (2002, S. 27) mit Verweis auf Mittelstraß

---

[214] Allerdings gilt es zu konstatieren, dass sich verschiedene Weiterbildungsstudiengänge „Angewandte Ethik" an Hochschule und Universitäten etabliert haben, wie beispielsweise an der Universität Münster oder der Katholischen Hochschule Freiburg, die sich unmittelbar an Akteure im Gesundheitswesen richten, sodass nicht pauschal von überwiegend philosophischen Laien in Ethikkomitees gesprochen werden kann.

[215] Gleichwohl bewirkt die Interdisziplinarität von Ethikgremien immer auch, dass Experten auf ihrem Gebiet gleichzeitig Laien auf einem anderen relevanten Gebiet sind. So ist der Jurist medizinischer Laie und der Arzt juristischer Laie (Vieth 2006, S. 28).

[216] Verkürzt dargestellt, lassen sich im Umgang mit moralischen Überzeugungen zwei Standpunkte innerhalb der Moralphilosophie ausmachen: Zum einen wird gefordert, moralische Überzeugungen zu hinterfragen, da sie keineswegs als irrtumsresistent gelten. Vielmehr ist es eine zentrale Aufgabe wissenschaftlicher Ethik moralische Überzeugungen zu begründen (Borchers 2011, S. 166). Als ein Vertreter dieser Position bezeichnet beispielsweise Rippe (2008, S. 22–24) alle moralischen Intuitionen für die sich keine Begründung herleiten lässt, weil sie etwa nicht mehr rekonstruiert werden können oder auf metaphysische Annahmen beruhen, als „freischwebende Intuitionen" (S. 23). Nicht begründbare moralische Intuition bzw. ihre moralische Aufforderung sind daher zurückzuweisen. Zum anderen besteht die Meinung, dass moralische Überzeugungen nicht grundsätzlich hinterfragt werden sollten. Als unmittelbare Wahrnehmungen, aus denen im Kontext evaluativer Erfahrung Erkenntnisse hervorgehen, unterliegen sie einem Wahrheitsanspruch. Zugleich fungieren sie als Überprüfungsinstanzen für Theorien oder einzelne Normen. In ethisch schwierigen Entscheidungssituationen ist es zudem die moralische Intuition, die den Akteur seinen eigenen Standpunkt erkennen lässt (Borchers 2011, S. 166). Entsprechend dieser Position argumentiert beispielweise Nida-Rümelin (1997, S. 190), dass angesichts der offenen Letztbegründung im Kontext moralischer Urteilsbildung, „wir nichts anderes als Intuitionen [haben]: „Das, was von erkenntnistheoretischen Rationalisten philosophischer Ethik gern diskreditiert wird, nämlich unsere moralische Intuition, bildet das Material, aus dem das Gesamt der moralischen Urteilsfähigkeit entwickelt werden muß".

(1982, S. 19)[217] – kein instrumentelles Verfügungswissen, das analog fester Regeln angewendet werden kann. Vielmehr handelt es sich um reflexives Orientierungswissen, da sie nur den „Kern der Moral eines Menschen oder einer Gesellschaft" (Rauprich 2005, S. 28) darstellen. Entsprechend erfordert reflexives Orientierungswissen die Kompetenz des „Sichzurechtfinden[s]" (Luckner 2000, S. 65) als das Können, in einer spezifischen Situation gegebene moralische und außermoralische Orientierungsstandards, wie die moralische Intuition, die spezifizierten Prinzipien oder empirische Erkenntnisse, kontextsensitiv und problemlösungsorientiert auszudifferenzieren (Badura 2002, S. 29)[218]. Orientierungswissen, nach Badura (ebd.) besser gefasst unter dem Begriff „Orientierungskompetenz", bildet somit die Voraussetzung aufgeklärter „Selbstorientierung" (Luckner 2000, S. 65; Badura 2002, S. 91) im moralischen Führungshandeln.

Dieses handlungsleitende Wissen bzw. Können beschreibt den Kern dessen, was als „ethische Kompetenz" oder „Ethikkompetenz" zu bezeichnen ist und eingangs als ein wesentliches personales Antezedens ethikorientierter Führung bestimmt worden ist[219].

Prinzipienbasierte Personalführungsethik formuliert seinem theoretischen Verständnis als „common morality personaler Führung" entsprechend, analog der Zielsetzung diskursorientierter Führungsethik, „faire, allseits akzeptable Handlungsorientierungen" (Ulrich und Fluri 1992, S. 71). Gleichsam ist konsensorientierte Führung als wesentliches Merkmal führungsethischer Ansätze intersubjektiver Ethiken in prinzipienbasierter Führungsethik berücksichtigt.

---

[217] Mittelstraß (1992, S. 33) differenziert zwischen wissenschaftlich-technischem Verfügungswissen und moralisch-praktischem Orientierungswissen (Badura 2002, S. 27). Unter Orientierungswissen versteht Mittelstraß handlungsleitendes Wissen, das eine regulative Funktion auf das Verfügungswissen, verstanden als das technische Können der Menschen, vollzieht und dass Sollen im Können definiert: „In der Wissenschaft und (wissenschaftsgestützter) Technik bildet die Gesellschaft ein *positives* Wissen aus, d.h. ein Wissen um Ursachen, Wirkungen und Mittel. Positives Wissen allein löst jedoch noch keine Probleme. Zum positiven Wissen muß vielmehr ein *handlungsleitendes* Wissen oder *Orientierungswissen* hinzutreten, das eine Antwort auf die Frage, nicht was wir tun *können*, sondern war wir tun *sollen*, ist. Ohne ein derartiges handlungsleitendes Wissen entstehen Orientierungsdefizite, d.h. das Können wird orientierungslos".

[218] Im Kontext von Ethikkommissionen merkt Siep (2013, S. 426) hierzu grundsätzlich an: „Wer allerdings davon ausgeht, dass in den ethischen Entscheidungen moderner Gesellschaften nur moralische Gesetze anzuwenden seien, für die weder empirische Daten noch die Pluralität moralischer Einstellungen eine Rolle spielen, [...] wird die Ethik aus der ‚Anwendung' dann aber auch weitgehend zurückziehen müssen".

[219] Vgl. Kapitel 2.2.2.

Analog der Ausführungen von Beauchamp und Childress konzeptualisiert prinzipienorientierte Führungsethik darüber hinaus die Tugendethik bzw. führungsethische Tugenden als integralen Bestandteil dieses Ansatzes.

Eine an der common morality ausgerichtete personale Führung steht dabei dem Mangel monologisch-kognitiv orientierter Ansätze, die einseitig auf den Führenden fokussieren, entgegen, da sie entlang der common morality gleichzeitig auf den Führenden und Geführten abstellt. Verankert in der common morality erfolgt die Begründung allgemeinen Führungshandelns innerhalb prinzipienorientierter Führungsethik weder monologisch-kognitiv noch dialogisch-interaktiv, sodass dieser Ansatz sich nicht unmittelbar in die Systematisierung von Staffelbach bzw. Kuhn und Weibler einfügen lässt.

Das Credo prinzipienorientierter Führungsethik stellt den Führenden nicht in der Begründung von grundsätzlichem Führungshandeln in den Mittelpunkt, sondern in der Verantwortung situativer Anwendung des im Führungskontext spezifizierten Vier-Prinzipien-Schemas, wie z. B. als Führungsgrundsätze, und somit als begründeten moralischen Orientierungsstandard im Führungshandeln. Situativ abhängig kann die einzelne Urteilsbildung oder grundsätzliche Entscheidungsfindung dabei monologisch-kognitiv von der Führungskraft selbst vorgenommen werden oder dialogisch-interaktiv das Ergebnis aus einem Zweier- oder Gruppendialog sein.

4.6 Explikation und Spezifikation der 4-Prinzipien im Anwendungsfeld

Nachdem die vier Prinzipien bereits grundlegend charakterisiert worden sind, gilt es diese im Anwendungsfeld personeller Führung zu explizieren und eingebettet in ein kohärentes Überzeugungssystem zu spezifizieren. Dieser Prozess wird in den folgenden Ausführungen soweit vollzogen, als eine prinzipienbasierte Führungsethik entworfen wird, die seitens der Praxis als heuristisches Modell zur moralischen Orientierung im personalen Führungshandeln sowie als heuristische Unterstützung zur Entwicklung von Führungsgrundsätzen herangezogen werden kann. Gleichsam ist mit Abschluss dieser Ausführungen das erste Ziel der vorliegenden Arbeit, der Entwurf einer prinzipienbasierten Personalführungsethik, erreicht.

Zusammen mit der Argumentation für eine prinzipienbasierte Personalführungsethik als paradigmatische Grundorientierung und der Verhältnisbestimmung von Ethik und Ökonomie zur Bestimmung ethikorientierter Personalführung in den vorangegangen Kapiteln stellen Explikation und Spezifikation im Anschluss an

Ulrich[220] die erste Stufe insgesamt zweistufig konzipierter Ansätze von Führungsethik dar. Folglich im Bereich führungsethischer Grundlagenreflexion zu verorten, zielen Explikation und Spezifikation darauf ab, im Sinne einer common morality personeller Führung die Rahmenbedingungen zu bestimmen, in denen der „‚gezielte' führungsethische Umgang mit Mitarbeitern als Human Resource legitim ist" (Ulrich 2009, S. 235).

Gleichwohl der principlism seitens Beauchamp und Childress bereits in ein kohärentes Überzeugungssystem der common morality eingebettet worden ist bzw. aus sich heraus darstellt, ist eine weitere „kohärentistische Unterfütterung" im Anwendungsbereich personeller Führung erforderlich. Zudem stellen moralische und außermoralische Überzeugungen neben ihrer wechselseitigen Einpassung im kohärenten Überzeugungssystem parallel den Ausgangspunkt zur Explikation und Spezifikation der Prinzipien als deren fortschreitende inhaltliche Darstellung im Anwendungsfeld.

Wesentlicher Bezugspunkt bildet hier als moralisches Hintergrundwissen der zuvor entworfene Bezugsrahmen von Personalführungsethik[221] und dessen Spezifizierung entlang der führungsethischen Perspektive nach Ulrich[222]:

Die Gewährung und Verwirklichung der Grund- und Persönlichkeitsrechte der Mitarbeiter, persönlichkeitsförderliche Arbeitsplatzgestaltung sowie dialog- und konsensorientierte Beziehungsgestaltung fassen die „grundlegenden Bausteine einer zeitgemäßen Führungsethik" (Ulrich 2009, S. 236) und gleichsam die der prinzipienorientierten Personalführungsethik zusammen.

Entlang des herausgearbeiteten Credos prinzipienbasierter Personalführungsethik, nach dem Führung ethisch ist, wenn sie einer auf evaluativer Erfahrung beruhenden reflexiv-intuitiven Handlungsentscheidung dem im Führungskontext spezifizierten Vier-Prinzipien-Schema entspricht, fokussieren die folgenden Ausführungen wie zuvor beschrieben primär auf die grundsätzliche Handlungsorientierung der Führungskraft im alltäglichen Führungshandeln und weniger auf den Diskurs aller vom Führungshandeln Betroffenen im Kontext kasuistisch ethisch-konfliktärer Fragen personeller Führung[223]: Denn ethische Komplexität

---

[220] Vgl. Kapitel 3.3.3.

[221] Vgl. Kapitel 3.3.2.

[222] Vgl. Kapitel 3.3.3.

[223] Das heißt aber nicht, dass der rationale Diskurs bzw. die diskursive Leitidee kein Verfahren prinzipienbasierter Führungsethik sind. Wie im Zusammenhang mit der Ergänzung der vier Prinzipien um Prinzipien zweiter Ordnung skizziert, ist der Diskurs im principlism bzw. entsprechend in prinzipienbasierter Führungsethik, das Verfahren, um „Situationen, für die es noch kei-

von Führungshandeln ist nicht immer durch einen ‚dramatischen' Charakter einzelner Entscheidungen geprägt, sondern offenbart sich gleichsam in ‚undramatischen' Situationen alltäglichen Führungshandelns (Monteverde 2012, S. 27).

Mit Verweis auf die umfassende Darstellung von moralischem Hintergrundwissen personeller Führung in vorangegangenen Kapiteln erfolgen die sodann als „weitere" inhaltliche Darstellung der Prinzipien zu verstehenden Ausführungen vornehmlich unter Bezug auf das außermoralische Hintergrundwissen. Parallel zum bereits skizzierten moralischen Hintergrundwissen wird problem- und kontextbezogenes Fachwissen für die inhaltliche Ausgestaltung der vier Prinzipien im Gegenstandsbereich ethikorientierter Führung herangezogen, um im Ergebnis die common morality personaler Führung als Handlungsorientierung für Führungskräfte hervorzubringen (vgl. Abbildung 12).

Vornehmlich wird hierbei auf den der Arbeits- und Organisationspsychologie entstammenden Ansatz „motivorientierter Führung" von Eilles-Matthiessen und Scherer (2011) zurückgegriffen. Die Autoren plädieren als „Rahmen sozial kompetenten Führungsverhaltens" (S. 18) für eine an den Grundmotiven der Mitarbeiter ausgerichtete personale Führung als ein Führungsverhalten, das die Grundmotive der Mitarbeiter respektiert. Insgesamt hat die Psychologie eine Vielzahl an unterschiedlichen Bedürfnissen herausgearbeitet, die als implizite oder explizite Motive zielgerichtete Handlungen von Menschen bestimmen[224]. Gleichwohl besteht „weitgehend Übereinstimmung darüber, dass zumindest die folgenden vier Motive als grundlegend für das psychische Wohlbefinden betrachtet werden können: Bindung, Leistung, Kontrolle und Selbstwertschutz" (ebd.). Entsprechend stellen sie berechtige und von der Stationsleitung zu gewährleistende Ansprüche von Pflegenden dar.

---

ne habituell eingespielten ethischen Handlungsdispositionen gibt" (Ach und Runtenberg 2002, S. 58), zu beurteilen und zu entscheiden. Vgl. Kapitel 4.5.

[224] Als die „Großen Drei" oder „Big Three" werden die im Anschluss von Murray (1938) durch McClelland (1987) herausgearbeiteten Bedürfnisse Anschluss („Need for Affiliation"; S. 198), Leistung („Need for Achievement"; ebd.) und Macht („Need for Power", ebd.) bezeichnet, mit denen „ein Großteil des motivierten Verhaltens gut erklärt werden kann" (Schmalt und Sokolowski 2006, S. 515). Der Ansatz von McClelland ist auch als „Three Needs Theory" bekannt. Grundlegend zur Motivforschung insgesamt siehe beispielsweise Heckhausen und Heckhausen (2006).

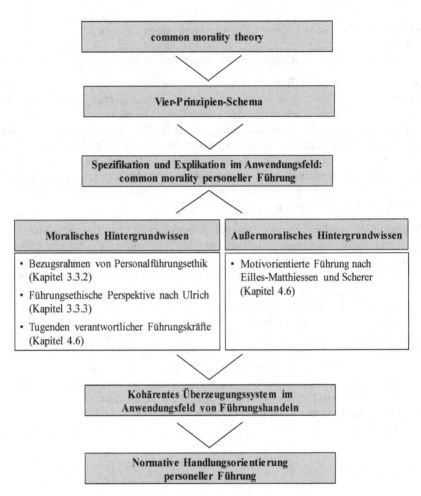

Abbildung 12: Grundlegung prinzipienbasierter Führungsethik im Überblick (eigene Darstellung).

Entlang einschlägiger Literatur[225] bestimmen Eilles-Matthiessen und Scherer (S. 18-21) diese vier Grundbedürfnisse des Menschen im Kontext personaler Führung, welche gleichsam den Ansatz der inhaltlichen Ausgestaltung der Prinzipien im Praxisbereich von Führungshandeln formulieren:

---

[225]   Vgl. hierzu Eilles-Matthiessen und Scherer (2011, S. 18–21).

Bindung/Zugehörigkeit: Das Bedürfnis nach Zugehörigkeit gilt als universell und evolutionär verankertes Grundmotiv des Menschen. Mittels sozialer Kontakte und langfristiger Beziehungen definiert sich der Menschen als soziales Wesen. Evolutionär betrachtet, bot die Zugehörigkeit zu einer Gruppe Schutz vor Feinden oder Raubtieren. Auch in der Gegenwart ist das Bindungsmotiv insgesamt sowie im organisationalen Kontext vielfältig beobachtbar. Menschen wollen dazugehören zu Unternehmen, Abteilungen, Teams, Schichtreihen, Verbänden, Netzwerken, Freundeskreisen, Familien etc.

Die Verletzung des Zugehörigkeitsbedürfnisses durch soziale Ausgrenzung oder durch sozialen Ausschluss wird im privaten wie beruflichen Kontext als äußerst belastend und bedrohlich erlebt und kann sowohl zu psychischen wie physischen Erkrankungen führen. Demgegenüber wird die Entsprechung sozialer Zugehörigkeit positiv mit der Bereitschaft zu Höflichkeit, Unterstützung oder Respekt gegenüber den Gruppenmitgliedern, wie Kollegen und Vorgesetzten, assoziiert.

Leistung: Das Bedürfnis nach Leistung ist als die Bereitschaft und der Wille zu verstehen, sich mit der Qualität und dem Umfang eigener Leistungen positiv auseinanderzusetzen. Von allen Motiven ist das Bedürfnis nach Leistung bisher am umfassendsten beforscht worden. Leistungsmotivation kann als Kernmotiv des Menschen auftreten oder sich auf abgrenzbare Bereiche, wie Freizeit oder Beruf, beziehen. Hohe Anforderungen an sich selbst und die Ergebnisse ihrer Arbeit kennzeichnen leistungsmotivierte Menschen. Sie handeln intrinsisch und fühlen sich ihrem inneren Gütemaßstab verpflichtet. Zufriedenheit stellt sich ein, wenn zur Lösung anspruchsvoller Aufgaben notwendige Ressourcen vorhanden sowie ausreichend Handlungs- und Entscheidungsspielraum gegeben sind. Zudem gelten die Anerkennung für Leistung und entsprechende Anreizstrukturen als weitere Voraussetzungen.

Im betrieblichen Kontext ist die Führungskraft verantwortlich, leistungsmotivierte Mitarbeiter zu erkennen und entsprechend zu unterstützen. Fühlen sich leistungsmotivierte Mitarbeiter dauerhaft begrenzt, kann sich anfängliche Unzufriedenheit in Frustration verkehren, und zu innerer oder tatsächlicher Kündigung führen.

Kontrolle/Autonomie: Als ein zentrales Bedürfnis des Menschen gilt der Wunsch, grundlegende Bereiche seines Lebens durch das eigene Handeln selbst zu beeinflussen. Als Selbstwirksamkeitserwartung wird die Erfahrung bezeichnet, zentrale Aspekte tatsächlich auch eigenständig gestalten zu können. Neben der eigenen Kompetenz ist die Selbstwirksamkeitserwartung auch in der Überzeugung unmittelbarer Einflussnahme begründet. Wiederholte Erfahrungen, nicht die Kontrolle der Einflussnahme zu haben bzw. der Willkür in der Gestaltung grundlegender Bereiche des Lebens ausgesetzt zu sein, können zu Hilflosigkeit, Ohnmacht oder Depressionen führen.

Für den Aufbau interpersonalen Vertrauens in der Beziehung zwischen Führungskraft und Mitarbeiter gilt die Erfüllung des Kontrollbedürfnisses als zentraler Aspekt. Zuverlässigkeit und Vorhersehbarkeit kennzeichnen personales Führungshandeln, das die Selbstwirksamkeitserwartung beruflichen Handelns der Mitarbeiter unterstützt, wohingegen ‚Launenhaftigkeit' (S. 20) wie Stimmungsschwankungen oder Meinungsänderungen, die in keiner unmittelbaren Beziehung zum Verhalten der Mitarbeiter stehen, das Motiv von Kontrolle und Autonomie über das eigene Handeln verletzen.

Selbstwertschutz: Als eines der wesentlichen Grundmotive des Menschen gilt das Bedürfnis, den eigenen Selbstwert zu schützen und ein positives Selbstbild aufrechtzuerhalten. Die Bedeutung und Stärke des Selbstwertmotivs wird vielfach erst in den Situationen erkennbar, wenn das Selbstbild durch Abwertungen oder Beleidigungen verletzt wird, da die Betroffenen oftmals mit intensiven Gefühlen, wie Wut, Kränkung, Empörung und mitunter auch Traurigkeit oder Rückzug, auf die Herabsetzung reagieren. Als selbstwertbedrohlich wird auch aggressives, kaltes oder überhebliches und unkontrolliertes Führungsverhalten wahrgenommen.

Unter Verweis auf eigene Studien (Eilles-Matthiessen 2000; Eilles-Matthiessen und Zapf 2000) führen die Autoren an, dass von Mitarbeitern selbstwertbedrohliche Situationen durch den direkten Vorgesetzten „häufig erlebt werden" (Eilles-Matthiessen und Scherer 2011, S. 20)[226]. Entsprechendes Führungshandeln, wie aggressives, kaltes oder überhebliches Verhalten von Führungskräften, zeigt sich dabei nicht nur in konkfliktären Situationen, sondern wird seitens der Mitarbeiter oftmals auch in scheinbar unspektakulären Situationen, wie Gesprächen, die vornehmlich dem Informationsaustausch dienen, erlebt.

Allerdings gibt es Hinweise darauf, dass Mitarbeiter allgemein in Gesprächen tendenziell eher sensibel gegenüber negativem als positivem Verhalten der Führungskraft hin ausgerichtet sind. Zudem liegen Hinweise vor, so die Autoren weiter, dass negative Situationen in der Beziehung zwischen Führungskraft und Mitarbeiter von diesem intensiver erlebt werden als positive Erfahrungen. Entsprechend diesem „Asymmetrieeffekt" (ebd., S. 20) kann selbstwertverletzendes Führungshandeln nicht beliebig durch selbstwertschützendes Verhalten ausgeglichen werden.

---

[226] Für den Krankenhausbereich siehe beispielsweise von Eiff (2000).

Zur Explikation und Spezifikation der Prinzipien im Anwendungsfeld personeller Führung bietet sich der motivorientierte Ansatz zum einen dahingehend an, dass er ausgehend von den grundlegenden Motiven der Mitarbeiter als deren Position konsensorientierter Führung zu interpretieren ist. Und zum anderen insoweit, als dass Führungsverhalten entlang der Motive „der unantastbaren personalen Würde und der berechtigen Ansprüche der Geführten" (Ulrich 2009, S. 230) gerecht wird und damit der „*Humanisierung der Arbeitswelt*" (ebd., S. 240), als übergeordneter Zielsetzung von Führungsethik insgesamt, nachkommt. Dementsprechend reflektiert prinzipienorientierte Führungsethik personales Führungshandeln nicht von einer funktionalistischen Warte heraus. Vielmehr integriert der Ansatz im Verständnis ethikorientierter Führung die ökonomischen Anforderungen im Führungshandeln über das Kooperationsmodell von Ethik und Ökonomie bzw. Humanität und Effizienz der Mitarbeiterführung[227].

Auch wenn die Motive ihrerseits werthaltig und zudem anschlussfähig an die Prinzipien sind, kann motivorientierte Führung aus sich heraus keine moralische Orientierung im Führungshandeln geben. Rechtfertigt sich moralisches Handeln allein unter Berufung auf empirische Erkenntnisse, wie hier die Bestimmung der grundlegenden Motive durch die Motivforschung, resultiert hieraus der „Seins-Sollens-Fehlschluß", welcher als „naturalistischer Fehlschluß" dem „normativistischen Fehlschluß" gegenübersteht (Höffe 1981, S. 16). Das Sein kann aus formallogischen Gründen nicht das Sollen begründen: Die vier genannten Motive sind als Seinssätze zu bestimmen, wohingegen moralische Verbindlichkeiten im Führungshandeln Sollenssätze darstellen (ebd.). Dabei ist die Übertragung des Seins-Sollens-Fehlschluss auf den principlism nicht zu rechtfertigen, da dieser in Bezug auf das „wide reflective equilibrium"[228] zwar empirische Erkenntnisse berücksichtigt, sich aber nicht ausschließlich hierin, sondern aus dem kohärenten Überzeugungssystem heraus begründet. Explikation und Spezifikation der Prinzipien bedürfen der Integration motivorientierter Führung, gleichsam diese nur innerhalb einer normativen Begründung, hier der prinzipienbasierten Führungsethik, moralische Orientierung im Führungshandeln geben kann.

Im Verständnis der von Beauchamp und Childress zuvor beschriebenen Verknüpfungen und Beziehungen („relationship") (2013, S. 381) zwischen Prinzipien erster und zweiter Ordnung sowie berufsbezogener Tugendethik bzw. Tugenden an sich, ist die Beziehung zwischen den Prinzipien und Motiven gelagert:

---

[227] Demgegenüber basiert die motivorientierte Führung nach Eilles-Matthiessen und Scherer (2011, S. 21) auf dem Harmoniemodell. So weisen die Autoren drauf hin, dass die „Erfüllung und Realisierung der Grundmotive mit Wohlbefinden und entsprechenden positiven Konsequenzen wie Bindung an die Organisation, geringe Fluktuationsneigung, Stressresistenz etc." einhergehe.

[228] Vgl. Fußnote 175.

Die Prinzipien werden durch die Motive konkretisiert, und die Motive wiederum sind anschlussfähig an die Prinzipien (vgl. Abbildung 13).

Prinzip	Grundmotive	Tugenden
Respekt gegenüber Autonomie	• Kontrolle / Autonomie • Leistung • Bindung / Zugehörigkeit	• Respekt • Verlässlichkeit • Integrität
Wohltun	• Selbstwertschutz • Bindung / Zugehörigkeit • Leistung	• Wohlwollen • Care / Fürsorge • Freundlichkeit
Nichtschädigung	• Selbstwertschutz • Kontrolle / Autonomie • Leistung	• Care / Fürsorge • Anerkennung • Ehrlichkeit
Gerechtigkeit	• Leistung • Selbstwertschutz	• Gerechtigkeit • Ehrlichkeit

Abbildung 13: Verknüpfungen und Beziehungen von Prinzipien, Grundmotiven und Tugenden (eigene Darstellung).

Das gegenseitige Entsprechen moralischen und außermoralischen Hintergrundwissens, das sich als ein kohärentes Überzeugungssystem zusammenfügt, begründet die common morality personeller Führung. Analog kann aus der von Eilles-Matthiessen und Scherer vorgenommenen Bestimmung motivorientierter Führung die weitere inhaltliche Darstellung der Prinzipien im Anwendungsfeld personeller Führung begründet vorgenommen werden (vgl. Tabelle 9).

Dabei umfasst die Explikation und Spezifikation der vier Prinzipien auch, diese um Prinzipien zweiter Ordnung bzw. um führungsethische Tugenden zu ergänzen. Obwohl es „Kochrezepte für Tugenden nicht gibt" (Wellershoff 1992, S. 152) und wie Maak und Ulrich (2007, S. 388) anmerken, hinsichtlich der Authentizität der Führungskraft jede ihr „eigenes Set an Tugenden reflektiert und dieses mit Leben füllt", lässt sich aus den auf das Anwendungsfeld von Führung inhaltlich fortgeschriebenen Prinzipien zumindest eine Auswahl an Tugenden ableiten, die zu diesen in Beziehung stehen. Entgegen dem Vorwurf der „Beliebigkeit" (Neuberger 2002, S. 738) können die führungsethischen Tugenden prinzipienorientierter Führungsethik entlang ihrer Beziehung zu den Prinzipien bzw. Motiven begründet werden (vgl. Abbildung 13)

Motiv	Beispielhaft relevant in folgenden Situationen	Beispielhaft motivverletzendes Führungsverhalten: der Vorgesetzte...	Beispielhaft motivschützendes Führungsverhalten: der Vorgesetzte...
Kontrolle/Autonomie	- Bewerbung/Einstieg - Leistungsbeurteilung - Veränderungsprozesse - Aufgabenverteilung - Zielvereinbarung	- zeigt keine Konsistenz im Führungsverhalten, ist unberechenbar - hält sich nicht an Absprachen - überlässt MA aus Prinzip keine Entscheidungen - stellt starre Regeln auf, welche Aufgaben wie zu erledigen sind - kontrolliert ständig einzelne Arbeitsschritte - sanktioniert MA, ohne Gründe für Fehler oder Probleme zu hinterfragen - ist auch mit guten Argumenten nur schwer von seiner Meinung abzubringen - ignoriert Verbesserungsvorschläge der MA - berücksichtigt bei Arbeitszeiten grundsätzlich keine individuellen Bedürfnisse der MA - schränkt den Handlungsspielraum der MA stark ein	- passt den Führungsstil der Situation an - lässt Entscheidungsfreiräume der MA zu - bietet flexible Zeiteinteilung für komplexe Aufgaben an - macht Entscheidungen des Managements für die MA transparent - ist offen für Verbesserungsvorschläge - fragt MA aktiv um Rückmeldungen und Einschätzungen - bietet Raum für Diskussionen von Meinungsverschiedenheiten - unterstützt MA in der Umsetzung neuer, guter Ideen - schätzt Informationen über Fehler oder Probleme
Selbstwertschutz	- Mitarbeitergespräche - Leistungsbeurteilung - Arbeitsanweisungen - Schwierige Gespräche - Austritt durch Kündigung - Eintritt in die nachberufliche Phase - Umgang mit Diversity	- belehrt oder weist MA öffentlich zurecht - kritisiert MA aus persönlicher Ebene - beleidigt MA durch abwertende Bemerkungen - macht MA allgemeine Vorwürfe, z.B. der Inkompetenz - zeigt verbal und nonverbal persönliche Antipathien - bevorzugt einzelne MA offensichtlich - diskriminiert einzelne MA offen oder verdeckt - ignoriert Fragen oder Einwände der MA - zieht ernsthafte Anliegen der MA ins Lächerliche - bestraft Ehrlichkeit der MA in schwierigen Situationen	- pflegt einen wertschätzenden Umgang - wahrt auch in konfliktären Situationen einen respektvollen Umgang - erkennt Leistungen angemessen an - spricht auch persönlichen Dank aus - gibt konstruktive Rückmeldungen, macht ggf. Verbesserungsvorschläge - hört aktiv zu, stellt Rückfragen - nimmt Anliegen der MA ernst - bietet in schwierigen Situationen angemessene Unterstützung - geht respektvoll mit Emotionen um - geht wertschätzend mit der Vielfalt der MA um (z.B. Alter, Geschlecht)

Fortsetzung folgt auf der nächsten Seite.

Motiv	Beispielhaft relevant in folgenden Situationen	Beispielhaft motivverletzendes Führungsverhalten: der Vorgesetzte...	Beispielhaft motivschützendes Führungsverhalten: der Vorgesetzte...
Bindung / Zugehörigkeit	- Integration neuer Mitarbeiter - Umgang mit Diversity - Teamentwicklung - Kündigungsgespräch - Veränderungsprozesse - Nutzung von Zeitarbeit Übergang in den Ruhestand	- grenzt einzelne MA aus, ignoriert bei strukturellen Veränderungen soziale Prozesse im Team - vermeidet oder delegiert Kündigungsgespräche - erklärt MA nicht Hintergrund der Trennung - bietet älteren MA keine Möglichkeiten zur Kompetenzentwicklung oder Fortbildung - kommuniziert älteren MA, sie schon „abgeschrieben" zu haben - macht MA leere Versprechungen, z.B. Fortbildungsmöglichkeiten - äußert persönliche Unlust und Desinteresse an den Zielen von Team und Organisation - unterbindet teamförderliches Engagement der MA	- führt neue MA persönlich ins neue Arbeitsumfeld ein - stellt neue MA den Kollegen vor - geht auf Vorwissen neuer MA ein - betont gemeinsame Ziele von Team und Organisation - wählt die Zusammensetzung von Teams sorgfältig aus - achtet auf Arbeitsergebnis und Arbeitsklima - gibt MA faire Rückmeldung bei Trennung - zeigt sich transparent bei Umstrukturierungen
Leistung	- Personalauswahl - Personalentwicklung - Mitarbeitergespräche zu Zielvereinbarung und Leistungsbeurteilung - Präsentation von Arbeitsergebnissen gegenüber dem Management	- ignoriert persönliche Stärken der MA bei der Aufgabenverteilung - kontrolliert auch kompetente MA stark - lässt MA mit schwierigen Aufgaben allein - gibt MA keine konstruktive Rückmeldung über Arbeitsergebnisse - sanktioniert MA implizit für Leistungen, z.B. durch andere Teammitglieder - wertet fachliche Einwände seitens der MA als persönlichen Angriff - befördert, fördert MA willkürlich oder nach persönlichen Interessen oder Sympathien	- weckt Interesse an Zielen und Visionen - setzt leistungsfördernde Teamnormen fest - belohnt gute Leistung konsistent - hat eine positive Grundhaltung gegenüber MA und deren Leistungsbereitschaft - gewährt angemessenes Maß an Handlungsspielraum - gibt MA anspruchsvolle, aber zu bewältigende Aufgaben - ermöglicht MA Kompetenzentwicklung

Tabelle 9: Verhaltensbeispiele motivorientierter Führung (Auszug aus Eilles-Matthiessen und Scherer 2011, S. 22, leicht adaptiert).

Da neben diesen Tugenden weiteren Tugenden für prinzipienorientierte Führungsethik als Ganzer eine Bedeutung zukommt, gleichwohl zwischen ihnen und den Prinzipien keine direkte „one-to-one correspondence" (Beauchamp und Childress 2013, S. 318) besteht, wird auf die von Maak und Ulrich (2007, S. 388) erarbeitete „Auswahl von Tugenden für verantwortliche Führungskräfte" verwiesen. Neben den in direkter Beziehung zu den Prinzipien stehenden Tugenden umfasst diese Auswahl auch diejenigen Tugenden, „die jede für sich und gesamthaft im Sinne des Charakters einer Führungskraft Bedeutung haben" und somit im Anwendungsfeld personeller Führung den Tugenden entsprechen, welche Beauchamp und Childress (2013, S. 314) als „important for morality as a whole" bezeichnen (vgl. Tabelle 10).

Tugend	Bedeutung	Beispiele
Anerkennung	Führungsbeziehung sollte auf dem Prinzip wechselseitiger Anerkennung psychisch und physisch verletzlicher Wesen beruhen	• Achtung der Menschenwürde • emotionaler Zuspruch • Gesten der Wertschätzung
Bescheidenheit	Sich selbst nicht zu wichtig nehmen. Führung hat nichts mit Privilegien und Statussymbolen zu tun.	• Bescheidenes Auftreten • keine Darstellung von Macht • Bodenhaftung zeigen
Care/Fürsorge	Empathie und aktive Fürsorge sind wichtig. Sympathie, zuhören, sich einfühlen können, für Geführte da zu sein, ist emotionale Unterstützung.	• Definition von Entwicklungszielen • konstruktives Feedback • Gesten der Unterstützung
Citizenship	Eine Führungskraft sollte sich als „Good Citizen" verstehen und die Geführten in gleicher Weise zu Engagement ermutigen.	• emanzipiertes Selbstdenken • Gemeinwohlorientierung
Dienstbereit-schaft	Führen heißt auch Dienen. Der Servant ist Diener anderer, der Organisation, Gemeinschaft und damit letztlich einem größeren Gut.	• Was brauchen andere von mir? • Wo kann ich unterstützen?
Ehrlichkeit	Offenheit und Ehrlichkeit sind von großer Bedeutung. Die Geführten müssen wissen, woran sie sind. Nur so kann Vertrauen entstehen.	• offene, ehrliche Kommunikation • Mikropolitik verhindern • Fehler offen eingestehen

Fortsetzung folgt auf der nächsten Seite.

Tugend	Bedeutung	Beispiele
Freundlichkeit	Gute Führung und freundliches Wesen sind keine Gegensätze. Im Gegenteil: sie ist ein Zeichen der Wertschätzung und wirkt positiv.	• Humor zeigen • freundliche Worte nutzen
Gerechtigkeit	Führungsentscheidungen, die als ungerecht wahrgenommen werden, untergraben deren Legitimität, Einheitliche Maßstäbe sind zwingend.	• gleiche Maßstäbe gegenüber allen • faire Prozesse sicherstellen
Integrität	Integritätsorientiertes Handeln ist mit entscheidend dafür, dass der Führungskraft von den Geführten überhaupt Integrität zugeschrieben werden kann.	• konsistentes, verlässliches Handeln, kongruent mit Werten und Prinzipien • auch/gerade in schwierigen Zeiten
Kreativität	Integritätsorientiertes Handeln ist mit entscheidend dafür, dass der Führungskraft von den Geführten überhaupt Integrität zugeschrieben werden kann.	• unkonventionelle Konfliktlösung • transdisziplinäre Denken fördern
Respekt	Basierend auf einer Ethik der Anerkennung müssen Führungsbeziehungen von wechselseitigem Respekt getragen werden.	• ausreden lassen • mit Höflichkeit begegnen • andere Meinung tolerieren • Feedback empathisch geben
Standfestigkeit	Schwierige Situationen sind mit Standfestigkeit zu begegnen; u.U. müssen moralische Entscheidungen auch allein getroffen werden	• auch gegen Widerstand eigenen moralischen Standpunkt vertreten
Verlässlichkeit	Mitarbeiter müssen sich auf das Wort einer Führungskraft verlassen können. Ohne Verlässlichkeit keine Integrität.	• Versprechen einhalten • Standpunktverlässlichkeit • kein Wanken bei Werten
Wohlwollen	Wechselseitige Wertschätzung zwischen Führungskraft und Mitarbeiter als positive Grundeinstellung.	• „Bejahung" der anderen Person • wohlwollend, wohlgesonnen anderen gegenübertretend

Tabelle 10: Tugenden für verantwortliche Führungskräfte (Maak und Ulrich 2007, S. 388).

Die nunmehr erfolgte erste Grundlegung prinzipienbasierter Führungsethik kann seitens der Praxis als normative Handlungsorientierung herangezogen werden.

Da angesichts der Komplexität und Vielschichtigkeit moralischer Entscheidungen kein Ansatz konkrete Handlungsanweisungen von Führungshandeln formulieren kann, obliegt dies auch prinzipienbasierter Führungsethik. Gleichwohl vermag dieser Ansatz Führungskräfte in ihrem „normativen *Orientierungsbedarf*" (Kozica 2012, S. 30) unterstützen und als „Orientierungswissen" (Ulrich 2009, S. 232) im personalen Führungshandeln fungieren. Entsprechend ist es im Führungsalltag allgemein wie in konfliktären Führungssituationen an der Führungskraft und ihrer „Orientierungskompetenz" (Badura 2002, S. 29), das eigene Führungshandeln entlang der spezifizierten Prinzipien, z. B. als Führungsgrundsätze, kontextsensitiv auszurichten. Vor diesem Hintergrund bildet prinzipienbasierte Führungsethik als ein „*reflexives* Modell der Handlungsorientierung" (Luckner 2000, S. 58) die Basis „aufgeklärter Selbstorientierung" (Badura 2002, S. 91):

Gegebene Wertekonflikte der Mitarbeiterführung und das gegenseitige Abwägen konfligierender Prinzipien im Einzelfall konkretisieren dabei die Orientierungskompetenz ethikorientierter Führung: „Wertekonflikte fordern Sensibilität und Gespür: die Fähigkeit Reflexionsschleifen einzulegen, im Handeln innezuhalten, sich selbst zu vergewissern, worauf es eigentlich ankommt, welcher Beitrag von mir in diesem Kontext gefordert ist, [und] was genau die Verantwortung und die Grenzen meiner Rolle sind" (Berkel 2005, S. 70).

Unabhängig davon, wie inhaltlich offen oder geschlossen der Entwurf einer prinzipienbasierten Führungsethik nunmehr vorliegt, relevant werden durch das Vier-Prinzipien-Schema begründete Führungsgrundsätze erst dann, wenn sie im Führungshandeln von der Stationsleitung berücksichtigt werden.

Welche personalen und organisationalen Antezedenzien die Wahrscheinlichkeit und das Wirksamwerden ethikorientierter Führung in der Pflege begünstigen, Stationsleitungen im Krankenhaus also darin unterstützen, dass Wort und Tat von Führungsgrundsätzen nicht auseinanderfallen, ist Fragestellung bzw. Zielsetzung der sich nun anschließenden empirischen Untersuchung.

III Empirische Untersuchung

5 Methodologie und Forschungsprozess

5.1 Methodologische Positionierung der Untersuchung

Die vorliegende Studie ist in die Führungsforschung einzuordnen. Die Führungsforschung ist ein interdisziplinäres Forschungsgebiet der Psychologie, der Ökonomie und der Soziologie (Wiswede 1990, S. 2). Durch die inhaltliche Ausrichtung und theoretische Grundlegung der vorliegenden Studie umfasst die Interdisziplinarität auch die Pflegewissenschaft und die Philosophie.

Insgesamt ist die Studie damit den Sozialwissenschaften zuzuordnen. Der Gegenstand sozialwissenschaftlicher Forschung ist das soziale Handeln, allgemein in dem Ziel, „das Handeln deutend zu verstehen und dadurch in seinem Ablauf und in seinen Wirkungen ursächlich [zu] erklären" (Weber 2005, S. 3).

Innerhalb der empirischen Sozialforschung kann auf qualitative und quantitative Forschungsstrategien zurückgegriffen werden.

Die jeweilige methodologische Positionierung von Studien resultiert aus deren Erkenntnisinteresse und Fragestellung. Gleichzeitig resultieren aus dem methodologischen Paradigma einer Studie Strategien der Forschungsorganisation, Merkmale der eingesetzten Methoden und Anforderungen an die Gütekriterien (Przyborski und Wohlrab-Sahr 2010, S. 15; Lueger 2010, S. 18). Entsprechend notwendig ist die grundsätzliche Verortung der vorliegenden Studie und Begründung ihrer herangezogenen Methoden und Verfahren.

5.1.1 Qualitatives Forschungsparadigma

Unterschiedskataloge zwischen quantitativen und qualitativen Paradigmen sind in der Methodenliteratur vielfach beschrieben (Scholl 2009, S. 28). Sie verdeutlichen die beiden zueinander differierenden Erklärungsstrategien innerhalb der empirischen Sozialforschung. Die Abgrenzungen zeigen sich bereits in den zugeschriebenen Attributen der einzelnen methodologischen Positionierungen wie beispielsweise hypothesenprüfend und theorietestend oder rekonstruktiv oder theoriegenerierend. Ungeachtet der Differenzierungen innerhalb der beiden Paradigmen ist die grundsätzliche Stoßrichtung quantitativer Forschung zu „überprüfen", wohingegen qualitative Forschung darauf abzielt zu „entdecken" (Brüsemeister 2008, S. 47).

© Springer Fachmedien Wiesbaden GmbH, ein Teil von Springer Nature 2020
J. Suermann, *Ethikorientierte Führung in der Pflege*,
https://doi.org/10.1007/978-3-658-28916-4_5

Gläser und Laudel (2010, S. 25) unterscheiden zwischen relationsorientierter und mechanismenorientierter Forschungsstrategie: Quantitative oder relationsorientierte Verfahren versuchen statistisch nachweisbare Kausalzusammenhänge zwischen sozialen Phänomenen in einem bestimmten Bereich als signifikante Zusammenhänge zwischen Ursache und Wirkung aufzuzeigen. Dabei beziehen sie sich auf standardisierte Datenerhebungen großer Fallzahlen und fest definierte statistische Auswertungsverfahren[229].

Qualitative oder mechanismenorientierte Ansätze wollen dagegen die Kausalmechanismen erklären, die unter bestimmten Bedingungen bestimmte Effekte hervorbringen, indem sie darstellen, was zwischen Ursachen und Wirkungen vermittelt. Dabei identifizieren sie Ursachen und Wirkungen und liefern Informationen über vorzuliegende Bedingungen für das Funktionieren der Mechanismen. Hierfür beziehen sie sich auf die Analyse weniger Fälle unter flexibler Anpassung gegebener Erhebungsinstrumente und interpretativer Auswertungsverfahren[230].

Relationsorientierte Forschung kann für einen definierten Bereich sichere Aussagen über Zusammenhänge treffen, vermag aber nicht, die Faktoren von Ursache und Wirkung, die Testvariablen sowie die dazwischenliegenden Wirkmechanismen an sich selbst aufzudecken. Dies ist die Aufgabe bzw. die Möglichkeit mechanismenorientierter Forschung und entspricht dem Erkenntnisinteresse der vorliegenden Studie. Entlang der Hauptfragestellung nach den Antezedenzien ethikorientierter Führung sollen ebenjene personal und organisational vorauslaufenden Bedingungen entdeckt werden, denen ein sozialer Wirkmechanismus auf das Führungshandeln der Stationsleitung zukommt. Strukturgebend hierfür ist das herangezogene hypothetische Modell der Bedingungen von Führungsverhalten (vgl. Abbildung 1).

Somit zielt die Studie nicht darauf ab, Korrelationen zwischen den vorauslaufenden Bedingungen und dem Grad an ethikorientierter Führung zu berechnen. Diese Aufgabe bzw. Möglichkeit ist der relationsorientierten oder quantitativen Forschung vorbehalten[231]. Entsprechend ist die vorliegende Untersuchung am Paradigma der qualitativen Sozialforschung ausgerichtet.

---

[229] Vertiefend für Quantitative Sozialforschung siehe beispielsweise Bortz und Döring (2006).

[230] Vertiefend für Qualitative Sozialforschung siehe beispielsweise Lamnek (2010).

[231] Die Grenzen des einen Paradigmas können demnach vom anderen ausgeglichen werden, sodass insgesamt beide Strategien eher komplementär zueinander als gegenseitig abgrenzend zu verstehen sind (ebd.).

5.1.2 Qualitative Forschungsperspektive

In den Sozialwissenschaften hat sich das qualitative Forschungsparadigma im Verlauf der letzten 40 bis 50 Jahre entwickelt und etabliert (Lamnek 2010, S. 1; Mayring 2016, S. 12).

Da sich innerhalb der qualitativen Sozialforschung verschiedene Forschungsperspektiven herausgebildet haben, ist der Terminus qualitative Sozialforschung selbst nicht einheitlich definiert bzw. wird zwischen den Forschungsperspektiven unterschiedlich gefasst. Grundsätzlich kann zwischen qualitativer und rekonstruktiver Forschungsperspektive differenziert werden, wobei innerhalb beider Stränge weiter zu unterscheidende Ansätze bzw. Zielrichtungen bestehen, die sich unabhängig davon, alle an leicht variierenden gemeinsamen Prinzipien im Forschungsprozess orientieren (Strübing 2013, S. 25; Kruse 2014, S. 25)[232].

Die Unterscheidung beider Perspektiven kann wie folgt umzeichnet werden: „Alle Forschenden, die *rekonstruktiv arbeiten*, nutzen qualitative Methoden. Aber nicht alle Forschenden, die *qualitative Methoden nutzen*, forschen rekonstruktiv"[233] (ebd., S. 24).

Entsprechend erforderlich ist eine Verortung der vorliegenden Studie innerhalb der qualitativen Sozialforschung.

Gemeinhin versucht rekonstruktive Forschung die im Handeln gegebenen Sinnstrukturen der Alltagspraxis zu rekonstruieren und in wissenschaftliche Konzepte zu übertragen. Rekonstruktive Verfahren dienen primär der Theorie- und Typenbildung. Hierzu zählen beispielsweise die Grounded Theory oder die objektive Hermeneutik (Przyborski und Wohlrab-Sahr 2010, S. 27, 2014, S. 118; Bohnsack 2014, S. 12).

Qualitative Forschung zielt weithin darauf ab, die soziale Wirklichkeit in ihrer Komplexität detailliert deskriptiv zu analysieren. Innerhalb ihrer deskriptiven Orientierung ermöglichen qualitative Verfahren inhaltliche Klassifikationen, die eine theoretisch relevante Strukturierung von Bedeutungen sozialen Handelns und sozialen Prozessen darstellen (Lamnek 2010, S. 26; Früh 2011, S. 134; Kruse 2014, S. 25). Bekanntestes Auswertungsverfahren ist die qualitative Inhaltsanalyse nach Mayring (2015) (Schreier 2014, 1).

---

[232] Die Prinzipien lauten Gegenstandsangemessenheit, Offenheit, Kommunikation, Prozesshaftigkeit und Reflexivität (Strübing 2013, S. 25). Siehe hierzu einführend beispielsweise Mayring (2016, S. 24) oder Lamnek (2010, S. 19).

[233] Bohnsack (2005, S. 63) spricht zur Unterscheidung von „offenen [und] rekonstruktiven Verfahren" bzw. „Perspektiven".

Auch die vorliegende Studie ist grundsätzlich in die qualitative Forschungsperspektive einzuordnen, und entlang ihrer noch vorzunehmenden weiteren Ausdifferenzierung dabei am ehesten an die Perspektive von Gläser und Laudel anzu-
lehnen[234]. Diese verstehen unter qualitativer Sozialforschung gemeinhin „Untersuchungen, *in denen soziale Situationen und Prozesse rekonstruiert werden
sollen*, um eine sozialwissenschaftliche Erklärung zu finden" (Gläser und Laudel
2010, S. 13).

Rekonstruieren zielt hier nicht auf die Perspektive rekonstruktiver Forschung ab,
die Sinnstrukturen des Handelnden zu erfassen, sondern auf die qualitative Perspektive, also aus dem spezifischen Bild des Handelnden das Alltagsgeschehen
als soziale Situation nachzuvollziehen und zu verstehen (Kruse 2014, S. 25;
Bohnsack 2014, S. 12; Gläser und Laudel 2010, S. 14).

5.2   Forschungsprozess

Die vorliegende Untersuchung basiert auf einem zweistufigen Forschungsprozess[235].

Um die Antezedenzien ethikorientierter Führung in der Pflege bestimmen zu
können, bedarf es in einem ersten Schritt der Rekonstruktion der sozialen Situation und der sozialen Prozesse von Führung in der Pflege sowie der gegebenen
Führungsbedingungen, was bedeutet, die Informationen zusammenzutragen und
zu analysieren, um das Führungshandeln der Stationsleitung als sozialen Sachverhalt strukturieren, erklären und verstehen zu können. Neben einer Rekonstruktion von Abläufen umfasst dies, wenn auch nachgelagert und in einem „ex-
plorativen Verständnis"[236], die Erfassung von subjektiven Deutungen der Stationsleitungen, wie Handlungsorientierungen, Wahrnehmungsmuster und Bewertungen.

Das Ergebnis aus diesem Prozess bzw. die dann vorliegenden empirischen Ergebnisse sind als Ist-Situation von Führungshandeln und Führungsbedingungen
in der Pflege durch Stationsleitungen im Krankenhaus zu bewerten.

---

[234]   Vor diesem Hintergrund wurde bereits bei der Abgrenzung zwischen quantitativer und qualitativer Sozialforschung auf Gläser und Laudel zurückgegriffen.

[235]   Diskutiert und validiert im Doktorandenkolloquium am 5.2.2016.

[236]   Das Erkenntnisinteresse der vorliegenden Studie zielt nicht darauf ab, eine Typologie normativer
Handlungsorientierungen im Führungshandeln von Stationsleitungen zu erstellen, bedarf aber einer ersten Orientierung gegebener Handlungsmaximen der Mitarbeiterführung von Stationsleitungen. Auf die Verschränkung qualitativer und rekonstruktiver Forschungsperspektive im Experteninterview verweisen Bogner et al. (2014, S. 24).

Hierfür werden leitfadenstrukturierte Experteninterviews mit 18 Stationsleitungen an sechs Krankenhausstandorten im Nord-Westdeutschen Raum durchgeführt, aufgezeichnet und transkribiert. Die Auswertung erfolgt mittels der qualitativen Inhaltsanalyse durch Extraktion nach Gläser und Laudel (2010) unter Einsatz von MAXQDA 12, einem PC-Programm zur „sozialwissenschaftlich orientierten Datenanalyse" [237].

Im Anschluss daran erfolgt in einem zweiten Schritt die Ableitung personaler und organisationaler Antezedenzien ethikorientierter Führung. Diese beruht auf einem Vergleich der Ergebnisse der Experteninterviews mit Stationsleitungen zur Ist-Situation von Führung in der Pflege mit dem entwickelten Ansatz prinzipienbasierter Personalführungsethik bzw. dem herausgearbeiteten Verständnis ethikorientierter Führung. Dieser zweite Schritt im Forschungsprozess wird vertiefend in Kapitel 7.1 dargestellt.

Entsprechend beziehen sich die folgenden Ausführungen primär auf den ersten Schritt im Forschungsprozess der vorliegenden Studie. Sie begründen die zur Erhebung und Darstellung bzw. zum Verstehen der Ist-Situation von Führung in der Pflege durch Stationsleitungen herangezogenen Methoden und deren Einordung in das qualitative Forschungsparadigma.

Die zweistufige Durchführung der Studie ist mit dem Erkenntnisinteresse bzw. durch die Hauptfragestellung der vorliegenden Arbeit zu begründen: Die Stationsleitung kann nicht direkt zu den Antezedenzien ethikorientierter Führung interviewt werden. Sie ist nicht im wissenschaftlichen Diskurs ethikorientierter Führung verortet, sondern in ihrem Alltagshandeln (Helfferich 2011, S. 183). Hier wird ihr ein Expertenstatus zuteil, der es ihr ermöglicht explizites und implizites Wissen zur Führungssituation in der Pflege im Rahmen eines Experteninterviews bereitzustellen. Wie ein Experteninterview aber „fragetechnischer Umwege"[238] bedarf, sind innerhalb der vorliegenden Studie auch forschungstechnische Umwege unabdingbar. So kann nicht direkt aus dem Interviewmaterial entlang einer induktiven Kategorienbildung, welche jeweils thematisch ein Antezedens umfassen, vorgegangen werden. Vielmehr ist es zunächst erforderlich in einem ersten Schritt Führungshandeln und Führungsbedingungen von Stationsleitungen zu rekonstruieren bzw. zu verstehen. Erst dann können auf dieser Grundlage in einem zweiten Schritt und mittels geeigneter Verfahren –

---

[237] Vgl. Referenzhandbuch MAXQDA 12. VERBI Software. Consult. Sozialforschung. GmbH 2017, S. 9.

[238] Remmers im Doktorandenkolloquium am 5.2.2016.

hier dem Vergleich von Topoi und Empirie – personale und organisationale Antezedenzien herausgearbeitet werden[239, 240].

Der zweistufige Aufbau ist forschungslogisch begründet.

5.2.1 Datenerhebung – leitfadenorientierte Experteninterviews

Bei der Datengewinnung wird zwischen Datenerhebung und Datenerfassung differenziert. Beide markieren unverzichtbare Bestandteile im Forschungsprozess. Die Aussagefähigkeit der Forschungsergebnisse stützt sich wesentlich auf die Güte der im Forschungsprozess erhobenen Daten (Lamnek 2010, S. 353).

5.2.1.1 Methodische Überlegungen

Entsprechend der differenzierten Ansätze und Zielrichtungen qualitativer Sozialforschung hat sich eine Vielzahl verschiedener Zugänge und Instrumente der Datenerhebung entwickelt[241]. Die Methode der Datenerhebung, ob beispielsweise ein narratives Interview oder die teilnehmende Beobachtung eingesetzt wird, ist im Einzelnen von der Fragestellung der Studie und dem Feldzugang abhängig (Helfferich 2011, S. 7; Przyborski und Wohlrab-Sahr 2010, S. 24).

Um das Führungshandeln und die Führungsbedingungen von Stationsleitungen verstehen zu können, ist die wissenschaftliche Auseinandersetzung mit denjenigen sinnvoll, die aus ihrer Rolle heraus über ein besonderes Wissen und umfassende Erfahrung im relevanten Handlungsfeld verfügen, indem sie „selbst Teil des Handlungsfeldes sind" (Meuser und Nagel 1991, S. 443). Innerhalb der vorliegenden Studie sind dies Pflegende als Geführte, Pflegedirektoren als Vorgesetzte und Stationsleitungen als Führende.

Aus ihrer beruflichen Tätigkeit heraus verfügt die Stationsleitung über ein „spezifisches Rollenwissen" (Przyborski und Wohlrab-Sahr 2010, S. 132) als verantwortlich Handelnde im Verantwortungsdualismus zwischen Mitarbeiter- und Erfolgsverantwortung, das im Hinblick auf das Erkenntnisinteresse der Studie über das der Pflegenden und der Pflegedirektoren hinausgeht. Entsprechend

---

[239] Zum Verständnis und Zusammenhang von „Leitidee ethikorientierter Führung" und „leitende Gesichtspunkte ethikorientierter Führung" oder „Topoi ethikorientierter Führung" vgl. Fußnote 22.

[240] Zum Verfahren der Ableitung von Antezedenzien aus dem Vergleich der leitenden Gesichtspunkte ethikorientierter Führung (Topoi) mit der Ist-Situation von Führung in der Pflege (Empirie) vgl. Kapitel 7.1.

[241] Der Versuch einer Systematisierung sozialwissenschaftlicher Erhebungsmethoden und deren Beschreibung findet sich beispielsweise in Baur und Blasius (2014, S. 559–996).

konzentriert sich die Rekonstruktion der sozialen Sachverhalte um Führung in der Pflege auf das berufliche Wissen der Stationsleitung im Krankenhaus.

Das Wissen der Stationsleitung ist dadurch gekennzeichnet, dass sie es einerseits nicht alleine besitzt, es andererseits aber, da es an ihre Berufsrolle gebunden ist bzw. sich daraus entwickelt, auch nicht offen für alle zugänglich ist (Meuser und Nagel 2009b, S. 37). In Abgrenzung zum Alltagswissen ist das spezifische Rollenwissen der Stationsleitung als Expertenwissen zu bezeichnen (Przyborski und Wohlrab-Sahr 2014, S. 132)[242].

Innerhalb der Datenerhebung steht die Stationsleitung damit nicht als individuelle Person im Vordergrund, sondern als Funktionsvertreter der Gruppe der Stationsleitungen. Gegenüber der rekonstruktiven Forschungsperspektive rücken in der gegebenen qualitativen Forschungsperspektive damit Sinngebungen in den Hintergrund (Misoch 2015, S. 121). Gleichwohl werden subjektive Konstruktionen von Stationsleitungen zum Verstehen ihrer Führungssituation als bedeutsam erachtet, da sie zwar subjektive, aber gleichsam begründete Erklärungen an sich darstellen. Hierfür bedarf es wiederum der Integration der Stationsleitung in die Datenerhebung als individuelle Person (Bogner und Menz 2009, S. 72).

Als Funktionsvertreter angesprochen, kann die Stationsleitung primär explizites Betriebswissen bereitstellen, als individuelle Person in ihrer Rolle als Stationsleitung hingegen primär implizites Deutungswissen vermitteln[243].

Betriebswissen umfasst ein Erfahrungswissen über die institutionalisierten Prozesse, Mechanismen und Bedingungen im Handlungsfeld der Stationsleitung, die dahinterstehenden formalisierten sowie nicht formalisierten Regeln und etwaig

---

[242] Die Methodenliteratur verweist auf einen umfassenden Diskurs um den Expertenbegriff (Misoch 2015, S. 127). Darauf aufbauend differenzieren Bogner und Menz (2009, S. 67) zwischen dem voluntaristischen, konstruktivistischen und wissenssoziologischen Expertenbegriff. Wesentlicher Diskussionsgegenstand ist die Frage, ob auch Experten bzw. Expertenwissen losgelöst von der Berufsrolle, beispielsweise über ein Hobby oder außerberufliches Engagement, definiert werden können (Misoch 2015, S. 121). Durch die Anbindung der Expertenrolle der Stationsleitung an ihre Leitungsfunktion im Krankenhaus ist diese Fragestellung nicht weiter relevant.

[243] In ihrem „wegweisenden Artikel" (Przyborski und Wohlrab-Sahr 2010, S. 131) zum Experteninterview haben Meuser und Nagel (1991) die Termini „Betriebswissen" und „Kontextwissen" eingeführt. Hiernach umfasst Betriebswissen das Wissen im eigenen Handlungsfeld, Kontextwissen bezieht sich auf Wissen in einem Bereich in dem der Experte selber nicht direkt aktiv ist, aber dennoch darüber Auskunft geben kann. Beispielsweise hat die Pflegedirektion Kontextwissen über die Leitungstätigkeit der Stationsleitung. Przyborski und Wohlrab-Sahr (2010, S. 132) führen an, dass Meuser und Nagel in ihrem Verständnis von Betriebswissen auch implizit das Deutungswissen der Experten ansprechen. Bogner et al. (2014, S. 18) differenzieren quasi Betriebswissen in technisches Wissen und Prozesswissen und führen explizit Deutungswissen an. Entsprechend unterscheiden sich die Begrifflichkeiten in der Literatur zwischen den Autoren.

gegebenen Widersprüchlichkeiten zwischen definierten Abläufen und ihrer tatsächlichen Umsetzung (Przyborski und Wohlrab-Sahr 2010, S. 132). Das Betriebswissen oder „Insiderwissen" umfasst auch das eigene Routinehandeln (Wassermann 2015, S. 53).

Deutungswissen beinhaltet die subjektiven Handlungsorientierungen eigenen Handelns der Stationsleitung sowie subjektive Sichtweisen und Bewertungen der im Handlungsfeld gegebenen Regeln und ihrer Auswirkungen auf das eigene Handeln. Gleichwohl sie als individuelle Person angesprochen wird, können die Erklärungsmuster der Stationsleitung einem kollektiven Verständnis innerhalb der Gruppe der Stationsleitungen unterliegen (Bogner et al. 2014, S. 18).

Die Erhebung von Expertenwissen erfolgt gemeinhin mittels Leitfadeninterviews bzw. unter Experteninterviews werden leitfadenorientierte Interviews verstanden (Misoch 2015, S. 124). Auch in der vorliegenden Studie wurden leitfadenorientierte Experteninterviews zur Datenerhebung eingesetzt.

In mechanismenorientierten Untersuchungen bieten sie den Vorteil, dass über den Leitfaden die im Erkenntnisinteresse stehenden Informationen erhoben werden können, gleichzeitig allerdings auch narrative Passagen möglich sind, die dem Prinzip der Offenheit qualitativer Sozialforschung entsprechen und subjektive Relevanzstrukturen und handlungsleitende Orientierungen der Stationsleitung hervorbringen können. Narration ist hier erforderlich, da implizites Wissen dem Experten erst im Erzählfluss bewusst wird und hervorgebracht werden kann (Gläser und Laudel 2010, S. 116; Meuser und Nagel 2009a, S. 473).

Um die Führungssituation, das Führungshandeln und die Führungsbedingungen in der Pflege rekonstruieren und verstehen zu können, sind beide Wissensperspektiven in der Datenerhebung und Datenauswertung zu berücksichtigen bzw. die eingesetzten Methoden (Leitfadenerstellung, Interviewführung, Inhaltsanalyse) daraufhin auszurichten (Przyborski und Wohlrab-Sahr 2010, S. 133)[244].

---

[244] U. a. 2009 führen Bogner und Menz (S. 63ff.) an, dass Betriebswissen, also die „Rekonstruktion von Abläufen und sozialen Situationen", durch systematisierende Experteninterviews und die „subjektive Dimension" der Handelnden, also das Deutungswissen, mittels theoriegenerierender Experteninterviews erhoben werden kann. Przyborski und Wohlrab-Sahr (2010, S. 132) sehen die beiden Formen nicht derart „miteinander konkurrierend", sondern verstehen hierin zwei verschiedene Interviewstrategien, die auch innerhalb eines Interviews herangezogen werden können und den Experten auf zweierlei Weise adressieren. Diesem Verständnis unterliegt auch die Datenerhebung in der vorliegenden Studie. In 2014 heißt es hierzu bei Bogner et al. (S. 2) „Doch sollte man die Differenzierung zwischen den Formen des Experteninterviews nicht zu weit treiben. In methodisch-praktischer Hinsicht ergeben sich viele Überschneidungen".

5.2.1.2 Konstruktion Interviewleitfaden

Wie die Stationsleitung grundsätzlich nicht direkt auf die Forschungsfrage antworten kann, kann von ihr die forschungslogisch relevante Frage nach der Ist-Situation von Führung in der Pflege weder mit noch ohne Schwerpunkt Führungsethik umfassend beantwortet werden. Entsprechend zielt das Experteninterview darauf ab, Betriebs- und Deutungswissen der Stationsleitung aus ihrem Führungsalltag hervorzubringen, das dann als Text transkribiert inhaltsanalytisch ausgewertet werden kann, um die Ist-Situation von Führung zu rekonstruieren und verstehen zu können (Helfferich 2011, S. 185). Diese innere Logik im Forschungsprozess ist umfassend bei der Konstruktion des Interviewleitfadens zu berücksichtigen und hebt als wichtige Vorarbeiten die Klärung danach, „was" und „wie" im Interview gefragt werden soll, hervor (ebd.).

Entsprechend wurde ein Interviewleitfaden[245] konstruiert, der das Alltagshandeln und die Alltagsbedingungen der Stationsleitung als Führungskraft zum Gegenstand hatte und indirekt Aspekte ethikorientierter Führung integrierte.

Der Interviewleitfaden umfasste fünf Themenfelder, die in neun erzählgenerierende Leitfragen aufgespaltet worden sind[246]. Die Themenfelder wurden auf Basis des theoretischen Vorwissens über den Untersuchungsgegenstand bzw. in der Auseinandersetzung um das Ziel der Datenerhebung konzipiert (Kuckartz 2010, S. 62). Die an die Themenfelder anknüpfenden Leitfragen wurden nach dem „SPSS-Prinzip"[247] entwickelt (Helfferich 2011, S. 182). Sowohl für die Konzeptionierung der Themenfelder als auch für die Formulierung der Leitfragen wurde das hypothetische Modell der Bedingungen von Führungsverhalten herangezogen (vgl. Abbildung 1).

Die Herausforderung in der Fragenformulierung bestand darin, einerseits das Prinzip der Offenheit qualitativer Sozialforschung zu berücksichtigen und andererseits das Interview im originären Erkenntnisinteresse der vorliegenden Studie innerhalb einer qualitativen Forschungsperspektive zu halten[248].

Hierfür wurden die erzählgenerierenden Leitfragen als Erfahrungsfragen konzipiert, welchen nachgeordnet Stichworte beigefügt wurden, die als „Memos für

---

[245] Vgl. Anhang 1.

[246] Gläser und Laudel (2010, S. 144) merken an, dass in einer Stunde 8 bis 15 Fragen bearbeitet werden können.

[247] Das Kürzel steht für vier Schritte der Leitfadenentwicklung: Sammeln, Prüfen, Sortieren und Subsumieren (Helfferich 2011, S. 182).

[248] Überlegungen zum Prinzip der Offenheit in Experteninterviews finden sich u. a. bei Helfferich (2014, S. 562); Gläser und Laudel (2010, S. 131) oder Liebold und Trinczek (2009, S. 37).

Detailfragen" fungierten, wenn die Stichworte von dem Interviewenden nicht allein angesprochen worden sind (Helfferich 2011, S. 185).

Im Ergebnis liegt eine „geschlossene Offenheit" (Liebold und Trinczek 2009, S. 37) vor, die das Interview über die Themenfelder bzw. deren inhaltliche Berücksichtigung in den Leitfragen und die nachgeordneten Stichworte strukturiert, durch die offene Formulierung der Leitfragen aber gleichsam die Bedeutungsdarlegung und -strukturierung dem Interviewenden übergibt: „Deduktion und Induktion gehen Hand in Hand" (ebd.). Sowohl die Leitfragen als auch die Detailfragen wurden neutral formuliert (Gläser und Laudel 2010, S. 135).

Die Anordnung der Leitfragen unterlag als Argumentationsfluss im Interview einem Aufbau von allgemeinen hin zu speziellen Themen (Helfferich 2011, S. 180), was entsprechend offene bzw. entsprechend geschlossene Leitfragen und Nachfragen evozierte.

Themenfeld 1 (Rahmenbedingungen von Pflege bzw. Führung) befasste sich allgemein mit den Arbeitsbedingungen in der Pflege, wobei auch Aspekte der interdisziplinären Zusammenarbeit und Arbeitsorganisation berücksichtigt wurden.

Themenfeld 2 (Motivlage, Qualifikation, Auswahl, Vorbereitung) zielte auf die Motivlage von Stationsleitungen zur Übernahme der Leitungstätigkeit ab und erfasste in diesem Zusammenhang überdies Informationen zur Vorbereitung auf die Führungstätigkeit.

Themenfeld 3 (Tätigkeitsbereiche, Aufgabenverständnis) umfasste das allgemeine Aufgabenverständnis als Stationsleitung in dem Ziel Informationen darüber zu erhalten, worin Unterscheidungsmerkmale zu den Tätigkeiten der Pflegenden bestehen und worin die Prioritäten in der Leitungstätigkeit bestehen.

Themenfeld 4 (Handlungsmöglichkeiten) stellte auf die Handlungsmöglichkeiten der Stationsleitung ab, um im Anschluss an das Themenfeld 1 Informationen über die Freiräume und Handlungsbedingungen der Stationsleitung zu erhalten.

Themenfeld 5 (Dimensionen Mitarbeiterführung) befasste sich mit vier verschiedenen Hinsichten zur Mitarbeiterführung. Speziell wurden Aspekte zum Rollenverständnis als Führungskraft, zur normativen Orientierung im Führungshandeln, zum Führungsverhältnis zwischen Stationsleitung und Pflegenden sowie zur Reflexion vom Führungshandeln erhoben.

Das Interview endete mit einer Abschlussfrage zu gewünschten Unterstützungsbedarfen für die Aufgaben als Stationsleitung bzw. als Führungskraft der Pflegenden.

Das Ende des Gesprächs bildete der Dank für die Teilnahme an der Studie.

Dem Interview vorangestellt war eine gegenseitige Begrüßung und Vorstellung, Informationen zum Ziel, Zweck und Nutzung des Interviews sowie die Anfrage zu dessen Aufzeichnung, die Aufklärung über die Zusicherung von Datenschutz und Anonymität des Interviewten und nach informierter Einwilligung der gegenseitige Austausch einer „Einverständniserklärung zur Durchführung eines Interviews", die eine „Anonymisierungs- und Verwendungserklärung" des Interviewenden enthielt. Vor Beginn des Interviews wurde zudem der zeitliche Rahmen abgestimmt und Daten zur Person, wie Alter oder Dauer der Leitungstätigkeit sowie erste Eckdaten zur Station, wie Fachrichtung oder Anzahl der Betten im Gespräch erfragt (Gläser und Laudel 2010, S. 144; Bogner et al. 2014, S. 59).

5.2.1.3 Feldzugang und Stichprobe

Der Feldzugang erfolgte über eine schriftliche Kontaktaufnahme zu den Pflegedirektionen von Krankenhäusern verschiedener Trägerschaften im nord- und nordwestdeutschen Raum. Und auch wenn eine Auswertung nach Trägerschaft nicht das Erkenntnisinteresse der Studie darstellt, sind Stationsleitungen aus privaten, frei-gemeinnützigen und kommunalen Krankenhäusern unterschiedlicher Versorgungsstufen im Gegensatz zu Leitungen aus Universitätsklinika in der Studie berücksichtigt worden. Die an der Studie beteiligten Krankenhäuser verfügten durchschnittlich über 517 Planbetten.

Der Zugang über die Pflegedirektionen wurde gewählt, da kein direkter Zugang zu möglichen Interviewteilnehmern bestand und die Interviewdurchführung am Arbeitsplatz der Befragten durchgeführt werden sollte, was der Zustimmung der jeweiligen Einrichtungen bedarf (Gläser und Laudel 2010, S. 160).

Im Hinblick auf das Ziel der Experteninterviews bzw. der im Interviewleitfaden berücksichtigten Themenfelder wurde der Expertenbegriff nicht näher definiert, als dass es sich bei den Teilnehmenden um Stationsleitungen einer bettenführenden Station in einem Akutkrankenhaus mit klassischer Stablinien-Organisation für den Bereich der Pflege handeln musste[249]. Auflagen, wie beispielsweise eine Mindestanzahl an Berufsjahren in der Pflege bzw. als Stationsleitung oder die Absolvierung eines Stationsleitungskurses, beispielsweise nach den Empfehlungen der Deutschen Krankenhausgesellschaft (Weiterbildung zur Leitung einer Stations/eines Bereichs[250]), wurden nicht herausgestellt. Derlei Einschränkungen hätten die Rekonstruktion und das Verstehen der Ist-Situation zugunsten der

---

[249] Vgl. Fußnote 3.

[250] Vgl. Internetauftritt der Deutschen Krankenhausgesellschaft e. V.: www.dkgev.de.

Auflagen verzerrt. Ebenso war es nicht maßgeblich, ob die beteiligten Krankenhäuser über Führungsgrundsätze verfügten oder nicht.

Der schriftlichen Kontaktaufnahme an die Pflegedirektionen schloss sich eine
telefonische Nachfrage zur Unterstützung der Studie an. Wurde diese positiv
beschieden, stellten die Pflegedirektionen nach etwaig erforderlicher Einbringung interner Gremien[251] und vorheriger Rücksprache mit möglichen Inter-
viewkandidaten deren berufliche Kontaktdaten zur Verfügung. Die Kontaktaufnahme zu den namentlich bekannten Stationsleitungen erfolgte wiederum telefonisch. In diesem Gespräch wurden Zielsetzung des Vorhabens und Rahmenbedingungen des Interviews skizziert. Erfolgte daraufhin eine „informierte Zustimmung", wurde ein Interviewtermin vereinbart (Friedrichs 2014, S. 81).

Eine Rückmeldung an die Pflegedirektion, mit welchen Stationsleitungen aus der
Vorschlagsliste Interviews durchgeführt worden sind bzw. ob überhaupt, wann
diese stattgefunden haben und welche Ergebnisse diese hervorbrachten, erfolgte
nicht. Darüber wurden die Interviewpartner informiert – im Zusammenhang mit
der Zusicherung von Datenschutz und Anonymität ein wichtiger Aspekt, um
etwaigen Befürchtungen der teilnehmenden Stationsleitungen, negative Äußerungen über den Arbeitgeber bzw. den Bedingungen der Führungssituation aus
dem Interview würden an diesen rückgemeldet oder an Dritte weitergeben, ent-
gegenzutreten.

Da die Rekonstruktion der Führungssituation in der Pflege einer umfassenden
Analyse und Auswertung des Einzelfalls bedarf, umfasst die Stichprobengroße
eine im Forschungsparadigma begründete geringe Fallzahl (Gläser und Laudel
2010, S. 37). Mit der Durchführung und Auswertung von 18 Interviews an sechs
Krankenhausstandorten bei durchschnittlicher Interviewdauer von 1:47:40 Stunde[252] wurde einerseits ein Maximum an auswertbarem Datenmaterial für eine
Person erhoben und andererseits eine „theoretische Sättigung" erreicht, die eine
„angemessene Abbildung der Realität" darstellt (Hermanns 1992, S. 116).

---

[251] Zwischen den Einrichtungen wurde die Integration der Mitarbeitervertretung oder des Betriebs-
rats sowie anderer Gremien oder Abteilungen unterschiedlich bewertet. Wenn diese seitens des
Krankenhauses als erforderlich erachtet wurde, erfolgte eine entsprechende Kontaktaufnahme
und Vorstellung der Studie.

[252] Das aufgezeichnete Interviewmaterial hat eine Länge von 32:18:05 Stunden. Das Interviewtranskript umfasst 411 Seiten.

Daten zur Person	I 1	I 2	I 3	I 4	I 5	I 6	I 7	I 8	I 9	I 10	I 11	I 12	I 13	I 14	I 15	I 16	I 17	I 18
Tätigkeit	SL	SL	SL	SL	SL	SL	SL	SL	SL	SL	SL	SL	SL	SL	SL	SL	SL	SL
Geschlecht[1]	m	m	w	m	w	w	m	w	w	w	w	w	w	w	m	m	m	m
Alter	43	29	37	59	47	63	46	58	50	37	29	55	51	35	37	51	34	24
Berufserfahrung in Jahren[2]	13	9	18	23	29	43	18	38	29	9	7	35	33	12	14	31	13	1
davon als Stellvertretung	0	3	1	0	4	0	0	1	5	1,5	1	2	23	2	3	7	0	4 M
davon als Stationsleitung	9	1	6	8	22	12	12	16	4	8 M	3	5	3	3,5	1	18	4	2 M
Weiterbildung[3]	j	n	n	j	j	j	j	n	j	n	n	n	j	n	n	j	n	n
Daten zur Station																		
Fachbereich[4]	k/o	k	k	s	k	o	o	o	s	k	o	k	k	s	o	s	k	o
Anzahl Betten	30	70	42	12	53	22	31	24	14	33	24	21	24	30	46	18	35	40
Anzahl Vollkraftstellen	24	19,8	10,5	11,5	20,5	10	12,3	11,5	35	11,1	11,5	12	12	47	21,8	39	15,5	17
Anzahl Mitarbeiter	29	26	13	15	27	11	15	12	42	12	18	15	14	56	26	50	19	20
Daten zum Interview																		
Interviewdauer in Stunden	2:04	2:12	1:31	1:32	2:06	1:42	3:26	2:39	1:18	2:03	1:22	1:40	1:46	1:08	1:26	1:47	0:54	1:33

Legende

[1] w = weiblich, m = männlich; [2] ohne Berufsausbildung; M = Monate; [3] Weiterbildung zur Leitung einer Station/eines Bereiches nach den DKG-Empfehlungen, n = nein, j = ja, [4] k = konservativer Fachbereich, o = operativer Fachbereich, s = sonstiger Fachbereich, z.B. Intensivstation oder Palliativstation

Tabelle 11: Übersicht der interviewten Stationsleitungen / „Stichprobe" (eigene Darstellung).

Von den interviewten Stationsleitungen waren 10 weiblich und 8 männlich. Der Altersdurchschnitt betrug 43,6 Jahre, die Altersverteilung erstreckte sich zwischen 24 und 63 Jahren. Die Interviewpartner verfügten über eine durchschnittliche Berufserfahrung von 20,8 Jahren in der Pflege und davon 7,1 Jahre als Stationsleitung. Acht Stationsleitungen haben eine Weiterbildung zur Leitung einer Station/eines Bereichs nach den DKG-Empfehlungen absolviert[253]. Die Leitungsspanne, die Anzahl der hierarchisch unterstellen Mitarbeiter, variierte von 11 bis 56 Mitarbeitern bzw. 10 bis 47 Vollkraftstellen (vgl. Tabelle 11).

5.2.1.4 Feld-Pretest

In der empirischen Sozialforschung ist der Pretest von eigens entwickelten Erhebungsinstrumenten „unerlässlich" (Scholl 2009, S. 203) und „Common Sense" (Weichbold 2014, S. 299) (Baur und Blasius 2014, S. 299). Der Pre-Test des Interviewleitfadens dient dazu, komplexe oder missverständliche Formulierungen zu erkennen; bewerten zu können, ob Themenfelder nicht oder unzureichend berücksichtigt worden sind und um die Dauer des Interviews einzuschätzen (Mayer 2009, S. 45; Scholl 2009, S. 203). Erfolgt der Pretest im Erhebungsfeld, handelt es sich um einen „Feld-Pretest" (Weichbold 2014, S. 302).

Das erste durchgeführte Interview fungierte zugleich als Pre-Test des Interviewleitfadens. Neben den zuvor aufgeführten Aspekten diente der Feld-Pretest insbesondere dem Erfahrungsaufbau des Interviewenden in der Interviewdurchführung. So waren die Fragen insgesamt verständlich oder konnten durch kurze Nachfragen noch verdeutlicht werden, demgegenüber konnte die angestrebte Interviewsituation eines „quasi normalen Gesprächs" (Pfadenhauer 2009, S. 103), im Feld-Pretest nur bedingt umgesetzt werden.

Im Ergebnis bedurfte der Interviewleitfaden keiner grundsätzlichen Modifikation, sodass die erhobenen Daten aus dem Feld-Pretest in die Hauptuntersuchung einfließen konnten. Aus den gewonnenen Erfahrungen der Interviewführung konnte in den nachfolgenden Interviews eine angemessene Gesprächsatmosphäre bei qualifizierter Interviewdurchführung erreicht werden.

5.2.1.5 Durchführung Experteninterviews

Die Durchführung der Interviews erfolgte im Zeitraum von Mai bis November 2015. Die Interviews selbst wurden mittels Aufnahmegerät als mp3-Datei erfasst und gespeichert.

---

[253] Vgl. Fußnote 250.

Um im Experteninterview Betriebs- und Deutungswissen erheben zu können, sind ähnlich dem Erfordernis offener und geschlossener Formulierung von Interviewfragen, symmetrische und asymmetrische Interaktionssituationen notwendig.

Grundlegend ist es im Experteninterview erforderlich, dass der Interviewende von der Stationsleitung in einer „symmetrischen Interaktionssituation" als „Co-Experte" wahrgenommen wird. Dies bildet die Voraussetzung dafür, eine relevante Tiefe und angemessene Komplexität von Informationen vermittelt zu bekommen. Entsprechend sind die Interviews mit einem hinreichenden Vorverständnis über den interessierenden Gegenstandsbereich zu führen (Bogner und Menz 2001, S. 495; Bogner et al. 2014, S. 52).

Um demgegenüber Narration herauszufordern bzw. implizites Wissen der Stationsleitung zu generieren, bedarf es eines situativen Wechsels des Interviewenden vom Co-Experten in einen „Laien-Status". Eine „asymmetrische Interaktionssituation" unterstützt Motive der Stationsleitung, sich für narrative Passagen im Interview, beispielsweise aus Hilfsbereitschaft heraus, zu öffnen (ebd.).

Da der Interviewer über eine pflegerische Grundausbildung verfügt, selber aber nicht als examinierte Pflegekraft oder Stationsleitung im Krankenhaus gearbeitet hat, konnten von diesem beide Perspektiven ehrlich und authentisch eingenommen werden.

Vor dem Hintergrund, dass es keinen „one-best-way" oder „einziges Ideal" der Interviewführung gibt (Bogner und Menz 2009, S. 75; Bogner et al. 2014, S. 51), wurde in der vorliegenden Studie unter Berücksichtigung der situativen Wechsel zwischen Co-Experten und Laien-Status ein „quasi normales Gespräch" (Pfadenhauer 2009, S. 103) in interessiert offener und vertrauensvoller Atmosphäre angestrebt.

Dafür wurden sämtliche im Interviewleitfaden aufgenommenen Themen während des Interviews in einer sich situativ ergebenden Reihenfolge mittels einer erzählgenerierenden Leitfrage angesprochen (Helfferich 2011, S. 181). Dies ermöglichte der jeweiligen Stationsleitung den Sachverhalt selbststrukturiert darzustellen (Przyborski und Wohlrab-Sahr 2010, S. 136). Daran schloss sich unter Berücksichtigung der „Memos für Detailfragen"[254] ein „Miteinander-Reden" (Pfadenhauer 2009, S. 103) über das zuvor angesprochene Themenfeld aus dem Interviewleitfaden an. Während der gesamten Gesprächssituation wur-

---

[254] Vgl. Kapitel 5.2.1.2.

den die von Gläser und Laudel (2010, S. 172) aufgestellten allgemeinen Regeln der Interviewführung grundsätzlich berücksichtigt[255].

5.2.1.6 Kontextdokumentation

Abhängig von der Einbindung der Interviewpartner in die Bereichspflege fanden die Interviews während der Dienstzeit oder im Anschluss an die Dienstzeit statt.

Die Gesprächsbereitschaft nahezu aller Interviewpartner war äußerst umfassend. Anders ist auch die durchschnittliche Länge der Interviews von 1:47:40 Stunde[256] nicht zu erklären. Nach Beendigung des Interviews drückten viele der Teilnehmenden ihr Interesse an der Studie aus und resümierten, dass sie sich bisher „niemals zuvor so intensiv über Führung und ihre Rolle unterhalten haben". Insgesamt entstand der Eindruck, dass in den Interviews auch eine Möglichkeit gesehen wurde, „endlich einmal" einem „neutralen und informierten Gegenüber" von der eigenen Situation berichten zu können.

In der Regel wurden die Interviews in Räumlichkeiten auf der Station der Interviewpartner durchgeführt, wie beispielsweise Stationszimmer, Stationsleitungsbüro, Untersuchungszimmer oder Büro der Stationsärzte. Nur wenige Interviews erfolgten in externen Räumen, wie beispielsweise Büro des Chefarztes oder in einem allgemeinen Besprechungszimmer des Krankenhauses.

Von den 18 geführten Interviews verliefen neun mit Unterbrechungen, beispielsweise durch interne oder externe Anrufe, dringende Nachfragen von Pflegenden oder Zimmerbetretungen durch andere Berufsgruppen der übergreifend genutzten Räumlichkeiten, in der das Interview durchgeführt wurde. Drei der Interviews zeichneten sich durch zwei oder mehr Unterbrechungen aus[257].

Zum Abschluss der Interviews oder im Nachgang zu den Interviews wurden von den Interviewpartnern Dokumente wie Stellenbeschreibungen oder Führungsgrundsätze bzw. hausadaptierte Varianten von Führungsgrundsätzen zur Verfügung gestellt. Diese wurden in die Auswertung mit eingebunden, können aber, um die Anonymität der Interviewpartner zu gewährleisten, nicht im Anhang aufgeführt werden (Gläser und Laudel 2010, S. 152).

---

[255]   Diese sind: Zuhören, nicht unterbrechen, Pausen zulassen, nicht Verstandenes klären, Details erfragen, kurze und eindeutige Nachfragen stellen, Kompetenz zeigen und Bewertungen vermeiden (Gläser und Laudel 2010, S. 172).

[256]   Das längste Interview dauerte 3:26:22 Stunden, das kürzeste Interview 1:18:41 Stunde.

[257]   Unter Kontextdokumentation werden die Rahmenbedingungen, in denen die Interviews durchgeführt worden sind, verstanden. Diese zu dokumentieren, kann für die spätere Analyse von Bedeutung sein (Lueger 2010, S. 177).

5.2.2   Datenauswertung – Inhaltsanalyse durch Extraktion

Gemeinhin wird die Auswertung qualitativer Interviews, die gegenstandsange-messen modifiziert werden kann und muss, in vier Phasen unterteilt. Hierzu zählen neben der Transkription als erste Phase, die Einzelfallanalyse als zweite Phase, die generalisierende Analyse als sich anschließende dritte Phase sowie die Kontrollphase als vierte und letzte Phase (Lamnek 2010, S. 367).

5.2.2.1 Transkription

Die Transkription ist die Verschriftlichung der im Interview gesprochenen Spra-che. Sie beschreibt die erste Phase der Auswertung qualitativer Interviews[258]. Die Textfassung der Interviews bildet die Basis der sich anschließenden Auswertung. Entsprechend wichtig wird durch die Zielsetzung der Fragestellung das herange-zogene Regelwerk der Transkription (Dittmar 2009, S. 52). Es ist „nur so viel und so genau zu transkribieren, wie von der Fragestellung tatsächlich notwendig erscheint" (Flick 2012, S. 162). Die verschiedenen Transkriptionssysteme bzw. deren Regelwerke unterscheiden sich primär dahingehend, inwieweit neben der wörtlichen Niederschrift verbale und nichtverbale Momente wie Betonungen, Lautstärke oder Sprechpausen bei der Transkription berücksichtigt werden (Kuckartz 2016, S. 166).

Die Transkription der Experteninterviews in der vorliegenden Studie wurde an den von Kuckartz (2016, S. 167) zusammengestellten „Transkriptionsregeln für die computergestützte Auswertung" ausgerichtet. Hiervon wurden als Leitlinien bei der Transkription folgende Regeln berücksichtigt:

- jedem Interview wird ein eindeutiges Kürzel zugewiesen

- die Transkription erfolgt wörtlich unter Glättung von Sprache und In-terpunktion

- ein Sprecherwechsel wird durch einen Absatz hervorgehoben

- Störungen werden bei Angabe der Ursache in [Klammern] erfasst

- auf den Interviewpartner rückschließende Angaben werden anonymi-siert

- Kennzeichnung des Interviewenden: IN

- Kennzeichnung des Interviewpartners: SL

---

[258]   Vgl. Kapitel 5.2.2.

Eine differenzierte Transkription wäre für die Untersuchung nicht weiter er-
kenntnissteigernd gewesen.

Es erfolgte eine vollständige Transkription der als mp3-Dateien vorliegenden
Experteninterviews. Für die Transkription wurde das Programm f4 eingesetzt.
Eine Minute Datenmaterial zu transkribierten erforderte ca. fünf bis sechs Minuten Zeitaufwand. Die Transkription wurde ausschließlich von dem Interviewenden durchgeführt.

Die Verschriftlichung der Interviews führte zu einem umfassenden Eindringen in
das Datenmaterial, das, so die Erfahrung, in seiner Tiefe weit über die des
mehrmaligen Lesens fremdtranskribierter Daten hinausgeht. Dieser sehr intensive Durchgang durch das Material bzw. die Auseinandersetzung mit den Daten
bringt beim Transkribieren und ständiger Präsenz der Zielsetzung der Datenauswertung bzw. der Themenfelder und Kategorien sowie dem Modell der Bedingungen von Führungsverhalten[259] als „Suchraster" (Gläser und Laudel 2010, S.
89) eine Vielzahl an Assoziationen und Verknüpfungen hervor. Entsprechend
wurden parallel zur Transkription erste Hypothesen und Deutungsideen sowie
bedeutungsvolle Textpassagen bzw. Zitate je Interview in einem separaten
Word-Dokument, das als „Interview-Memo" bezeichnet wurde, erfasst[260]. Die
Transkription der Daten durch den Auswertenden entspricht einem ersten intensiven Materialdurchgang.

Da die Interview-Memos sich inhaltlich losgelöst von dem einzelnen Interview
auf einer konzeptionellen Ebene bewegten, können diese als theoretische Interview-Memos bewertet werden (Przyborski und Wohlrab-Sahr 2010, S. 200)[261].

Mit der Entnahme von Textmaterial bzw. Zitaten aus dem Rohmaterial wurden
Daten, gleichwohl ohne weitere Strukturierung nach Themen oder Kategorien,
aber entsprechend dem Ansinnen der Extraktion nach Gläser und Laudel (2010,
S. 201) in vornehmender Unterscheidung von relevanten und nicht relevanten
Informationen, dem jeweiligen Interview-Memo zugeordnet[262]. Die Erstellung
der Interview-Memos markiert damit im Verständnis einer „Einzelfallanalyse"
den ersten analytischen wie interpretativen Teilschritt der zweiten Phase der

---

[259] Vgl. Abbildung 1.

[260] Das Erstellen von Interview-Memos ist auch über die Memo-Funktion von MAXQDA möglich.
        Vgl. Referenzhandbuch MAXQDA 12, VERBI Software. Consult. Sozialforschung. GmbH
        (2017, S. 165).

[261] Das Erstellen von theoretischen Memos ist ein originäres Element der Grounded Theorie.
        Gleichwohl ist ihr Einsatz innerhalb der inhaltlich-strukturierenden qualitativen Inhaltsanalyse
        obligatorisch (Przyborski und Wohlrab-Sahr 2010, S. 200; Kuckartz 2016, S. 58).

[262] Vgl. Kapitel 5.2.2.3.

Datenauswertung[263]. Die Extraktion von Informationen aus dem Textmaterial ist ein Interpretationsprozess (Gläser und Laudel 2010, S. 206).

Das Verhältnis von „Dauer Interviewmaterial" zu „Dauer der Transkription" steigerte sich durch das Erstellen der Interview-Memos auf ca. 1:9 bis 1:10. Die Transkription der Interviewdaten umfasst 411 Seiten. Die Interview-Memos umfassen 106 Seiten.

5.2.2.2 Verfahrensbegründung

Für die Auswertung von Experteninterviews existiert kein standardisiertes Verfahren. Die Wahl der herangezogenen Methode ist hergeleitet aus der Funktion des Experteninterviews im Forschungsprozess und bezieht sich damit, wie die Methode der Datenerhebung auch, auf das Erkenntnisinteresse der Untersuchung (Bogner et al. 2014, S. 71)[264].

Innerhalb der deskriptiv analytischen Orientierung einer qualitativen Forschungsperspektive gilt die qualitative Inhaltsanalyse gemeinhin als bevorzugtes Verfahren der Auswertung. Allerdings besteht in der Methodenliteratur kein Konsens darüber, wie die Methode im Einzelnen zu definieren ist, zu groß sind die Unterschiede der eingesetzten Techniken und Zielsetzungen zwischen den verschiedenen Varianten qualitativer Inhaltsanalyse (Schreier 2014, 3–4)[265].

Unabhängig von ihrer genauen Ausgestaltung kann die qualitative Inhaltsanalyse „als ein gleichermaßen systematisches und valides Verfahren mit dem Ziel einer zusammenfassenden Beschreibung des Materials" (Schreier 2014, 48) verstanden werden[266]. Gemeinsame Merkmale sämtlicher Varianten sind darüber hinaus

---

[263] Gewöhnlich fällt die Anfertigung von Memos zusammen mit dem Analyseprozess fremdtranskribierter Daten (Kuckartz 2016, S. 58). Die Personalunion von Interviewendem, Transkribierendem und Auswertendem in vorliegender Arbeit begründet die Parallelität von Transkription und Erstellung der Interview-Memos. Vgl. Kapitel 5.2.2.

[264] So merkt Lamnek (2010, S. 367) an: „Die Möglichkeiten der Auswertung des Materials aus qualitativen Interviews sind so zahlreich wie die Typen des Interviews selbst".

[265] Schreier (2014, 6) unterscheidet 11 Varianten qualitativer Inhaltsanalyse: inhaltlichstrukturierend Inhaltsanalyse, formal-strukturierende Inhaltsanalyse, evaluative Inhaltsanalyse, skalierende Inhaltsanalyse, typenbildende Inhaltsanalyse, zusammenfassende Inhaltsanalyse, explikative Inhaltsanalyse, summative Inhaltsanalyse, konventionelle Inhaltsanalyse, gerichtete Inhaltsanalyse und Inhaltsanalyse durch Explikation.

[266] Ähnlich bestimmt Früh (2011, S. 42) die allgemeine Zielsetzung der Inhaltsanalyse „Der pragmatische Sinn jeder Inhaltsanalyse besteht letztlich darin, unter bestimmten forschungsleitenden Perspektiven Komplexität zu reduzieren. Textmengen werden hinsichtlich theoretisch interessierender Merkmale klassifizierend beschrieben".

eine genuine Kategorienorientierung, ein interpretatives Vorgehen, ein Einbezug latenter Sinngehalte, eine zumindest partielle induktive Kategorienbildung sowie eine Orientierung an den Gütekriterien qualitativer Sozialforschung (ebd.).

Die einzelnen Varianten beziehen sich dabei letztlich auf die Prämisse qualitativer Forschung „Methoden*anwendung* ist immer auch Methoden*entwicklung*" (Mey 2005, S. 276) und begründen als gegenstandsbezogene Ausdifferenzierungen übergeordneter Zielsetzung, genuiner Merkmale und entwickelter Techniken qualitativer Inhaltsanalyse deren reflektierte Anpassung an das jeweilige Erkenntnisinteresse einer Untersuchung[267].

Entsprechend ist auch in der vorliegenden Studie keine Wahl zwischen beschriebenen Varianten qualitativer Inhaltsanalyse als Verfahren zur Datenauswertung vorzunehmen. Vielmehr ist im Basisablauf der qualitativen Inhaltsanalyse an entscheidenden Prozessschritten zwischen den jeweils zur Auswahl stehenden Optionen eine gegenstandsangemessene Entscheidung zu treffen (Schreier 2014, 58)[268]. Dies kann sich beispielsweise auf die Technik der Kategorienbildung (induktiv, deduktiv, induktiv-deduktiv), die Art der gebildeten Kategorien (formal, analytisch, thematisch, evaluativ) oder die Bestimmung der Codier-Einheit (Satz, Absatz, Sinneinheit) etc. beziehen (Kuckartz 2016, S. 224). Übersichtlich dargestellt ergeben sie das Profil der Hinsicht qualitativer Inhaltsanalyse, das zur Auswertung der Daten herangezogen wurde (ebd.)[269].

Sie entsprechen damit gleichsam der Forderung von Mühlfeld et al. (1981, S. 332) und von Lamnek (2010, S. 178) übernommenen Ansicht, dass für jede Auswertung von Daten aus der qualitativen Sozialforschung ein neues „Konzept" zu entwickeln sei. Zudem wäre dann auch die Frage irrelevant, ob es sich bei dem herangezogenen Verfahren um eine zu anderen Verfahren abgrenzbare Variante qualitativer Inhaltsanalyse handeln würde oder nicht. Ein Ausweis des Profils würde darüber hinaus auch das Prinzip der Explikation als Gütekriterium qualitativer Forschung unterstützen.

---

[267] Insofern sind die in Fußnote 265 genannten Verfahren keinesfalls als eine erschöpfende Übersicht zu bewerten, sondern vielmehr als diejenigen der möglichen Varianten, die in der Methodenliteratur bisher beschrieben worden sind.

[268] Schreier (2014), welche diesen Ansatz erstmals beschreibt, der hier übernommen wird, spricht in diesem Zusammenhang von einem „Werkzeugkastenmodell der Inhaltsanalyse" (Abs. 58), aus dem sich die einzelnen Werkzeuge der Auswertung herausgesucht werden können, mit dem Ergebnis, dass sich „qualitative Inhaltsanalyse auf ganz unterschiedliche Weise konkret realisieren [lässt]" (Abs. 59).

[269] Vgl. Kapitel 5.4 bzw. Tabelle 12.

Als Basisverfahren bietet sich die „inhaltlich-strukturierende qualitative Inhalts-analyse", wie sie von beispielsweise von Mayring (2015) oder Kuckartz (2016) beschrieben worden ist, an, da sie die zentrale Variante qualitativer Inhaltsanaly-se darstellt. Kernpunkt im Verfahren ist es „am Material ausgewählte inhaltliche Aspekte zu identifizieren, zu konzeptualisieren und das Material im Hinblick auf solche Aspekte systematisch zu beschreiben" (Schreier 2014, 8).

Alle weiteren bisher beschriebenen Varianten lassen sich als eine im Erkenntnis-interesse der jeweiligen Untersuchung begründete Spezifizierung des Verfahrens der inhaltlich-strukturierenden qualitativen Inhaltsanalyse subsumieren. Hierzu zählt auch die von Gläser und Laudel (2010) entwickelte „qualitative Inhaltsana-lyse mittels Extraktion"[270], die sich jedoch zugleich von dem Basisverfahren in seiner Technik explizit unterscheidet und damit als ein eigenständiges Verfahren zu betrachten ist (Schreier 2014, 8).

Insofern stehen mit der „inhaltlich-strukturierenden qualitativen Inhaltsanalyse" und der „qualitativen Inhaltsanalyse mittels Extraktion" zwei Basisverfahren überschneidender Zielrichtung unter Anwendung differierender Techniken be-reit[271].

In der vorliegenden Studie wurde als Basisverfahren die Inhaltsanalyse durch Extraktion (Gläser und Laudel 2010) herangezogen und entlang einer gegen-standsangemessenen Spezifizierung eine Hinsicht der qualitativen Inhaltsanalyse bzw. der qualitativen Inhaltsanalyse mittels Extraktion zur Auswertung der Da-ten eingesetzt.

Die Entscheidung für das Verfahren von Gläser und Laudel ist sowohl for-schungsinhaltlich und auch forschungsökonomisch zu begründen.

Innerhalb ihrer deskriptiven Orientierung ist die „Inhaltsanalyse durch Extrakti-on", wie sie nachfolgend genannt wird, an der Rekonstruktion sozialer Prozesse und ihrer dahinterliegenden oder vermittelnden Kausalmechanismen interessiert (Gläser und Laudel 2010, S. 246). Damit deckt sich die Zielsetzung der Inhalts-analyse mit dem Erfordernis, die Ist-Situation von Führung in der Pflege zu ver-stehen, also erklärend darstellen zu können, wie sich Führungshandeln bedingt

---

[270] Die Bezeichnung „qualitative Inhaltsanalyse mittels Extraktion" geht auf Schreier (2014, 43) zurück. Gläser und Laudel (2010) sprechen über ihr Verfahren allgemein als „qualitative Inhalts-analyse", das sie über den Kontext inhaltlich näher bestimmen.

[271] So verweisen auch Bogner und Menz (2009, S. 65) darauf, dass das von Gläser und Laudel entwickelte Verfahren dem Bereich qualitativ-strukturierender Inhaltsanalyse zuzuordnen ist. Auch Gläser und Laudel (2010, S. 199) selbst führen an, dass sie für die Entwicklung ihres Ver-fahrens die „in der von Mayring vorgeschlagene Technik der Strukturierung liegende Ideen be-nutzt [haben]".

(Forschungsschritt 1), um anschließend aus dem Vergleich der Ergebnisse der Inhaltsanalyse (Empirie) mit den leitenden Gesichtspunkten ethikorientierter Führung (Topoi) personale und organisationale Antezedenzien ethikorientierter Führung in der Pflege ableiten zu können (Forschungsschritt 2) [272, 273].

Die forschungsökonomische Begründung zeigt sich im Verfahren der Inhaltsanalyse und wird im folgenden Kapitel dargelegt.

5.2.2.3 Durchführung Inhaltsanalyse

Den Ausgangspunkt der Inhaltsanalyse nach Gläser und Laudel (2010, S. 199) stellen deduktiv entwickelte Kategorien dar. Den Mittelpunkt der Inhaltsanalyse bildet die Extraktion als alternatives Verfahren der Kodierung von Daten. Hierbei werden nur die Informationen aus den Daten entnommen und den Kategorien zugeordnet, die im Erkenntnisinteresse der Untersuchung stehen. Eine vollständige Codierung der Daten wird nicht durchgeführt. Die Zuordnung der extrahierten Informationen erfolgt in das deduktiv gebildete Kategoriensystem.

Nicht die Kategorien selbst, die zugleich als ein „Suchraster" der Extraktion fungieren[274], aber deren Dimensionen können verändert werden, ebenso wie neue Kategorien induktiv konzipiert werden können. Damit ist die Extraktion entlang der theoretischen Vorüberlegungen strukturiert und gleichsam offen für neue Kategorien. Da das Kategoriensystem angepasst werden kann bzw. sich sukzessive am Material entwickelt, ist eine Probekodierung nicht erforderlich.

Nach Extraktion der Informationen erfolgt eine Aufbereitung der vorliegenden Rohdaten. Hierzu werden diese u. a. auf Redundanzen oder Widersprüchlichkeiten geprüft, um die Rohdaten weiter inhaltlich zu strukturieren und ihren Umfang zu reduzieren.

Die sich anschließende Auswertung (Analyse und Interpretation) wird durch die Struktur des verdichteten und aufbereiteten Textmaterials bestimmt. Sie zielt auf die Rekonstruktion der sozialen Situationen und dahinterliegenden Kausalme-

---

[272]   Zum Verständnis und Zusammenhang von „Leitidee ethikorientierter Führung" und „leitende Gesichtspunkte ethikorientierter Führung" oder „Topoi ethikorientierter Führung" vgl. Fußnote 22.

[273]   Zum Verfahren der Ableitung personaler und organisationaler Antezedenzien aus dem Vergleich der leitenden Gesichtspunkte ethikorientierter Führung (Topoi) mit der Ist-Situation von Führung in der Pflege (Empirie) vgl. Kapitel 7.1.

[274]   Vgl. Kapitel 1.2 und Kapitel 5.2.2.1.

chanismen sowie deren Interpretation in Richtung der Forschungsfrage ab[275]. Wie die Auswertung selbst sind auch Extraktion der Information und Aufbereitung der Daten Interpretationsprozesse.

Extraktion und daraus resultierend der Wegfall von Voll-, Probe- und Doppelkodierung sowie die Anleitung der Extraktion entlang der deduktiv gebildeten Kategorien grenzen zum einen die Variante der Inhaltsanalyse als eigenständiges Verfahren ab und führen andererseits zu einer systematischen Reduzierung der Datenfülle und Strukturierung der extrahierten Informationen dem Untersuchungsziel entsprechend.

Die inhaltlich-strukturierende Inhaltsanalyse ist zwar auch dazu geeignet „große Materialmengen" (Mayring 2015, S. 121) zu bearbeiten, sie erfordert allerdings eine Probecodierung von 10 bis 50 % der Daten sowie eine anschließende Vollcodierung (Mayring 2015, S. 117; Kuckartz 2016, S. 110). Angesichts der erhobenen Datenmenge von 411 Seiten Interviewtranskript wurde durch die mit der Inhaltsanalyse durch Explikation verbundene effiziente Reduzierung der Datenmenge und das Nichterfordernis der Vollcodierung dieses Verfahren auch forschungsökonomisch begründet als Basisverfahren dem der inhaltlich-strukturierenden Inhaltsanalyse vorgezogen.

Die gegenstandbezogene Ausdifferenzierung der Inhaltsanalyse durch Explikation ist nicht vor der Auswertung als theoretische Konzeption gestaltet worden, sondern entwickelte sich im Forschungsprozess bzw. im Verlauf der Auswertung.

Im Anschluss an die Transkription wurden neben den Interviewtranskripten auch die während der Transkription zu jedem Interview erstellten Interview-Memos in die Software MAXQDA eingelesen[276].

---

[275] Gläser und Laudel (2010, S. 246) merken hierzu an, dass im Forschungsprozess Analyse und Auswertung quasi zusammenfallen bzw. nicht trennscharf voneinander abzugrenzen sind. Gleichzeitig bewegt sich die Untersuchung in ihrer „kreativsten, variantenreichsten und schwierigsten Phase", deren Vorgehensweise sich „kaum noch in allgemeine Regeln fassen [lässt]". Lamnek (2010, S. 23) weist zudem darauf hin, dass das Regelwissen der Interpretation als ein implizites Wissen, dem Anwender nicht bewusst oder nur schwer explizierbar ist. Entsprechend wird auf eine weitere Skizzierung der Vorgehensweise von Analyse und Interpretation verzichtet bzw. für die Vorgehensweise der Auswertung von Inhaltsanalysen durch Explikation auf Gläser und Laudel (2010, S. 246) sowie grundlegend auf Lueger (2010, S. 186) verwiesen, der die „Themenanalyse" als ein „Basisverfahren" der Analyse und Interpretation von Experteninterviews herausstellt und beschreibt. Zudem sei darauf hingewiesen, dass es weniger notwendig erscheint die Vorgehensweise der Analyse und Interpretation zu beschreiben, als dass vielmehr mittels intersubjektiver Nachvollziehbarkeit der Ergebnisse eine argumentative Interpretationsabsicherung zu gewährleisten ist, welche allerdings niemals vollständig erreicht werden kann. Vgl. Kapitel 5.3, Abschnitt „Intersubjektive Nachvollziehbarkeit".

Entsprechend lagen im Hauptfenster „Liste der Dokumente" von MAXQDA[277] mit dem Transkript und dem Interview-Memo für jedes Interview zwei Dokumente vor.

Im Hauptfenster „Liste der Codes" wurden die fünf Themenfelder aus dem Interviewleitfaden als thematische Hauptkategorien auf erster Ebene angelegt (Kuckartz 2010, S. 204, 2016, S. 35).

Aus der inhaltlichen Weite der Themenfelder heraus bzw. aus dem darin liegenden theoretischen Vorverständnis konnten zu den Hauptkategorien teilweise bereits vor der Extraktion auf zweiter Ebene Subkategorien gebildet werden (Kuckartz 2016, S. 63).

Es folgte die Zuordnung des in den Interview-Memos enthaltenen Textmaterials bzw. Zitate aus dem Rohmaterial zu den Hauptkategorien bzw. wenn möglich, wurden diese direkt in die Subkategorien gruppiert. Wurde eine Textstelle oder Teile einer Textstelle von mehreren Kategorien angesprochen, wurde sie entsprechend mehrfach zugeordnet. In die Haupt- und Subkategorien wurden auch die übrigen Inhalte der Interview-Memos, wie Hypothesen, Deutungsideen etc., rubriziert.

Die Zuordnung von dem extrahierten und in den Interview-Memos „geparkten" Textmaterial zu den Haupt- und Subkategorien markiert im Anschluss an den parallel zur Transkription erfolgten ersten Teilschritt den zweiten Teilschritt der Einzelfallanalyse.

Insgesamt wurden in dieser Phase der Datenauswertung 637 Extraktions- und Memoeinheiten kategorisiert[278]. Zur weiteren Entwicklung des Kategoriensystems wurden die Extraktionseinheiten der Hauptkategorien ausdifferenziert, das Kategoriensystem somit induktiv verfeinert und bestehende Subkategorien inhaltlich genauer gefasst (Kuckartz 2010, S. 62).

Zur weiteren Plausibilisierung der deduktiv wie induktiv entwickelten Subkategorien erfolgte ein zweiter Materialdurchgang. Hierbei wurden die im ersten Materialdurchgang, der parallel zur Transkription erfolgte, nicht erfassten relevanten Informationen extrahiert und den Kategorien zugeordnet. Hierbei handelte es sich um insgesamt 203 Extraktionseinheiten. Aus diesem zweiten Materialdurchgang resultierte keine weitere Ausdifferenzierung des Kategoriensystems

---

[276]   Vgl. Fußnote 237.

[277]   Vgl. Referenzhandbuch MAXQDA 12, VERBI Software. Consult. Sozialforschung. GmbH (2017, S. 12).

[278]   Die Codier-Einheit bildete die Sinneinheit (Kuckartz 2016, S. 224).

bzw. das bestehende Kategoriensystem wurde als dem Erkenntnisinteresse angemessen entwickelt bewertet (Kuckartz 2016, S. 63). Gleichwohl die Subkategorien durchaus zueinander in Beziehung stehen, ist das Kategoriensystem eher als ein lineares als ein hierarchisches Kategoriensystem zu bewerten (Kuckartz 2010, S. 198).

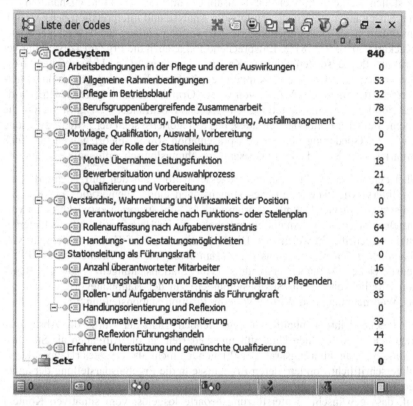

Abbildung 14: Kategoriensystem nach Auswertung der Experteninterviews (Screenshot aus MAXQDA 11).

Mit dem Abschluss der Extraktion, der Zuordnung der Extraktionseinheiten sowie der abschließenden Ausdifferenzierung des Kategoriensystems ist die zweite Phase der Datenauswertung beendet (vgl. Abbildung 14)[279]. Sie greift in ihrer Vorgehensweise bereits in die dritte Phase der Datenauswertung hinein. Durch die Zuordnung der Interview-Memos zu den Kategorien reichen diese

---

[279] Vgl. Kapitel 5.2.2.

über den Einzelfall hinaus und bilden den Ausgangspunkt der sich anschließenden generalisierenden Analyse als dritte und entscheidende Phase der Datenauswertung (Lamnek 2010, S. 368).

Um die Ist-Situation von Führung in der Pflege zu verstehen und nachvollziehbar darstellen zu können, welchen Kausalmechanismen das Führungshandeln der Stationsleitungen unterliegt, erfolgte die Analyse und Interpretation der Extraktionseinheiten als „kategorienbasierte Auswertung entlang der Hauptkategorien" (Kuckartz 2016, S. 118)[280]. Entsprechend folgte auch die Ergebnisdarstellung der Struktur des ausdifferenzierten Kategoriensystems. Die Themenfelder bzw. Hauptkategorien wurden in Kapitelüberschriften, die Subkategorien in Unterüberschrift transferiert. Wurde von dieser Grundsystematik abgewichen, wurde dies in der Ergebnisdarstellung entsprechend begründet[281]. Damit bauen die Themenfelder im Interviewleitfaden, das Kategoriensystem der Datenauswertung sowie die Gliederung der Ergebnispräsentation sowohl theoriegeleitet als auch empiriebegründet und damit insgesamt forschungslogisch aufeinander auf.

Über den Verlauf des Forschungsprozesses wurden aus den fünf Themenfeldern des Interviewleitfadens mit vier Dimensionen eines Themenfelds ein Kategoriensystem mit vier Hauptkategorien und 15 Subkategorien entwickelt, das voranstehender Grundsystematik entsprechend in vier Hauptkapitel mit 15 Unterkapiteln verschriftlicht worden ist. Die Reduktion von fünf Themenfeldern auf vier Hauptkategorien resultiert aus der Zusammenlegung der Themenfelder „Tätigkeitsbereiche, Aufgabenverständnis (von Stationsleitungen)" sowie „Handlungsmöglichkeiten (von Stationsleitungen)" in der Hauptkategorie „Verständnis, Wahrnehmung und Wirksamkeit der Position Stationsleitung"[282].

Entsprechend ihrem inhaltlich übergreifenden Charakter wurde die Abschlussfrage nach gewünschten Unterstützungsbedarfen für die Aufgaben als Stationsleitung bzw. als Führungskraft der Pflegenden nicht als separates (Haupt-) Kapitel verschriftlicht, sondern deren Ergebnisse in die Ergebnisdarstellung der anderen Hauptkategorien integriert. Die Datenauswertung der Abschlussfrage zeigt auf, dass gewünschte Unterstützungsbedarfe losgelöst vom situativen Kontext nicht ausreichend beschrieben werden können. Nachvollziehbar beziehen sich die Ergebnisse der Abschlussfrage auf differierende Aspekte der Haupt- bzw.

---

[280] Vgl. Fußnote 275.

[281] Beispielsweise wurden die Ergebnisse der Subkategorien „Normative Handlungsorientierungen" und „Reflexion der Mitarbeiterführung" aufgrund ihrer inhaltlichen Nähe bzw. fließenden inhaltlichen Übergänge zusammen in einem Kapitel beschrieben.

[282] Zu den Gründen vgl. Kapitel 6.3.

Subkategorien, sodass eine Darstellung der Ergebnisse in einem separaten Kapitel als nicht sinnvoll erachtet worden ist.

Für die sprachliche Einpassung bzw. sprachliche Präzisierung der Haupt- und Subkategorien als Kapitelüberschriften in das Inhaltsverzeichnis wurden deren Formulierung angeglichen[283]. Zur Unterstützung der intersubjektiven Nachvollziehbarkeit der Ergebnisse sind in der Ergebnisdarstellung exemplarisch Interviewzitate unter Angabe von Interviewkürzel und Zeilennummer eingebunden worden.

Mit der Verschriftlichung bzw. Darstellung der Ist-Situation von Führung in der Pflege ist die dritte Phase der Datenauswertung abgeschlossen[284].

5.3 Gütekriterien

Im Gegensatz zur quantitativen Sozialforschung liegt in der qualitativen Sozialforschung kein einheitlicher Satz an Gütekriterien vor. Zudem basiert die Debatte um Gütekriterien in qualitativer Perspektive auf divergierenden Grundpositionen. Grob lassen sich zwei bis vier Diskussionsstränge unterscheiden:

Klassisch wird gefordert, dass quantitative Kriterien auch innerhalb der qualitativen Sozialforschung gelten und entsprechend zu übernehmen seien. In Opposition hierzu werden quantitative Kriterien abgelehnt und eine Entwicklung von qualitativen Gütekriterien postuliert. Dazwischen steht die Ansicht, dass qualitative Sozialforschung nicht der Neu- sondern der Reformulierung quantitativer Kriterien bedarf bzw. eine Neu- und Redefinition erforderlich sei. Entsprechend liegen im Ergebnis verschiedene miteinander konkurrierende Kriterienkataloge zur Qualitätsbeurteilung von qualitativer Forschungsarbeit vor (Brüsemeister 2008, S. 32; Flick 2014, S. 411; Kuckartz 2016, S. 202; Steinke 2017, S. 319).

Gleichwohl die Debatte hoch aktuell und längst nicht abgeschlossen ist (Misoch 2015, S. 232), „setzt sich immer mehr die Einsicht durch" (Mayring 2016, S. 140), dass eine pauschale Übernahme klassischer Kriterien ungeeignet ist, sondern „in einer konkreten Studie je nach Fragestellung, Untersuchungsgegenstand

---

[283] Beispielsweise wurde aus dem Themenfeld bzw. der Hauptkategorie „Dimensionen der Mitarbeiterführung (von Stationsleitungen)" im Interviewleitfaden die Kapitelüberschrift „Die Stationsleitung als Führungskraft der Pflegenden" in der Ergebnisdarstellung.

[284] Vgl. Kapitel 5.2.2.

und eingesetzten Methoden zu entscheiden ist, welche Kriterien angemessen sind" (Steinke 2007, S. 187)[285].

Dieser Prämisse folgend, werden die Kernkriterien skizziert, die den Forschungsprozess und die Ergebnisdarstellung der vorliegenden Studie geleitet haben.

Das Anlegen der Gütekriterien umfasst dabei nicht nur die Datenauswertung, sondern erstreckt sich auf den gesamten Forschungsprozess. Entsprechend beziehen sich die Ausführungen sowohl auf die „Kontrollphase" als vierte Phase der Auswertung und Abschluss des ersten Schritts im Forschungsprozess als auch auf den zweiten Schritt im Forschungsprozess, der Aufgliederung und Darstellung von Antezedenzien ethikorientierter Führung in der Pflege[286].

Indikation für den Forschungsprozess

Die Indikation für den Forschungsprozess bezieht sich auf die im Verlauf der Studie getroffenen Entscheidungen zur Beantwortung der Forschungsfrage. Hierzu zählen beispielsweise die Frage nach dem Forschungsparadigma, die Wahl der Methoden zur Datenerhebung oder die Begründung der Auswertungsstrategie[287]. Die Gegenstandsangemessenheit als ein Gütekriterium ist gleichzeitig ein Prinzip qualitativer Forschung, geht allerdings weit darüber hinaus (Steinke 2017, S. 326).

Entsprechend wurde versucht jede relevante Entscheidung im Forschungsprozess auf ihre Angemessenheit hin zu begründen. Neben der Indikation der Erhebungs- und Auswertungsmethoden wurde eben auch die Angemessenheit der Forschungsperspektive hinterfragt oder *„methodische Einzelentscheidungen im Kontext der gesamten Untersuchung"* (ebd., S. 328), wie der zweischrittig angelegte Forschungsprozess oder die erfolgte Abweichung von dem Verfahren der Inhaltsanalyse durch Extraktion, umfassend begründet[288].

Intersubjektive Nachvollziehbarkeit

Intersubjektive Nachvollziehbarkeit ist ein Transparenzkriterium, auf dessen Basis eine Bewertung der Forschungsergebnisse durch Dritte erfolgen kann (Steinke 2007, S. 186). Es umfasst mit der Verfahrensdokumentation, der argu-

---

[285] Ähnlich äußert sich Flick (1987, S. 247): „Nicht nur die Methoden sollten dem erforschten Gegenstand angemessen sein, sondern auch die Kriterien der Bewertung sollten den eingesetzten Methoden gerecht werden können".

[286] Vgl. Kapitel 5.2.2.

[287] Vgl. z. B. Kapitel 5.1.

[288] Vgl. z. B. Kapitel 5.2.2.2.

mentativen Interpretationsabsicherung und der Regelgeleitetheit letztlich drei Einzelkriterien (Mayring 2016, S. 144).

Aspekte der Verfahrensdokumentation und Regelgeleitetheit umfassen die dargestellte Entwicklung und den Einsatz des leitfadenorientierten Experteninterviews, die erfolgte Datensicherung und die herangezogenen Transkriptionsregeln sowie die Beschreibung der Datenauswertung als Analyseprozess. Beide Kriterien wurden parallel mit der Begründung der herangezogenen Verfahren beschrieben.

Darüber hinaus sind in der MAXQDA-Datei mit den Interviewtranskripten sowie den in das Kategoriensystem zugeordneten Extraktionseinheiten und Interview-Memos neben den extrahierten Informationen auch das Rohmaterial zugänglich. Hierüber kann auch zurückverfolgt werden, an welcher Stelle der Rohdaten Informationen extrahiert worden sind.

Mittels der MAXQDA-Datei kann „sehr leicht nachvollzogen werden" (Kuckartz 2016, S. 205), wie ausdifferenziert das Kategoriensystem ist und inwieweit die Interview-Memos bereits „in Konzepten sprechen" und sich von der Akteursebene gelöst haben (Przyborski und Wohlrab-Sahr 2010, S. 201).

Diese Möglichkeit kann zudem die argumentative Interpretationsabsicherung unterstützen. Kennzeichnend für qualitative Sozialforschung sind Interpretationen. Diese lassen sich nicht absolut beweisen, sondern sind argumentativ zu begründen, sodass Dritte Schlussfolgerungen nachvollziehen können (Mayring 2016, S. 145).

Entsprechend ist versucht worden, vorgenommene Interpretationen schlüssig und nachvollziehbar darzulegen und mittels Daten bzw. Zitaten aus den Experteninterviews zu unterfüttern[289]. Vollständig kann das immanente Prinzip der Explikation nicht realisiert werden. Zum einen, weil das interpretative Paradigma zumeist ein implizites ist, die erfolgten Assoziationen und Verknüpfungen in ihrer Komplexität nicht vollständig explizierbar sind und zum anderen nicht alle Daten bzw. Zitate, die in den Verstehensprozess eingeflossen sind, präsentiert werden können, da es zu viele sind, die eine Interpretation direkt und indirekt begründen (Lamnek 2010, S. 23; Gläser und Laudel 2010, S. 272).

Hier erlaubt die MAXQDA-Datei Dritten, weitere Zitate in die argumentative Begründung einzubeziehen, Schlussfolgerungen nachzuvollziehen und darüber hinaus eigene Interpretationen vorzunehmen (Przyborski und Wohlrab-Sahr 2010, S. 353; Steinke 2017, S. 325).

---

[289] Vgl. Kapitel 6.

Empirische Verankerung

Empirische Verankerung postuliert, dass sowohl die Theoriebildung als auch die Theorieüberprüfung in den erhobenen empirischen Daten zu begründen ist (Steinke 2017, S. 328).

So ist die Theorie eng am empirischen Textmaterial mittels systematischer Datenanalyse zu entwickeln (ebd.). Dieses Kriterium wird in der zur Datenauswertung eingesetzten Inhaltsanalyse durch Extraktion berücksichtigt. Die Inhaltsanalyse durch Extraktion stellt ein Verfahren zur systematischen, regelgeleiteten Analyse von Daten dar, auf dessen sukzessiv am Textmaterial entwickelten Kategoriensystem die Theoriebildung erfolgt (Gläser und Laudel 2010, S. 201).

Die Überprüfung der Theorie kann u. a. durch hinreichende Textbelege erfolgen (Steinke 2017, S. 328). Dem Kriterium ist durch die Verwendung zahlreicher Zitate in der Ergebnisdarstellung versucht worden, nachzukommen[290]. Allerdings setzt hier auch der kritische Punkt einer „selektiven Plausibilisierung" (Flick 1994, S. 107) an, indem nur „passende" Interviewpassagen zitiert werden können.

Dem kann wiederum damit begegnet werden, dass sich der vorliegende Beitrag zur Theorie nicht aus einzelnen nebeneinanderstehenden Zitaten plausibilisiert, sondern in der Gesamtschau aller in die argumentative Interpretationsabsicherung eingebundenen Zitate fundiert. Des Weiteren ist die Theorieüberprüfung auch durch die MAXQDA-Datei für Dritte innerhalb der gegebenen Grenzen qualitativer Sozialforschung möglich[291].

Reflektierte Subjektivität

Reflektierte Subjektivität fragt, inwieweit der Forschende die Bedeutung seiner Rolle im Forschungsprozess, seine subjektiven Sichtweisen auf die Interpretation und seinen Beitrag zur Theorie, wie sie aus gegebenen Vorannahmen oder der eigenen Biografie resultieren, kritisch reflektiert hat (Steinke 2017, S. 330).

Vor dem Hintergrund, dass Experteninterviews ein Vorverständnis erfordern, gleichsam qualitative Sozialforschung dem Prinzip der Offenheit bedarf, wurde die eigene Rolle und Subjektivität im Forschungsprozess wiederkehrend bedacht.

Dies gerade auch, weil mit der These zur Diskrepanz zwischen Wort und Tat der Umsetzung von Führungsgrundsätzen durch Stationsleitungen sowie dem herangezogenen hypothetischen Modell der Bedingungen von Führungsverhalten eine

---

[290]   Vgl. Kapitel 6.

[291]   Vgl. Abschnitt „Intersubjektive Nachvollziehbarkeit" in diesem Kapitel.

dem Vorverständnis und der Theorie entnommene Grundausrichtung der Studie beschrieben ist, die unreflektiert das Prinzip der Offenheit unterminieren könnte.

Ohne das gegebene Vorverständnis hätten die Experteninterviews allerdings auch nicht die erforderliche Informationstiefe erreicht, um die Ist-Situation von Führung angemessen rekonstruieren zu können. So ermöglichte das Vorverständnis des Interviewenden das Entstehen einer Vertrauensbeziehung im Interview als begleitende Voraussetzung der Interviewführung (Steinke 2017, S. 331). Beispielsweise ermöglichte das Vorverständnis ein inhaltlich adäquates Nachfragen auf Antworten der Stationsleitung in einer Weise, die dieser vermittelte, dass der Interviewende in seinem Verstehen der Situation als glaubwürdig bewertet und darüber als vertrauensvoll angesehen wurde. Unterstützt werden konnte das Entstehen der Vertrauenssituation auch durch die bloße Tatsache, dass der Interviewende selbst über eine pflegerische Qualifikation verfügt[292]. Hierbei wiederum wurde in der Interviewsituation darauf geachtet, dass sich zwischen den Teilnehmenden keine Komplizenschaft aufbaute, da diese immer die Gefahr inkludiert, Darstellungen zu verzerren und die Interviewsituation zu instrumentalisieren [293].

Verallgemeinerbarkeit

Verallgemeinerbarkeit oder Generalisierung umfasst gemeinhin die Frage, unter welchen Bedingungen die aus wenigen Fällen entwickelten Befunde bzw. deren Beitrag zur Theorie auf andere Fälle angewendet werden können, oder ob es grundsätzlich möglich ist, aus den Ergebnissen auf allgemeine Regelmäßigkeiten zu schließen (Przyborski und Wohlrab-Sahr 2010, S. 316).

Entsprechend hinterfragt das Kriterium der Verallgemeinerbarkeit, inwieweit der Geltungsbereich der entwickelten Theorie beschrieben ist und begründet wird bzw. prüft dies (Kuckartz 2016, S. 217; Steinke 2017, S. 329) [294].

Generalisierung ist ein prinzipielles Ziel qualitativer Sozialforschung (Flick 2005, S. 146). Das Ziel der Generalisierung und davon abhängig der erforderliche Grad der Generalisierung sind aus der Forschungsperspektive, den Determinanten des Forschungsfeldes sowie der Forschungsfrage zu bestimmen. Mit dem bestimmten Grad der Generalisierung sind wiederum ein oder mehrere Verfahren verbunden, die den jeweiligen Geltungsbereich der Ergebnisse stützen und fun-

---

[292] Vgl. Kapitel 5.2.1.5.

[293] Zur Rolle des Interviewenden als Komplize siehe auch Bogner und Menz (2009, S. 87).

[294] Steinke (2017, S. 329) selbst benennt das Kriterium Limitation, da es die Grenzen des Geltungsbereichs prüft bzw. versucht diese herauszufinden.

dieren können (Flick 1987, S. 249; Steinke 2017, S. 329; Mayring 2007, 15; Lamnek 2010, S. 164).

Innerhalb der Sozialforschung unterscheidet Mayring (2007, 14–16) acht Abstraktionsgrade der Verallgemeinerung, von universellen Gesetzesaussagen hin zum Niveau explorativer Studien. Weiterhin differenziert er elf Verfahren oder Prozeduren, um zu einer Generalisierung von Forschungsergebnissen gelangen zu können. Hierzu zählen beispielsweise das Arbeiten mit Zufallsstichproben in quantitativen Untersuchungen oder die Fallkontrastierung und das Theoretical Sampling in der qualitativen Sozialforschung.

In Bezug auf die vorliegende, in zwei Schritten angelegte Studie besteht der erste Schritt in der Rekonstruktion der Ist-Situation von Führung durch Stationsleitungen mit dem Ziel der Generalisierung ähnlich dem deskriptiver Studien. Diese versuchen,

> „[…] eine Basis für Generalisierungen zu liefern, indem sie spezifische Beobachtungen sammeln, aus denen Gemeinsamkeiten und Unterschiede und damit mögliche Variablenzusammenhänge geschlossen werden können. Gute deskriptive Studien präsentieren das zu untersuchende Phänomen in seiner ganzen Breite, explorieren es in verschiedenen Kontexten, um so die Basis für die spätere Generalisierung bereitzustellen" (ebd., Abs. 14).

Die erste Stufe bringt die empirische Basis hervor, aus deren Vergleich mit der Leitidee ethikorientierter Führung verallgemeinerbare personale und organisationale Antezedenzien ethikorientierter Führung in der Pflege abgeleitet werden können. Das hierzu nach Mayring herangezogene Verfahren ist das der „argumentativen Verallgemeinerung". Dies stellt eine „Ex-post-Strategie dar. Hier werden die Eigenschaften der Stichprobe im Nachhinein analysiert und es wird abgewogen, was darin verallgemeinerbar sein könnte" (ebd., Abs. 16 unter Verweis auf Terthart 1981).

Der Fragestellung der vorliegenden Studie entsprechend, hebt die Verallgemeinerbarkeit der Ergebnisse weniger auf die der Inhaltsanalyse als Ergebnis der ersten Stufe im Forschungsprozess, sondern vielmehr auf die abgeleiteten Antezedenzien als Ergebnis der zweiten Stufe im Forschungsprozess ab. Gleichwohl ist den Ergebnissen der Inhaltsanalyse als Basis der Generalisierung eine entscheidende Funktion zuzuschreiben. Sie tragen die empirische Begründungslast der aus dem Vergleich der Ist-Situation von Führung (Empirie) und leitenden Gesichtspunkten ethikorientierter Führung (Topoi) abgeleiteten Antezedenzien[295]. Entsprechend beeinflusst die Güte der Inhaltsanalyse und ihr vorangegangener Arbeitsschritte in Forschungsschritt 1, wie die Auswahl der Erhebungsmethode oder die Einschlusskriterien der Interviewteilnehmer die Verallgemeinerbarkeit der in Forschungsschritt 2 herausgearbeiteten Antezedenzien ethikorientierter Führung in der Pflege.

Vorliegend können die aus dem Vergleich abgeleiteten personalen und organisationalen Antezedenzien dahingehend generalisiert werden, dass ihnen Einfluss auf die Wahrscheinlichkeit, das Wirksamwerden und den Grad ethikorientierter Führung in der Pflege zugeschrieben werden kann[296]. Basierend auf dem Modell der Bedingungen von Führungsverhalten (von Rosenstiel 2014) ist ihr Einfluss auf das Führungsverhalten der Stationsleitung sowie auf die Führungsbeziehung und die Kooperationsbedingungen zwischen Stationsleitung und Pflegekraft nachvollziehbar[297]. Zugleich erschließt sich über das Modell der Zusammenhang, dass abhängig davon, wie die Antezedenzien in der Praxis berücksichtigt werden und ausgestaltet sind, sie eine ethikorientierte Führung in der Pflege befördern oder begrenzen.

5.4   Profil der Studie

Dem Prinzip der Gegenstandsangemessenheit entsprechend obliegt jeder qualitativen Studie aus der zur Beantwortung der Forschungsfrage im Forschungsverlauf zu treffenden Vielzahl an forschungsrelevanten Entscheidungen ein individuelles Profil der jeweiligen Untersuchung. Die in der vorliegenden Studie gegenstandsangemessene Spezifikation qualitativer Forschung wurde vorangehend beschrieben. Zur weiteren Transparenz wird nachfolgend der Ansatz von Schreier (2014, 54) und Kuckartz (2016, S. 224) qualitative Inhaltsanalysen angesichts der Vielzahl möglicher Ausdifferenzierungen übersichtlich via Profil zu charakterisieren, auf den gesamten Forschungsprozess ausgedehnt. Das so gewonnene Forschungs-Profil der Studie ermöglicht Dritten, einen schnellen Überblick über die Gesamtheit der Untersuchung zu erlangen (Vgl. Tabelle 12).

---

[295] Zum Verständnis und Zusammenhang von „Leitidee ethikorientierter Führung" und „leitende Gesichtspunkte ethikorientierter Führung" oder „Topoi ethikorientierter Führung" vgl. Fußnote 22. Zum Verfahren der Ableitung personaler und organisationaler Antezedenzien aus dem Vergleich der leitenden Gesichtspunkte ethikorientierter Führung (Topoi) mit der Ist-Situation von Führung in der Pflege (Empirie) vgl. Kapitel 7.1.

[296] Zu den Grenzen der Verallgemeinerbarkeit vgl. Kapitel 8.2.

[297] Vgl. Abbildung 1.

Kriterium	Ausgestaltung	Kapitel
Forschungs-frage	Was sind organisationale und personale Antezedenzien ethikorientierter Führung in der Pflege durch Stationsleitungen im Krankenhaus?	1.2
Forschungs-strategie	Qualitative Forschungsstrategie (qualitativ vs. quantitativ)	5.1.2
Forschungs-perspektive	Qualitative Forschungsperspektive (qualitativ vs. rekonstruktiv)	5.1.3
Forschungs-prozess	zweischrittig angelegter Forschungsprozess	5.2
Forschungs-schritt 1	Erfassung der Ist-Situation von Führung in der Pflege mit der Absicht, das Führungshandeln der Stationsleitung als sozialen Sachverhalt zu strukturieren, zu erklären und verstehen zu können.	5.2
Daten-erhebung	Leitfadenorientierte Experteninterviews (u.a. Meuser/Nagel 2009a)	5.2.1
Interview-leitfaden	Fünf Themenfelder mit neun erzählgenerierenden Leitfragen sowie Memos für Detailfragen. Entwicklung der Themenfelder und Leitfragen nach dem SPSS-Prinzip (Helfferich 2011) unter Einbezug des „Modells der Bedingungen von Führungsverhalten" (von Rosenstiel 2014)	5.2.1.2
Interview-teilnehmer	18 pflegerische Stationsleitungen verschiedener Fachrichtungen von sechs Krankenhausstandorten im nord- und nordwestdeutschen Raum. Altersdurchschnitt 43,6 Jahre. Führungserfahrung durchschnittlich 7,1 Jahre. Leitungsspanne 11 bis 56 Mitarbeiter.	5.2.1.3
Zeitraum Datenerhebung	Mai bis November 2015, Aufnahme der Experteninterviews als mp3-Datei	5.2.1.5
Datenumfang	Durchschnittliche Interviewlänge 01:47:40 Stunden Gesamtlänge Interviewmaterial 32:18:05 Stunden	5.2.1.3
Transkription	Orientierung an den „Transkriptionsregeln für die computergestützte Auswertung" (Kuckartz 2016)	5.2.2.1
Datenaus-wertung	„Qualitative Inhaltsanalyse mittels Extraktion" (Gläser/Laudel 2010) unter Einsatz von MAXQDA 12 und u.a. dem „Modell der Bedingungen von Führungshandeln" (von Rosenstiel 2014) als „Suchraster"	5.2.2.2

Fortsetzung auf der nächsten Seite.

Kriterium	Ausgestaltung	Kapitel
Kategoriensystem	Deduktiv-induktive Entwicklung: fünf bzw. vier Hauptkategorien deduktiv, 15 Subkategorien deduktiv-induktiv	5.2.2.2
Extraktion- / Memoeinheit	1. Materialdurchgang: 637 Sinneinheiten 2. Materialdurchgang: 203 Sinneinheiten	5.2.2.3
Forschungsschritt 2	Erarbeitung organisationaler und personaler Antezedenzien ethikorientierter Führung in der Pflege durch Stationsleitungen im Krankenhaus	5.2.1.2
Forschungsprozess	Ableitung personaler und organisationaler Antezedenzien aus dem Vergleich der Ergebnisse der Experteninterviews mit Stationsleitungen zur Ist-Situation von Führung in der Pflege (Empirie) und dem entwickelten Ansatz prinzipienbasierter Personalführungsethik bzw. dem herausgearbeiteten Verständnis ethikorientierter Führung (Topoi). Konzeptioneller Unterbau und strukturgebender Rahmen der Ableitung bildet das Modell der Bedingungen von Führungsverhalten (von Rosenstiel 2014).	7
Forschungsergebnisse	13 organisationale und sieben personale Antezedenzien ethikorientierter Führung in der Pflege durch Stationsleitungen im Krankenhaus	7.2 / 7.3 Tab. 13
Gütekriterien	• Indikation für den Forschungsprozess • Intersubjektive Nachvollziehbarkeit • Empirische Verankerung • Reflektierte Subjektivität • Verallgemeinerbarkeit	5.3

Tabelle 12: Forschungsprofil der Studie im Überblick (eigene Darstellung).

6 Ergebnisse Forschungsschritt 1: Ist-Situation von Führung in der Pflege

6.1 Arbeitsbedingungen in der Pflege und deren Auswirkungen auf Pflegende

Entlang des empirischen Materials lässt sich eine Vielzahl an differenten Aspekten skizzieren, welche die Arbeitsbedingungen der Pflegenden im Krankenhaus beschreiben. Deren jeweilige Ausprägungen werden, abseits von originär aus dem pflegerischen Handeln resultierenden Arbeitsbedingungen, wie der Umgang mit Tod und Sterben, von krankenhausexternen und -internen Faktoren beeinflusst.

Neben externen Faktoren wie der Systematik der Krankenhausfinanzierung, dem medizinisch-technischen Fortschritt oder dem Fachkräftemangel in Pflege und Medizin, sind es interne Faktoren, wie die organisationale und kulturelle Verortung der Pflege in den Krankenhäusern oder spezifische Begebenheiten der einzelnen Stationen, wie die Ausgestaltung der disziplinären wie interdisziplinären Zusammenarbeit oder bauliche Gegebenheiten, welche die Arbeitsbedingungen der Pflegenden prägen und so zu haus- und stationsindividuellen Differenzierungen führen.

> *„Die Belastungsfaktoren sind von den Fachbereichen hier auf Station abhängig. Im Akutbereich ist ein sehr hoher Patientenwechsel, manchmal hat man Ruhepausen, die von einer Sekunde auf die andere mit drei bis fünf Zugängen dann sich komplett ins Gegenteil verkehrt. Das ist da ein hoher Belastungsfaktor. Das Unplanbare und dann die hohen Anforderungen, wo man mit seinen Gedanken an mehreren Orten gleichzeitig sein muss. Und im Reha-Bereich ist die Pflegeintensität sehr hoch. Die kontinuierlichen Belastungen, zum Beispiel durch die umfangreiche Mobilisation oder die vielen schwerstbetroffenen Patienten"(JL-1-43).*

Die interviewten Stationsleitungen fokussieren zur Darstellung der Arbeitsbedingungen vornehmlich auf interne Faktoren, die in ihrer gegenwärtigen Ausgestaltung die Arbeitssituation der Pflegenden oftmals negativ beeinflussen. Demgegenüber werden erschwerende Arbeitsbedingungen, die genuin mit dem Beruf der Pflegenden verhaftet sind, weit weniger thematisiert, da sie als natürliche Facette des Berufs verstanden werden und eine grundsätzliche Akzeptanz hierfür vorliegt. Das heißt, nicht der Umgang mit Tod und Sterben stellt für die Pflegenden die primäre Arbeitsbelastung dar, sondern vielmehr wie unter den faktischen Arbeitsbedingungen, die unmittelbar von externen und internen Faktoren gestal-

© Springer Fachmedien Wiesbaden GmbH, ein Teil von Springer Nature 2020
J. Suermann, *Ethikorientierte Führung in der Pflege*,
https://doi.org/10.1007/978-3-658-28916-4_6

tet werden, Sterbebegleitung umgesetzt werden kann. Diese wesentliche Unterscheidung spiegelt sich entlang der Interviews auch in der grundsätzlichen Bewertung des Pflegeberufs bzw. dessen Arbeitsbedingungen durch die Stationsleitungen wider. Nicht der Pflegeberuf an sich wird grundsätzlich hinterfragt, sondern die Arbeitsbedingungen, unter denen die Pflegenden arbeiten, werden kritisiert.

Das Themenfeld „Rahmenbedingungen von Pflege bzw. Führung" aus dem Interviewleitfaden wurde als deduktiv angelegte Hauptkategorie im Analyseprozess induktiv in vier Subkategorien ausdifferenziert, wobei die Subkategorie „Allgemeine Rahmenbedingungen" inhaltlich der Hauptkategorie gleichgesetzt ist.

Angesichts der zuvor genannten haus- bis stationsindividuell bedingten Differenzierungen werden nachfolgend vornehmlich übergeordnete Aspekte der Arbeitsbedingungen in der Pflege aufgegriffen und deren tatsächliche Ausgestaltung mittels Interviewmaterial beispielhaft skizziert. Hierzu zählen die seitens der interviewten Stationsleitungen wiederkehrend thematisierten Aspekte der stations- und abteilungsübergreifenden Prozessgestaltung, der interdisziplinären Zusammenarbeit und Arbeitsbeziehung, der personellen Besetzung und Dienstplangestaltung sowie der physischen und psychischen Arbeitsbelastung. Die zuweilen als sehr belastend empfundenen Dokumentationsanforderungen in der Pflege wurden von den interviewten Stationsleitungen nicht vertiefend thematisiert.

Auch wenn die aus dem empirischen Material herausgearbeiteten Aspekte nicht auf jeder Station in der skizzierten Ausgestaltung vorzufinden sind, sind sie insofern als „angemessene Abbildung der Realität" zu verstehen, insofern hierüber das gegebene Spektrum der Arbeitsbedingungen in der Pflege repräsentiert wird. Letztlich sind es das Zusammenwirken verschiedener krankhausexterner Faktoren, die haus- und stationsindividuelle Ausgestaltung interner Faktoren sowie genuine Aspekte der Pflege in den unterschiedlichen Fachbereichen, welche die tatsächlichen Arbeitsbedingungen im Einzelnen definieren.

Dabei bilden die extern und intern gesetzten Arbeitsbedingungen nicht nur den Rahmen, innerhalb dessen Pflegende ihre Tätigkeiten vollziehen, sondern markieren im Kontext einer Personalordnungsethik wie auch Personalführungsethik das Tätigkeitsfeld bzw. den Verantwortungsbereich der Stationsleitung, den sie entlang ihrer Handlungsmöglichkeiten und ihrem Gestaltungswillen beeinflussen und prägen kann. Die Arbeitsbedingungen der Pflegenden und das Führungshandeln der Stationsleitung stehen in wechselseitiger Beziehung zueinander. Entsprechend ist auch die Stationsleitung in ihrem organisationalen Handeln und ihrer personellen Führung als interner Faktor der Arbeitsbedingungen in der Pflege zu interpretieren. Vornehmlich wird dieser Aspekt in den Kapiteln „Erwartungshaltung von und Beziehungsverhältnis zu Pflegenden"[298] sowie „Rollen und Aufgabenverständnis als Führungskraft"[299] aufgegriffen und ist nicht Gegenstand der nachfolgenden Ausführungen.

6.1.1 Allgemeine Rahmenbedingungen

Einrichtungsübergreifend beschreiben die interviewten Stationsleitungen, dass die Pflegenden einer Vielzahl an unterschiedlichen körperlich wie emotional belastenden Arbeitsbedingungen ausgesetzt sind. So erscheint es für die Interviewten unstrittig, dass den mit einer Patienten-Verweildauer definierten DRGs ein großer Einfluss auf beide Aspekte zuteil wird. Der Systematik der DRGs entsprechend, und angesichts der schwierigen finanziellen Situation vieler Krankenhäuser, waren und sind diese bestrebt, die Anzahl an behandelten Patienten stetig zu erhöhen und die Liegedauer der Patienten der DRG-Systematik anzupassen und zu reduzieren.

> „Die Belastungsfaktoren sind einerseits, weil sich alles geändert hat [...] Heute läuft die Abrechnung nach Diagnosen. Das heißt, der Patient muss möglichst auch schnell fertig sein. Weil das Krankenhaus bekommt das Geld für die Diagnosen und nicht dafür, wie lange der Patient im Krankenhaus liegt" (AH-1-23).

> „Die Liegezeiten sind so kurz. Wenn ich zwei Tage nicht hier bin, weiß ich nicht mehr, was auf der Station los ist. Das macht viel Arbeit und viel Unruhe" (RE-1-26).

> „Die ganzen wirtschaftlichen Dinge spielen immer mehr eine Rolle. Man bekommt das ja mit, dass viel am Geld hängt, das Krankenhausgeschehen. Und bei uns im Haus sicher nochmal im Besonderen" (BE-1-144).

> „Wirtschaftlichkeit ist irgendwie immer präsent. Die Häuser müssen alle auf das Geld achten. Das ist einfach so" (VO-1-231).

Als Folge der DRG-induzierten medizinischen Leistungsausweitung und Profilschärfung wurde in den vergangenen Jahren die Anzahl an ärztlichem Personal in den Krankenhäusern deutlich erhöht, wohingegen die Anzahl an Pflegekräften merklich reduziert worden ist.

---

[298] Vgl. Kapitel 6.4.2.

[299] Vgl. Kapitel 6.4.3.

„Also angefangen habe ich vor 18 Jahren, und da muss ich schon
sagen, dass der Pflegeschlüssel definitiv höher war. Es gab defini-
tiv mehr Pflegepersonal" (SB-1-39).

Diese Entwicklungen haben nach Ansicht der interviewten Stationsleitungen zu
einer enormen Arbeitsverdichtung in der Pflege geführt, die sich u. a. in einer
signifikanten Verknappung der zeitlichen Ressourcen für originär pflegerische
Tätigkeiten verdeutlicht.

„Die klassischen Pflegetätigkeiten, wenn wir also von psychosozi-
aler Betreuung sprechen oder von grundpflegerischen Tätigkeiten,
die werden auf ein Minimum, also wirklich auf ein Minimum, re-
duziert. Während meiner Ausbildung war das bereits Thema, Ver-
knappung der Pflegezeit, Abläufe müssen gestrafft werden, aber im
Vergleich zu heute ist die Pflegezeit massiv abgeschrumpft" (NE-
1-61).

„Was belastet ist die Sterbebegleitung, die fehlende Zeit dafür.
[...] Die fehlende Zeit, dass man diese Begleitung einfach in Ruhe
machen kann. Oder auch die Versorgung von Sterbenden. Der
neue Patient wartet sozusagen schon wieder" (BF-2-65).

Die Arbeitsverdichtung ist dabei einerseits von einem hohen Gleichzeitigkeits-
faktor an Tätigkeiten geprägt und andererseits von wiederkehrenden Unterbrechungen der pflegerischen und administrativen Verrichtungen bis hin zu sponta-
nen Tätigkeitsverlagerungen, beispielsweise von Früh- in den Spätdienst, gekennzeichnet. Beide Aspekte werden von den Pflegenden als sehr belastend
empfunden.

„Anstrengend ist die Zeit, die fehlt, und man zehn Dinge auf ein-
mal machen muss. Wir sind ja auch eine operative Station, die oft
OPs hat. Dann kommen der OP und viele Sachen gleichzeitig, und
das ist das anstrengendste was hier ist" (VO-1-132).

„Es kommt immer wieder von außen soviel rein und unvorherge-
sehenes, dass man diesen großen Teil der Elektiven, den wir ja
immer noch haben, dass dort die Arbeitsprozesse sehr oft unter-
brochen werden müssen [...] Und dann haben wir ja ein Parallel-
geschäft mit den prästationären Patienten [...] und da muss man
jedes Mal abwägen, oh Gott, was mich jetzt zu erst und was zu
letzt" (GE-1-33).

Die Personalreduzierung zeigt sich in der Praxis, insbesondere auf kleineren
Stationen, da Kompensations- oder Verteilungseffekte zwischen den Pflegenden

bei Personalausfall entfallen, als nahezu maximal quantitative Verknappung. So sind Stationen vielfach auf die umfängliche Mitarbeit von nicht examiniertem Personal, wie Auszubildende oder Praktikanten, angewiesen. Das bedeutet ebenfalls, dass unabhängig davon, ob eine examinierte Pflegekraft oder ein Auszubildender krankheitsbedingt ausfällt, dessen Arbeitskraft durch einen anderen Mitarbeiter ersetzt werden muss, damit das pflegerische wie administrative Arbeitsaufkommen, qualitative Aspekte pflegerischer Leistungen unberücksichtigt, allein quantitativ bewältigt werden kann.

> *„Ganz klar. Wir sind auf die Schüler angewiesen. Ohne die geht es hier nicht. Es ist oft schon so, aber nicht immer, wenn ein Schüler ausfällt, dann ist das eine deutliche Lücke. Das merkt man sofort"* (FL-1-35).

> *„Ich finde ganz schwierig die mangelnde Besetzung, was das Fachliche betrifft. Wir sind morgens in der Regel mit zwei Examinierten und ebenso nachmittags plus Schüler oder Praktikanten. Wenn einer ausfällt, bricht schon alles zusammen"(FL-1-55).*

> *„Meistens ist die Minimalbesetzung vorhanden. Zwei Examinierte im Frühdienst und zwei im Spätdienst und einer in der Nacht. Das ist die Minimalbesetzung. [...]. Ohne Schüler klappt diese Besetzung nicht. Leider muss man die Schüler mitzählen in dem Sinne, aber leider ist das auch teilweise in den letzten Monaten nicht gegeben gewesen. So war es dann wirklich, dass die Mitarbeiter Überstunden leisten mussten. Ohne Schüler ist das nicht zu schaffen, diese Minimalbesetzung" (BF-1-11; 13).*

Der gegebene Fachkräftemangel in der Pflege verdichtet die Belastungssituation zudem, wenn vakante Stellen auf bestimmte oder unbestimmte Zeit nicht besetzt werden können ebenso.

> *„Das war schon anstrengend gewesen. Es war so, dass zwei Mitarbeiter ausgefallen sind. Einmal aufgrund von Schwangerschaft und einmal aufgrund einer Langzeiterkrankung. Und dementsprechend war es schwierig, da wohl keine Bewerbungen vorlagen, überhaupt jemanden zu bekommen. Und jetzt, wie gesagt, aufgrund des Examenskurses der jetzt beendet ist, sind zwei neue Mitarbeiter dazugekommen" (BF-1-19).*

Zusammengefasst stellen erhöhte Arbeitsverdichtung und eng bemessene Personalausstattung zwei wesentliche Belastungsfaktoren der Arbeitsbedingungen in der Pflege dar. Entsprechend bewerten die interviewten Stationsleitungen die allgemeinen Rahmenbedingungen in der Pflege als eine „Mangelsituation", die Pflege in den Modus einer reagierenden Berufsgruppe versetzt und agierende Gestaltung und Reflexion minimiert.

> *„Also in der Geriatrie ist die Situation von Mangel geprägt. Es sind zu wenig Pflegende da. Und meines Erachtens, auch, wenn ich das hier insgesamt im Haus sehe, die Pflegesituation ist eigentlich eine Mangelsituation. Hohe Krankenstände, hohe Arbeitsverdichtung, viele Überstunden, Und dann werden Leute krank. Und dadurch verschärft sich die Situation wieder. Das ist ein Teufelskreis, der ganz schwer zu durchbrechen ist (TS-1-33).*

Die Ziele in der Pflege sind demnach primär auf die Bewältigung der jeweiligen Schicht gerichtet als auf die Entwicklung des Pflegesystems ausgelegt.

> *„Das kommt auf allen Ebenen zu kurz, dass man sich mal hinsetzt, und überlegt, und sich mal selbst reflektiert, oder mal nachdenkt, was können wir da eigentlich mal weiterentwickeln. Primär ist man mit dem Alltag beschäftigt, um den Alltag am Laufen zu halten, jeden Tag" (AH-1-78).*

Parallel zu den Entwicklungen von Arbeitsverdichtung und Personalreduzierung sind durch medizin-technische Entwicklungen die quantitativen und qualitativen Anforderungen an die Pflegenden gestiegen. Multimorbide und schwerstpflegebedürftige Patienten konstituieren auf Regelstationen einen zunehmenden Anteil des Patientenklientels. Der pflegerische Aufwand verdichtet sich entsprechend der reduzierten Verweildauer der Patienten, der Patientendurchsatz erhöht sich. Ebenso erhöht sich aber auch der pflegerische Aufwand, da neben komplexeren Eingriffen insbesondere altersbedingte Begleiterscheinungen wie ein postoperatives Delir oder Sturzereignisse bei Patienten vermehrt auftreten und pflegerische Interventionen erfordern.

> *„Heute wird auch bei älteren Patienten viel gemacht. Das ist auch richtig. Nur diese Patienten haben eine wesentliche längere Phase nach Eingriffen, bis sie sich davon erholen. Und dementsprechend ist der pflegerische Aufwand deutlich höher geworden (AH-1-181).*

> *„Das Patientengut hat sich schon verändert. Oder die Patienten werden älter und fallen mehr. Die OPs werden größer. Aber wird die Zeit nach der OP hier auf Station wird kürzer" (PO-1-72).*

> *„[...] am anstrengendsten sind die Schwerstpflegefälle und die Patienten, die immer älter werden" (VO-1-132).*

„Große Belastung ist auch, dass gefühlt die Patienten immer kränker werden und gleichzeitig immer schneller durch das Krankenhaus geschleust werden, wobei wir auch viele Patienten haben, die ewig und drei Tage hier sind und wir auch viele pflegerisch aufwendige Patienten hier haben" (FL-1-103).

„Und dann, dass natürlich gerade auf Intensivstationen, immer mehr Technik eingesetzt wird. Wenn man das vergleicht, was früher gemacht wurde und heute, das sind Welten [...] aber es kostet auch Arbeit" (AH-1-181).

Zudem hat sich die berechtigte wie nicht berechtigte Anspruchshaltung an pflegerische Tätigkeiten sowie an den Gesamtaufenthalt im Krankenhaus von Seiten der Patienten sowie deren Angehörigen erhöht. Als durchgehend auf der Station anwesende Berufsgruppe sind Pflegende für die Patienten und deren Angehörige vielfach erster Ansprechpartner. Unabhängig davon, ob die Pflegenden an einem fehlerhaften Vorgang beteiligt sind oder nicht, wird ihnen die situative Verantwortung übertragen und entsprechende Lösungen werden eingefordert. Beispielhaft sind in diesem Kontext lange Wartezeiten auf Entlassungspapiere oder temporäre Flurbelegungen zu nennen. Die wiederkehrende in Teilen emotionale Ansprache durch die Patienten und deren Angehörige auf Mängel und Defizite der Prozess-, Struktur- und Ergebnisqualität beschreibt eine gängige Situation im Berufsalltag der Pflegenden.

„Und Angehörige, die immer kritischer und schwieriger werden. Die kommen mit allen Themen. Von ganze Woche keine Zähne geputzt, bis das Essen, das nicht schmeckt" (FL-1-103).

„[...] die Pflegekraft, ist für die Angehörigen und für die Patienten häufig die erste Ansprechperson auf Station und dafür verantwortlich, dass Sachen funktionieren oder nicht funktionieren. Das eine Operation gut durchgeführt ist, davon geht ein Patient aus. Kommt aber ein Patient morgens auf die Station und es ist kein Bett für ihn vorhanden, dann heißt es zur Pflege, warum haben sie das nicht richtig organisiert. [...] Von daher sind die Stressoren für die Mitarbeiter im Pflegebereich besonders groß, weil sie gerade bei nicht laufenden Prozessen, auch am häufigsten konfrontiert sind in der direkten Ansprache durch den Patienten und Angehörige" (NP-1-47).

In ihrem Zusammenwirken führen die beschriebenen Entwicklungen die Pflegenden als deutlich wahrnehmbare Diskrepanz zwischen pflegerischem Selbstverständnis und tatsächlich leistbarer bzw. geleisteter Pflege wiederkehrend an pflegeethische Herausforderungen. Zu erkennen, dass gerade Patienten, denen Pflegende gegenüber eine erhöhte Fürsorgepflicht wahrnehmen, nicht entsprochen werden kann, oder dass DRG bestimmte Entlasszeitpunkte nicht mit dem gesundheitlichen Zustand des Patienten vereinbar sind, stellen für Pflegende eine grundlegende Belastungserfahrung dar. Darüber hinaus sind Pflegende in der Praxis gezwungen wiederkehrend Entscheidungen im Spannungsfeld zwischen ihren zeitlichen Ressourcen und dem individuellen Pflegebedarf der Patienten treffen zu müssen, beispielsweise im Hinblick auf Qualität und Quantität der Durchführung von Prophylaxen oder der Frage nach Übernahme oder Unterstützung von Patientenhandlungen in der Morgenpflege.

„Die Patienten nehmen sich zurück, sobald sie merken, die Schwester hat viel zu tun. Dann kommen die nicht mehr. Und wir müssen gucken, dass wir die Balance halten" (RE-1-180).

„Über Qualität wird in dem Sinne gesprochen, dass Mitarbeiter sagen, wir konnten die Patienten nicht so versorgen, wie wir es eigentlich wollten, das kommt häufig vor. Das muss ich leider so sagen [...] Und das sind auch die Zeiten, die einem das Leben sehr schwer machen, nämlich das schlechte Gewissen, was da ständig nebenbei pochert"(GE-1-193).

„Also dieses von wegen eilig und wichtig, geht auch häufig auf Kosten derer, die sich nicht melden können. Die selber nicht die Hand in die Klingel nehmen können und klingeln, ich muss jetzt aber. Die einfach darauf angewiesen sind, dass wir gucken kommen, und das auch häufiger. Das ist in diesem riesen Betrieb schon manchmal, dass da einzelne vielleicht doch zu kurz kommen. Das macht mich natürlich auch nicht gerade glücklich. Das nimmt einen schon mit" (ebd.).

„Die finanzielle Situation, das versteht jeder, auch was momentan hier passiert. Aber das ist einfach auch die emotionale und ethische Sache, wenn ein Patient überhaupt noch nicht entlassfähig ist, und aber die Liegedauer leider vorbei ist, das kann man ethisch und moralisch nicht vertreten" (BF-1-181).

Erschwerend wirkt sich auf die Pflegenden aus, dass es sich hierbei nicht um einzelfallbezogene pflegeethische Herausforderungen handelt, sondern um nahezu täglich wiederkehrende Begebenheiten, deren Grundproblematik Pflegende weitestgehend nur auf persönlicher Handlungsebene durch erhöhten Einsatz, der bis in den privaten Bereich hineinreicht, begegnen können, wenn nicht Resignation oder Kapitulation als alternative Strategien gewählt werden.

„Es gibt auch ganz häufig Situationen, dass Mitarbeiter nochmal anrufen, die längst zu Hause sind, auch aus dem Nachtdienst. Die rufen dann um zehn Uhr morgens an, und sagen dir, ich habe das und das vergessen und der muss noch das bekommen. Mensch, du muss doch schon längst im Bett liegen. Ja, aber ich bin gerade wach geworden" (GE-1-193).

Vor dem Hintergrund der bestehenden Arbeitsverdichtung sind in einigen Häusern Prioritätenlisten oder Priorisierungslisten aufgestellt worden, die definieren, welche Tätigkeiten bei erhöhtem Arbeitsaufkommen oder unzureichender Schichtbesetzung ausgesetzt, aufgeschoben oder, bei zuvor auf die Pflege delegierte ärztliche Tätigkeiten, wie die Blutentnahme, rückübertragen werden können, um kurzfristige Arbeitsentlastung zu schaffen[300].

„Prioritätenlisten haben alle Stationen im Hause [...] Das heißt, wenn jetzt weniger Personal da ist, gibt es eine Prioritätenliste 1, 2 und 3 zu dem, was weggelassen werden kann und zu dem, was zurück delegiert werden kann" (AH-1-84, 86).

Neben patientenfernen Tätigkeiten, wie dem Auffüllen von Verbrauchsmaterialien umfassen die Prioritätenlisten ebenfalls patientennahe Tätigkeiten, die das physische wie psychische Wohlbefinden der Patienten unterstützen. Hierzu zählen beispielsweise das Aussetzen der täglichen Rasur, die Durchführung der Teilkörper-, anstelle der Ganzkörperwäsche oder auch das Verschieben von Patientengesprächen.

„Dass man zum Beispiel Auffüllarbeiten vom Tagdienst in den Nachtdienst verlagert, dass man lange intensive Patientengespräche in dieser Zeit nicht führen kann." (NP-1-31).

„Pflegerische Tätigkeiten sind zum Beispiel, dass ich Patienten nicht alle vollständig wasche von oben bis unten, sondern, dass zum Beispiel nur Gesicht und Genitalbereich gewaschen werden. [...]. Oder, dass es neue Bettwäsche nur nach Bedarf gibt [...]. Davon stirbt ja keiner. Oder ich rasiere einen Patienten jeden Tag

---

[300] Im Zusammenhang mit der Übertragung ärztlicher Tätigkeiten auf die Pflege werden die Termini Delegation und Subsitituion äußerst heterogen verwendet (Ballhausen 2013, S. 29). Bei der Delegation ärztlicher Tätigkeit wird die Durchführungskompetenz auf den Pflegenden übertragen, die Verantwortung für den Gesamtprozess verbleibt bei dem Arzt. Bei der Substitution erfolgt eine Neuverteilung der Aufgaben zwischen Arzt und Pflege. Die Substitution umfasst die Eigenverantwortung für die Durchführung der Tätigkeit als auch die Entscheidungskompetenz für die Aufgabe an sich (Bonvie 2010, S. 17; Schabram 2010, S. 1).

und jetzt rasiere ich ihn morgen, also jeden zweiten Tag" (AH-1-88).

Dabei wirken Prioritätenlisten unterschiedlich auf die Pflegenden ein. Einerseits wird Prioritätenlisten eine Entlastungsfunktion zugeschrieben, da sie als Handreichung den Pflegenden in der Entscheidung, welche Tätigkeiten aussetzbar, verschiebbar oder rückübertragbar sind, unterstützen. Andererseits betont die Nutzung von Prioritätenlisten auch das bestehende Spannungsfeld zwischen dem individuellen Selbstverständnis von Pflege und dem tatsächlich möglichen Handeln in der Pflege. Mehr noch wird pflegerisches Handeln unter Verweis auf Prioritätenlisten nicht fachlich begründet, sondern ressourcenbezogen argumentiert.

Zudem inkludieren Prioritätenlisten gerade aussetzbare pflegerische Tätigkeiten, die von Laien beurteilbar sind und von ihnen zuweilen als prioritär angesehen werden. Das Aussetzen von Haarpflege, Rasur oder Wechseln der Bettwäsche ist von Laien feststellbar, das Aussetzen pflegerischer Prophylaxen hingegen nicht. Pflegende sind hier gefordert ihr Handeln unter Verweis auf Prioritätenlisten nicht nur vor sich, sondern auch vor den Patienten und deren Angehörigen zu begründen.

Insbesondere Pflegende mit fachlich hohem Anspruch stehen hier der Herausforderung gegenüber, einen entsprechenden Umgang mit der gegebenen Situation zu finden. Pflegerisches Handeln als permanente Defiziterfahrungen zu erleben, stellt für die Pflegenden, wie zuvor allgemein angemerkt, einen weitreichenden Belastungsfaktor dar, dessen Lösung nicht in der Erarbeitung und Anwendung von Prioritätenlisten liegt.

„Weil gerade die Leute, die immer die perfekte Pflege leisten möchten, merken natürlich gehäuft, dass das nicht möglich ist, sind aber auch nicht in der Lage zu sagen, was ist denn das Zwischending, zwischen gefährlicher und optimaler Pflege. Und ich sehe langfristig das Problem bei den Mitarbeitern, die sagen, sie können nie die optimale Pflege leisten, dass das die ersten Einstiege in die allseits bekannte Burnout Problematik sind" (NP-1-33).

Nach Ansicht der Stationsleitungen können Prioritätenlisten zumindest dann Handlungssicherheit geben, wenn sie stationsindividuell formuliert sind und aussetzbare Tätigkeiten beinhalten, die allgemein – also konsensual – akzeptiert sind.

„Wir haben schon vor einiger Zeit Priorisierungslisten für jede einzelne Station erarbeitet, weil natürlich jede einzelne Station un-

terschiedliche Schwerpunkte und unterschiedliche Gewichtungen hat, und jede Station am besten selber weiß, welche Tätigkeiten auf jeden Fall ausgeführt werden müssen" (NP-1-27).

„Es geht nur, wenn man Prioritätenlisten macht, wo auch der Mitarbeiter mit leben kann. Wenn dann der Mitarbeiter sieht, wenn ich was weglasse, schade ich den Patienten, das ist nicht durchsetzbar. Da würde jede Pflegekraft sagen, da mache ich nicht mit. Es muss schon was sein, wo man sagt, das kann man auch mal weglassen" (AH-1-88).

Voraussetzung hierfür ist die kontinuierliche Reflexion von Pflegequalität durch das Stationsteam. So sind Prioritätenlisten selten schematisch in jedweder Situation anzuwenden, sondern im Kontext der jeweiligen Personalsituation vor Ort zu interpretieren. Über die Arbeit mit Prioritätenlisten hinaus ist die Reflexion über Pflegequalität unabdingbarer Bestandteil pflegerischen Handelns. Unterbleiben Qualitätsdebatten im Stationsteam und Rückmeldungen zur Qualität der eigenen Arbeit, etablieren sich individuelle Standards pflegerischen Handelns, die über und unter dem erwünschten bzw. erforderlichen Qualitätsniveau liegen können. Gleichwohl zeigt sich im Kontext der Arbeitsverdichtung in der Pflege, dass sich individuelle Rückmeldungen an Pflegende zu ihrer Arbeit durch die Stationsleitung oder durch Kollegen minimieren, sich der Raum für stationsinterne Qualitätsdebatten reduziert und auch hausintern ressourcenbedingt Qualitätszirkel o. ä. zurückgefahren werden.

„Die Pflegequalität, über die wir hier sprechen, ich bin der Meinung, das ist nur noch ein ganz, ganz kleiner Teil" (SB-1-213).

„Über Qualität wird in dem Sinne gesprochen, dass Mitarbeiter sagen, wir konnten die Patienten nicht so versorgen, wie wir es eigentlich wollten, das kommt häufig vor (GE-1-193).

„Ich würde mir wünschen, das haben wir aber schon mal gehabt, [...], wir hatten früher Pflegefachkonferenzen. Da wurden pflegerische Fragestellungen der Station besprochen [...]. Da müsste man wieder ran, um sich qualitativ zu verbessern. Wir haben das früher gehabt, da hatten wir auch im Qualitätsmanagement mehr Personal, aber das ist reduziert worden. Das hat damals aber richtig was gebracht" (AH-1-110).

Die gegenwärtige Arbeitsverdichtung mit ihren täglich dringenden Erfordernissen überlagert die wichtige, aber zeitlich flexible Reflexion über Pflegequalität. Entgegen diesem Trend stehen Stationen, die im Rahmen von Zertifizierungsauflagen stationsinterne und berufsgruppenübergreifende Qualitätszirkel zu etablieren haben. Die auch ökonomische Notwendigkeit der Zertifizierung erfordert die Einrichtung von Qualitätszirkeln. Dass die Reflexion von Qualität auch zeitlich ermöglicht wird, korrespondiert mit den vorgesehenen Personalbesetzungen von Zertifizierungsauflagen. Allerdings zeigt sich in der Praxis auch, dass Zertifizierungsauflagen im Personalbereich nach erfolgter Zertifizierung unterlaufen werden.

> *„Wir haben einmal im Monat einen Qualitätszirkel. Da ist das gesamte Team versammelt. Und da überlegen wir, was können wir besser machen. Wir als Pflegende verstehen uns nicht so explizit als eigenständige Gruppe, sondern als Team im Team" (TS-1-78).*

> *„Wir haben die Besetzung für das Zentrum vorgeschrieben bekommen von der Ärztekammer. Und das Personal, das eigentlich nur für das Zentrum zuständig ist, versorgt aber die komplette Station mit. Das heißt, ich habe nicht mehr Personal bekommen (RE-1-180).*

Die Auswirkungen erhöhter Arbeitsverdichtung und gestiegener Arbeitsanforderungen verdeutlichen sich für die Pflegenden in dem Zusammenhang, dass unabhängig vom Einsatz pflegerischer Hilfsmittel wie Patientenlifter o. ä., Pflege weiterhin eine körperlich anstrengende Tätigkeit ist. Dies bezieht sich, wie die interviewten Stationsleitungen äußern, nicht nur unmittelbar auf pflegerische Tätigkeiten am Patienten, wie beispielsweise Lagerung oder Mobilisation. Pflege stellt sich auch als eine überwiegende Tätigkeit im Stehen dar, die je nach baulichen Gegebenheiten und den Pflegenden übertragenen Aufgaben, wie z. B. Patientenbegleitdienst, durch weite Laufwege gekennzeichnet ist. Darüber hinaus resultieren aus der gegenwärtigen Tendenz der Krankenhäuser, größere Stationen mit über 50 Betten aufzubauen, als weitere Belastungsfaktoren für die Pflegenden erhöhte Lärmpegel und hektische Betriebsamkeit. Des Weiteren sind Pflegende unterschiedlichen infrastrukturell bedingten Belastungen ausgesetzt, die stationsindividuell vorliegen. Hierzu zählen beispielsweise der Umgang mit Gefahrenstoffen in ungeeigneten Räumlichkeiten oder nur manuell in der Position verstellbare Krankenhausbetten.

> *„Aber es ist eine tägliche Herausforderung so eine große Station. Die normalen Stationen haben hier 35 Betten, Es sind hier nicht nur einfach 18 Betten mehr, die hier rumstehen. Es ist mehr Unruhe, mehr Hektik, mehr Lärm" (PO-1-92).*

> *„Was auch belastend ist, sind einfach die räumlichen Bedingungen. Auch was der Umgang mit Gefahrenstoffen angeht. Zytostati-*

*ka. Keine ausreichende Lagerkapazität dafür, das ist belastend"
(BF-1-65).*

„Man merkt ja schon, dass die Patienten älter werden und schwerer werden. Und die Betten sind ja hier nicht elektrisch, sowas zum Beispiel, das ist aber notwendig" (VO-1-388).

„Wenn ich jetzt einen Wunschzettel schreiben dürfte, dann würde ich erstmal mit neuen Betten anfangen. Also mit Betten, die elektrisch zu handhaben sind für Patienten. Auch mit längeren Betten. Es sind ganz viele Patienten die inzwischen über 1,85 sind und da müssen wir immer Bettverlängerungen anbauen" (GE-1-171).

„Ganz klar, die räumlichen Gegebenheiten müssen optimiert werden, damit sich die Situation verbessert. Die Station ist einfach ungünstig angelegt worden. Wir haben weite Wege. Der Medikamentenraum ist am anderen Ende der Station" (BF-1-163).

Speziell aus dem Zusammenspiel von DRG induzierter Arbeitsverdichtung und originär mit dem Beruf verhafteten körperlichen Belastungen resultiert das Verständnis der interviewten Stationsleitungen, dass Pflege im Krankenhaus vor allem „Knochenmaloche" (VO-1-386) ist. Die körperliche Arbeitsbelastung ist auf einigen Stationen derart gestiegen, dass ein Großteil der Pflegenden den Beruf nach Einschätzung der interviewten Stationsleitungen nicht bis zum Eintritt in das gesetzliche Rentenalter ausüben können wird.

„Bis 65 geht das hier im Akutkrankenhaus nicht. Dafür ist das auch noch zu sehr Knochenmaloche" (VO-1-386).

„Bis 65 kann das keiner machen. Das kann ich mir nur schwer vorstellen. Es gibt nur wenige, die das können" (FL-1-177).

Für die Pflegenden auf der Station bedeutet dies, dass primär körperliche Fitness und Belastbarkeit und nicht pflegerisches Wissen und Können wesentliches Kriterium der erfolgreichen Mitarbeit auf der Station begründen. Der Qualitätsanspruch pflegerischer Arbeit steht vor dem gegebenen Quantitätserfordernis zurück.

„Bei einem älteren Team, könnte ich den Arbeitsstand nicht halten. Die arbeiten sehr, sehr viel da draußen am Bett. Auch auf einem körperlich hohen Niveau. Und ich glaube, dass ich mit einem Team, das durchschnittlich 45 Jahre ist, das Niveau nicht halten kann. Krankenstand, weiß ich nicht, auch wenn der gleich wäre,

*können sie die Massenarbeit nicht bewältigen, das kannst du in
dem Alter gar nicht" (PU-1-107).*

*„Ich zehre gerade an den jungen Leuten, was Nachteile hat, gera-
de im pflegerischen Wissen [...] aber Vorteile hat, dass die die
rein körperliche Arbeit gerade gut erledigen können" (PU-1-107).*

Gerade ältere Pflegende, die auf dem hohen Niveau körperlicher Belastung und
Arbeitsverdichtung nicht durchgängig arbeiten können, befinden sich damit in
einem unmittelbaren Abhängigkeitsverhältnis zu ihrem Stationsteam, weil sie
darauf angewiesen sind, dass ihre nicht selbst verschuldete quantitative Minder-
leistung kompensiert wird. Je nach Ausgangssituation sind hier offene und verdeckte Auseinandersetzungen im Stationsteam bis hin zu Situationen der Alters-
diskriminierung anzutreffen. Die skizzierte Problematik verdichtet sich vor dem
Hintergrund der erfahrenen Stellenreduktion in der Pflege und zeigt sich gerade
auf den Stationen, die planmäßig mit je zwei Pflegenden im Früh- und Spätdienst
besetzt sind. Prozesse der Teamkompensation können hier nicht mehr funktionieren.

Stationsinterne Diskussionen und Aushandlungsprozesse, wie viele ältere Pflegende ein Stationsteam „tragen kann", sind nahezu unvermeidbar, da Personalbe-
rechnungen in der Pflege auf vollends einsetzbaren Mitarbeitern basieren. Entsprechend ist die Möglichkeit, ältere Pflegende als Zusatzkraft zur Standardbe-
setzung einzuplanen nur in Ausnahmen gegeben. Als Exit-Strategien bleibt für
ältere Pflegende, wenn kein Wechsel auf eine andere Station mit geringer körperlicher Belastung möglich ist, oftmals nur das Langzeitkrank oder der vorzeitige
Berufsausstieg.

*„Die älteren Mitarbeiter können nur darauf hoffen, dass es ein
Team gibt, was sie trägt. Und so lange es genug junge Leute gibt,
mag das auch klappen" (FL-1-179).*

*„Wenn ein Team zwei oder drei Leute mittragen muss, dann wird
es schwierig. Man hat einfach nicht mehr soviel Mitarbeiter, die
das kompensieren können. Gut, die Mitarbeiterin, die wir haben,
die zieht noch voll mit. Aber das ist nicht immer so. Ich habe auch
schon einen Mitarbeiter gehabt, wo das eben nicht mehr so war.
Der war von einem Jahr vier Monate da und den Rest war er
krank. Das war eine Zeit, wo jeder die Augen verdreht hat und
dachte, oh, der ist schon wieder krank, alles klar, wann soll ich
kommen oder och ne, ich will jetzt nicht schon wieder einspringen.
Und man kann denjenigen nicht immer zusätzlich planen. Das geht
nicht. Gut, zum Schluss haben wir das dann gemacht und ihn zu-*

sätzlich geplant. Aber man bekommt ja keinen Mitarbeiter zusätzlich dafür. So eine Situation, das ist wirklich ganz schwierig" (FL-1-183).

Für die Stationsleitungen ergibt sich hieraus eine Vielzahl an führungsethischen Fragestellungen, die weit über das geäußerte Spannungsverhältnis, die Arbeitsbelastung der Pflegenden täglich zu erfahren, aber nach eigener Ansicht nur eingeschränkt die Möglichkeit zu haben, darauf einwirken zu können, hinausgehen.

„Der Wunsch oder die Hoffnung ist eben, die Arbeitsbelastung der Kollegen zu reduzieren, auf ein Maß zu drücken, wo ich sagen kann, dass ist auf lange Sicht nicht gesundheitsschädlich für die Mitarbeiter [...]. Die Realität sieht anders aus [...] Einfach, weil die Belastung gestiegen ist und ich nehme an, dass die Belastung weiter steigt, und da muss ich sagen, werde ich meiner Rolle als Vorgesetzter nicht ganz gerecht. Kann ich auch nicht, da die Rahmenbedingungen mir anders vorgegeben sind" (NE-1-138).

Auch wenn die quantitative Arbeitsverdichtung und Reduktion von Pflegekräften im Krankenhaus unmittelbar mit der Ökonomisierung im Gesundheitswesen verhaftet ist, und deren Auswirkung Pflegende in der Verbetrieblichung ihrer Arbeit erleben, sind nach Einschätzung der interviewten Stationsleitungen, die Pflegenden vielfach unzureichend über die ökonomischen und politischen Rahmenbedingungen im Gesundheitswesen sowie der grundlegenden Systematik der Krankenhausfinanzierung informiert.

„Und was die ökonomischen Aspekte angeht, da ist der Stand der Stationen noch sehr unterschiedlich" (HP-1-69).

„Mittlerweile kennen die Mitarbeiter zumindest grob den Zusammenhang zwischen Diagnose und Liegedauer" (NA-1-281).

„Ich glaube, diese Hintergrundwissen zum Krankenhaus gibt es in der Pflege weniger. Ich finde, es wird wohl mehr, aber es müsste noch mehr werden" (VO-1-72).

Allerdings ist für die kritische Bewertung und Einschätzung arbeitsplatzrelevanter Entscheidungen neben frühzeitiger und umfangreicher Information ausreichendes Hintergrundwissen erforderlich. Entsprechend erleben Pflegende Arbeitsverdichtung und Stellenreduktion als alternativlos und fühlen sich, als Kostenfaktor bewertet, der ökonomischen Dynamik im Krankenhaus insgesamt ausgeliefert zu sein.

„Aus heutiger Sicht hat die Führungsebene mit der Angst relativ gut gespielt, da viele Aufgaben und Belastungen der Pflege zugewiesen wurden [...] und es wenig Widerstand gab, sodass dieser Prozess relativ stillschweigend hingenommen wurde, und im Nachhinein, die Stimmung so ist, sobald Personal zur Sprache kommt, sobald gesagt wird, diese und diese Tätigkeiten überfordern unsere Kapazitäten, wird wieder mit dem Kostenfaktor argumentiert [...], sodass wir hier wieder gedeckt werden" (NE-1-57).

Demgegenüber ermöglicht ein grundsätzliches Verstehen ökonomischer Zusammenhänge den Pflegenden ihre ökonomische Relevanz und Handlungserfordernis im komplexen System Krankenhaus zu erkennen, ihre Rollen- und Situationswahrnehmung zu reflektieren und an der ökonomischen Debatte im Krankenhaus und Gesundheitswesen teilzunehmen.

„Was klar ist, ist dass wir mit der PKMS Dokumentation viel Geld verdienen und das wissen die Pflegenden, und das finden sie inzwischen nachvollziehbar und natürlich machen sie es dann auch. Wir hatten über 120 Fälle im letzten Jahr. Und die Mitarbeiter sind stolz darauf. Ich veröffentliche auch die Zahlen mit einem Dank verbunden. Und dann sagen die, „Boah, was sind wir gut! [...] Und was allen klar ist, wenn wir Betten leer stehen haben, dass das nicht gut ist. Und dann ist die Bereitschaft natürlich auch groß, da Neuaufnahmen zu machen" (TS-1-119-121).

In der Praxis zeigt sich allerdings auch, dass eine Beteiligung der Pflege an der Debatte nicht vorbehaltlos gewünscht ist, da sich gerade im Kontext kritischer Äußerungen die Situation aus Sicht der obersten Führungsebene verkompliziert, da Pflegende dann stärker als bisher einfordern, in ihren berechtigten Interessenslagen berücksichtigt zu werden.

„Man kann nicht 25 herzchirurgische Patienten, die ihren ersten post OP Tag haben, alleine nachts betreuen. Das geht einfach nicht. Das ist wirklich gefährlich. [...] Und daraufhin habe ich einen Brief an die Geschäftsführung geschrieben. Die hat das aber nicht interessiert. Das hatte nachher zur Konsequenz, dass es eine zweite Nachtwache gegeben hat, die aus dem Tagdienst abgezogen wurde. Und dann wurde noch gesagt, ihr seid ja selber schuld, dass jetzt jemand im Tagdienst fehlt. Ihr wolltet ja, dass jemand zweites im Nachtdienst ist (NA-1-78).

6.1.2 Pflege im Betriebsablauf des Krankenhauses

Weitreichende Handlungsautonomie würde die Pflegenden unterstützen die Auswirkungen von Personalverknappung und Arbeitsverdichtung in der Pflege besser steuern und so teilweise kompensieren zu können. Allerdings ist Pflegenden die Planungs- und Ausführungshoheit über stationsinterne bzw. pflegerische Tätigkeiten lediglich so lange übertragen, bis diese von angekündigten oder unangekündigten stationsexternen Prozessen überlagert werden.

> *„Wir haben hier die Besonderheit, dass die Patienten nur von examiniertem Personal zu Untersuchungen gebracht werden dür-fen. Ein Patient ist zwei bis drei Mal am Tag zu einer Untersu-chung zu fahren, sodass er immer Begleitung erfahren muss. Und bei einer Personalstärke – also für 70 Patienten sind vier Exami-nierte pro Schicht zuständig, im Nachtdienst sind es nur zwei – ist die Zahl der Transportfahrten enorm, sodass andere Pflegeaufga-ben liegen bleiben" (NE-1-51).*

Den Hintergrund hierfür bildet die kulturelle und prozessuale Verortung der Pflegenden bzw. der Station im Betriebsablauf des Krankenhauses. So stellt die Station einerseits im Aufnahmeprozess elektiver wie nicht elektiver Patienten deren Zielort nach durchlaufener Diagnostik und Therapie dar. Andererseits ist die Station der vornehmliche Aufenthaltsort der Patienten, von dem aus diese zur weiteren Diagnostik und Therapie abgerufen werden. Die Station als Start- und Endpunkt verschiedenster Prozesse führt die Pflege entlang ihrer durchgehenden Anwesenheit auf der Station in eine zentrale Stellung im Betriebsablauf des Krankenhauses. Entsprechend wirken sich mangelnde der Station vor- oder nachgelagerte Prozesse und Entscheidungen erschwerend auf die pflegerischen Tätigkeiten aus. Oftmals dergestalt, als dass die Pflegenden in der situativen Verantwortung sind, Prozesse korrigieren zu müssen oder von ihnen erwartet wird, Prozesse zu übernehmen und zu Ende zu führen, gleichwohl sie nicht in der primären Prozessverantwortung stehen. Die situative Prozesskorrektur resul-tiert aus der Stellung der Pflege als letztes Glied in der Prozesskette, die situative Prozessverantwortung begründet sich aus der Perspektive anderer Berufsgruppen über die durchgehende Präsenz der Pflege auf der Station. Beide Aspekte tragen zur weiteren, quasi verdeckten Arbeitsverdichtung in der Pflege bei.

> *„Generell eben auch von anderen Berufsgruppen wird die Pflege gesehen als diejenigen, die immer da sind und die in Letztverant-wortung alle Aufgaben übernehmen müssen, die anfallen. Also es ist ein Lieblingsspruch, den ich immer wieder gerne von anderen Abteilungen oder Berufsgruppen höre, ,es ist nicht meine Aufga-*

be', dann sage ich, ,es ist aber auch nicht meine Aufgabe', und dann wird aber gesagt ,ja, aber du bist vor Ort, du machst'. Und ja, das stimmt, ich bin vor Ort. Ich mache es dann" (NE-1-236).

„Das ist jetzt ein Beispiel von gestern, da mussten wir jemanden von der Neurologie übernehmen. Aber dann kam es nachher dazu, dass der Patient privat war. Und nachher hieß es, der Patient ist auch Ein-Bett-Privat und gehört auf die Privatstation. Dann muss ich hinter dem Casemanager her telefonieren und sagen, dass der Patient auf die Privatstation gehört und er mir sagt, dass er das nicht wusste. Dann denke ich, das ist ja eigentlich seine Aufgabe, das vorher zu klären. Denn dann durften wir von uns aus, obwohl wir den Patienten nur zwei Minuten bei uns auf Station hatten, sofort auf die Privatstation verlegen. Und das sind so Sachen, die eigentlich nicht gehen, was aber hier öfter vorkommt" (VO-1-145).

Damit Pflegende nicht wiederkehrend der Situation erlegen sind, die für sie negativen Prozessauswirkungen unklar definierter Prozesse berichtigen zu müssen, gehen sie zudem, wenn möglich, ohne Mandat und proaktiv mit in die Prozesssteuerung. Der Aufwand für die Pflege Prozesse außerhalb ihrer Zuständigkeiten mitzuverantworten ist also geringer, als die Auswirkungen fehllaufender Prozesse im Nachgang zu korrigieren.

„Das Bettenmanagement gab es bei uns, das ist aber abgeschafft worden. Und im Endeffekt muss ich sagen, würde die Pflege nicht damit so draufschauen, würde das mit den Betten ein reines Chaos geben. [...]. Für die Pflege ist das Chaos kräftezehrend. Da wird die Zeit in andere Sachen investiert und für die eigentliche Pflege und unsere Aufgaben bleibt einfach weniger Zeit".

Um negative Folgewirkungen unklarer Prozesse für die Pflege zu begrenzen, ist der Versuch einer proaktiven Prozesssteuerung durch die Pflege in einer Vielzahl von Prozessen anzunehmen. Diese Annahme leitet sich auch aus dem Selbstverständnis der Pflegenden ab, über die Prozesse im Stationsgeschehen umfassender informiert zu sein und aus dem zuvor beschriebenen Eigeninteresse heraus, abteilungs- und berufsgruppenübergreifender zu arbeiten, als es für Berufsgruppen notwendig ist, die aufgrund ihrer hohen Handlungsautonomie oder klar abgrenzbarer Tätigkeitsbereiche in geringeren berufsgruppenübergreifenden Prozessabhängigkeiten stehen.

„Die Pflege durchdenkt die Prozesse besser, den Gesamtprozess im Krankenhaus. Wir sind vor Ort, wir versorgen die Patienten und wissen damit auch alle Probleme von Aufnahme bis Entlas-

sung, die da dranhängen. Und damit sind wir sozusagen Experten in dem Gebiet und können das damit auch am besten steuern. Und haben auch den Kontakt zu anderen Stationen und Berufsgruppen und können solche Prozesse viel effektiver und korrekter machen als die Ärzte, die aus meiner Erfahrung heraus nur ihren kleinen Bereich sehen, denken aber nicht an die anderen Bereiche und Berufsgruppen, die da mit dranhängen. Sie sehen das sehr schmalspurig. Und wir in der Pflege sehen das immer etwas breiter" *(AH-1-98).*

„Wir haben mit dem Patienten zu tun, wir haben mit den Angehörigen zu tun, wir haben mit der Ärzteschaft zu tun, weil wir mit den Funktionsbereichen zu tun haben. Wir sind eigentlich der Mittelpunkt von allem" (PU-1-21).

Insbesondere letztgenannter Aspekt zeigt sich auch darin, dass Pflegende zwar unmittelbar in den Aufnahme-, Abruf- und Rückkehr-Prozess der Patienten eingebunden sind, die Prozesse zwischen den Funktionsabteilungen aber oftmals unabhängig voneinander und losgelöst von der pflegerischen Tätigkeiten auf der Station laufen. In Bezug auf stationsinterne und berufsgruppenübergreifende Prozesse sind in diesem Zusammenhang unregelmäßige Visitenzeiten oder Ad-hoc-Visiten der Ärzte beispielhaft zu nennen.

Ursächlich hierfür ist neben einer unzweifelhaft gegebenen Komplexität krankenhausinterner Abläufe ein vorherrschendes „Inseldenken" der verschiedenen Abteilungen und Berufsgruppen. Die Prozessgestaltung fokussiert sich weitestgehend auf den eigenen Funktionsbereich unter mangelnder Berücksichtigung der gesamten Prozesskette über Abteilungs- und Berufsgrenzen hinweg. Ist dieses prozessuale Inseldenken auch auf die Arbeitsverdichtung in allen Bereichen des Krankenhauses zurückzuführen, wirkt das etablierte Verständnis einer permanenten Präsenz der Pflegenden auf der Station im Sinne einer permanenten Verfügbarkeit erschwerend auf diesen Aspekt ein, sodass kein Problemzusammenhang zwischen mangelnden Prozessen und den Arbeitsbedingungen von Pflegenden erkannt wird.

„Der größte Handlungsbedarf liegt im Bereich der Prozessoptimierung. Uns ärgert das hier auf der Ebene massiv, aber auch in anderen Abteilungen ist das so, dass Patienten unnötiger Weise mehrfach zu Untersuchungen auf anderen Ebenen gebracht werden, dort erfahren sie eine Untersuchung, werden dann hochgeschickt, also wieder in Begleitung von Examinierten, um wenig später zur nächsten Abteilung wieder auf der gleichen Ebene, wo

sie zuvor waren, gerufen werden. Das heißt, es entstehen Doppel-
fahrten oder auch Dreifachfahrten für Patienten, die in der Abtei-
lung hätten verbleiben können. Das Thema ist bekannt und wurde
mit dem Chefarzt thematisiert, der stellt sich aber quer und sieht
das Problem nicht, weil er spricht nur für seine Kollegen und Kol-
leginnen in der Funktionsabteilung selber, aber nicht für die Stati-
on. Und dieses globale Denken, dass wir eine Einheit sind, das
wird überhaupt nicht gesehen" (NE-1-61)[301].

Dem Verständnis permanenter Verfügbarkeit gliedert sich auch die aktuell gängige Übertragung diagnostischer oder therapeutischer Tätigkeiten auf die Pflegenden an. Das Erstellen von Blutgasanalysen (BGA), das Schreiben von Elekt-
rokardiogrammen (EKG) oder die klassische Blutentnahme sind auf den Regelstationen originäre und zumeist triviale Tätigkeiten der Ärzte oder Mitarbeitenden aus Funktionsabteilungen. Entsprechend werden die Tätigkeitsübertragungen
seitens der Pflegenden nicht unmittelbar als Kompetenzausweitung, sondern
vielmehr als ein Beleg mangelnder Wertschätzung gegenüber den Pflegenden
und verklärter Wahrnehmung ihrer Arbeits- bzw. Belastungssituation verstanden.

„Es gibt einige Tätigkeiten, die nicht zu meinen Aufgaben zählen.
Es ist eben dieses Denken, Pflege ist ja sowieso da, die können das
ja eben machen, weil sie eben da sind" (NE-1-108).

„Dafür, dass wir ja eigentlich die größte Berufsgruppe im Haus
sind, hat Pflege eine schlechte Lobby. Wenn irgendeine Abteilung,
irgendetwas nicht mehr schafft, wird immer erst geguckt, ob die
Pflege das nicht machen kann. Zum Beispiel BGAs. Das ist das
beste Beispiel. Das Labor schafft das nicht mehr [...] und wer
macht es dann – Pflege. Kein Problem. Die Pflege macht das. Gar
kein Problem. Oder Ärzte schaffen es nicht mehr, Lasix i.v. zu
spritzen, was machen wir – Kurzinfusion durch die Pflege. [...] Es
wird oft immer erst geguckt, ob Pflege das nicht machen kann.
Klar, Pflege kann viel [...] Pflege macht viel. Nur wer macht dann
Pflege?" (FL-1-244).

Dabei zeigt sich insbesondere am vielfach durch die interviewten Stationsleitungen angeführten Beispiel der Blutentnahme als möglich übertragbare ärztliche
Tätigkeit auf die Pflegenden deren komplexe Situation zwischen Prozessabhän-

---

[301] Das Beispiel im Zitat steht gleichsam beispielhaft für die Individualität der Arbeitsbedingungen
in der Pflege. Für Krankenhäuser, die einen Patientenbegleitdienst eingerichtet haben, stellt sich
die Problematik nicht in der beschriebenen Form.

gigkeiten und Handlungsmöglichkeiten im Kontext der hierarchischen Beziehung zwischen Arzt und Pflege[302].

Einerseits ist es für die Pflegenden eine zeitliche Entlastung, die Blutentnahme an sich nicht durchzuführen, andererseits ist ihnen die administrative Vor- und Nachbereitung übertragen. Erst nach der Blutentnahme durch das ärztliche Personal können die Pflegenden ihren Arbeitsprozess abschließen. Dabei ist für die Pflegenden der zeitliche Aufwand in der Abstimmung mit dem ärztlichen Personal oftmals höher, als wenn die Blutentnahme durch die Pflegenden selbst erfolgen würde. Dass es sich zudem bei der Blutentnahme um eine triviale Routinetätigkeit handelt, die nicht per se von Pflegenden ausgeführt werden darf, wird zuweilen als mangelnde Wertschätzung und Kompetenzzuschreibung interpretiert. Für die Pflegenden resultiert dies insofern als Herausforderung, da sie im Abstimmungsprozess um die Blutentnahme wiederkehrend ihre Prozessabhängigkeiten und Handlungsgrenzen dem ärztlichen Personal gegenüber offenlegen müssen und ihre hierarchische wie berufliche Stellung in der Organisation Krankenhaus erfahren.

> *„Das fällt mir heute noch manchmal schwer, den Arzt zu fragen, kannst du Blut abnehmen. Damit komme ich immer noch nicht klar. Das sind zwar Kleinigkeiten, aber ich warte stundenlang auf den Arzt und in der Zeit könnte schon alles fertig sein" (FH-1-203).*

Wird demgegenüber die Blutentnahme auf die Pflege innerhalb definierter Kataloge ärztlich delegierbarer Tätigkeiten übertragen, zeigt sich das insofern als Optimierung der Prozesssituation, da die Abstimmung mit dem ärztlichen Perso-

---

[302] Die Blutentnahme veranschaulicht beispielhaft die individuelle Prozessgestaltung im Krankenhaus. Denn auch zwischen den Stationen eines Hauses sind unterschiedliche Berufsgruppen für die Blutentnahme verantwortlich. Neben Ärzten oder Pflegenden können es auch medizinische Fachangestellte oder Blutentnahme-Assistenten, die dann für mehrere Stationen zuständig sind, sein. Individuell organisiert ist dabei auch, ob die Assistenzkräfte dem Stellenplan der Ärzte oder dem der Pflege zugeordnet sind. Dies ist bei der Zuordnung auf dem Stellenplan der Pflege insofern relevant, als dass diese Stellenanteile für originäre Pflegetätigkeiten nicht mehr zur Verfügung stehen.

„Es gibt Krankenhäuser wo die Pflege das Blut abnimmt. Es gibt Lösungen auf anderen Stationen, da wird das mal gemacht, aber es ist allgemein hier nicht gewünscht, von der PDL" ((PU-1-23).

„Dann gibt es, die ist aber nicht bei uns auf dem Stellenplan, eine Arzthelferin, die ist den Ärzten unterstellt, [...] die Blutentahmen macht sie" (VO-1-16).

„Aber wir haben auch noch eine extra Blutentnahme-Assistenz [...], die aus dem pflegerischen Budget bezahlt wird" (HP-1-121).

nal entfällt. Die Pflegenden sind für den Gesamtprozess der Blutentnahme verantwortlich und können diesen selbstständig ausführen.

Eine tatsächliche Prozessoptimierung ist allerdings erst dann erfolgt, wenn zusammen mit der Übertragung der delegierten Tätigkeit auch die entsprechenden zeitlichen Ressourcen in Form von Stellenanteilen mitübertragen bzw. bereitgestellt werden. In der Praxis ist dies nicht grundsätzlich gegeben, sodass die Prozessoptimierung von der Arbeitsverdichtung überlagert wird.

> *„Wie das Beispiel der Blutentnahmen. Rechtlich ist es möglich, dass die Pflege die übernimmt. Es ist ärztliche Tätigkeit, die delegierbar ist. Aber ich bin der Meinung, dass bei allem drumherum, was wir hier zu leisten haben, und bei der Aufstockung des ärztlichen Dienstes, die wir erfahren durften, muss diese Tätigkeit nicht der Pflege zugeordnet sein. Und jetzt sind die Blutentnahmen der Pflege zugeordnet worden, Stellenanteile dafür haben wir aber nicht bekommen. Im Gegenteil. In den letzten drei Jahren sind die VK Zahlen reduziert worden" (NE-1-108).*

Eine besondere Bedeutung erlangt die fehlende Anpassung der zeitlichen Ressourcen und der Aspekt der Arbeitsverdichtung hinsichtlich der Fragestellung, inwieweit mit der Delegation der Blutentnahme eine Leistungsausweitung durch eine erhöhte ärztliche Anordnung verbunden ist.

> *„Oder Blutentnahme auf der Station. Würden wir gerne machen. Habe ich bei mir für die Pflege verboten. 80 Prozent mehr Blutentnahmen, nur, weil die Pflege das macht, das sagen Studien ganz deutlich, das sehe ich nicht ein" (PU-1-21).*

Auch wenn die Pflegenden den Prozess der Blutentnahme als delegierte Tätigkeit selbstständig organisieren können, sind sie in der Durchführung an medizinische Erfordernisse und Dringlichkeiten gebunden. Speziell die morgendliche Blutabnahme fällt zeitlich mit der Morgenpflege zusammen. Blutentnahmen durch die Pflege während dieser Arbeitsspitze verstärkt die Arbeitsverdichtung und unterwandert die angedachte Prozessoptimierung aus Sicht der Pflegenden.

> *„Wenn wir Blut abnehmen, dann ist das Arbeitszeit, die uns im Kerngeschäft verloren geht" (PU-1-23).*

Als Alternative zur Anpassung pflegerischer Stellenanteilen bei Übernahme ärztlicher Tätigkeiten gilt die Abgabe von Tätigkeiten aus der Pflege an andere Berufsgruppen. Hierzu zählen beispielsweise die Menüerfassung in der Essensbestellung, Servicekräfte für hauswirtschaftliche Tätigkeiten wie der Essensverteilung oder die Besetzung des Pflegestützpunkts mit beispielsweise medizinischen Fachangestellten in der Zuständigkeit für administrative Prozesse. Auch der Patientenbegleitdienst fällt hierunter, da hausinterne Patientenfahrten zu Untersuchungen von den Pflegenden übernommen werden, wenn kein Patienten-begleitdienst eingerichtet ist. Allerdings führen die Pflegenden die Aufgaben der Assistenzkräfte zu den Zeiten aus, wenn diese nicht zugegen sind, hausindividu-ell unterschiedlich, beispielsweise an Wochenenden oder im Spätdienst.

> *„Das heißt allerdings nicht, dass ich diese Minimierung [der Pfle-gekräfte] nicht verstehe, weil es sind ja viele Sachen wie Menüer-fassung oder Tabletten stellen, sind ja weggenommen worden"*
> *(SB-1-39).*

> *„Die Stationssekretärin macht alles Administrative. Also Kurven-führung, Aktenführung, Untersuchungen organisieren, Termine vereinbaren" (HP-1-57).*

Entsprechend sind es auch die Tätigkeiten dieser Berufsgruppen, die, beispiels-weise bei finanziellen Schwierigkeiten des Krankenhauses, über das Argument permanenter Präsenz der Pflegenden auf der Station wieder in den Zuständig-keitsbereich der Pflege überführt werden. Erfolgt dann keine Anpassung der Stellenanteile im Bereich der Pflege, folgt eine weitere Arbeitsverdichtung durch eine Zunahme der Tätigkeitsbereiche in pflegerischer Verantwortung. Die fest-stellbare Arbeitsverdichtung ist insofern nicht nur durch die Reduzierung pflege-rischen Personals getrieben, sondern ist auch von einer Ausweitung pflegerischer Verantwortungsbereiche durch zusätzliche Tätigkeiten ohne parallele Anpassung der Stellenanteile gekennzeichnet.

> *„Ich kenne relativ viele Häuser, die tatsächliche Personalsituation ist im Vergleich zu uns weder besser noch schlechter. Was uns hier zu schaffen macht, das bezieht sich gar nicht auf die Personalstär-ke an sich, sondern auf die Aufgaben, die der Pflege zugewiesen werden [...] Im ganzen Haus gibt es keinen Patienten-Transport-Dienst mehr. Es gab eine Verknappung im Bereich der Service-kräfte [...], und wir hatten Menüerfassung und wir hatten Perso-nen, die die Speiseversorgung am Bett vollzogen haben. [...] De-ren Abschaffung ist über Kosten argumentiert worden. Das sind Kostenfaktoren" (NE-1-49, 54, 57).*

6.1.3 Berufsgruppenübergreifende Zusammenarbeit

Die Ausgestaltung der Zusammenarbeit mit den differenten Berufsgruppen im Krankenhaus stellt für die Pflegenden einen wesentlichen Aspekt ihrer Arbeitsbedingungen dar. Dieser fokussiert zum einen auf die Wertschätzung pflegerischer Arbeit durch Ärzte und Funktionsabteilungen und beinhaltet zum anderen den Einfluss der Berufsgruppen auf die Prozessgestaltung und Arbeitsabläufe in der Pflege.

Dabei ist vornehmlich die Zusammenarbeit mit den Ärzten als ein wichtiger Bestimmungsfaktor der Arbeitszufriedenheit zu bewerten. Besteht zu einer Vielzahl der Berufsgruppen im Krankenhaus ein weitgehend konfliktarm angelegtes Erfordernis interdisziplinärer Zusammenarbeit, wie beispielsweise zu den therapeutischen Berufen oder den Mitarbeitern von Funktionsabteilungen, zeichnet sich die Zusammenarbeit zwischen Arzt und Pflege durch relativ hohe Kontakthäufigkeiten, unmittelbarer Zusammenarbeitserfordernis und beruflicher Hierarchisierung bzw. Weisungsbefugnis und Weisungsgebundenheit als durchaus konfliktträchtig aus.

> *„...in der Pflege brauchst du die Ärzte. Und du hast natürlich auch ein ganz enges Verhältnis zu den Ärzten, weil du zusammen mit den Ärzten am Patienten arbeitest. Zusammen! Du kannst diese Arbeiten ja gar nicht trennen. Beide arbeiten ganz eng an der Genesung, an der Behandlung des Patienten als Einheit"* (HP-1-138).

Gleichwohl zahlreiche Erfahrungen positiver Zusammenarbeit zwischen den Berufsgruppen vorliegen, entsteht bei Pflegenden vielfach das Gefühl geringer Anerkennung und Wertschätzung ihrer Arbeit und ihrer Berufsgruppe durch das ärztliche Personal. Etabliert hat sich diese Wahrnehmung entlang der dominanten Stellung der Medizin im Krankenhaus und Inanspruchnahme dieser Position durch die Ärzte. Seitens der Pflegenden hat sie zu verschiedenen Reaktionsmustern geführt. Einerseits ist innerhalb der Pflege ein zurückgesetztes Selbstbewusstsein festzustellen, was sich bisweilen in einer gefälligen Selbstwahrnehmung der Pflege als missverstandene und verletzte Berufsgruppe ausdrückt.

> *„Das Haus ist schon sehr medizindominiert. Der ganze Konzern ist das. Die sehen Pflege schon als Assistenzberuf [...]. Der Pflege tut das manchmal weh. Und Pflegekräfte fühlen sich hier häufig auch, ich sage es mal so, Sprache schafft Wirklichkeit. Und wenn man dann „nur" Krankenpfleger ist, dann tut das manchmal auch weh. Und man fühlt sich manchmal auch missverstanden. Und wenn manche Ärzte dann auch noch so sprechen, dass man nur Krankenpfleger ist, dann macht das ja auch was mit den Kollegen und mit der Arbeitsmotivation"* (NA-1-125-127).

Andererseits zeigen sich auch offene Oppositionshaltungen der Pflege gegenüber den Ärzten, die ermöglicht werden, da das Zusammenarbeitserfordernis zweiseitig angelegt ist, was heißt, dass Ärzte auch auf die Pflegenden angewiesen sind.

> *„Nicht nur der Chefarzt kann der Pflege das Leben schwermachen, auch die Pflege kann dem Chefarzt das Leben schwermachen. Und ich glaube, dass weiß der Chefarzt auch, dass ich das kann und hat er auch schon zu spüren bekommen, dass ich das durchaus auch anwende" (NA-1-141).*

Dabei treten Oppositionshaltungen auch aus dem Bewusstsein hervor, dass Pflege als eine eigenständige Berufsgruppe in Zusammenarbeit mit den Ärzten agieren möchte, und nicht als Hilfskräfte der Ärzte verstanden werden will.

> *„Ich bin als Pfleger ja nicht dafür da einem Arzt hinterher zu laufen. Und ich kann dem Arzt das einmal sagen, dass er da Blut abnehmen soll, und wenn er es nicht macht, dann wird das dokumentiert, Arzt ist benachrichtigt und fertig. Aber ich bin ja nicht der Handlanger, das würden Ärzte wahrscheinlich gerne so sehen, dass wir die Hilfskräfte der Ärzte sind, aber das sind wir ja nicht. Aus der Nummer sind wir ja raus [...]. Es gibt sicherlich noch Kliniken oder Bereiche oder Stationen wo noch immer dieser Gedanke da ist, aber ich kämpfe vehement gegen an [AH-1-94].*

Allerdings ist die Station nicht der Ort, an dem berufsständische Auseinandersetzungen ausgetragen werden können, da hier die kollegiale Zusammenarbeit der Berufsgruppen zur Gesundung des Patienten unabdingbar ist und einen wichtigen Aspekt der Arbeitszufriedenheit darstellt.

> *„Aber die grundsätzliche, sehr gute Zusammenarbeit dieser beiden Gruppen ist unabdingbar dafür, dass der Patient gut versorgt wird und dass auch die Zufriedenheit groß ist" (HP-1-138).*

Zudem erscheint es den interviewten Stationsleitungen, dass Pflegende nicht dauerhaft in eine Oppositionshaltung gehen können, da sie diese nicht durchhalten können und es sich allein schon insofern um keine erfolgreiche Strategie handelt.

> *„Ich kann nicht jeden Tag in eine Oppositionshaltung gehen, nach dem Motto, da kommt der Arzt, den kann ich sowieso nicht ab, und dem lege ich jetzt Steine in den Weg. Im Grund genommen hält das Pflege auch nicht aus. Ein Arzt hält das aus. Dem ist das egal. Pflege hält das nicht aus" (HP-1-138).*

Die Ursachen geringer Wertschätzung pflegerischen Handelns sind nach Ansicht der interviewten Stationsleitungen allerdings nicht nur im Standesbewusstsein der Ärzte, der historisch gewachsenen Hierarchisierung der Berufsgruppe oder der medizinischen Leistungsorientierung der Krankenhäuser begründet. Ein gewichtiger Anteil resultiert auch aus dem selbst gewählten Aufgaben- und Rollenverständnis von Pflege im Verbund mit fachlichen Defiziten von Pflegenden in der Praxis.

> *„Es gibt Stationen, da denken Ärzte noch, sie wären Götter in Weiß und akzeptieren das auch kaum, wenn die Pflege den Mund aufmacht. Nur sage ich auch, da ist die Pflege oft auch selbst schuld, weil sie selbst auch keine Ahnung haben" (AH-1-72).*

> *„Und das ist jetzt das Problem, das wir in der Pflege haben, dass wir viel zu lang diesen Esoterikern das Kommando vorgegeben haben, diesen Ängstlichen, die zwei Blöcke lang im Unterricht Waschen unterrichtet haben, oder so. Der absolute Wahnsinn. Und so werden wir auch behandelt, als Wischer, nicht mehr und nicht weniger. Und wir haben es verdient. Wir haben es uns einfach selbst zuzuschreiben und es verdient, so behandelt zu werden" (PU-1-61).*

Beispielhaft äußert sich das zurückgesetzte Selbstbewusstsein der Pflegenden ebenfalls darin, dass diese ihren eigenen Arbeitsprozess unmittelbar unterbrechen, sobald von den Ärzten Unterstützungsbedarf angefragt bzw. eingefordert wird, unabhängig des Erfordernisses, den eigenen Arbeitsvorgang beenden zu müssen. Dabei unterstützen derlei Verhaltensweise der Pflegenden das Selbstverständnis der Ärzte berufsgruppenübergreifende Zusammenarbeit als die Aneinanderreihung von Ad-hoc-Handlungen zu interpretieren und die Pflegenden als Assistenzkräfte auf Abruf ohne eigenständigen Aufgabenbereich wahrzunehmen. Entlang einer defensiven Rollenwahrnehmung der Pflegenden verstärkt sich somit die dominante Position der Ärzte in der berufsgruppenübergreifenden Zusammenarbeit.

> *„Die jungen Schwestern meinen ja, wenn der Arzt kommt, dann muss alles fallen gelassen werden [...]. Den habe ich aber gesagt, ihr dürft genauso wie jeder Arzt auch sagen, kleinen Moment, ich mache meine Arbeit zu Ende, dann komme ich. Weil sonst, kommen sie hier nicht durch" (RE-1-123).*

> *„Ich denke, würde ich zum Arzt gehen und den an die Hand nehmen und sagen, komm mal mit, würde der auch sagen, hat die sie nicht mehr alle. Oder wenn ich denen ins Gespräch dazwischen-*

komme. Und so ist das. Die Doktors machen das viel „komm mal
eben mit". Ne, komm ich nicht, tue ich nicht. Das muss man erst
lernen" (RE-1-11).

Die dominante Position der Ärzte manifestiert sich auch sprachlich, insofern
Pflegende, wenn sie von ihrem Vorgesetzten sprechen, vielfach den Chefarzt,
nicht aber den Pflegedirektor meinen. Hierfür liegen verschiedene Gründe vor.
So ist der Chefarzt, da er wöchentlich regelmäßig auf der Station zugegen ist,
den Pflegenden im Umgang in der Regel bekannter und vertrauter als der Pflegedirektor, sodass ein natürlich engeres Verhältnis zwischen Pflegenden und
Chefarzt als zwischen Pflegenden und Pflegedirektor entsteht.

„Der Chefarzt ist sehr präsent auf der Station [...]. Der Chefarzt
ist mein Chef" (RE-1-116, 121).

„Hier ist schon wirklich das Problem, das glaube ich, dass die
Mitarbeiter den Pflegedirektor nicht kennen. Der könnte hier ste-
hen und die wüssten nicht wer das ist"(NA-1-285).

Besteht zudem in der pflegerischen Organisationsstruktur keine angemessene
Führungsspanne, welche die Distanz zwischen Pflegenden auf der Station und
Pflegedirektor kompensieren kann, erschwert dies die Ausbildung einer loyalen
Bindung der Pflegenden zum Pflegedirektor, dem in seiner Anonymität dann
ungehindert Arbeitsverdichtung und Stellenreduzierung überantwortet werden
kann.

„Wir haben viel Kontakt zur Pflegedirektion. Früher hatte man
keinen Kontakt zur Pflegedirektion. Da hatte man kaum Kontakt.
Man hat die auch kaum gesehen. Man hatte keine Stationslei-
tungsbesprechung. Man hatte eigentlich gar nichts. Dies sind nie
über die Station gekommen. Die waren im Büro. Man hatte über-
haupt keine Kontakte. Und das hat sich auch über die Abteilungs-
leitungen sehr geändert. Ich finde es sehr gut, dass es zwischen der
Pflegedirektion und den Stationsleitungen noch die Abteilungslei-
tungen gibt. Das ist eine tolle Sache. Dadurch weiß die Pflegedi-
rektion auch viel mehr, was hier auf Station passiert" (FH-1-233).

Das Bindungsverhalten der Pflegenden zum Chefarzt verstärkt sich zudem, wenn
dieser als Ansprechpartner ihrer Problemlagen wahrgenommen wird und an der
Umsetzung ihre Interessen beteiligt ist, beispielsweise in der Forderung nach
mehr Personal. Weitere Loyalitätsverschiebungen zwischen Chefarzt und Pflegedirektor sind hierbei ebenso eine Folge wie die Schwächung der Stationslei-

tung in ihrer Rolle als Führungskraft, die, wie auch die Pflegedirektion, von den Pflegenden als machtlos erlebt werden.

> *„Manchmal ist es ja auch so, man hat als Leitung selber schon zehnmal gefragt, wir brauchen eine Stellenerhöhung, sonst schaffen wir das nicht, der Chefarzt geht einmal zur Geschäftsführung und sagt, wissen sie, wir brauchen auf der und der Station einfach mehr Pflegekräfte, sonst schaffen die das nicht. Und dann kommen auf einmal die Pflegekräfte. Das heißt, die Mitarbeiter vor Ort empfinden dann natürlich, oh, der Chefarzt hat aber auch was erreicht, unsere eigenen oberste Führungsebene hat ja gar nichts für uns getan“ (HP-1-136).*

Unterstützt werden derlei gelagerte Loyalitätsverschiebungen von mangelndem gesundheitswirtschaftlichem Hintergrundwissen der Pflegenden, welches erforderlich ist, um die gesamte Breite der Thematik kritisch bewerten zu können. Denn die Personalreduktion ist keine Überlegung der Pflegedirektion, sondern auch Resultat von Tarifsteigerungen der Ärzte bei einem insgesamt gedeckelten Personalkostenbudget. Folglich ist der Arzt diesbezüglich auch kein tatsächlich Verbündeter der Pflegenden, sondern vielmehr lassen sich die Pflegenden von den Ärzten zu Verbündeten instrumentalisieren. Entsprechend ist die solidarische Haltung der Ärzte nicht als Wertschätzung pflegerischer Arbeit zu interpretieren.

> *„Dass die Pflegestellen alle abgebaut werden müssen, weil die ärztlichen Lohnkosten finanziert werden müssen, das sagt natürlich kein Arzt. Das jede PDL liebend gerne Personal einstellen würde, wenn er nicht eine Budgetdeckelung hätte, weil immer mehr Ärzte eingestellt werden, das ist in gewisser Weise auch das Problem, dass die Ärzte dem Basismitarbeiter aus der Pflege das so nicht erzählen. Eher nach dem Motto: Natürlich sehe ich, was ihr tun müsst. Ich kann da eure Vorgesetzten nicht verstehen, dass die euch so im Regen stehen lassen“ (HP-1-136).*

Nach Ansicht der interviewten Stationsleitungen erfahren Pflegende Wertschätzung und Anerkennung auch nicht durch gewollte Abgrenzung von der Medizin oder durch eine übersteigerte Betonung pflegerischer Inhalte, sondern durch Ausweis pflegerischer Handlungskompetenz und medizinischen Fachwissens in der Praxis. Pflegerisches Handeln vollzieht sich nicht ausschließlich entlang der Ressourcen und Defizite der Patienten, sondern resultiert immer auch aus ärztlicher Diagnostik und Therapie. Kompetenz und Fachlichkeit der Pflegenden fördern nach Ansicht der interviewten Stationsleitungen nicht nur deren Anerkennung und Wertschätzung durch die Ärzte, sondern sind auch unabdingbarer

Ausgangspunkt interdisziplinär gelingender Zusammenarbeit zwischen den beiden Berufsgruppen.

> *„Ich glaube schon, dass die Pflege hier einen hohen Stellenwert hat, weil das Fachwissen aller Abteilungen sehr hoch ist. Und da nehmen Ärzte auf jeden Fall oft Pflegekräfte zur Seite, um Rat zu bitten" (BF-2-102).*

Allerdings befinden sich Pflegende hier in der Ausgangssituation, ihre Fähigkeiten gegenüber den Ärzten in der Praxis darstellen und beweisen zu müssen, um berufliche Anerkennung und Wertschätzung zu erfahren. A priori zugeschrieben, beispielsweise aufgrund des abgelegten Examens, werden Kompetenz und Fachlichkeit nicht. Wertschätzung pflegerischer Arbeit ist damit abhängig von dem Handeln der Pflegenden vor Ort auf der Station.

> *„Und alle Erfahrung, die ich bisher gemacht habe, haben mir eigentlich gezeigt, dass das Verhältnis zwischen den Ärzten und Pflegenden von gegenseitiger Wertschätzung geprägt sein muss. Die Pflege muss sich das aber auch verdienen, durch ihr Handeln. Kompetenz in der Pflege führt auch dazu, dass die Ärzte mit einem einen wertschätzenden Umgang haben. Habe ich eine inkompetente Pflege, wird mich der Arzt auch nicht wertschätzend behandeln. Habe ich eine kompetente Pflegekraft, dann wird es auch das Problem im Verhältnis von Arzt und Pflege nicht geben" (HP-1-138).*

> *„Ich kann nur sagen, wenn die Pflege fachlich gut ist dann ist das schon mal enorm wichtig für Arzt. Weil jeder Arzt prüft dich, ob er sich auf dich verlassen kann. Und wenn er sich auf dich verlassen kann, dann wird er dir auch was zutrauen, dass du was machen kannst. Und das heißt, es ist immer ein Geben und Nehmen. Und wenn eine Pflegekraft immer meint, wenn ich was sage, hört der Arzt überhaupt nicht zu, dann liegt das nicht nur am Arzt. Das haben wir uns immer viel zu leichtgemacht. Aber das ist grundsätzlich so, den Fehler beim andern zu suchen ist immer einfach. Es ist aber immer so, dass ich auch meinen Beitrag dazu leisten muss" (AH-1-72).*

Da im Kontext der beschriebenen Arbeitsverdichtung und dem gegebenen Personalmangel die Möglichkeiten des interdisziplinären Austauschs minimiert sind, stehen Pflegende in diesem Zusammenhang allerdings vor der Herausforderung ihre Fähigkeiten und Kompetenzen entsprechend darstellen zu können. Dieser Aspekt ist auf Stationen komplizierter, die als interdisziplinäre Station über mehrere Fachrichtungen, oder neben einer Hauptfachrichtung über eine kleine Anzahl ausgelagerter Betten einer anderen Fachrichtung verfügen. Zudem unterliegen diese „Restbettenstationen" der Problematik, dass sie aufgrund ihrer geringen Fallzahlen aus ärztlicher Sicht nur einen Nebenschauplatz abseits der Hauptabteilung darstellen. Entsprechend reduziert sich seitens der Ärzte die Bedeutung zur Organisationsentwicklung. Demgegenüber ist aus Sicht der Pflegenden der Mittelpunkt ihrer Arbeitstätigkeit die „Restbettenstation", in der funktionierende Prozesse und interdisziplinäre Zusammenarbeit wesentliche Aspekte der Arbeitsbedingungen darstellen.

> *„Wir haben Urologie und Unfallchirurgie und Orthopädie hier auf der Station [...]. Der Chef der Unfallchirurgen hat viele Baustellen, auf denen er auch tätig sein muss. Und wir hier haben inzwischen nur noch fünf Betten, das ist so eine Restbettenstation, die er hier hat. Ich glaube, dass wird auch einfach hinten runterfallen, weil der ganz andere Schwerpunkte setzt" (GE-1-5;51).*

Um unabhängig von ärztlicher Anwesenheit medizinisches Fachwissen und pflegerische Handlungskompetenz darstellen zu können, versuchen Pflegende Tätigkeiten im Übergangsbereich zwischen ärztlichem und pflegerischem Handeln, wie Verbandswechsel bzw. Wundmanagement, zu besetzen. Dabei unterscheidet sich die Durchführung der Verbandswechsel von der Übernahme ärztlicher Tätigkeiten wie der Blutentnahme, da es sich hierbei nicht um eine rein ausführende Tätigkeit handelt, sondern um Aufgaben, die einen fachlichen Austausch zwischen Ärzten und Pflegenden ermöglichen bzw. erfordern, um geeignete Maßnahmen abzustimmen. Den derart gelagerten Austausch nehmen Pflegende als „Zusammenarbeit auf Augenhöhe" war, da ihre fachliche Einschätzung im weiteren Behandlungsverlauf relevant ist[303].

> *„Bei den Ärzten muss man sich fachlich schon profilieren. Also mittlerweile holt mich der Chefarzt zu Verbandswechsel auch hinzu, weil er weiß, dass meine Kompetenz da besser ist als seine" (NA-1-145).*

> *„Und wir brauchen medizinisches Fachwissen. Wir machen hier die Verbände. Aber wie sagt die Abteilungsleitung. Nein. Schaut auf die Zeit. Verbände werden nicht gemacht. Das ist Arztaufgabe. Das machen wir nicht. Wir machen hier die Pflege. Ja, aber, wir brauchen auch etwas, und das ist mein Argument, die Abteilungs-*

---

[303] Die sich vielfach etablierte ausschließliche Bedienung von Beatmungsgeräten auf Intensivstationen durch Pflegende nach Vorgaben des Arztes ist als ein weiteres Beispiel zu nennen.

leitung ist da bis heute gegen, wir brauchen eine Kernkompetenz, wir müssen uns entwickeln, wir müssen auch etwas haben, wo auch der Mediziner aus seiner Sicht sagt, guck mal die können wirklich was" (PU-1-61).

Ein ähnlich positives Erleben kollegialer Zusammenarbeit stellen die interviewten Stationsleitungen heraus, wenn ärztliches Handeln auf die Mitarbeit der Pflegenden oder deren Informationen über Patienten angewiesen ist. Dabei resultiert die Orientierung kollegialer Zusammenarbeit an dem Nutzenaspekt aus der Arbeitsverdichtung der Ärzte.

„Die Zusammenarbeit zwischen Ärzte und Pflege finde ich inzwischen, ich kann das ja jetzt über einen ganz langen Zeitraum sagen, den ich jetzt schon so arbeite, betrachten, da ist dieses Hierarchische ist zwar noch vorhanden, aber am Patientenbett begegnet man sich doch schon mehr auf Augenhöhe, weil wir einfach manchmal Informationsvorsprünge haben, auch über Zustände oder Erkrankungen oder Symptome oder irgendwas. Die Ärzte sind nicht so viel mit den Patienten zusammen wie wir. Und da ist es so, dass wir doch auch meistens Gehör finden, wenn wir was sagen. Das muss ich schon sagen" (GE-1-51).

Abseits nutzenorientierter Zusammenarbeit entsteht berufliche Wertschätzung auch aus dem Aspekt tatsächlicher Zusammenarbeit und gegenseitigem persönlichen Kennenlernen. Gerade Stationsleitungen von Stationen, auf denen sich eine enge interdisziplinäre Zusammenarbeit aus einer notwendigen, gemeinsamen Versorgung der Patienten heraus etabliert hat, wie auf Intensivstationen, oder weil sie, wie auf Palliativstationen, kulturell so angelegt ist bzw. sich aus Zertifizierungskriterien heraus, wie z. B. multiprofessionelle Fallbesprechungen, herausgebildet hat, berichten von einem wertschätzenden Umgang der Berufsgruppen zueinander, die sich auch in dem Auflösen beruflicher Abgrenzungen bis hin zum Aufbau eines berufsgruppenübergreifenden Teamverständnisses zeigt. Zu eigen ist diesen Stationen, dass zwischen Ärzten und Pflegenden eine relativ hohe qualitative Kontaktzeit zum fachlichen Austausch gegeben ist und damit die Möglichkeit vorliegt, pflegerische Handlungskompetenz und medizinisches Fachwissen darzustellen, zur Verfügung steht.

„Wir sind hier in einer Sondersituation. Auf anderen Stationen ist es glaube ich eher so, dass die Pflege ein Bereich abdeckt, dann die Therapeuten, dann die Ärzte. Und hier bei uns ist das ein Gesamtteam. Und wir sind da in der Teambildung relativ weit fortgeschritten. Wir haben da sehr viele Austausche in der Woche und

auch jeden Tag, mit den Ärzten und den Therapeuten auch. Wir arbeiten sehr eng zusammen und tauschen uns sehr eng aus. Das ist, glaube ich, eine Sondersituation, die es nur hier auf der dieser Station gibt" (TS-1-35).

Reduziert sich demgegenüber der interdisziplinäre Austausch als Kompetenzfläche für die Pflegenden, verengt sich die Kompetenzzuschreibung der Ärzte auf die Bewertung der für sie relevanten Prozesse im Kontaktbereich der Station. Die Kompetenzzuschreibung der Ärzte erfolgt somit neben der Bewertung pflegerischer Handlungskompetenz und medizinischem Fachwissen immer auch über den Aspekt, wie die berufsgruppenübergreifenden Prozesse der Station seitens der Pflegenden aus Sicht der Ärzte umgesetzt werden. Dies ist insofern problematisch, als dass Pflegende, wie zuvor beschrieben, derart im Betriebsablauf verhaftet sind, dass fehlerhafte stationsvorgelagerte Prozesse auf die Pflegenden bzw. ihre Kompetenzzuschreibung durch die Ärzte negativ zurückfallen können.

„Man kann nicht alles auf die Pflege abwälzen, wir sind nicht die Sekretäre der Ärzteschaft. Wir haben einen eigenständigen Beruf, wir haben eigenständige Profile und was die Ärzte hier nicht sehen, ist die tägliche Pflege. Für die Ärzte ist wichtig, dass die Visite ausgearbeitet ist, dass die Tabletten stimmen, dass der Arztbrief ausgehändigt wird" (PU-1-21).

Analoge Bewertungsmuster gegenüber der Pflege finden sich auch bei den anderen Berufsgruppen. Die Arbeit der Pflege wird als unzureichend qualifiziert, da die organisatorische Zusammenarbeit bzw. Zuarbeit der Pflege gegenüber den anderen Berufsgruppen von diesen als unbefriedigend erlebt und dies entsprechend zurückkommuniziert wird. Demgegenüber fühlen sich die Pflegenden gering wertgeschätzt, haben sie doch trotz hoher Arbeitsverdichtung und Personalmangel die an sie herangetragene Aufgabe entsprechend ihrer zeitlichen und personellen Ressourcen „bestmöglich" erledigt.

„Die Pflege ist hier im Haus nicht so gut angesehen. Wir sind nicht oben auf Leiter. [...] Zwischen den Stationen und den Funktionsabteilungen, da klappt nicht immer alles gut. Zum Beispiel vom Röntgen. Man hat immer das Gefühl, die fühlen sich so anders als wir, als was Besseres. Die fühlen sich so, weil sie denken, ach Pflege, ach ja, die waschen nur und bringen die Patienten hin und her. Röntgen, Labor und so weiter, die Leute dort, sehen sich auf einer höheren Stufe, und Pflege ist da schon ziemlich unten. [...] Jeder schimpft auch immer auf die Pflege. Wenn irgendwas

schiefgeht, dann ist daran immer die Station schuld. Das sind der OP und die Anästhesie. [...] Gerade bei den Funktionsabteilungen ist das dann keine Zusammenarbeit. Nicht bei allen, aber schon bei vielen Funktionsbereichen. Dann heißt es von denen, ja, aber wenn ihr das nicht macht, dann können wir nicht weiteroperieren, das ist immer der beste Satz, aber dass wir gerade nicht können, weil hier vielleicht auch etwas ist und wir nicht alles auf einmal fallen lassen können, man kann da den OP schon verstehen, aber das die sofort drohen, ja, dann können wir nicht weiteroperieren, und dann denken wir, oh Gott, wegen uns können die nicht weiteroperieren. Oder das Labor ruft an, ja, wenn ich das nicht sofort kriege, dann ... oder das Röntgen ruft an, und meckert, wenn ich den Schein nicht sofort bekommen, wird der Patient nicht geröntgt. Das ist immer so, und immer wieder geht es da auf die Pflege. Wir sind, glaube ich, für alles verantwortlich, das Gefühl hat man. Das ist schon sehr extrem hier im Haus. Ich weiß nicht, ob es in anderen Häusern auch so ist, aber hier im Haus ist das schon extrem"(FH-1-225).

Das heißt, Wertschätzung gegenüber pflegerischer Arbeit vollzieht sich in derlei Konstellationen nicht im Hinblick auf pflegerische Handlungskompetenz und medizinisches Fachwissen, sondern resultiert aus dem Ergebnis organisatorischer Zuarbeit der Pflege gegenüber anderen Berufsgruppen. Pflegende werden nicht entlang ihrer beruflichen Handlungskompetenz, sondern an der Ausführung vielfach trivialer organisatorischer Prozesse, wie dem zeitnahen Patiententransport zum OP nach zuvor kurzfristigem Abruf, bewertet. Die funktionale Zuschreibung ist damit keine pflegerische, sondern eine organisatorische.

Dass die organisatorischen Prozesse vielfach nicht befriedigend abgeschlossen werden können, resultiert neben der bereits beschriebenen prozessualen Verortung der Pflege im Krankenhaus ebenfalls aus dem Aspekt, dass den anderen Berufsgruppen die Möglichkeit eines vielfach unkoordinierten, bzw. freien Zugangs auf Erfordernisse pflegerischer Zuarbeit offensteht. Im komplexen Krankenhausgeschehen erreichen Pflegende dann Aufgaben organisatorischer Zuarbeit selten in Abstimmung mit dem pflegerischen Stationsablauf, sondern weitestgehend zufällig verteilt über die einzelnen Schichtreihen mit nur geringem zeitlichen Vorlauf in der Durchführung.

Die Situation ist aus Sicht der Pflegenden zudem komplizierter, wenn die organisatorischen Prozesse der beteiligten Berufsgruppen und Funktionsabteilungen interdisziplinärer Zusammenarbeit unzureichend aufgestellt sind. Planungsdefizite der Berufsgruppen, welche die Mitarbeit oder Zuarbeit der Pflegenden anfragen bzw. einfordern, übertragen sich unmittelbar auf die Arbeitsprozesse der Pflegenden dergestalt, dass Planungsunsicherheiten sowie Prozessunterbrechungen zunehmen, worüber sich der Arbeitsaufwand für die Pflegenden erhöht und dadurch die berufliche Situation insgesamt als hektischer, unruhiger und anstrengender empfunden wird.

> *„Die schlechte Organisation der Ärzte hat ganz große Auswirkungen auf unsere Arbeitsprozesse. Das hat große Auswirkungen. Das geht los mit Visitenzeiten, die nicht eingehalten werden, dass man keinen festen Arzt hat, der zuständig ist, dass jeden Tag der Arzt wechselt, der die Visite macht, der gar nicht genau weiß, was am Vortag mit dem Patienten war, der nicht genau weiß, was mit dem Patienten war, der ihn nicht gesehen hat und wir sehr häufig, dadurch, dass wir Bereichspflege machen ja die Patienten auch über einen längeren Zeitraum von derselben Pflegekraft betreut wird, dass die schon sehr aufpassen muss und wir auch darauf bestehen, dass wir bei der Visite mitgehen, einfach auch unterstützend für den Arzt" (GE-1-47).*

Damit stehen Pflegende entlang ihrer prozessualen und kulturellen Verortung im Krankenhaus in unmittelbarer positiver wie negativer Prozessabhängigkeit gegenüber Ärzten und Funktionsabteilungen. Neben ihrem geringen Einfluss auf die alltägliche berufsgruppenübergreifende Prozesssteuerung, beispielsweise auf den Zeitpunkt der Visite, kommt Pflegenden eine gleichsam begrenzte Handlungsmöglichkeit auf ihrerseits als notwendig erachtete Prozessoptimierungen zwischen den Berufsgruppen zu, wie die Einführung fester Visitenzeiten, einzuwirken bzw. eingeführte Prozessoptimierungen dauerhaft zu etablieren.

> *„Also, was ich selber anpacken kann, da können wir ja auch selber Einfluss drauf nehmen, aber es gibt ja so viele Dinge, die wir von der Pflege so nicht beeinflussen können. Das ist ja das Problem (GE-1-119).*

Entsprechend unterliegen sowohl berufsgruppenübergreifende Prozessoptimierungen als auch die Steuerung grundlegender Aspekte beruflicher Zusammenarbeit, zu einem erheblichen Anteil dem Interesse und Goodwill der Chefärzte und Oberärzte bzw. der Ärzte insgesamt und ihren Fähigkeiten zur Prozessgestaltung. Derlei Erfahrungen eingeschränkter Handlungsmöglichkeiten zur wissentlichen Verbesserung der eigenen Arbeitssituation weist den Pflegenden ihre hierarchische Stellung in der berufsgruppenübergreifenden Zusammenarbeit zu und wird als Ausweis ihrer grundsätzlichen Wertschätzung im Krankenhaus interpretiert.

"Unser Oberarzt, [...], ist sehr darauf bedacht, dass Pflege und Arzt gut zusammenarbeiten [...]. Und die Zusammenarbeit ist hier auf der Station gut, weil wir einen guten Oberarzt haben, dem das wichtig ist, und der dahintersteht" (AH-1-25).

"Gestaltungsmöglichkeiten? Es läuft hier nichts ohne den Oberarzt. Wir haben ein persönlich gutes Verhältnis. Von daher macht es die Sache leichter" (TS-1-100).

"Prozesse [...] da sind mir die Hände gebunden. Da ist es eben so, dass der jeweilige OA oder CA, dass die überzeugt werden müssten, um langfristig Prozesse verändern zu können. Da laufe ich, und da sind auch schon andere jahrelange vor mir, gegen eine Wand gelaufen" (NE-1-110).

Beide Aspekte schließt auch die Pflegedirektion mit ein, ist ihr doch nicht unmittelbar aus ihrer Position heraus die Möglichkeit zuzurechnen, Prozesse auf der Station zu beeinflussen.

"Aber es ist tatsächlich so, dass das mit den Visitenzeiten nicht so extrem geregelt war. Ich denke, man hat auch seitens der PDL nicht unbedingt so eingreifen wollen, weil jede Abteilung auch von Chefärzten bestimmt ist. Es hängt viel von dem Chefarzt und von den Oberärzten auf Station ab, dass die sowas zulassen" (RV-1-21).

Verfügt die Pflege in derlei Ausgangssituationen nicht über eine entsprechende Stellung, notwendiges Selbstbewusstsein oder eine positive Arbeitsbeziehung zu den Ärzten, um auf berufsgruppenübergreifende Prozesse steuernd einwirken zu können, bleibt ihr nur der Ausweg, sich innerhalb einer dominanten und autonomen Prozessgestaltung der Ärzte improvisierend einzugliedern.

"Ich kann zum Beispiel einen Tag vorher fragen, wer macht hier morgen Visite, und dann bekomme ich gesagt, der und der, und dann frage ich schon wie spät. Dann wird mir gesagt, ja, weiß ich nicht, der muss erst noch in die Notfallaufnahme oder so. Dann habe ich zu mindestens schon mal so ein bisschen so ein Gefühl, wann die Visite so ungefähr laufen könnte" (GE-1-113).

Hintergrund ist die etablierte Hierarchisierung zwischen Ärzte und Pflegenden, auf die unabhängig einer „Zusammenarbeit auf Augenhöhe", in berufsgruppenmotivierten Situationen der Prozesssteuerung, Personalanpassung, Tätigkeitenübertragung etc. offen oder verdeckt rekurriert wird, um interessensgeleitete Entscheidungen herbeizuführen.

„Die Zusammenarbeit zwischen Ärzte und Pflege finde ich inzwischen, ich kann das ja jetzt über einen ganz langen Zeitraum sagen, den ich jetzt schon so arbeite, betrachten, da ist dieses hierarchische ist zwar noch vorhanden, aber am Patientenbett begegnet man sich doch schon mehr auf Augenhöhe [...]" (GE-1-51).

„Auf Prozessänderungen reagieren die anderen Berufsgruppen unterschiedlich. Bestimmte Sachen sind ohne Probleme hinzunehmen. Zum Beispiel die Einführung der Bereichspflege. Da wollten die Ärzte, dass wir die Kurven wieder anders packen. Wir hatten die dann nach den Bereichen sortiert. Aber weil die Ärzte ihre speziellen Zimmer haben, wollten die gerne, dass wir die wieder anders sortieren. Wir haben schon versucht, da einen Weg mit den Ärzten zu finden. Gelingt eben nicht immer" (SB-1-81).

„Die Ärzte oder nehmen wir generell andere Berufsgruppen, die haben, obwohl sie es offiziell nicht haben, die haben, eine Macht über die Pflege. Und wir reden jetzt nicht über formelle Macht. Es gab nämlich einen Fall, da hat ein Oberarzt Probleme mit einem Mitarbeiter der Pflege gehabt. Dann ist der Oberarzt zu seinem Chefarzt gegangen, und der hat dann bewirkt, dass der Mitarbeiter seinen Posten hier jetzt nicht mehr hat" (NE-1-236).

Die zentrale Stellung der Ärzte im Krankenhausgeschehen, ihre fachliche Weisungsbefugnis gegenüber den Pflegenden und ihre hohen Freiheitsgrade im prozessualen Handeln ermöglichen es den Ärzten, Entscheidungen abseits berufsgruppenübergreifender Abstimmungsprozesse durchzusetzen, ebenso wie sie es ihnen ermöglicht, sich für Verfahren der Konsensfindung o. ä. zu öffnen. Welche Alternative wann genutzt wird, ist eine Entscheidung der vor Ort handelnden Personen, und hier oftmals einzig abhängig vom Wollen und Können des Chefarztes.

„Also normalerweise wird die Vorgabe von Visitenzeiten durch die Pflege seltener akzeptiert. [...] Wir haben das Visitenfenster festgelegt, weil es gab für uns keine andere Wahl. Wir haben gemerkt, der Ansturm der Patienten, die Menge die wir abarbeiten müssen und der Wunsch der begleiteten Visite, der nicht nur von uns, sondern auch von den Ärzten kam, das artete zum Schluss dahin aus, dass wir überhaupt keine Pausenzeiten mehr hatten. [...] Und ich denke, das hat nur funktioniert, da wir auch die volle Unterstützung vom Chefarzt hatten. Der Professor hat das mit befürwortet" (RV-1-13, 15).

6.1.4 Personelle Besetzung, Dienstplangestaltung, Ausfallmanagement

Insbesondere im Kontext gegebener Arbeitsverdichtung in der Pflege markiert die personelle Ausstattung der Station, wie zuvor beschrieben, eine wesentliche Komponente der Arbeitsbedingungen in der Pflege. Darüber hinaus wirkt sich die personelle Besetzung einer Station auf weitere, verschiedene Aspekte grundlegender Arbeitsbedingungen in der Pflege aus, die im unmittelbaren Verantwortungsbereich der Stationsleitung liegen, wie den Möglichkeiten der Dienstplangestaltung oder dem Erfordernis von Ausfallmanagement. Für die Pflegenden haben beide Aspekten nach Ansicht der interviewten Stationsleitungen einen hohen Bedeutungsgehalt, da ihnen neben dem beruflichen auch Auswirkungen auf den privaten Bereich zuzuschreiben sind. Entsprechend bedeutsam sind die damit verbundenen Aufgaben der Stationsleitung für die Mitarbeiterzufriedenheit und die Bewertung ihrer Arbeit durch die Mitarbeiter.

„Dienstplan zu schreiben, das ist für mich auch eine wichtige Sache, damit die Mitarbeiter zufrieden sind" (FH-1-76).

„Der Dienstplan ist für die Mitarbeiter enorm wichtig. Der Stellenwert ist hoch, hoch, hoch. Aber es ist ja auch so, dass es Dienstplan heißt und nicht Freizeitplan" (GE-1-63).

„Der Dienstplan hat eine ganz große Bedeutung! Das ist das Instrument, wo am meisten draufgeschaut wird und die Mitarbeiter am meisten zufrieden oder unzufrieden macht. Es passiert ja auch viel in der Freizeit, und dass man nicht immer Arbeiten gehen will. Das fällt mir schon auf" (VO-1-263).

Insgesamt obliegt der Stationsleitung unter Berücksichtigung vorgegebener gesetzlicher Rahmenbedingungen und hausindividueller Betriebsvereinbarungen Gestaltungsfreiheit in der Dienstplanung. Das heißt, ob beispielsweise mit „Wunschdienstplänen", also der Möglichkeit freie Tage vorab anzumerken, gearbeitet wird und in welchem Umfang, ist der Entscheidung der Stationsleitung überantwortet. Hauseinheitliche Standards liegen hierzu in der Regel nicht vor.

„Ich sage, jeder hat zwei Wünsche im Monat, die er eintragen kann, aber nicht mehr. Und der Rest muss getauscht werden. Und hier ist ein wildes Tauschgeschäft im Gange, da brauche ich mich überhaupt nicht drum zu kümmern. [...] Das klappt ganz gut" (GE-1-63).

„In dem Krankenhaus, wo ich zuvor war, hatte man zwei Wunsch-
dienste im Monat, das genügt heute keinem Mitarbeiter mehr. Ich
meine, dann ist es nur eine Frage der Zeit, und die Leute suchen
sich eine neue Stelle. Da gibt sich heute keiner mehr mit zufrie-
den" *(NA-1-237).*

„Es gibt einen Wunschplan, den bekommen die Mitarbeiter drei
Monate im Voraus, da können sie ihre Wünsche eintragen. Das
klappt ganz gut. Wenn zum Beispiel einer am Wochenende im
Frühdienst sein möchte" *(FH-1-80).*

Zu unterscheiden sind in der Dienstplangestaltung neben Aspekten der quantita-
tiv-fachlichen Besetzung einer Schicht, also der Anzahl von examiniertem und
nicht examiniertem Personal, Kriterien der individuellen Mitarbeiterplanung, wie
Anzahl an Früh-Spät-Wechsel, geplante Überstunden oder zusammenhängende
freie Tage. Hausindividuell bestehen hierzu verschiedene Prüfinstanzen, wie
Betriebsrat oder Bereichsleitung, vor „Freigabe" des Dienstplans.

„Wenn der Betriebsrat sagt, den Dienstplan genehmige ich nicht,
dann habe ich ein Problem. [...]. Der Betriebsrat schaut nach der
Schichtbesetzung. Früh-Spät-Wechsel, Überstunden, Minusstun-
den" *(NA-1-223;225).*

Abgesehen von diesen weitestgehend objektiv zu beurteilenden Merkmalen ist
die Dienstplangestaltung auch an der persönlichen Lebenssituation der Pflegenden, deren körperlicher Verfasstheit und individuellen Fähigkeiten auszurichten,
und damit auch von nicht unmittelbar objektiv zu beurteilenden Merkmalen
gekennzeichnet. Hierfür ist es erforderlich, dass den Stationsleitungen die Pflegenden und deren individuelle Situation und Erfordernisse bekannt sind.

„Viele machen auch Teilzeit, weil sie körperlich nicht über so ei-
nen langen Zeitraum belastbar sind und da muss ich auch genau
gucken, ich kenne ja meine Mitarbeiter auch schon lange, die kann
ich jetzt nicht fünf Tage einplanen, das schafft die gar nicht, die
macht drei Tage, zwei Tage frei oder so. Da passe ich schon drauf
auf. [...] Dann habe ich ältere, die passen auf ihre Enkelkinder
auf, weil deren Kinder arbeiten gehen müssen. Die können dann
nicht immer arbeiten. [...] Also da muss man ein bisschen gucken,
dass man das gut verteilt, Und wenn man seine Leute gut kennt,
ich habe ganz selten Schwierigkeiten, dass jemand meinen Dienst-
plan überhaupt nicht akzeptiert" *(GE-1-61).*

„Wir haben viel Überstunden gemacht. Wir hatten im Durchschnitt alle um die 150 Überstunden. Und da wurde es ganz eng. [...] Ich sehe das bei den Mitarbeitern. Ich sehe da auch, wenn einer nicht mehr kann. Und dann versuchen wir auch, dass derjenige mal zwei, drei Tage zu Hause bleiben kann, aber das ist nicht immer möglich" (RE-1-91).

Damit markiert der Dienstplan in seiner unmittelbaren Auswirkung auf die Arbeits- und Lebensgestaltung der Pflegenden einen wesentlichen führungsethischen Verantwortungsbereich der Stationsleitung. Dieser umfasst neben der individuellen Perspektive auch die Gruppenperspektive. Die Stationsleitung hat zwischen den verschiedenen Interessen der Pflegenden in der Dienstplangestaltung einen gerechten Interessensausgleich herzustellen.

„Ich meine, eine Kollegin hat mir mal gesagt, wenn man Dienstplan schreiben will, dann muss man gut Sudoku können. Da ist vielleicht was dran. Aber in erster Linie muss man gucken, was ist ein fairer Dienstplan" (NA-1-213).

Inwieweit die genannten Kriterien bei der Planung durch die Stationsleitung berücksichtigt werden können, ist dabei wesentlich von dem zur Verfügung stehenden Personalstamm abhängig, also inwieweit bei dessen Berechnung bzw. Festsetzung eine sachgerechte Darstellung pflegerischer und administrativer Aufwände erfolgte und urlaubs-, fortbildungs- sowie krankheitsbedingte Abwesenheiten von Pflegenden berücksichtigt worden sind. Entsprechend sind von dem zur Verfügung stehenden Personalstamm auch Möglichkeiten der Dienstzeitengestaltung, wie die Besetzung eines Zwischendienstes oder das Herausplanen von Mitarbeitern zum Abbau von Überstunden oder der Stationsleitung für Projektarbeit abhängig.

„Es ist gewünscht, dass ich mir Leitungstage oder Orgatage im Dienstplan einplane. Das ist ungefähr ein Tag in der Woche so als Zielvorgabe. Es ist aber relativ selten möglich. Um es einfach zu erklären. Wir sind berechnet mit einer Ausfallquote von 16 %. 16 % bedeutet, dass da Urlaub, Krankheit und Fortbildung alles mit drin ist. De facto arbeite ich mit einer Ausfallquote von 20 bis 25 % sodass diese Orgatage schnell wieder von mir abgeschafft werden, da ich dann wieder in der Pflege mit drin bin" (NE-1-90).

„Auch bei vollem Stellenplan kann es hier nicht ohne Schüler funktionieren. Die Patienten haben so viel Gesprächsbedarf, das ist das Problem" (BF-1-18).

Darüber hinaus verringern sich die Möglichkeiten der Dienstplangestaltung für die Stationsleitung enorm, wenn beispielsweise der Stellenplan Vakanzen aufweist und durchgängig nur die Mindestbesetzung[304] geplant werden kann, wiederkehrend Krankheitsausfälle kompensiert werden müssen oder das fachliche Niveau der Pflegenden auf einer Station stark variiert und hierüber Möglichkeiten der Dienstplangestaltung eingeschränkt werden.

> *„Man schaut ja schon mit Überstunden abbauen, damit man die Leute nicht überplant, aber manchmal ist es dann nicht machbar und dann schaut man, dass man das dann für den nächsten Monat wieder ausgleicht, dann ist vielleicht ein anderer Mitarbeiter dran, der mit zwei Stunden mehr oder so überplant wird. Da gucke ich schon, dass die Gerechtigkeit auch da ist. Auch so was Feiertagsplanung angeht, Nächte, dass das alles eine gleichmäßige Rotation ist" (BF-3-16).*

In welchem Ausmaß die Möglichkeiten unter den gegebenen Bedingungen genutzt werden, ist zudem von den Fähigkeiten der Stationsleitung, einen Dienstplan zu erstellen, abhängig. Die Qualität der Dienstplangestaltung ist zwischen den Stationen unterschiedlich. Ein Qualitätskriterium aus Sicht der Pflegenden ist die Anzahl an Diensten, die zwischen den Pflegenden getauscht werden. Eine geringe Tauschrate bei bestehender Tauschfreiheit ist ein Indikator für einen akzeptierten, den individuellen Bedürfnissen der Pflegenden angepassten Dienstplan. Demgegenüber kann eine hohe Tauschrate Hinweise auf das Auseinanderfallen der übergeordneten Zielsetzung der Dienstplangestaltung geben: die Sicherstellung der Dienste durch eine entsprechende Personalbesetzung und Berücksichtigung der berechtigten Ansprüche der Pflegenden hinsichtlich ihrer Möglichkeiten auf Erholung und Freizeit.

> *„Bislang war es so, dass der Dienstplan tatsächlich von den Schülern abhängig war. Aber das ist für mich ein No-Go [...]. Ich finde das unmöglich, wenn die praktisch den ganzen Einsatz über Frühdienst haben. Und das heißt, dass die in fünf Wochen Einsatz hier sechs verschiedene Anleiter gehabt haben. Das habe ich sofort abgestellt [...]. Das war einfach schlecht geplant" (NA-1-205-211).*

> *„Vorher, unter der alten Stationsleitung war es wirklich so, dass unheimlich viel getauscht worden ist zwischen den Kollegen. Die haben unglaublich viele Dienste getauscht. Da wurden fast 30 Prozent aller Dienste getauscht, und jetzt sind es vielleicht zwei*

---

[304] Die Mindestbesetzung liegt unterhalb der Regelbesetzung.

Kollegen im Monat, die einen Dienst tauschen, weil ich mir wirklich festhalte, wie Mitarbeiter arbeiten möchten. Ich habe jeden Mitarbeiter gefragt, wie würdest du denn arbeiten wollen, wenn du selbst deinen Dienstplan schreiben würdest" (NA-1-213).

Aus dem Zusammenwirken der differenten Einflussfaktoren auf die Dienstplangestaltung resultieren in der Praxis stations- und mitarbeiterindividuelle Situationen der Arbeitsbelastung, welche sich wesentlich im reduzierten Personalstamm begründen.

„An Fortbildungen würde ich gerne mal self-care Seminare machen. Die werden auch hier im Haus angeboten. Die konnte ich aber bisher aus Personalgründen nicht besuchen" (GE-1-173).

„Es ist auch schon mal vorgekommen, dass für einen Mitarbeiter eine Fortbildung ausfallen ist, weil er einspringen musste. Leider" (NA-1-299).

Dabei ist neben den Auswirkungen quantitativer und qualitativer Minimalbesetzung hinsichtlich Arbeitsverdichtung und -qualität in der Pflege, nach Ansicht der interviewten Stationsleitungen, vornehmlich der kurzfristige krankheitsbedingte Personalausfall eine große Herausforderung für Pflegende und Stationsleitungen.

Für das „Ausfallmanagement", so die hausübergreifende Bezeichnung, stehen hausindividuell verschiedene Instrumente zur Verfügung, die im Bedarfsfall nacheinander herangezogen werden. Weitverbreitet ist der Personal-Pool, aus dem Stationsleitungen Pflegende, die ausschließlich für den Einsatz auf unterschiedlichen Stationen beschäftigt sind, in der Regel Teilzeitkräfte, über die nächst höhere Hierarchieebene anfragen können. Allerdings ist der Personal-Pool nach Erfahrung der interviewten Stationsleitungen, wenn einer im Haus eingeführt ist, vielfach nicht in dem Umfang ausgestattet, wie es notwendig wäre, um kurzfristigen Personalausfall ansatzweise flächendeckend kompensieren zu können.

„Aus dem Pool bekommt man bei Krankheit ganz selten jemanden auf die Station" (VO-1-356).

„Es gibt Personal aus dem Pflegepool, da gibt es ein paar. Da sollen jetzt ein paar mehr eingestellt werden. Eine Zeit lang gab es gar keine Mitarbeiter im Pool, nur zwei oder drei. Aber letztens habe ich gehört, dass der Pool jetzt vergrößert werden soll. Das war eine Zeit lang, so vor 10 oder 15 Jahren, da gab es sehr, sehr

viel Personal im Pool, gerade für die Wochenenden, da haben die viel gearbeitet" (FH-1-173).

„Also einen Personalpool für den kurzfristigen Ausfall, den haben wir nicht. Das ist mal in einem Workshop mit Stationsleitungen besprochen worden. Sollte angeschafft werden. Aus was für einem Grund das jetzt nicht passiert ist, weiß ich nicht. Es ist immer noch die Rede davon, dass der kommen soll" (RE-1-37).

„Einen Mitarbeiterpool haben wir nicht. Wenn dann keiner aus dem Frei kommen kann, dann kooperieren die Leitungen der Klinik miteinander und dann schauen wir im Haus. Und ich habe letzte Woche dann zwei Mitarbeiter von einer anderen Station bekommen" (SB-1-73).

Neben dem „Personal-Pool" sind das „Aushelfen auf einer anderen Station" sowie das „kurzfristige Einspringen aus dem Frei" ebenfalls weitverbreitet in den Krankenhäusern vorzufinden. Beide Instrumente zeichnen sich dadurch aus, dass sie als einfach umsetzbare Verfahren, der Notwendigkeit kurzfristigen Personalausfall kompensieren zu müssen, entsprungen sind, und sich hausübergreifend etabliert haben.

Das „Aushelfen auf anderen Stationen" ist dadurch gekennzeichnet, dass Pflegende, in der Regel kurzfristig, für einige Stunden oder für die Dauer einer Schicht auf einer anderen Station arbeiten, als der sie grundsätzlich zugeordnet sind. Darüber hinaus ermöglicht der Zusammenschluss von Krankenhäusern ein hausübergreifendes Aushelfen, was in der Regel über mehrere Wochen angelegt ist, und sich nicht nur auf einen Dienst beschränkt.

„Ausfallmanagement ist ein großes Thema. Dass auf anderen Stationen oder auf unsere Station ausgeholfen werden muss, das kommt leider sehr, sehr häufig vor. Alleine gestern und heute habe ich drei Krankmeldungen bekommen, sodass eben das Ausfallmanagement bei mir voll gegriffen hat" (NE-1-102).

„Also das ist die Realität. Sie müssen heute, wenn sie als normaler Pflegender auf Station sind, müssen sie ganz kreativ und flexibel sein. Sie können überall eingesetzt werden. Und das passiert oft" (RV-1-32).

Für den überwiegenden Teil der Pflegenden ist das Aushelfen dabei weniger eine „willkommene Abwechslung", sondern vielmehr eine ungewollte Arbeitssituation. Diese zwingt Pflegende ihre Arbeitsroutinen zu verlassen und sich in einem unbekannten Stationsumfeld zu orientieren, was, neben dem Arbeiten in einem fremden Team, als eine zusätzliche Arbeitsbelastung empfunden wird. Dementsprechend stehen Pflegende dem Aushelfen auf einer anderen Station vielfach abgeneigt und widerwillig gegenüber.

> *„Das ist aber nie gerne gesehen, wenn jemand zum Aushelfen auf eine andere Station muss. Das ist ganz furchtbar für die Mitarbeiter, die wollen nie auf einer anderen Station arbeiten [...]. Das ist ganz schlimm, wenn man sagt, heute musst du da und da arbeiten. Das kommt ganz, ganz schlecht an, aber richtig schlecht [...]. Das ist wirklich so, die Mitarbeiter sagen dann, nein, wenn ich das gewusst hätte, wäre ich zu Hause geblieben" (FH-1-175; 177; 181).*

Hausübergreifendes Aushelfen unterscheidet sich von dem hausinternen dahingehend, als die Pflegenden sich nicht nur auf einer unbekannten Station zu orientieren haben, sondern auch die Hauskultur erkennen und sich in die hausindividuellen Arbeitsprozesse eingliedern müssen, wenn sie über den Zeitraum des Aushelfens mehr als nur pflegerische Grundtätigkeiten am Bett ausführen möchten. Darüber hinaus haben sie auch ihre privaten Routinen dem neuen Arbeitsort anzupassen, wie längere oder kürzere Wegezeiten zum Krankenhaus, welche wiederum Auswirkungen auf die Möglichkeiten von Erholung und Freizeitgestaltung nach sich ziehen.

> *„Bei uns ist es mittlerweile so, wir helfen auch verbundweit aus. Das heißt, eine meiner Mitarbeiterinnen ist jetzt für dreieinhalb Wochen in einem Nachbarkrankenhaus. Sie ist dann von unserem Stellenplan jetzt abgezogen worden, wird aber noch von mir verwaltet, aber sie arbeitet zurzeit in dem anderen Krankenhaus, einige Kilometer von hier weg. Sie muss auch einen deutlich weiteren Fahrtweg zur Arbeit in Kauf nehmen, der ist auch mit Staus verbunden, aber sie nimmt es in Kauf" (RV-1-23).*

> *„Zum Beispiel vorherige Woche bin ich angerufen worden, ob ich nächsten Monat jemand für 14 Tage in ein anderes Krankenhaus von uns schicken kann. Erstmal macht das den Mitarbeitern Angst, die kennen sich da nicht aus. Das ist einfach so" (RE-1-32).*

Insgesamt versuchen die Stationsleitungen den Pflegenden die Notwendigkeit des gegenseitigen Aushelfens wiederkehrend darzulegen, in dem Wissen, dass ohne dieses Instrument und die Bereitschaft der Pflegenden der kurzfristige Personalausfall nicht zu kompensieren wäre und zugleich auch ihre Station auf Pflegende von anderen Stationen angewiesen ist.

„Keiner aus der Pflege wechselt gerne auf eine andere Station. Aber wir möchten, dass die Mitarbeiter erkennen, dass es Notwendigkeiten gibt, warum man einer anderen Station hilft, und wir leben das vor" (HP-1-77).

„Es sind Rahmenbedingungen [...] wo wir auch aushelfen und wo ich auch gucke, als Beispiel, jemand fällt im Nachdienst aus, und ich schicke eine Schwester, die bei mir zwei Tagdienste abdeckt und sowas alles. Aber wir müssen einfach zusehen, dass das Verständnis füreinander, miteinander größer wird. Und wenn dann die Mitarbeiter erkennen, dass ihnen im gleichen Maßen geholfen wird, wie sie helfen, dann ist alles gewonnen. Da muss einfach eine höhere Bereitschaft rein. Ich helfe, mir wird geholfen" (RV-1-100).

Dabei ist zu hinterfragen, inwieweit die gängige Argumentation, dass eine Station nicht als eine abgeschlossene Einheit zu verstehen ist, herangezogen werden kann, um angesichts der gegebenen Personalreduzierung in der Pflege das wiederkehrende Aushelfen als eine weitere Möglichkeit zu legitimieren, um die pflegerische Versorgung sicherstellen zu können.

„Es gibt Stationen, die arbeiten hier in ihrem Denken hier sehr beschränkt. Die denken, sie sind eine Station. Wir sind hier zwei Stationen, wir denken schon lange in einer Ebene und wir sind dann auch die, die häufiger aushelfen in anderen Bereichen, sodass die Mitarbeiter das schon kennen. Wir rotieren hier auch auf beiden Stationen, es gibt kein festes A und B. Und wenn ich das sage, dass hier heute ein Dienst auf der Station zu übernehmen ist, dann wird das auch eigentlich ohne zu murren gemacht. Ist es dann umgekehrt, dass der Mitarbeiter der gleichen Station zu uns kommen muss, die noch sehr stark in A und B denken, und sehr lange so unterwegs waren, die kommen dann doch sehr demotiviert zu uns und empfinden das als Bestrafung" (NE-1-100).

Sinnvoll ist das Aushelfen auf einer anderen Station dabei jedoch lediglich, wenn es die personelle Situation und der Arbeitsaufwand auf der eigenen Station zulassen. Angesichts der gegebenen Personalreduzierung in der Pflege ist das Aushelfen daher nicht grundsätzlich möglich. Entsprechend ist die Bereitschaft zum Aushelfen begrenzt, und verkehrt sich bei den Pflegenden und Stationsleitungen ins Gegenteil, wenn ungeachtet hohen Arbeitsaufkommens das Aushelfen auf einer anderen Station angewiesen wird. Zur grundsätzlichen Abneigung gegenüber dem Aushelfen fügt sich dann das Gefühl bzw. der Frust, das eigene Team nicht mehr unterstützen zu können. Entsprechend belastet derlei Situationen auch das Beziehungsverhältnis zwischen den Stationen.

„Was für die Mitarbeiter das frustrierendste Problem ist, wenn es hier auf Station praktisch schon eng ist vom Personal und dann wird noch jemand für eine andere Station abgezogen. Und das ist manchmal wirklich auch schwierig dann als Leitung, weil man da selber manchmal auch nicht hinter steht" (NA-1-106).

„Und ich kann auch die PDL anrufen, wenn ich Ausfall habe, aber dann weiß ich genau, die geht auf die andere Station, wo es auch brennt und nimmt da einen weg, um mir zu helfen. Das ist das, was natürlich auch untereinander Ärger macht, weil die Leute auch mit einander sprechen, wieso bekommst du mein Personal, wieso kannst du das nicht selber machen" (RE-1-35).

Seitens der Stationsleitungen ist bei kurzfristigem Personalausfall in der Regel zuerst der Personal-Pool anzufragen, dann in Eigenregie oder über die nächst höhere Hierarchieebene das Aushelfen von Pflegenden einer anderen Station zu organisieren, und wenn diese Instrumente nicht greifen, sind die Pflegenden der eigenen Station anzurufen, ob sie kurzfristig aus dem Frei heraus einspringen könnten. Da die Stationen bei kurzfristigen Personalausfall selten Unterstützung aus dem Pool erhalten, und das Aushelfen auf anderen Stationen mit den skizzierten Schwierigkeiten verbunden ist, wird nach individueller Entscheidung der Stationsleitung vom Verfahrensweg abgewichen, und versucht, den Personalausfall „intern", also über das kurzfristige Einspringen eigener Mitarbeiter aus dem Frei heraus, zu lösen.

„Wenn ich kurzfristig einen Krankheitsausfall habe, bekomme ich keinen. Ich habe es auch aufgegeben, muss ich dazu sagen. Ich schaue in meinen Reihen, ich habe ein gutes Team, das kann ich nicht anders sagen. Wenn ich die anrufe, und die können, dann sind die da. Aber wir regeln das hier gut alleine" (RV-1-35).

„Ausfallmanagement ist ein Thema bei uns. Wir Pflegenden sind ja alle ein bisschen älter hier auf der Station und der Krankheitsausfall ist schon ziemlich hoch. Ich versuche, das alleine zu regeln. Es ist selten, dass ich die Bereichsleitung dafür anrufe. Ich versuche das zu regeln (FH-1-153)".

Dabei ist das „kurzfristige Einspringen", um krankheitsbedingten Personalausfall zu kompensieren, für die Pflegenden eine weitreichende Belastung, da es „geplantes Frei" verhindert, maßgeblich den Aufbau von Überstunden verursacht und damit in großer Konsequenz auf die Möglichkeiten an Erholung und Freizeit der Pflegenden einwirkt.

> *„Geplantes Frei kann oft nicht genommen werden, weil Krank-heitsausfälle aufgefangen werden müssen. Das ist das, was den meisten sehr zu schaffen macht, darunter leiden sie am meisten"* *(GE-1-33).*

Weiter können die angestauten Überstunden angesichts reduzierten Personal-stamms nur schwer durch Freizeitausgleich und dann überwiegend spontan und nicht als zusammenhängende Tage abgebaut werden.

> *„Wer einspringt bekommt dafür Überstunden gutgeschrieben, die man dann, so die Idee abfeiern kann. Ich habe aber zum Beispiel eine Mitarbeiterin mit über 400 Überstunden in mein Team über-nommen. Dann hatten wir die Überstunden mal auf 380. Jetzt ist sie wieder bei 400"* *(BF-1-7).*

> *„Alle Mitarbeiter, auch die Teilzeitkräfte, die haben ja alle Über-stunden, zum Teil 60, 70 Überstunden. Das bekomme ich ja dieses Jahr gar nicht mehr abgebaut. [...]. Wenn ich sage, du kannst eher gehen, oder ich rufe mal an, wir haben die Station nicht voll, wollt ihr nicht zu Hause bleiben, dann habe ich noch keinen einzigen er-lebt, der gesagt hat, ich komme trotzdem, ich will das nicht so spontan. Oder auch eher gehen. Das machen die alle freiwillig"* *(GE-1-103).*

Insgesamt hat sich als Folge der gegebenen Personalreduktion in der Pflege das kurzfristige Einspringen insbesondere auf kleineren Stationen, deren Personal-stamm und Stationsgröße selten eine Dienstplangestaltung oberhalb von zwei oder drei examinierten Pflegekräften als Mindestbesetzung zulässt, etabliert. Entsprechend seltener ist kurzfristiges Einspringen auf Stationen erforderlich, die oberhalb einer Mindestbesetzung planen können oder auf Stationen mit größerer Mindestbesetzung, wo kurzfristiger Personalausfall von den Anwesenden einer Schicht kompensiert werden kann, was bei kleinerer Mindestbesetzung nicht möglich ist.

> *„Meistens ist die Minimalbesetzung vorhanden. Zwei Examinierte im Frühdienst und zwei im Spätdienst und einer in der Nacht. Das ist die Minimalbesetzung. Wenn es wirklich gut läuft, ist noch je-mand im Zwischendienst dabei [...] aber in der Regel sind wir zwei Examinierte. [...]. Ich hole leider oft Leute aus dem Frei. Das spiegelt sich dann auch in den Überstunden wider"* *(BF-1-11; 61).*

„Leute aus dem Frei muss ich nur selten holen. Fünf ist die Mindestbesetzung. Wir planen sehr häufig, außer in der Urlaubszeit, mit sechs Leuten, dass wenn der 6te ausfällt die fünf anderen sagen, wir ziehen das jetzt hier so durch" (PO-1-92).

Gleichwohl erscheint es für den überwiegenden Teil der interviewten Stationsleitungen wiederkehrend erforderlich, Pflegende aus dem Frei zu holen, um kurzfristigen Personalausfall kompensieren zu können.

„Leute im Frei anzurufen kommt oft vor" (NA-1-146).

„Aus dem Frei holen, das ist schon relativ häufig" (FL-1-64).

„Leute aus dem Frei zu holen, kommt schon häufig vor" (BE-1-75).

Hierzu werden die Pflegenden im arbeitsfrei in der Regel von der Stationsleitung angerufen, und angefragt, ob kurzfristig ein Dienst am selben, nächsten oder übernächsten Tag übernommen werde könnte. Seitens der Pflegenden besteht keine Verpflichtung, aus dem Frei heraus arbeiten zu müssen. In dem drängenden Erfordernis kurzfristigen Personalausfall kompensieren zu müssen, sind die Stationsleitungen damit auf das Wohlwollen ihrer Mitarbeiter angewiesen.

„Fällt jemand aus, muss ich solange herumtelefonieren, bis sich jemand erbarmt" (BE-1-71).

„Wenn einer ausfällt, bricht das alles schon zusammen. Und dann muss man wieder hinter jemandem hinterherlaufen und jemanden wieder fragen, kannst du eventuell kommen. Diese Bitten und Betteln dann immer, das finde ich schwierig. Das mache ich auch nicht gerne" (FL-1-55).

Entsprechend unterschiedlich fallen die Reaktionen der Pflegenden zwischen Nicht-Reaktion auf Anrufe und offener Konfrontation im Telefonat aus.

„Man muss sich aber am Telefon manchmal schon ganz schön was anhören. Ja, warum rufst du schon wieder an!" (FH-1-153).

„Und wenn ich anrufe, gehen auch nicht mehr alle an das Telefon ran. Die sehen die Nummer im Display und gehen nicht mehr ran" (BE-1-77).

„Das sind so Sachen, wie, die Mitarbeiter fühlen sich überfordert, wenn viel zu tun ist und der Personalausfall dazukommt. Da werde ich dann, angegriffen, ich rufe jemanden zu Hause an, die finden

das nicht mehr lustig, da denke ich dann auch manchmal, dass das von den Mitarbeitern mir gegenüber auch netter formuliert werden könnte" (BE-1-174).

„Und von meinen Mitarbeitern wünsche ich mir manchmal mehr Verständnis, wenn es um Einspringen geht. Es ist nicht persönlich gemeint, wenn ich frage, kannst du einspringen. Manchmal kommen schon Gefühlsausbrüche, auch von Lebenspartnern am Telefon. Da wünsche ich mir einfach mehr Verständnis. Ich bin nicht diejenige, die das Konzept gestaltet hat. Da wünsche ich mir ein bisschen mehr Verständnis" (BF-1-110).

Auch wenn „kurzfristiges Einspringen" umfassende Auswirkung auf die Möglichkeiten von Erholung und Freizeitgestaltung der Pflegenden mit sich bringt, sind entsprechende Verfahrensanweisungen in den Krankenhäusern nicht gängig etabliert und kurzfristiges Einspringen damit weitestgehend in der alleinigen Umsetzungsverantwortung der Stationsleitung. Dies betrifft neben rein organisatorischen Aspekten, beispielsweise ob Zeitfenster vereinbart werden, in denen Pflegende zu Hause angerufen werden können, auch die bedeutsame Fragestellung, wie häufig Pflegende kurzfristig aus ihrem Frei heraus einspringen dürfen.

„Also es gibt keine Regeln, wer wie oft aus dem Frei geholt werden darf. Das liegt in meiner Entscheidung. Wenn wir die Abteilungsleiter anrufen, sagen die mir auch, rufen sie erstmal alle zu Hause an, die von ihrer Station frei haben (FH-1-167).

„Ich rufe als erstes die Kollegen an, die seltener Einspringen. Es gibt Kollegen, die im Ernstfall praktisch immer kommen. Wenn ich alle abtelefoniert habe und nur noch der aussteht, der immer einspringt, dann weiß ich okay, jetzt ist es wieder soweit, es führt kein Weg daran vorbei, der muss jetzt den vierten Tag in Folge einspringen" (NA-1-159).

Entsprechend hat die Stationsleitung im Umgang mit dem auf Freiwilligkeit basierenden kurzfristigen Einspringen analog der Dienstplangestaltung die verschiedenen Interessen und Schutzbedürfnisse der Pflegenden zu verantworten.

„Und dann eben auch ein bisschen gucken, ob das jemand ist, der eine Vollzeitstelle hat, der sowieso schon andauernd arbeitet und nach dem 14. auch noch den 15. Dienst machen muss. Das kann man nicht machen. Ich kann auch nicht immer die gleichen holen. Und ich muss natürlich auch gucken, was die Überstunden machen. Wer hat schon so viele, dass es dann auch nicht noch mehr

werden. Und dann muss man auch im Blick haben, dass die Leute auch irgendwann ihre Stunden mal wiederbekommen müssen" (FL-1-63).

Die grundsätzliche Bereitschaft der Pflegenden aus dem Frei heraus zu arbeiten, ist als relativ hoch einzustufen, obwohl kurzfristiges Einspringen mit weitreichenden Auswirkungen auf den privaten Bereich verbunden ist.

„Die Bereitschaft aus dem Frei zu kommen ist eigentlich recht hoch" (BF-1-63).

Es zeigt sich allerdings auch, dass auf den Stationen vielfach wiederkehrend dieselben Pflegenden kurzfristig einspringen bzw. nicht einspringen. Das heißt, die gegebenen Mängel der bestehenden Ausfallkonzepte werden nicht insgesamt vom Team kompensiert, sondern von einem Teil der Pflegenden.

„Die Mitarbeiter reagieren ganz unterschiedlich. Es gibt welche, da ist es kein Problem, sie aus dem Frei zu holen. Die sagen Ja, wenn sie können, Ja, ich komme. Aber es gibt auch welche, die gehen gar nicht erst an das Telefon. Kann ich nur vermuten, aber die melden sich dann auch nicht zurück. Und am Ende hat man immer die gleichen, die man fragt" (FL-1-69).

„Aus dem Frei kommen eigentlich immer dieselben. Bei einigen denke ich, brauch ich gar nicht anrufen, weil ich weiß, dass es ein Nein wird. Und bei einigen weiß ich, dass die Ja sagen, wenn ich anrufe. Manchmal ist mir das zu peinlich. Dann rufe ich die wirklich als letztes an, wenn ich die anderen alle angerufen habe. Ich weiß genau, es gibt ein oder zwei, wenn ich die anrufe, die sagen zu 99 Prozent Ja. Und einige sagen zu 95 Prozent Nein" (FH-1-159).

Im Ergebnis führt die Gesamtsituation zu unterschiedlichen Dynamiken zwischen den Pflegenden sowie gegenüber der Stationsleitung. So entsteht einerseits bei denjenigen, die wiederkehrend aus dem geplanten Frei heraus arbeiten, das Bedürfnis nach fairer Verteilung im Team. Dies nicht zuletzt, weil sie eher aus dem Bewusstsein heraus einspringen, dass der Dienst ohne ihr Engagement nicht möglich wäre, als dass Überstunden durch Freizeitausgleich sie dazu motivieren würden.

„Das wird dann schon mal als unfair gesehen, wenn einer immer Nein sagt. [...] Einige finden das schon unfair, die sagen ooooh, ich springe schon wieder ein und die, die springen nie ein" (FH-1-171).

Dies zeigt sich ebenfalls in der wiederkehrenden Erfahrung der interviewten Stationsleitungen, dass Pflegende, unabhängig der Freiwilligkeit kurzfristigen Einspringens, sich erklärend versuchen zu entschuldigen, warum sie nicht aus dem Frei heraus einspringen können.

> *„Ich will nur wissen, springt ihr ein? Nein. Und dann will ich nicht wissen, warum. Aber die Mitarbeiter entschuldigen sich bis heute. Leute sage ich, es ist eure Freizeit. Ich frage nur" (PU-1-95).*

Andererseits entsteht gegenüber den Teilzeitkräften eine verdeckte bis offene Erwartungshaltung kurzfristig einzuspringen, da die Anzahl an freien Tagen bei ihnen höher ist als bei Pflegenden mit einer Vollzeitbeschäftigung. Dabei kommt beiden Perspektiven ihre Rechtfertigung zu. So haben Teilzeitbeschäftige diverse Gründe, warum sie keine Vollzeitbeschäftigung ausüben. Und Vollzeitbeschäftige können in der Grundsystematik von drei freien Tagen innerhalb eines 14-tägigen Arbeitsrhythmus nicht wesentlich mehr arbeiten (5,5 Tage-Woche).

> *„Teilzeitkräfte. Da ist die Erwartungshaltung so, dass die aus dem Frei kommen sollen. Und da gibt es zwei, die nicht wirklich oft aus dem Frei kommen. Aber ein Großteil der Teilzeitkräfte springt schon häufig ein. [...] Nur für die Vollzeitkräfte ist es schwierig noch mehr zu arbeiten. Wenn ich keinen Pool oder keine Zeitarbeit bekomme. Entweder es läuft hier richtig rappelig ab oder ich rufe die Leute zu Hause an. Es muss dann nur einer das Telefon abnehmen" (NA-1-149;151).*

Vor dem Hintergrund, dass die Pflegenden sich der Freiwilligkeit kurzfristigen Einspringens bewusst sind, und es für die Stationsleitung sehr herausfordernd ist, kurzfristigen Personalausfall zu kompensieren, ihr demgegenüber allerdings in der Dienstplangestaltung die Handlungshoheit obliegt, hat sich einerseits zwischen Stationsleitung und Pflegenden ein Tauschhandel etabliert. Dessen Logik basiert auch auf dem Kalkül, dass die Pflegenden einspringen, um im Gegenzug einen „Wunschdienst" mehr zu bekommen. Kurzfristiges Einspringen ist damit nicht mehr nur ein „kleiner Gefallen", sondern eine Währung, mit der gehandelt wird.

> *„Wenn der Dienstplan ganz gut ist, dann sind die Mitarbeiter auch ganz gut zufrieden. Und wenn ich deren Wünsche berücksichtige, dann sind die auch bereit mir mal einen Wunsch zu erfüllen, mal einzuspringen" (BE-1-69).*

„Die [Mitarbeiter] sagen, ich weiß, du versuchst mir ja auch den und den Wunsch zu erfüllen, und daher kommen die Mitarbeiter, wenn sie können, mir auch entgegen. Zum Beispiel beim Dienstplanschreiben oder beim Ausfallmanagement" (JL-1-69).

Andererseits versuchen Pflegende in ihrem Handlungsspielraum die Möglichkeit kurzfristigen Einspringens zu reduzieren. Hierzu agieren sie gegenüber ihrer Stationsleitung antizipierend, indem sie proaktiv darüber informieren, an welchen ihrer freien Tage sie kurzfristig einspringen können und wann nicht, sollte es krankheitsbedingten Personalausfall geben. Pflegende versetzen sich somit selbstständig in einen Standby-Dienst, der sie in ihren Möglichkeiten auf Erholung und Freizeitgestaltung entsprechend einschränkt.

„Ich bin ja erst vor zweieinhalb Jahren als Leitung auf der Station angefangen. Da hatte ich schon so das Gefühl, dass die Mitarbeiter gesagt haben, oh, ich schon wieder, und da war die Stimmung schon anders, aber inzwischen ist es oft schon so, dass die vorher schon mal geguckt haben, wo fehlt jemand, und das dann auch oft schon unter sich geregelt haben, dass dann auch schon mal kommt, wenn du keinen findest, sag Bescheid, ich komme" (FH-1-71).

Dabei zeigt sich nach Ansicht der interviewten Stationsleitungen, dass die Aspekte Personalausstattung, Arbeitsverdichtung, Krankenstand und Ausfallmanagement in einem unmittelbaren Zusammenhang stehen.

„Es sind zu wenig Pflegende da. [...]. Hohe Krankenstände, das bedingt sich dann teilweise auch wieder. Hohe Arbeitsverdichtung, viele Überstunden. Und dann werden die Leute krank. Und dadurch verschärft sich die Situation wieder. Das ist ein Teufelskreis, der ganz schwer zu durchbrechen ist" (TS-1-33).

„Dadurch, dass die Arbeitsverdichtung schon so hoch ist, und die Pflegebedürftigkeit und die Demenzzahlen, wird immer weiter steigen. Das geht nur mit Personal" (HP-1-162).

Denn auch wenn das kurzfristige Einspringen wie das Aushelfen auf einer anderen Station in den Krankenhäusern vielfach als etabliert eingestuft werden kann und damit als systemstützend oder systemrelevant zu bewerten ist, bestehen auch Stationen, auf denen ein geringer Krankenstand vorliegt, die Pflegenden entsprechend selten aus dem Frei heraus arbeiten müssen und Mehrarbeit somit nur in einem geringen Umfang zu leisten ist. Dabei zeichnen sich diese Stationen, neben verschiedenen individuellen Aspekten, wie Teamstabilität oder Ausbildungsstand der Pflegenden, zuallererst durch einen angemessenen Personalstamm aus.

„Ich fühle mich in einer Situation, in der ich sagen muss, so kann Pflege sein. Das ist okay. Wir haben ausreichend Personal. Wir haben gut geschultes Personal. Wir haben ein stabiles Team. Wir haben relativ geringe Krankenstände. Also eigentlich gar nicht erwähnenswert. Daher schöpfen wir immer aus dem Vollen" (TS-1-39).

„Objektiv gesagt, kommt immer darauf an, welche Schichtkonstellation da ist, die Personalausstattung ist so gut wie seit zwei Jahren nicht mehr, von der Ausfüllung des Stellenplans. [...]. Es kann sein, dass wir einen relativ niedrigen Krankenstand haben, dass es dadurch einfach nicht nötig ist, Leute aus dem Frei zu holen. Wenn jemand krank wird, dann sind die Ressourcenreserven noch so groß, dass man das vielleicht dadurch abdecken kann, weil man vielleicht nicht ausgepowert ist" (HP-1-61;91).

6.2 Von der Pflegekraft zur Stationsleitung – Wege in die Leitungstätigkeit

Analog zu den Ergebnissen über die Arbeitsbedingungen in der Pflege lässt sich aus dem empirischen Material eine Vielzahl an unterschiedlichen Aspekten herausarbeiten, die das Themenfeld „Motivlage, Qualifikation, Auswahl und Vorbereitung" von Stationsleitungen inhaltlich fassen. Dabei zeigt sich, dass das gegebene Kategorienschema von drei Subkategorien um eine vierte aus dem Interviewmaterial abgeleitete Subkategorie zu ergänzen ist. Die induktiv entwickelte Subkategorie setzt sich mit dem „Image der Rolle der Stationsleitung" auseinander. In der Ergebnisdarstellung wurde sie den deduktiv entwickelten Subkategorien vorangestellt, da ihr eine wesentliche Bedeutung in dem Verständnis der Ergebnisse der Subkategorien „Motivlage von Pflegenden zur Übernahme von Leitungsfunktionen", „Bewerbersituation und Auswahlprozess" sowie „Qualifizierung und Vorbereitung" zuteil wird.

Wie skizziert, erfolgte die Auswahl der interviewten Stationsleitungen durch die Pflegedirektionen der beteiligten Krankenhäuser. Dieser Umstand ist insofern nochmals hervorzuheben, da hierüber bereits eine Selektion vorgenommen worden ist. Um diese zu nivellieren, kommt den interviewten Stationsleitungen eine Doppelrolle zu. Zum einen beschreiben und berichten sie von ihren Erfahrungen und Vorstellungen, zum anderen sind sie in ihrer Expertenrolle parallel Repräsentanten der Gruppe der Stationsleitungen. Entsprechend resultiert das übergeordnete Ziel, entlang der Auswertung des empirischen Materials eine „angemessene Abbildung der Realität" der Stationsleitung als Führungskraft der Pflegenden darzustellen, aus der Zusammenschau beider Rollen der interviewten Stationsleitungen.

6.2.1 Image der Rolle der Stationsleitung

Entlang individueller Begründungen, aber übergreifend, berichten die interviewten Stationsleitungen, dass aus ihrer persönlichen Sicht die Stelle der Stationsleitung eine attraktive Position ist, heben aber gleichsam übereinstimmend hervor, dass die Position insgesamt von den Pflegenden nicht positiv bewertet wird.

> „Für mich ist Stationsleitung eine attraktive Stelle. Vielleicht sagen 50, 60 Prozent der anderen nein, das gibt nur Ärger. Ich muss sagen, ich werde schon geschätzt als Stationsleitung" (PO-1-48).

> „Ein attraktiver Job ist die Stationsleitung nicht. Ich mache das gerne, weil ich einfach glaube, dass ich das ganz gut mache. [...]. Viele sagen, deinen Job als Stationsleitung will ich gar nicht haben, den Stress tue ich mir nicht an, für das bisschen mehr Geld" (SB-1-59).

> „Auf meiner Station ist es attraktiv Leitung zu sein, aber auf vielen anderen Stationen nicht. Da würde ich mich nicht bewerben. Da würde ich mich auch nicht zur Leitung überreden lassen" (TS-1-72).

Entsprechend wird die Position der Stationsleitung nicht als gängiges Karriereziel von Pflegenden betrachtet, da mit der Rolle der Stationsleitung primär negative Aspekte verbunden werden. Hierfür werden seitens der interviewten Stationsleitungen verschiedene, miteinander verwobene Gründe angeführt.

> „Das mal einer sagt, er möchte Stationsleitung werden, dass passiert nicht. Die Kollegen sagen eher, deinen Job möchte ich nicht haben" (FL-1-312).

Grundlegend haftet der Rolle der Stationsleitung aus Sicht der Pflegenden an, dass eine ihrer wesentlichen Aufgaben in der permanenten und oftmals konfliktreichen Auseinandersetzung zu gegebenen und ihr angetragenen Problemlagen zu unterschiedlichsten Themen im mittelbaren wie unmittelbaren Einzugsbereich der Station liegt und überantwortet wird, ihr gleichzeitig allerdings oftmals nur eingeschränkt Möglichkeiten der mittelfristigen oder gar langfristigen Problemlösung zur Verfügung stehen. Dieses „Negativ-Image" ist wesentlich auf die gegebene „Sandwichposition" der Stationsleitung gegenüber den verschiedenen Anspruchsgruppen im Krankenhaus zurückzuführen, von denen sie als erster Ansprechpartner und Vermittler bei stationsrelevanten Problem- und Konfliktlagen verstanden wird.

Dabei ergibt sich aus dem Zusammenspiel der komplexen Einbindung der Pflege in den Betriebsablauf des Krankenhauses[305] und der relativ hohen Anzahl der Stationsleitung überantworteten Mitarbeiter[306] eine Vielzahl an prozessualen, pflegerischen oder kommunikativen Fehlermöglichkeiten, bei deren Eintritt sich die Anspruchsgruppen an die Stationsleitung als Führungskraft der Pflegenden und benannte Leitung der Station wenden, oftmals auch unabhängig davon, ob die Problematik der Position auch faktisch zugerechnet werden kann. Hierzu zählen beispielsweise berufs- oder abteilungsübergreifende Defizite der Prozessgestaltung, auf welche die Stationsleitung nur bedingt Einfluss hat oder Beschwerden von Angehörigen bezüglich der Pflege nicht zurechenbaren Aspekten. Entsprechend bestätigen die interviewten Stationsleitungen auch die herausfordernde Verortung der Leitungsposition im Organisations- und Beziehungsgeflecht des Krankenhauses.

> *„Viele denken, dass man als Leitung der Depp für alles und als Fußabtreter für alles verantwortlich gemacht wird." (VO-1-364).*

> *„Viele sagen, du hast eigentlich nur den Ärger. Was hast du von dem Job, außer Ärger? [...] Mit Ärger ist gemeint, wenn es zum Beispiel Probleme mit Mitarbeitern gibt oder zwischen den Mitarbeitern, wenn es Probleme mit dem Chef oder mit den Ärzten gibt. Dann muss man da als Leitung immer hin, oder wenn etwas schiefgeht, dann hast du die Verantwortung" (FH-1-69).*

Diese Ausgangssituation führt zum einen dazu, dass die Aufgaben der Stationsleitung unabhängig von eventuell positiven Aspekten der Position von den Pflegenden vornehmlich mit negativen Aspekten wie „Ärger, Stress und Überstunden" in Verbindung gebracht wird bzw. diese wahrgenommen werden.

> *„Aber für viele, und das hört man auch im Team, sagen, Leitung würde ich nie machen, was hat man davon, außer Überstunden und Ärger. Viele sagen, man hat keine Vorteile, sondern nur Nachteile" (FH-1-67).*

---

[305] Vgl. Kapitel 6.1.2.

[306] Vgl. Kapitel 6.4.1.

> *„Viele sagen, deinen Job als Stationsleitung will ich gar nicht ha-*
> *ben, den Stress tue ich mir nicht an, für das bisschen mehr Geld.*
> *Der Spruch kommt relativ häufig" (SB-1-59).*

Zum anderen erleben die Pflegenden die Stationsleitung zwar in ihrer Rolle als Ansprechpartner bei Problemen und Konfliktlagen, erfahren dabei aber auch gegebenenfalls situativ die individuell begrenzten Handlungsmöglichkeiten der Stationsleitung.

> *„Die Motivation Stationsleitung zu werden kam damals daher, ich*
> *wollte Dinge verändern können. Was ich in der Zeit deutlich ge-*
> *merkt habe ist, dass Prozessveränderungen deutlich schwerer sind,*
> *als ich gedacht habe, und dass auch mein Wirken und mein Han-*
> *deln entgegen dem, was ich mir vorgestellt habe, deutlich begrenzt*
> *ist. Aber das war meine Motivation damals"(NE-1-68).*

Wiederkehrend offenbar werden den Pflegenden die begrenzten Möglichkeiten der Stationsleitung beispielsweise bei dem bereits beschriebenen Ausfallmanagement, dessen wesentliche Tätigkeit vor dem Hintergrund einer reduzierten Personalausstattung in der Pflege es ist, Pflegende im Frei anzurufen oder im Dienst anzusprechen, und so lange zu „bitten und betteln" bis sich jemand „erbarmt" einzuspringen oder einen Dienst zu tauschen, was für viele Stationsleitungen als eine unangenehme Aufgabe empfunden wird, die auch Pflegende perspektivisch als Stationsleitung nicht übernehmen möchten.

> *„Wenn einer ausfällt bricht das alles schon zusammen. Und dann*
> *muss man wieder hinter jemandem hinterherlaufen und jemanden*
> *wieder fragen, kannst du eventuell kommen. Dieses Bitten und Bet-*
> *teln dann immer, das finde ich schwierig. Das mache ich auch*
> *nicht gerne" (FL-1-55).*

> *„Oder, wenn ich zum fünften Mal durch die Reihen der Kollegen*
> *gehe und frage, ob hier oder dort noch ein Dienst getauscht wer-*
> *den kann oder einer außerplanmäßig einspringen kann, dann be-*
> *kommt man ganz oft die Rückmeldung, wie kannst du diesen Job*
> *nur machen, das ist ja fürchterlich, das würde ich nicht machen*
> *wollen" (JL-2-10).*

Insbesondere im Kontext der von den interviewten Stationsleitungen vertretenen Ansicht, dass auf einigen Stationen das Ausfallmanagement zur Hauptaufgabe der Stationsleitung avanciert ist, werden für die Pflegenden die begrenzten Gestaltungsmöglichkeiten der Stationsleitung deutlich. Das Aufgabengebiet der Stationsleitung wird auf derlei Stationen weitestgehend als ein Reagieren auf

personelle Defizite erfahren und weit weniger als ein kreatives Agieren zur organisatorischen und pflegerischen Entwicklung der Station wahrgenommen. So
umfasst das Ausfallmanagement für die Stationsleitung einen zeitlich großen
Aufwand, zudem laufen hohe Krankenstände sowohl der Etablierung von Routinen als auch der kritischen Auseinandersetzung um Routinen entgegen und er-
schweren neben Innovationen auch Prozesse der Teambildung.

> *„Ich habe den Eindruck, das ist ein Job, der ist nicht attraktiv,
> [...], das ist eher ein Frustjob [...] wegen der Mangelsituation. Al-
> so z. B. auf der anderen Station. Die müssen nur ihre Ausfälle ma-
> nagen. Also das macht keinen Spaß. Da kann man nichts entwi-
> ckeln. [...] Da verbringst du den Großteil deiner Leitungstätigkeit
> damit, Leute für den Dienst zu motivieren, den sie eigentlich nicht
> haben. Das macht keinen Spaß. Dann kann man auch kein Konzept
> fahren oder so. Da geht es nur darum, Lücken zu stopfen. Und in
> der Arbeit auch nicht, nur irgendwie fertig werden. Und das macht
> alle fertig. Ne, Stationsleitung, das ist kein attraktiver Job“ (TS-1-
> 76).*

Die aus der Sicht der Pflegenden negativ konnotierte Position der Stationsleitung
wird zudem weiter belastet, da entlang des allgemeinen Rollenverständnisses
einer Leitungsfunktion der Stationsleitung zudem eine Vielzahl an individuellen
Aufgaben unabhängig ihrer zeitlichen Einbindung in die pflegerische Versorgung zugeordnet wird, wie zum Beispiel die Umsetzungsbegleitung von Bau-
maßnahmen auf der Station oder der Teilnahme an zahlreichen Projektgruppen.

> *„Man ist meistens der Ansprechpartner, wenn es Probleme gibt
> oder irgendwelche Neuerungen auftreten. Man wird da mit einbe-
> zogen. Gerade jetzt auch bei dem Umbau, der hier vonstatten geht.
> Da wird man auch involviert (BF-1-119).*

Entsprechend ist die Tätigkeit der Stationsleitung vielfach mit einem erhöhten
zeitlichen Arbeitsaufwand verbunden, der deutlich über die 38,5 Stundenwoche
hinausgeht, was unmittelbar von den Pflegenden wahrgenommen wird.

> *„Stationsleitung zu werden ist für viele kein Ziel. Es gibt ein paar,
> die sich das vorstellen können. [...]. Aber einige sagen auch ganz
> bewusst, das kann ich nicht machen, das ist mir zu viel Arbeits-
> aufwand, wenn ich sehe wie lange die Stationsleitung immer da ist,
> oder wie viele Überstunden ihr macht. Und das möchte ich nicht“
> (JL-2-10).*

„Keine Führungskraft wird nach 38,5 Stunden nach Hause gehen. Keine." (HP-1-156).

Die mangelnde Attraktivität der Position der Stationsleitung wird darüber hinaus durch die bestehenden Vergütungsstrukturen geprägt. So ist mit der Übernahme der Leitungsfunktion innerhalb von Tarifverträgen zwar die Höhergruppierung verbunden. Allerdings wiegt diese die bei Leitungsübernahme wegfallenden Schichtzulagen in der Regel nicht auf, sodass mit der neuen Position, wenn nicht negative, überhaupt nur marginale Einkommensverbesserungen verbunden sind. Gehaltssteigerungen sind mit Übernahme der Leitungsfunktion lediglich möglich, wenn die Stationsleitung weiterhin im Schicht- und Wochenenddienst arbeitet, wie individuell von Häusern festgelegt oder frei von den Leitungen entschieden werden darf[307].

„Stationsleitung ist kein attraktiver Job. Das fängt schon damit an, dass man viel weniger Geld bekommt, als vorher, weil die Schichtzulagen wegfallen" (FL-1-306).

„Wenn die Zuschläge für Wochenende und Wechselschicht wegfallen, lohnt sich der Job noch weniger. Also ich bekomme für die Leitung 140 Euro brutto. Da bleiben nicht mal 100 Euro über. Also wegen Geld macht man diesen Job nicht. Das muss einem schon Spaß machen. Das ist eigentlich ein Witz" (TS-133).

„Was gar nicht geht, dass im Grunde genommen Basismitarbeiter mehr Geld verdienen als die Stationsleitung. [...] Und für viele, die aus dem Schichtdienst kommen, ist das Entgelt als Stationsleitung ein Rückschritt, weil die Zuschläge mehr ausmachen als die Einstufungserhöhung" (HP-1-156).

---

[307] Mit der Tarifeinigung 2016 für den Bereich der Kommunen (TVöD-VKA) wurde für die Pflege eine neue Tabelle „P" eingeführt, welche die bisherige Kr-Anwendungstabelle ablöst. Für pflegerische Leitungskräfte ist in der ab dem 01.01.2017 gültigen Entgeltordnung der Abschnitt „Leitungsbereiche Pflege" geschaffen worden. Die Eingruppierung richtet sich nicht mehr ausschließlich nach Unterstellungsmerkmalen. Für die Leitungskräfte wurden völlig neue Tätigkeitsmerkmale beschrieben. Hierüber sollen die steigenden Aufgaben von Leitungskräften in der Pflege angemessener berücksichtigt werden können. Bisher wurde die Stationsleitung nach Kr 9 C (dauerhaftes Unterstellungsverhältnis von mindestens 12 Pflegenden) vergütet. Nach der Überleitungstabelle ergibt sich die Eingruppierung der Stationsleitung nach P 11. Für die Fallgruppe 1, zu der auch die Stationsleitung zählt, sieht die Entgeltordnung allerdings eine erhöhte Eingruppierung nach P 12 vor (Zetl 2016, S. 256). Insofern sind die neueren Entwicklungen der Entgeltordnung bei der Bewertung der Ausführungen zu berücksichtigen. Hierbei allerdings auch derlei mögliche Entwicklungen, durch organisatorische Veränderungen die Tätigkeitsmerkmale der Stationsleitung (P12) auf die der Teamleitung (P11) auszurichten.

Damit hebt sich das Attraktivierungsmerkmal der Position, sich aus dem Schicht-
und Wochenenddienst herausplanen zu können grundsätzlich auf. Allerdings
kann diese Möglichkeit eine individuelle Vorteilsoption zur Verbesserung der
persönlichen Lebenssituation sein. Beispielsweise da über die Berufsjahre der
Schichtdienst zu belastend geworden ist, regelmäßige Arbeitszeiten besser auf
das persönliche Freizeitverhalten abgestimmt werden können oder für Pflegende
mit schulpflichtigen Kindern Familie und Beruf durch kontinuierlichen Zwischendienst besser zu vereinbaren sind.

> *„Also für mich war das damals attraktiv [Stationsleitung zu wer-*
> *den]. Ich habe das auch aus privaten Gründen gemacht, weil mein*
> *Mann sehr schwer erkrankt war damals, die Kinder im Teenager*
> *Alter und dann weiß ich genau, welche Arbeitszeiten ich habe. Ich*
> *habe keinen Spätdienst und kann das besser für mich planen. Das*
> *war für mich auch ein Grund" (BE-1-55).*

Indes kann die entlang der Vergütungsstrukturen gesetzte monetäre Bewertung
der Position auch als Hinweis für die Bewertung der Aufgaben der Stationsleitung innerhalb der Gesamtsystematik der Entgeltordnung verstanden werden.
Die im Vergleich zum Mitarbeiter der Stationsleitung bestehenden geringen
monetäre Vergütungsunterschiede entsprechen dabei nach Ansicht der interviewten Stationsleitungen auch dem Phänomen, dass die der Position übertragene
Mitarbeiterverantwortung von 10 bis 60 Pflegenden[308] je Station, nicht analog
dem Bedeutungsgehalt oder Prestige einer ähnlichen Mitarbeiterverantwortung
in Unternehmen der freien Wirtschaft wahrgenommen wird und dahingehend
interpretiert werden kann, als dass die Mitarbeiterverantwortung der Stationsleitung inicht als wesentlicher Aufgabenbereich der Position betrachtet und hono-
riert wird.

> *„Also ich glaube, wenn man in der freien Wirtschaft sagt, ich bin*
> *Leitung, dann ist das ein ganz anderes Thema, du hast 20 oder 25*
> *Mitarbeiter, das ist was, und im Krankenhaus, da hast du auch 20*
> *oder 25 Mitarbeiter, und alle wundern sich, dass du im Schicht-*
> *dienst arbeitest und auch am Wochenende. [...] Also eigentlich ist*
> *Leitung im Krankenhaus nicht attraktiv" (FH-1-69).*

Demzufolge ist die Position der Stationsleitung nicht per se mit einem höheren
Sozialprestige verknüpft. Der Status der Leitungsfunktion ist weitestgehend von
der individuellen Ausgestaltung und Wahrnehmung der Rolle durch die einzelne
Stationsleitung abhängig.

---

[308]   Vgl. Kapitel 6.4.1 und Tabelle 11.

„Ein besonderes Prestige hat man durch den Job nicht" (FL-1-308).

„Das Prestige der Stationsleitung ist unterschiedlich. Je nachdem wie die Stationsleitung ihren Job macht. Also ich glaube, ich habe eine hohe Anerkennung. Aber ich weiß von anderen Kollegen, die nicht sehr angesehen sind" (TS-1-74).

Im Ergebnis wird die Rolle der Stationsleitung von dem überwiegenden Teil der Pflegenden unabhängig von etwaigen positiven Aspekten als unattraktive und nicht erstrebenswerte Karriereoption eingeordnet und im Berufsleben nur selten verfolgt.

„Stationsleitung zu werden ist für viele kein Ziel" (JL-2-10).

Nach Ansicht der interviewten Pflegenden gilt dies gerade auch für diejenigen unter den Pflegenden, die geeignet wären, eine Leitungsposition zu übernehmen, da ihnen entlang ihrer Fähigkeiten alternative berufliche Entwicklungen offenstehen.

„Aber ich glaube, dass zumindest die Leute, die es könnten, die es aber bewusst nicht wollen, weil dieser Job so frustrierend ist, dass die guten Leute, die es könnten, sich was Besseres suchen, das glaube ich" (TS-1-110).

Entsprechend schwierig ist es vor diesem Hintergrund für die Krankenhäuser Bewerber für freie Posten von Stationsleitungen und stellvertretenden Stationsleitungen zu finden und adäquat zu besetzten.

„Es gibt zur Zeit Vakanzen bei Stationsleitungen und Stellvertretungen im Haus. Aber es gibt auch keine Bewerber für diese Stelle. Insgesamt ist die Stelle der Stationsleitung nicht attraktiv" (NE-1-72).

Unterstützt wird diese Situation durch vielfach fehlende oder unzureichende Nachwuchsförderung von pflegerischen Führungskräften in den Krankenhäusern[309].

---

[309] Vgl. Kapitel 6.2.4.

6.2.2   Motivlagen von Pflegenden zur Übernahme der Leitungsfunktion

Unabhängig von der Individualität der interviewten Stationsleitungen und zeitlichen Dauer ihrer Berufskarrieren lassen sich entlang des empirischen Materials charakteristische Berufswege von Pflegenden in die Rolle der Stationsleitung herausarbeiten.

> *„Ich bin Leitung seit circa drei Jahren" (FH-1-43).*

> *„Ich mache das [Stationsleitung, JS] schon einige Jahre, also seit 12 Jahren" (RE-1-75).*

> *„Ich bin das jetzt 25 Jahre, Leitung" (AH-1-31).*

Angesichts der Ergebnisse zu Attraktivität und Sozialprestige der Position der Stationsleitung rückt die Bedeutung der individuellen Motivlage zur Übernahme von Leitungsaufgaben in den Vordergrund.

Die Übernahme der Funktion ist eine der Möglichkeiten beruflicher Entwicklung in der Pflege, auch wenn für viele Pflegende die Position der Stationsleitung keine Karriereoption darstellt. Gleichsam stellen einige der interviewten Stationsleitungen als Motiv heraus, dass sie mit der Übernahme der Position ihrem individuellen Wunsch und Bedürfnis, sich neuen Aufgaben und Herausforderungen zuwenden zu wollen, entsprechen konnten.

> *„Ich habe 1985 Examen gemacht und bin eigentlich immer internistische Schwester gewesen. [...] Und habe dann irgendwann gedacht, nur so als Schwester irgendwie willst du auch nicht, und ich habe nochmal so eine Herausforderung gesucht. Und vor zweieinhalb Jahren wurde die Stelle auf der Station frei, [...] und dann habe ich gesagt, jetzt oder nie und habe mich beworben [...] Und dann hat es auch geklappt" (FL-1-107).*

> *„Ich bin in die Leitung gegangen, weil ich mich als normale Pflegekraft unterfordert gefühlt habe. Ich habe das zwar gerne gemacht und mache es auch immer noch gerne. Ich bin gerne am Patientenbett. Aber auf Dauer, [...] da musst du etwas mehr Herausforderung haben. [...] Nur Pflege, damit war ich unterfordert. Also versuchst du es mal mit Leitung. Und da habe ich festgestellt, dass es ganz gut geht" (TS-1-106).*

In diesem Kontext ordnet sich auch das Motiv derjenigen Stationsleitungen ein, welche die Position frühzeitig und unabhängig vom skizzierten Image als Berufsziel für sich erkannt und als Karriereoption ausgemacht haben, weil sie ihre Fähigkeiten und Neigungen in der Tätigkeit verwirklicht sehen.

> *„Und Führung hat mich immer interessiert, das wollte ich immer machen" (PU-1-19).*

> *„Ich bin Leitung, weil ich das gerne mache und ich wurde damals gefragt, ob ich nicht Lust dazu hätte. [...] Eigentlich war Leitung etwas, was ich immer mal machen wollte. [...] Dann habe ich gewechselt und bin Stationsleitung geworden, weil ich das einfach gerne mache" (VO-1-54).*

Ähnlich gelagert ist das Motiv der Stationsleitungen, welche die Position aus einer definierten Zielsetzung heraus übernommen haben, beispielsweise die Situation der Pflege aus der Rolle der Leitung heraus positiv verändern zu wollen.

> *„Die Motivation Stationsleitung zu werden kam damals daher, ich wollte Dinge verändern können"(NE-1-68).*

Das damit verbundene Verantwortungsgefühl der Pflege gegenüber zeigt sich auch bei denjenigen Stationsleitungen, die für sich wahrgenommen und erkannt haben, dass sie zu denjenigen gehören, die die Aufgabe der Stationsleitung als nächste annehmen können bzw. müssen, wenn Vakanzen bestehen, da sie „an der Reihe sind".

> *„Dass ich jetzt Leitung bin, das ging sehr stark von der Station aus. Ich habe mich in dem Team sehr wohl gefühlt und auf der Station und in dem Arbeitsgebiet auch. Und war erstmal sehr geschockt, dass sich die Leitungssituation verändern sollte. [...] Und dann hatte ich tatsächlich auch Angst, wie es jetzt weitergeht, wer kommt da als Leitung und in dem Zuge dessen ist das ein bisschen gewachsen, und ich dachte, vielleicht kannst du ja selber mit daran arbeiten und mithelfen, dass es von der Führung her so bleibt wie es ist" (JL-2-12).*

Dabei lassen sich sämtliche genannten Motive – verstanden als individuelle Ausgestaltungen – unter das Motiv, wissentlich und gewollt, die Position der Stationsleitung zusammen mit ihren Herausforderungen und Verantwortlichkeiten zu übernehmen, subsumieren.

Angesichts des fehlenden Prestiges und negativen Images der Position sowie der relativ geringen Verdienstmöglichkeiten bei hohen fachlichen und führungsrelevanten Anforderungen stellt das genannte Motiv gleichsam eine akzeptierte Begründung und notwendige Erfordernis für die Übernahme der Leitungsaufgabe dar.

Das heißt, vor dem Hintergrund der mangelnden Attraktivität der Leitungsaufgabe geraten Pflegende bisweilen in eine Rechtfertigungssituation vor sich selber und gegenüber anderen begründen zu wollen, warum sie die Position der Stationsleitung dennoch als erstrebenswert erachten.

Nach Ansicht der interviewten Stationsleitungen kann vor dem Hintergrund der komplexen Aufgabenstruktur auch nur derjenige als Stationsleitung erfolgreich sein, der die Leitungsaufgabe primär der Sache wegen übernehmen möchte, und nicht primär aus Vorteilerwägungen heraus.

> *„Ich bin gerne Stationsleitung. Also jemand, der den Job nicht gerne macht, der sollte die Finger davonlassen. Dann bringt das nichts. Weil das hat nichts damit zu tun, dass man viel Geld bekommt. Gut verdienen kann man dabei nicht. Viel Geld gibt es da einfach nicht. Und das muss man schon mit Leib und Seele machen und die Leitung nicht nur als Job sehen, das geht nicht. Dann kommt irgendwas zu kurz" (RE-1-57).*

> *„Ich finde schon, dass die Leitung eine attraktive Stelle ist. [...]. Wenn man die nicht hat, ist man auch falsch an dem Platz, dann ist es auch nicht attraktiv, dann ist es einfach nur eine Qual. Organisieren, koordinieren, das alles. Aber ich glaube schon, dass es attraktiv ist" (BF-1-117).*

Eine mögliche Vorteilserwägung ist der Tatsache geschuldet, dass die Position der Stationsleitung nur eine der wenigen beruflichen Entwicklungen in der Pflege darstellt, die nicht mit einer pflegefachlichen Schwerpunktsetzung einhergeht. Gegenüber anderen beruflichen Entwicklungsmöglichkeiten setzt sich die Stationsleitung von diesen insofern ab, als dass sie mit einer größeren Distanz zur Pflege am Bett interpretiert wird. Angesichts dessen stellen die interviewten Stationsleitungen heraus, dass die Übernahme der Leitungstätigkeit auch auf das Motiv der „Bettflucht" zurückzuführen sein kann. Pflegende sind zuweilen motiviert, die Position der Stationsleitung zu übernehmen, weil es ihnen vermeintlich darüber gelingt, sich von der Pflege am Bett zu entfernen. Die Position der Stationsleitung wird unter derlei Motivationslage mehr als Flucht- denn als Karriereoption interpretiert.

> *„Ich glaube, für viele ist es ein Ziel, als Stationsleitung weg vom Bett zu sein. Das glaube ich wohl" (VO-1-100).*

„Das Denken, ich bin Leitung, ich bin nicht am Bett, das ist bei vielen noch so, die Leitung werden möchten" (PO-1-38).

„Es ist in der Pflege ja auch schwere Arbeit, die da gemacht wird, und da kann ich mir schon vorstellen, dass da einige deswegen Leitung werden wollen, so als eine Art Flucht" (GE-1-143).

Problematisch ist das Motiv der Bettflucht vor dem Hintergrund, dass die Stationsleitung in der überwiegenden Anzahl der Häuser weiterhin umfangreich in die Pflege der Patienten eingebunden ist. Entsprechend ist der Stellenplan nicht auf die eingeschränkte Mitarbeit der Stationsleitung in der Pflege ausgelegt. Um ein Herausziehen aus der Pflege dennoch zu rechtfertigen, forcieren diejenigen Stationsleitungen ihre administrativen Tätigkeiten, wie das Dienstplanschreiben, unangemessen oder suchen sich patientenferne Tätigkeiten, die entweder anderen Berufsgruppen überantwortet sind oder grundsätzlich delegiert werden könnten.

„Definitiv machen einige Leitung, weil sie nicht mehr pflegen wollen. Und das wird dann schwierig, wenn sie merken, dass das so nicht funktioniert, weil sie dann nicht mehr aus der Leitung raus können. Sie können nicht sagen, ich gebe das jetzt ab. Die sitzen das aus. Ich habe Dinge gesehen und gehört, wo ich weiß, dass da von den Leitungen Tätigkeiten ausgeübt werden, die eigentlich für eine KPH sind, oder die für eine Servicekraft sind. Aber die werden dann von der Leitung gemacht" (PU-1-109).

„Hier im Haus pflegen alle Leitungen noch. Sie müssen ja auch in Arbeitskleidung auf die Station kommen und nicht in Privatkleidung. Aber es gibt auch Leitungen, die sich aus der Pflege möglichst rausziehen, und sich dann am Schreibtisch festhalten. Das gibt es auch. Ich weiß dann aber auch nicht, wie die das mit dem Stellenplan hinkriegen" (TS-1-137).

„Es gibt auch Stationsleitungen, die denken, man kann sich rausplanen. Aber das ist heute nicht mehr der Fall. [...]. Die wollen dann nichts mehr mit der Pflege zu tun haben, aber das ist einfach nicht der Fall. Die meinen, dass Stationsleitung einfach nur delegieren und Dienstplan machen ist und so was. Aber man hat ja auch noch die Patienten" (VO-1-48, 50).

6.2.3 Bewerbersituation und Auswahlprozess

Insgesamt ist aufgrund einer mangelnden Bewerberlage die Besetzung vakanter Stationsleitungsposten in der Pflege als grundsätzlich schwierig einzustufen. Auf

eine ausgeschriebene Leitungsposition bewerben sich nach Erfahrung der interviewten Stationsleitungen in der Regel weniger als fünf Pflegende. Nicht unge-
wöhnlich ist allerdings auch, dass für eine vakante Stationsleitungsposition keine
Bewerbungen vorliegen.

> *„Hier auf Station war das wirklich so, dass jeder die Leitung hätte
> machen können, jeder hatte die Wahl, denn es wollte partout kei-
> ner machen" (VO-1-358).*

> *„2013 hatten wir eine Stellvertretung ausgeschrieben und da gab
> es zwei Bewerbungen. Also nicht so wahnsinnig viele. Und dann
> gab es 2014 eine Ausschreibung für zwei Stellvertretungen [...].
> Auf diese Ausschreibung haben sich ein paar mehr beworben. Das
> waren insgesamt fünf oder sechs. Und aus diesen Bewerbungen
> sind dann auch zwei Stellvertretungen hervorgegangen" (JL-2-
> 63).*

> *„Es gibt zur Zeit Vakanzen bei Stationsleitungen und Stellvertre-
> tungen im Haus. Aber es gibt auch keine Bewerber für diese Stelle.
> Insgesamt ist die Stelle der Stationsleitung nicht attraktiv" (NE-1-
> 72).*

Die gegebene Situation stellt die Krankenhäuser bzw. die Pflegedirektionen vor
die Herausforderung, offene Stellen überhaupt nachbesetzen zu können. Bei
derlei geringen Bewerberzahlen ist zudem vielfach keine Möglichkeit gegeben,
zwischen den Bewerbern auszuwählen, um die Leitungsposition entsprechend
ihren grundsätzlichen Anforderungen und individuellen Situation auf der Station
durch Bewerber mit den dafür erforderlichen Motiven und notwendigen Fähigkeiten zu besetzen. Vielmehr begünstigt der Bewerbermangel die Durchlässigkeit der Auswahlverfahren insgesamt und ermöglicht damit ebenfalls bedingt
geeigneten Bewerbern die Übernahme einer Leitungtätigkeit. Zudem wird der
angedachte Karriereweg über die Position der stellvertretenden Stationsleitung
zur Stationsleitung entlang dieser Entwicklung umgangen und Pflegenden ohne
jedwede Führungserfahrung nehmen die Position der Stationsleitung ein.

> *„Die Frage ist wirklich, wie kommen diese Menschen in ihre Posi-
> tion als Leitung. Und die meisten machen so einen Schritt wie ich,
> aus diversen Gründen wird eine Stelle frei, und die Kollegen be-
> werben sich darauf, haben aber keinerlei Vorerfahrung oder Vor-
> erkenntnis" (NE-1-140).*

> *„Es gibt ja auch sehr, sehr viele junge Leitungen, wo ich manch-
> mal andersherum denken muss, ob das nicht etwas zu jung ist. Die*

sind ein oder zwei Jahre Krankenschwester und dann sind sie schon Leitung. Es gibt auch hier Leitungen, die ein ganz große Team haben, und ich kenne die noch als Schülerin, und die sind jetzt Leitung von einer Station mit 30, 40 Mitarbeitern. Und manchmal frage ich mich, ob das nicht ein bisschen früh ist. Man hat keine Erfahrung" (FH-1-108).

Als Möglichkeit, dieser Entwicklung gegenzusteuern und den Bewerberkreis zu erhöhen, wird mittels gezielter Ansprache versucht, geeignete Pflegende zur Übernahme der Leitungstätigkeit zu bewegen, die sich nicht direkt auf eine vakante Stelle bewerben würden. Entsprechend verfügen die angesprochenen Kandidaten nicht über konkrete Motive zur Übernahme der Leitungstätigkeit. Vielfach erfolgt die Ansprache zudem erst bei gegebener Vakanz und selten langfristig vor möglichem Eintritt der Leitungsübernahme, beispielsweise eingebunden in ein Nachwuchskräfteprogramm, um auf die neuen Aufgaben und die Rolle als Führungskraft vorbereitet zu werden. Die Übernahme der Leitungsfunktion erfolgt also zufällig, weil eine Vakanz besetzt werden muss. Die Pflegenden „fallen" oder „rutschen", wie es die interviewten Stationsleitungen ausdrücken, in die Leitungsposition. Gleichzeitig sind auch durch die gezielte Ansprache nicht alle für die Leitungsaufgabe befähigten Pflegenden von der Übernahme der Aufgabe zu überzeugen, sodass die Durchlässigkeit der Auswahlverfahren wiederum erhöht werden muss, um Vakanzen schließen zu können.

„Das begann damit, dass, als die Stellvertretung frei geworden ist, bin ich quasi angesprochen worden, ob ich mir vorstellen könnte, das zu machen. Das konnte ich mir erst gar nicht vorstellen. Naja, und wie das dann manchmal so ist, nach längerem Überlegen hat man dann gesagt, probieren kann man es ja mal. Und dann ist das so seinen Weg gegangen" (JL-1-49).

„Dass ich Leitung geworben bin, das hat sich so ergeben. [...] Das wird auch heute nicht gezielter gemacht. Es ist immer noch so. Man ist im Team integriert und wird angesprochen, ob man sich das vorstellen kann, so einen Stationsleitungsjob zu übernehmen" (BE-2-3).

„Und man hatte mich schon mehrmals gefragt, ob ich mir nicht vorstellen könnte, dort die Leitung zu übernehmen. Und dann bin ich da reingerutscht. Ich glaube, es war schon entschieden, dass ich die Leitung werde, bevor ich das Gespräch [Bewerbungsgespräch; J.S.] hatte. Wir haben gesprochen, und zum Schluss sagte die PDL dann zu mir ‚Herzlichen Glückwunsch'. Ich musste nicht

warten, ob ich die Stelle bekomme oder nicht. Ich war, glaube ich, auch die einzige, die sich beworben hat" (FH-1-65).

Entsprechend ermöglicht es die gegebene Situation Pflegenden, die signalisieren eine Leitungsfunktion übernehmen wollen, innerhalb kürzester Zeit Führungsverantwortung übertragen zu bekommen – bei internen Bewerbungen geeigneter Pflegenden auch unter Auslass gängiger Prozessschritte wie der Durchführung von Vorstellungsgesprächen, bei externen Bewerbungen leitungsunerfahrener Pflegender immer mit dem Risiko einer Fehlbesetzung behaftet. Insgesamt müssen beide Verfahrensweisen aber als Ausdruck der gegebenen Herausforderung, überhaupt Bewerber für Leitungsposten in der Pflege zu finden, verstanden werden.

Interne Bewerbung:

„Zur Stellvertretung hatte ich kein Vorstellungsgespräch. Ich habe mich beworben und dann einen Anruf bekommen, dass ich die Stelle habe, ohne Vorstellungsgespräch. [...]. Das ist jetzt fünf, sechs Jahre her. Ich habe mich beworben, und dann kam der Anruf." *(FH-1-59, 63).*

„Irgendwann hat man mich mal gefragt, ob ich nicht Stellvertretung werden möchte. Und das habe ich dann gemacht, mich dann aber mit der Leitung überworfen und entschieden auf die Intensivstation zu wechseln. Da war ich wieder normaler Mitarbeiter. Und irgendwann habe ich mich gefragt, bleibst du im Bereich Intensiv oder gehst du in die Führung. Ich habe mich für Führung entschieden und die Pflegedienstleitung angerufen, die mich auch kannte, und die dann sofort gesagt hat, ich melde mich, und einen Tag später war ich Stellvertretung im Herz-Katheter-Labor" *(PU-1-19).*

Externe Bewerbung:

„Ich habe meine Bewerbung als Stationsleitung selbst als sehr mutige Bewerbung angesehen, weil das Examen ja noch nicht lange zurücklag. Das hatte ich ein Jahr [...] aber ich habe gedacht, ich versuche es mal. [...]. Innerhalb von zwei Tagen wurde ich angerufen [...] und man hat mir schon am Telefon signalisiert, dass man durchaus Interesse hat [...]. Am nächsten Werktag nach dem Gespräch [...] hat man mich angerufen und hat gesagt Sie bekommen die Stelle [...] und zwei Wochen später war ich hier" *(NA-1-82).*

Die Erfahrungen der interviewten Stationsleitungen spiegeln unabhängig von zuweilen hohen Bewerberzahlen auf externe wie interne Ausschreibungen hinsichtlich einzelner Leitungspositionen, als überwiegend gängige Situation, die insgesamt schwierige Besetzung von Stationsleitungsposten wider. Dabei verkehrt sich aufgrund der als unattraktiv wahrgenommenen Aufgaben der Stationsleitung vielfach die Bewerbungssituation. Pflegedirektion bewerben (oder wie es eine interviewte Stationsleitung ausdrückt „beknien") mehr geeignete und bedingt geeignete Pflegende, die Leitungsposition zu übernehmen, als dass sich für Führungsaufgaben befähigt Pflegende eigenmotiviert auf vakante Stationsleitungsstellen bewerben. Pflegedirektionen stehen damit wiederkehrend im Spannungsfeld, bis zu welchem Grad sie die Fähigkeiten und Motive der Kandidaten vor dem Erfordernis vakante Positionen besetzen zu müssen, zurücktreten lassen können.

> *„Sicher wäre es besser, die Stationsleitungen mehr zu entlohnen, damit man Leute motivieren kann, diesen Job anzustreben, die auch wirklich die Fähigkeit für diesen Job haben. Jetzt geht es immer nur darum, Leute zu beknien, ‚macht es doch bitte, wir haben keinen anderen'. Und damit bekommt man nicht die besten"* (TS-1-131).

Entsprechend ist die Situation um die eingeschränkten Möglichkeiten, Leitungspositionen mit geeigneten Pflegenden besetzen zu können, auch als eine Ursache für gegebene Führungsdefizite von Stationsleitungen anzunehmen. Diesen Zusammenhang konstatieren die interviewten Stationsleitungen, welche die Fähigkeiten „einer großen Gruppe an Leitungen" hinterfragen, die offensichtlich von ihren Aufgaben als Stationsleitung überfordert sind und deren Zugang zur Leitungsaufgabe durch die beschriebene Situation begünstigt wurde.

> *Es gibt Stationsleitungen, die sind in ihrer Rolle überfordert. Ich würde sagen, das ist die Mehrzahl. [...] Die Rahmenbedingungen spielen sicher eine Rolle, aber ich glaube auch, dass viele Stationsleitungen aufgrund ihrer Persönlichkeit überfordert sind. Die sind einfach, ja, das hört sich vielleicht arrogant an, aber die sind von ihren intellektuellen Fähigkeiten her überfordert. Und da frag ich mich, wie die in die Leitungsposition gekommen sind"* (TS-1-108).

> *„Da ist eine große Gruppe an Leitungen, die ist mit den Aufgaben überfordert. Das glaube ich wirklich. Vor allem in einer Generation, wo der zur Stationsleitung gemacht wurde, der nicht schnell genug weggelaufen ist"* (PU-1-111).

„Wir haben auch eine große Gruppe innerhalb der Stationsleitungen, die der Aufgabe nicht gewachsen sind. Und da ist eben die Frage, wie sind die in ihre Position gekommen, und welche Voraussetzungen bringen sie dann mit. Und da wette ich, dass 90 % genauso reingekommen sind wie ich, Stelle wird frei, bewirb dich mal, und dann hast du es" (NE-1-247).

6.2.4   Qualifizierung und Vorbereitung auf die Leitungstätigkeit

Vor dem Hintergrund der skizzierten Verknüpfung von Bewerbersituation, Auswahlverfahren und Führungsfähigkeit von Stationsleitungen ist der Qualifizierung von Stationsleitungen vor und nach Übernahme von Leitungsaufgaben eine grundlegende Bedeutung zuzurechnen.

In den Krankenhäusern der interviewten Stationsleitungen bestehen keine etablierten Verfahren, wie beispielsweise ein Nachwuchsführungskräfteprogramm oder ein strukturiertes Einführungsprogramm, das grundlegend an die Übernahme von Leitungsaufgaben heranführt oder einführend auf die Position der Stationsleitung vorbereitet.

„Ein Vorbereitungsprogramm für neue Stationsleitungen gibt es im Haus nicht (FH-1-113).

Parallel ist die Übernahme der Stationsleitung ebenso wie die langfristige Ausübung der Tätigkeit nicht an gesetzliche Vorgaben oder Auflagen – wie beispielsweise eine Weiterbildung nach den Empfehlungen der Deutschen Krankenhausgesellschaft (Weiterbildung zur Leitung einer Station/eines Bereichs[310]), gemeinhin als Stationsleitungskurs bezeichnet – gebunden. Qualifizierungsauflagen bestehen für Stationsleitungen nicht[311]. Grundsätzlich obliegt es damit den Pflegedirektionen der einzelnen Krankenhäuser Qualifizierungsauflagen und -maßnahmen zu bestimmen und zu ermöglichen sowie ein Einführungs- und Vorbereitungsprogramm zu definieren und zu etablieren. Entsprechend individuell gestaltet sich zwischen den Krankenhäusern die Vorbereitung und Qualifizierung von Pflegenden vor Übernahme der Leitungsverantwortung und während ihrer Tätigkeit als Stationsleitung.

---

[310]   Vgl. Fußnote 250.

[311]   Eine Ausnahme bildet die vom Gemeinsamen Bundesauschuss erlassene „Richtlinie über Maßnahmen zur Qualitätssicherung für die stationäre Versorgung bei der Indikation Bauchaortenaneurysma" (QBAA-LA), welche als ein Merkmal der Qualitätssicherung für die Stationsleitung der Intensivstation eine Weiterbildung zur Leitung einer Stations/eines Bereichs nach den DKG-Empfehlungen definiert. Vgl. Internetauftritt des Gemeinsamen Bundesausschuss: www.g-ba.de.

Hinsichtlich der formalen Qualifizierung zur Stationsleitung zeigt sich, dass die abgeschlossene Weiterbildung ein gewünschtes, aber nicht notwendiges Kriterium zur Übernahme der Leitungsfunktion ist, auch dann nicht, wenn keinerlei Führungserfahrung, beispielsweise als Stellvertretung vorliegt. Verschiedentlich hat sich als Voraussetzung die Zusage, einen Leitungskurs nach erfolgter Übernahme der Stationsleitungstätigkeit zu belegen, etabliert. Allerdings ohne dies zeitlich näher einzugrenzen oder an Konsequenzen bei Nichteinhaltung zu knüpfen.

> *„Jetzt ist es so, es wird eine Stelle ausgeschrieben, ist ja auch gerade wieder aktuell hier bei uns im Haus. In der letzten Samstagszeitung standen zwei Leitungsstellen und eine Vertretungsstelle. Und die Ausschreibungen sind ja meistens immer erst intern, aber hier wurde gleich entschieden extern auch zu suchen. Und da steht dann auch immer genau drin, was gewünscht wird, und da steht immer auch, es wäre gut, wenn die Leitungsfortbildung schon gemacht worden wäre, aber sonst kann man das auch hier im Haus machen" (GE-1-131).*

Entsprechend ist nach Ansicht der interviewten Stationsleitungen als Regelfall die Übernahme der Leitungsfunktion, ohne zuvor die Weiterbildung absolviert zu haben, verbunden mit der Perspektive den Kurs parallel zur Tätigkeit zu absolvieren, zu betrachten.

> *„Die Weiterbildung muss man nicht machen bevor man Leitung wird. Das wird dann parallel zur Tätigkeit als Stationsleitung gemacht" (BF-1-113).*

Allerdings bestehen erhebliche Differenzen dahingehend, innerhalb welchen Zeitraums nach Aufnahme der Leitungsaufgaben der Stationsleitungskurs belegt wird bzw. worden ist. Ein Aspekt, der im Verantwortungsbereich der Pflegedirektion zu verorten ist, welchen Stellenwert sie der Weiterbildung einräumt und wie zwingend sie die Position mit der Qualifizierung verknüpft.

> *„Ich habe damals ein halbes Jahr die Leitung kommissarisch besetzt und bin dann aber auch sofort in den Stationsleitungskurs gegangen. Ich war schon quasi in meiner Leitungstätigkeit, und habe in meiner Leitungstätigkeit den Lehrgang gemacht" (NP-3-15).*

> *„Ich habe den Kurs also viel, viel später gemacht, nachdem ich schon lange Leitung war. Das heißt, ich war schon acht Jahre Leitung und habe dann den Leitungslehrgang gemacht. Der ist natür-*

lich ja eigentlich die Grundvoraussetzung gewesen" (RV-1-25).

„Das ärgert mich auch, dass ich schon seit sechs Jahren in dieser Position bin und keinen Kurs gemacht habe. Immer wieder war der Kurs voll oder der läuft nur alle zwei Jahre und jetzt müssen wir den bevorzugen, weil der ein Kind bekommen kann, und das hat mich immer so ein bisschen geärgert" (SB-1-203).

Dies gilt insbesondere für diejenigen Stationsleitungen, die bereits viele Jahre aus diversen Gründen ohne absolvierte Weiterbildung eine Station leiten, und für Pflegende, die erst in späteren Berufsjahren die Leitungsfunktion übernehmen, in der Frage, ob sie die Weiterbildung noch absolvieren müssen.

„Und dann habe ich Leitung auf der Station fast 10 Jahre gemacht. [...] Und dann habe mich hier als Leitung beworben. Und in der ganzen Zeit, hatte ich mich mal bei der PD für einen Stationsleitungskurs beworben. Und da hat sie gesagt, nein, den bekommen sie dieses Jahr nicht, weil kein Platz ist oder sowas. Und dann war ich irgendwann sauer, und habe mir gesagt, ich bin jetzt schon so lange Leitung, dann brauche ich auch keinen mehr" (GE-1-129).

„Ich habe die Weiterbildung zur Stationsleitung, diesen richtigen Lehrgang über zwei, drei Jahre, den werde ich nicht mehr machen, weil ich bin in dem Alter, wo sich das nicht mehr lohnt [...]. Nun, ich geh in zehn Jahren in Rente, dann muss das jetzt nicht mehr sein" (FH-113).

Für die zeitliche Streckung zwischen Beginn der Leitungstätigkeit und Teilnahme an der Weiterbildung zur Stationsleitung werden von den interviewten Stationsleitungen differente Gründe angeführt.

Stationsleitungskurse nach den DKG-Empfehlungen sind für die Krankenhäuser mit Teilnahmegebühren sowie mit indirekten Kosten aus der Freistellung der Teilnehmer über die festgesetzten 720 Stunden theoretischen Unterricht und 80 Stunden Hospitation verbunden[312]. Es ist an der Pflegedirektion und der Geschäftsführung der Krankenhäuser, die personellen wie finanziellen Mittel für die Weiterbildung der Stationsleitungen zur Verfügung zu stellen oder zugunsten anderer Prioritäten einzusetzen.

---

[312] Vgl. Fußnote 250.

„Und durch den Zusammenschluss der Häuser wurde auf einmal viel, viel mehr Wert auf den Leitungskurs gelegt wurde und auch auf einmal sehr viele finanzielle Mittel bereitstanden, diese Lehrgänge zu besuchen und wir konnten dann einen sehr hochwertigen Lehrgang besuchen, der auch richtig teuer war, mit Freistellung, mit allem was dazu gehört, sämtliche Mittel wurden übernommen. Es war ein hoher Kostenfaktor, der auf das Haus zukam. Aber sie haben praktisch alle Mittel zu Verfügung gestellt" (RV-1-27).

Unmittelbar ab Übernahme ihrer Leitungstätigkeit sind Stationsleitung an mit der Position verhaftete Aufgaben gebunden, sodass die Abwesenheit der Stationsleitung über die Dauer der Weiterbildung situativ als nicht umsetzbar eingestuft wird.

„Stellvertretung habe ich ein Jahr lang gemacht, und dann ist diese Stelle hier frei geworden. Die Station war eine riesige Baustelle. Es gab etliche Probleme, zum Beispiel in der Zusammenführung von Ärzten, Station und ähnlichem, viel Personalprobleme. [...]. Bis heute habe ich noch kein Stationsleitungskurs gehabt. Der ist zwar jetzt angemeldet, aber der wurde ein paar Mal zurückgestellt, weil ich hier auch nicht wegkonnte. Dann wäre hier ein Loch gewesen, dass wir sagten, das können wir nicht machen. [...]. Jetzt habe ich ab April den Stationsleitungskurs. Und bis dato bin ich ja quasi unausgebildet" (PU-1-19).

Auch aus persönlichen Gründen stellen Stationsleitungen die Teilnahme an der Weiterbildung zurück. Weil sie sich z. B. nicht über die Dauer der Weiterbildung binden wollen, oder weil die Teilnahme wohnortnah nicht möglich ist, da kein Kurs angeboten wird.

„Ich habe noch keine Weiterbildung zur Stationsleitung gemacht. Den Kurs habe ich bisher aus verschiedenen Gründen noch nicht gemacht. Unter anderem auch, weil der Kurs auch relativ lange geht, zwei und ein dreiviertel Jahr, also fast drei Jahre, und ich den Zeitraum noch nicht so gut überblicken konnte" (JL-1-19).

„Einige haben den Kurs weit weg vom Standort des Krankenhauses gemacht, weil es hier keinen Kurs, auch in der Stadt nicht, gab. Das war für mich kein Thema, das ich wochenlang weg bin. Das wollte ich nicht. Und jetzt ist, dass das erste Mal, dass ein Kurs über die Weiterbildungseinrichtung hier am Haus angeboten wird" (FH-1-113).

Gleichwohl heben die interviewten Stationsleitungen die Bedeutung der Weiterbildung als notwendige „Basis" der Leitungstätigkeit heraus, in dem Verständnis, dass die Leitungsrolle grundsätzlich nicht ohne Vorbereitung übernommen werden kann.

> *„Die Weiterbildung zur Stationsleitung halte ich für notwendig. [...]. Vom Grundsatz her halte ich die Weiterbildung für richtig, weil dann hat man die Basis. Gerade für Gesprächsführung. Das ist enorm wichtig (AH-1-62).*

> *„Ich finde den Leitungskurs auch sehr wichtig. Man kann keine Führungsrolle übernehmen, wenn man es nicht gelernt hat. Oder wenigstens Anregungen bekommen hat, rechtlicherseits, und eben auch gelernt hat, wie führe ich Mitarbeitergespräche, die auch zu sensibilisieren, wie wichtig ist es sich dahin zu stellen und zu sagen, ,toll, dass ihr heute diesen Tag mit durchgezogen habt'" (PO-1-58).*

Neben den theoretischen und praktischen Grundlagen der Weiterbildung stellen die an einem Kurs teilgenommenen Stationsleitungen gerade auch den fachlichen Erfahrungsaustauch zwischen den Kursteilnehmern als wichtigen Aspekt heraus, sodass ebenfalls langjährig erfahrene Stationsleitungen die „Nachqualifizierung" positiv erleben, obwohl sie bereits über umfassendes Erfahrungs- und Fortbildungswissen verfügen.

> *„Ich habe einen Stationsleitungslehrgang gemacht [...]. Das hat mir persönlich sehr viel gebracht. Dass hatte ich anfangs nicht geglaubt, weil ich schon seit 2003 Stationsleitung bin, dachte ich, ich hätte mir vieles schon selbst angeeignet, durch Zuschauen und durch Wissen" (RV-1-25).*

> *„Manchmal gehe ich durch das Haus und gucke mir die anderen Stationsleitungen an, und frage mich, wie die so wohl zurechtkommen. Aber andersherum, jetzt durch diesen Stationsleitungskurs habe ich da ein bisschen Kontakt und das ist ganz gut so. Dann hört man auch mal von anderen Stationsleitungen, und denen geht es ja allen ähnlich" (BE-1-213).*

> *„Die Weiterbildung zur Stationsleitung war gut, weil die Gruppe sehr reflektiert war. [...]. Viel lebt davon, wie war der Austausch in der Gruppe und zwischen den einzelnen Leuten. Wer hat schon Leitungserfahrung. Auch zu hören, wie es in anderen Häusern ist" (HP-1-152).*

Wird die Weiterbildung allerdings als Basis der Leitungstätigkeit verstanden, müsste sie parallel zur Tätigkeit als stellvertretende Stationsleitung absolviert werden, wie es in einigen Häusern definiert, aber nicht etabliert ist.

> *„Führungskräftetraining heißt das eine, das ist meistens für die Hauptleitung gedacht. Und dann gibt es eben den klassischen Stationsleitungskurs, der für die Stellvertretung erdacht. Das sind die beiden Instrumente, mit denen das Haus derzeit arbeitet" (NE-1-189).*

Wird jedoch die Weiterbildung in praxi parallel zur Leitungstätigkeit absolviert, stellt sich die Frage, welche Vorbereitung Pflegende vor Übernahme der Leitungsposition erhalten.

Wie eingangs beschrieben, sind in den Häusern der interviewten Stationsleitungen keine Kurzseminare oder Fortbildungen etabliert, die in einem geringeren Umfang als die Weiterbildung, aber gezielt und strukturiert auf die Übernahme der Leitungsfunktion vorbereiten. Fast ausschließlich berichten die interviewten Stationsleitungen davon, dass sie weitestgehend ohne Vorbereitung die Leitungstätigkeit übernommen haben und keine wesentliche Begleitung oder Einführung in das neue Aufgabengebiet erfolgte.

> *„Wo ich hier Leitung geworden bin, wurde man ins kalte Wasser geschmissen" (VO-1-159).*

Ohne strukturierte Vorbereitung die Aufgaben und die Verantwortung der Leitungsposition, vielfach auch, wie beschrieben, sehr kurzfristig, übertragen zu bekommen, hat sich nach Ansicht der interviewten Stationsleitungen bis heute nicht grundlegend geändert.

> *„Aber neue Leitungen werden noch genauso reingeschmissen wie früher auch. Und dann irgendwann wird dann die Weiterbildung hinterher geschoben" (RE-1-51).*

Als oftmals einzige Vorbereitung wird bei Übernahme der Leitungstätigkeit eine Schulung in Bezug auf das Dienstplanprogramm angeboten. Hierbei allerdings nicht unter dem Aspekt, welche Kriterien der Dienstplanung zu berücksichtigen sind, sondern ausschließlich um das Dienstplanprogramm kennenzulernen.

> *„Ich habe eine Fortbildung für das Dienstplanprogramm bekommen und den Rest, wie man Dienstplan dann schreibt, habe ich mir selber beigebracht" (NA-1-84).*

> *„Ich hatte eine Einführung in das Dienstplanprogramm. Das wurde mir ein bisschen erklärt. Ich hatte nicht sehr viel Vorbereitung, weil meine Leitung immer wieder krank war. Das war wirklich das Problem. Also ich habe mir das eigentlich selbst angeeignet" (FH-1-57).*

Eine zuweilen tiefergehende, gleichwohl aber unstrukturierte Einarbeitung erfolgt in den Krankenhäusern sowohl für die Position der Stationsleitung als auch für die der Stellvertretung weitestgehend zufallsbasiert. Beispielsweise dann, wenn die bisherige und neue Stationsleitung anfänglich ungeplant noch zusammenarbeiten, oder wenn die Bereichs- oder Abteilungsleitung als Vorgesetzte der Stationsleitung eigenmotiviert die Anfangsphase begleitet oder sonstige Aspekte positiv ineinandergreifen.

> *„In der ersten Zeit als Stellvertretung wurde ich von meiner ehemaligen Bereichsleitung begleitet. Das war aber nicht geplant gewesen. Also das war ein kollegiales Verhalten von ihr, dass sie mir das alles angeeignet hat. [...]. Das ist nicht typisch hier im Haus. Ich glaube, ich habe Glück gehabt. Sonst ist das nicht so" (BF-1-99;101).*

Herausfordernd ist die Situation der fehlenden Vorbereitung insbesondere für Pflegende, die vor Übernahme der Leitungstätigkeit nicht oder nur kurz als stellvertretende Leitung gearbeitet haben, da sie auf keinerlei Vorkenntnisse und Erfahrungswissen zurückgreifen können. Ist zudem, wie beschrieben, die Weiterbildung noch nicht absolviert, resultiert folgende Grundproblematik: Pflegende haben sich bei Übernahme der Stationsleitung weitestgehend selbstständig in die neue Rolle und die damit verbundenen Aufgaben einzuarbeiten. Ohne strukturierte Begleitung und Rückmeldung zum Führen und Handeln wird die Einarbeitung in die Position der Stationsleitung autodidaktisch nach dem Prinzip „Versuch und Irrtum" vollzogen.

> *„Die wenigsten Leitungen, die ich kenne, jetzt auch die frisch Leitung geworden sind, haben einen Leitungskurs belegt. Das heißt viele Schwimmen offen so frei herum. Und alles, was die sich aneignen ist dann selbst beigebracht. Da gibt es wenig Input von außen" (NE-1-140).*

Entsprechend herausfordernd und anstrengend, aber auch unsicher und fehlerhaft gestaltet sich die Einarbeitungszeit. Zudem besteht gegenüber der Pflegedirektion die enttäuschte Erwartung, während der Einarbeitung begleitet zu werden und damit das beständige Gefühl alleine gelassen worden zu sein. Hinzu kommt die Schwierigkeit, sich parallel zur Tätigkeit der Pflege der Patienten in das Aufgabengebiet als Stationsleitung oder Stellvertretung einfinden zu müssen. Das selbstständige Einarbeiten, wie die Einarbeitung durch die Stellvertretung, kann aufgrund der gegebenen Arbeitsverdichtung selten geplant und strukturiert erfolgen. Vielfach vollzieht sich die Einarbeitung daher ungeplant, entlang der situativen Erfordernisse auf der Station.

> *„Das ging alles sehr schnell. Vorbereitung gab es so nicht. [...].*
> *Nachdem es klar war, dass ich Stellvertretung werde, war ja auch*
> *zeitlich kein großer Puffer [...]. Also maximal zwei Wochen. Und*
> *da war das Problem auch wirklich, dass man sich außerhalb des*
> *Stationsdienstes mal einzuarbeiten oder auch erstmal nur grob ei-*
> *nen Abriss darüber zubekommen, was da alles wie gemacht wer-*
> *den muss. Das passierte dann alles im Alltag. Wenn was anstand,*
> *dann ist es erledigt worden" (JL-1-55).*

Neben der grundsätzlichen Enttäuschung mangelnder oder fehlender Vorbereitung und Begleitung heben die interviewten Stationsleitungen die unzureichende Unterstützung gerade zu den Aspekten Rollenverständnis und Handlungskompetenz hervor.

> *„Begleitung in die neue Aufgabe gab es nicht. Also ich war wirk-*
> *lich enttäuscht. Ich dachte, dass mich die PDL mich so ein biss-*
> *chen reinführt, mir die Mitarbeiter so ein bisschen vorstellt, auch*
> *mal am Tisch und nicht eben so. Ich habe mir im Grunde alles er-*
> *arbeitet. Ob das das neue Dienstplanprogramm war, da bin ich*
> *nicht von der PDL eingeführt worden, ich habe mir im Grund ge-*
> *nommen 99 % selbst erarbeitet. Auch so, wie ich im Team ankom-*
> *me, da war wenig. Ich hätte mir da deutlich mehr Hilfe oder auch*
> *wöchentliche Gespräche oder wie sieht es aus, war gar nichts"*
> *(SB-1-61).*

Zum einen vollzieht sich mit der Übernahme der Stationsleitung ein Rollenwechsel vom Kollegen zum Vorgesetzten sowie vom Mitarbeiter zum Arbeitgeber. Speziell für Pflegende, die nach gezielter Ansprache kurzfristig aus dem Team heraus in die Leitungsrolle „gefallen sind", erfolgt die Neuverortung ihrer Person im Stationsteam und Krankenhaus überraschend und stellt eine grundsätzliche Herausforderung dar.

> *„Das war sehr schwer, so in die Leitung zu rutschen. Sehr schwer.*
> *Weil ich auch Teamplayer bin. Bis ich das dann raus hatte, dass*
> *ich einige Sachen auch für mich alleine aus machen muss und al-*
> *leine entscheiden muss, das hat gedauert. Wenn man immer im*

*Team gearbeitet hat, und steht dann außen vor. Das ist nicht ein-
fach" (RE-1-59).*

Zum anderen ist mit der Leitungstätigkeit eine Vielzahl an neuen Aufgaben verbunden, die eine erweiterte Handlungskompetenz erfordern. Neben methodischen Fähigkeiten wie dem Führen von Mitarbeitergesprächen ist auch ein entsprechendes Hintergrundwissen, beispielsweise zu rechtlichen Aspekten der
Dienstplangestaltung, erforderlich.

> *„Wenn jemand mit der Leitung beginnt, aber auch noch für mich,
> würde ich mir wünschen, dass es da Fortbildungen gibt zu den
> ganzen praktischen Dingen, und nicht nur Fortbildungen im Be-
> reich Kommunikation und Mitarbeiterführung, sondern eben auch
> Arbeitsrecht, Dienstplanung, Urlaubsplanung. All diese Sachen,
> die man auch erledigen muss, wo man über die rechtlichen Hin-
> tergründe überhaupt nicht Bescheid weiß. Zum Beispiel, wie lange
> darf ich einen Mitarbeiter am Stück planen, oder wie viele Ruhe-
> zeiten braucht der und so weiter. Für solche Dinge, dafür wünsche
> ich mir eine Einführung zum Beispiel" (JL-2-17).*

Der angedachte Weg in die Position der Stationsleitung über eine qualifizierende
Tätigkeit als Stellvertretung verbunden mit einer strukturierten Einarbeitung in
beide Positionen ist nach Erfahrung der interviewten Stationsleitungen nicht
etabliert. Vielmehr gestalten sich die Zugänge zu den Positionen individuell,
abhängig von der konkreten Situation der Vakanz, beispielsweise der Dringlichkeit der Nachbesetzung oder der Anzahl vorhandener Bewerbungen. Ähnlich
individuell vollziehen sich Vorbereitung und Einarbeitung in die Positionen, da
strukturierte Programme o. ä. fehlen. Entsprechend unvorbereitet und unsicher
vollzieht sich vielfach die Übernahme der Leitungstätigkeit. Die erforderliche
selbstständige Einarbeitung erleichtern zufallsbedingte Faktoren wie Vorgesetzte, die eigeninitiativ die Übernahme begleiten oder Kontakte im Haus, die bei
verschiedensten Fragestellungen Unterstützung und Information bieten können.

> *„Und wenn man Glück hat, hat man vorher eine gute Leitung ge-
> habt und hat dann zwei Jahre Stellvertretung gemacht, wo man ei-
> niges mitbekommen hat. Meine Stellvertretung ist jetzt in diesen
> Job gefallen, davor meine Stellvertretung ist auch in diesen Job
> gefallen. Später ist sie dann gleich in die Leitung gefallen. Und die
> sitzt da jetzt auch und hat bis heute Fragen an mich. Und ich kann
> auch nicht alle beantworten" (PU-1-19).*

In der Gesamtschau ist davon auszugehen, dass die beschriebene Situation unzureichender bzw. fehlender Vorbereitung und Einarbeitung in die Leitungstätig-

keit, die gegebenen Führungsdefizite gerade im Zusammenfall der eingeschränkten Möglichkeit, Leitungspositionen mit geeigneten Pflegenden besetzen zu können, weiter begünstigt.

6.3 Verständnis, Wahrnehmung und Wirksamkeit der Position Stationsleitung

Wenn auch die Aufgaben von Stationsleitungen einem allgemeinen Grundverständnis unterliegen, besteht zwischen den Stationsleitungen eine differenzierte Interpretation und Wahrnehmung ihrer Rolle, die zusammen mit organisationalen und unternehmenskulturellen Aspekten, wie beispielsweise der Führungsspanne zwischen Pflegedirektion und Stationsleitung, die haus- bzw. stationsindividuellen Handlungsmöglichkeiten begrenzen oder erweitern.

Zur besseren Nachvollziehbarkeit der zuvor genannten Zusammenhänge wurden die Themenfelder „Tätigkeitsbereiche, Aufgabenverständnis (von Stationsleitungen)" und „Handlungsmöglichkeiten (von Stationsleitungen)" unter der Hauptkategorie „Verständnis, Wahrnehmung und Wirksamkeit der Position Stationsleitungen" ausgewertet und das allgemeine Grundverständnis der Aufgaben von Stationsleitungen diesen als induktiv entwickelte Subkategorie „Verantwortungsbereiche (von Stationsleitungen) nach Funktion- oder Stellenplan" in der Ergebnisdarstellung vorangestellt.

6.3.1 Verantwortungsbereiche nach Funktions- oder Stellenbeschreibung

Gängiges Instrument zur Darstellung der Aufgabenbereiche der Stationsleitung ist die Funktions- oder Stellenbeschreibung. Abgeleitet aus der Zielformulierung der Stelle oder Funktion der Stationsleitung, der Organisation und Führung der Station erfolgt die Auflistung der Aufgabenbereiche in allgemeiner und übergeordneter Darstellungsweise. Hierzu zählen beispielsweise „Organisation der Stationsprozesse", „Überwachung der Dokumentation" oder „Motivation und Einarbeitung der Mitarbeiter". Eine Priorisierung der Aufgaben wird nicht vorgenommen. Hintergrund ist der breite Verwendungsbereich der Stellenbeschreibung für sämtliche Stationsleitungen im Haus.

> *„Es ist eine Stellenbeschreibung ausgegeben, für den Mitarbeiter in der Pflege, für die stellvertretende Leitung und für die Stationsleitung und auch für die PDL. Wie sie zu agieren haben, was sie zu tun haben und wo halt die Kernbereiche liegen" (NE-1-152).*

> *„Es gibt da im Intranet, da ist eine Stellenbeschreibung für die Stationsleitung drin, und die haben wir. Und da sind die ganzen Punkte drin, die ich zu erledigen habe und und und" (RE-1-111).*

Die gelisteten Aufgaben der von den beteiligten Krankenhäusern zur Verfügung gestellten Stellenbeschreibungen können vier Themenfelder zugeordnet werden:

- Sicherstellung und Entwicklung der Pflegequalität

- Organisation und Sicherstellung von Stationsprozessen

- Führung und Entwicklung der Mitarbeiter

- Mitwirkung in Arbeitsgruppen und Projektarbeit[313].

Insgesamt variieren zwischen den Krankenhäusern die in der Funktionsbeschreibung gelisteten Aufgaben inhaltlich kaum. Auf Organisationsebene ist daher von einem grundsätzlich gleich gelagerten Aufgabenverständnis der Stationsleitung auszugehen.

6.3.2 Rollenauffassung und Aufgabenverständnis von Stationsleitungen

Demgegenüber zeigt sich auf Ebene der Stationsleitungen ein weit weniger kongruentes Aufgabenverständnis. Hintergrund sind das zwischen den Leitungen unterschiedlich gefasste Rollenverständnis der Position, aus dem sich ableitet, wie Leitung verstanden wird, also welche Aufgaben und wie deren Wahrnehmung mit der Leitungsfunktion und den individuellen Gegebenheiten auf der Station verbunden werden.

> *„Und es muss ein Ziel sein, das ist ein langer Prozess, in der Ebene der Stationsleitung muss es eine ganz klare Übereinstimmung geben, wie man Leitung versteht, welche Aufgaben die Leitung machen muss, und wie diese umgesetzt werden müssen" (HP-1-69).*

---

[313] Um Rückschlüsse auf die beteiligten Krankenhäuser zu vermeiden, sind die zu Verfügung gestellten Funktions- bzw. Stellenbeschreibungen nicht dem Anhang beigefügt worden. Allgemeine Ausführungen zu Funktions- bzw. Stellenbeschreibungen von Stationsleitungen finden sich u. a. bei Neiheiser und Roßbauer (2010, S. 25) oder Schäfer und Jacobs (2016, S. 51). Schäfer und Jacobs merken an, dass sich Stellenbeschreibungen für Stationsleitungen in Krankenhäuser noch nicht umfassend etabliert haben (ebd.; S. 55), wofür zwei Gründe maßgeblich seinen: Zum einen werden sie bei immer kürzer werdenden zeitlichen Abständen zwischen strukturellen Veränderungen als unflexibel abgelehnt, zum anderen bilden sie die Grundlage der noch unzureichend diskutierten Frage der leistungsgerechten Bezahlung von Stationsleitungen.

So lassen bereits die Skizzierung der als konventionell und programmatisch zu bezeichnenden Rollenauffassungen deutliche Unterschiede im Aufgabenbereich und -verständnis der Stationsleitung antizipieren.

Als überholtes, jedoch weiterhin vorzufindendes konventionelles Rollenverständnis gilt die Leitung, die relativ distanziert vom Team versucht, die Mitarbeit in der Pflege soweit möglich zu beschränken, und ihre primäre Aufgaben in der Dienstplangestaltung und Begleitung der Visite versteht. Die Arbeit am „Schreibtisch", dem Pflegestützpunkt, definiert die Abgrenzung der Leitung zum Team ebenso wie das von der Leitung zuweilen gewünschte Siezen. Die Dienstplangestaltung wird als Machtinstrument verstanden und eingesetzt. Das Rollenverständnis ist in erheblichem Ausmaß von der Haltung „Leitung gleich Dienstplan" (FH-1-106) geprägt. Klassisch ist dieses Rollenverständnis mit der Funktionspflege gekoppelt. Auch wenn diese durch die Bereichspflege abgelöst wurde, wird versucht, das Rollenverständnis zu bewahren und die Bereichspflege daran zu adaptieren.

> „Es gibt auch Bereiche, da ist das immer so, dass die Leitung nur Schreibtischarbeit macht. Und da ist das für die Mitarbeiter klar, dass das so ist" (JL-3-28).

> „Ich sehe aber auch, dass viele Leitungen sich ihre Nischen bauen, nicht viel tun, nichts machen und ihre Macht dann auch so weit ausnutzen, um eine ruhige Kugel zu schieben, das muss man auch mal sagen, da muss man mal ganz objektiv rangehen" (PU-1-77).

> „Hier gibt es immer noch ganz viele Stationsleitungen, die mit der Stationssekretärin immer nur im Schwesternzimmer sind, und die Aufnahmen machen und die OPs" (PO-1-30).

> „Es gibt Leitungen, die wollen dann nichts mehr mit der Pflege zu tun haben, aber das ist einfach nicht der Fall. Die meinen, dass Stationsleitung einfach nur delegieren und Dienstplan machen ist und so was. Aber man hat ja auch noch die Patienten" (VO-1-50).

> „Lange war Leitung gleich Dienstplan und alles andere war gar nicht so wichtig. Morgens man ein bisschen am Patienten gearbeitet, aber auch nicht so viel, lieber am Schreibtisch sitzen und den Dienstplan schreiben. [...]. Und ich glaube, diese ältere Generation, die gibt es noch im Haus. Nicht mehr so viele, aber es gibt sie noch" (FH-1-106).

> „Also es gibt hier Führungsstile, die das von der Hierarchie her ganz anders sehen, dass manche denken, ich bin Stationsleitung,

und die anderen sind darunter. Hier im Team wird geduzt. Das
gibt es bei anderen Leitungen nicht, die möchten gerne gesiezt
werden" (VO-1-205).

Demgegenüber gilt als neueres oder programmatisches Rollenverständnis eine
Stationsleitung, die trotz Führungsposition dicht am Team steht, über den
Dienstplan versucht, die Wünsche der Mitarbeiter zu berücksichtigen, soweit
möglich in die Pflege der Patienten eingebunden ist, und aus ihrer Position sowohl versuchen will, das Tagesgeschäft zu organisieren als auch die Station und
die Mitarbeiter weiterzuentwickeln.

Übergeordnetes Verständnis von Pflege ist neben der Verantwortung für die
Patienten, dass sie für die Organisation der Station zuständig ist. Der Leitgedanke *„Der Laden muss laufen" (PU-1-97)* resultiert zum einen aus dem Wissen,
dass disziplinäre wie interdisziplinäre strukturierte Prozesse eine wesentliche
Rahmenbedingung professioneller Pflege darstellen[314]. Aufgabe der Stationsleitung ist es, den Pflegenden für die Pflege am Patienten „den Rücken frei zu halten". Zum anderen formuliert der Leitgedanke das Verständnis der Station als
ökonomisch bedeutsame Einheit im Krankenhaus und die daran gekoppelte Verantwortung der Stationsleitung: Die Stationsleitung ist für die Station insgesamt
verantwortlich. Diese Verantwortung erstreckt sich weit über die der Pflegequalität hinaus, und umfasst neben der Verantwortung für die Mitarbeiter auch die in
ihrem Einflussbereich stehende ökonomische Verantwortung, die hinter den
Aspekten Personalplanung und Prozesssteuerung deutlich hervortritt.

> *„Ich finde jetzt ist es so, dass die Leitung und die Stellvertretung*
> *zum Team dazugehören. Früher hatte ich das Gefühl, dass die Lei-*
> *tung so oben war und die Mitarbeiter unten. Und jetzt arbeiten wir*
> *zusammen im Team. Das finde ich wichtig. Man ist die Leitung,*
> *das wissen die Mitarbeiter, und die müssen das auch wissen. Aber*
> *wir arbeiten zusammen. Die sollen zu mir kommen, wenn etwas ist.*
> *Die sollen nicht denken, oh Gott, das ist die Leitung, hoffentlich*
> *muss ich da nicht hin" (FH-1-106).*

> *„Die Mitarbeiter sind gut in der Patientenversorgung, weil die*
> *Stationsleitung ihnen den Rücken freihält. [...]. Die Stationsleitung*
> *geht in die Schnittstellenarbeit mit den Ärzten und legt Dinge mit*
> *denen fest. Sie geht in die Schnittstellenarbeit mit den anderen Sta-*
> *tionen, weil man eventuell Patienten verteilen muss. Das ist eine*
> *viel kürzere Diskussion, als wenn eine Sekretärin ein Ping Pong*

---

[314] Vgl. Kapitel 6.1.

spielt und sich die Sekretärinnen gegenseitig die Patienten zu-schustern" (HP-1-91).

„Man muss sich vor Augen führen, dass eine Station in dem Um-fang, wie wir sie haben, ein mittelständisches Unternehmen ist, was einen Personaletat von circa einer Million Euro im Jahr be-deutet, wo viele Menschen auf dem Stellenplan sind, und, dass man sich vor Augen halten muss, dass jede Überstunde Geld kostet, dass jede Stunde, die man spart, jeden Personaleinsatz den man gezielt steuert und nicht einfach laufen lässt, einfach auch Res-sourcen für das Gesamtunternehmen bringt" (NP-1-53).

Neben dem differierenden Rollenverständnis zur Position der Stationsleitung bestimmt ein weiterer Aspekt das zwischen den Leitungen breit gefasste Aufga-benverständnis.

Die Aufgabenformulierung in der Funktionsbeschreibung vollzieht sich auf ei-nem allgemeinen Niveau und weitestgehend ohne Setzung von Prioritäten. Die Stellenbeschreibung kann insofern lediglich der allgemeinen Orientierung die-nen, das tatsächliche Aufgabenprofil ist von der Stationsleitung im Kontext ver-schiedener Faktoren, wie den Gegebenheiten und Erfordernissen auf der Station, der Organisationskultur im Haus oder den Schwerpunktsetzungen der Pflegedi-rektion zu reflektieren. Die Aufgaben der Stationsleitung sind kein Katalog ab-zuarbeitender Tätigkeiten aus der Funktionsbeschreibung, sondern vielmehr das Ergebnis eines Reflexionsprozesses, aus dem sich ein Aufgabenprofil mit haus- und stationsindividuellen Schwerpunkten ableitet sowie Ansatzpunkte der Zieler-reichung herauszustellen sind.

Entsprechend erfordert es die Komplexität und Individualität des Stationsge-schehens, dass der Stationsleitung die notwendige Handlungsautonomie zu-kommt und bei ihr das erforderliche Handlungsverständnis entstehen lässt, um die stationsindividuellen Aufgabenstellungen wahrnehmen zu können[315].

Daher sind in dem Reflexionsprozess von den Stationsleitungen die Möglichkei-ten und Hindernisse in der Umsetzung ihrer Aufgaben mitzudenken. Auch hier-bei handelt es sich nicht um einen festgesetzten Rahmen, sondern vielmehr um stationsindividuelle Handlungsmöglichkeiten, deren Spielraum von verschiede-nen Faktoren, wie der interdisziplinären Zusammenarbeit, der Stellung der Pfle-ge innerhalb der Organisation, der Unterstützung der Pflegedirektion oder den individuellen Fähigkeiten der Stationsleitung abhängig ist.

---

[315]   Vgl. Kapitel 6.1.

Im Ergebnis kommt jeder Stationsleitung die Aufgabe zu, sowohl ihr Aufgabenprofil als auch ihre Handlungsmöglichkeiten entlang der Funktionsbeschreibung
und den Gegebenheiten der Station zu reflektieren und innerhalb dieser Rahmensetzungen individuell zu bestimmen.

> *„Viele Leitungen wissen das gar nicht, wie man die Aufgabe der*
> *Stationsleitung interpretieren kann. Das ist eine reine Interpretati-*
> *onssache. Und dazu muss man eben auch eine PD haben, die sagt,*
> *so und genauso will ich das haben. Und dann darf ich das ausle-*
> *ben. Und wenn ich jetzt zum Beispiel in mein Ausbildungshaus ge-*
> *hen würde, da dürfte ich vieles überhaupt nicht machen, mir wür-*
> *de der Mund gestopft werden. Da wäre ich so schnell weg, das*
> *geht gar nicht. Weil man kann doch nicht gegen einen Herrn*
> *Oberarzt sprechen. Und das ist das Problem" (PU-1-111).*

6.3.3   Handlungs- und Gestaltungsmöglichkeiten in der Praxis

Seitens der interviewten Stationsleitungen werden, neben individuellen Fähig-
keitslücken, verschiedene Faktoren benannt, die den Reflexionsprozess erschwe-
ren, das Aufgabenverständnis beeinflussen sowie die Handlungsmöglichkeiten
begrenzen:

Das operative Tagesgeschäft, dem die Stationsleitung verhaftet ist, überlagert die
zeitlichen Ressourcen sowie die gedankliche Einlassung zur Reflexion. Entsprechend ihren Aufgaben ist die Leitung für die Organisation der Station verantwortlich. Eingebunden in die vielfältigen disziplinären und interdisziplinären
Prozesse und durch ihre Rolle als erster Ansprechpartner der verschiedenen
Anspruchsgruppen auf der Station ist für die Stationsleitung die Möglichkeit der
Reflexion zeitlich und gedanklich erschwert[316]. Die Gegebenheiten auf der Station bzw. in der Pflege bedingen ein Aufgabenverständnis, das primär der Zielsetzung folgt, das operative Tagesgeschäft, also die Pflege der Patienten sowie die
unterstützenden Prozesse in Diagnostik und Therapie, zu bewerkstelligen.

> *„Das kommt auf allen Ebenen zu kurz, dass man sich mal hinsetzt,*
> *und überlegt, und sich mal selbst reflektiert, oder mal nachzu-*
> *denkt, was können wir da eigentlich mal weiterentwickeln. Primär*
> *ist man mit dem Alltag beschäftigt, um den Alltag am Laufen zu*
> *halten, jeden Tag" (AH-1-78).*

---

[316]   Vgl. Kapitel 6.2.1 und 6.4.2.

„Ich wünsche mir mehr Zeit, um einfach Gedanken dafür zu haben, wie es sein könnte. Also mir zu überlegen, wo soll es hingehen. Also ich hätte schon gerne eine Station, die wirklich gut arbeitet, alle gut zufrieden sind, fachlich alle auf hohem Niveau, man versteht sich mit den Ärzten, wo alles wirklich super ist. Und da würde ich mir manchmal mehr Zeit wünschen zu überlegen, wie das passieren kann" (BE-1-95).

„Und du hast natürlich auch viele Sachen aus dem operativen Tagesgeschäft. Wenn man kommt schaltet man das Telefon an, und ab da geht es los. Mit Anfragen, mit Tagesgeschäft, wo man genau gucken muss, frisst mich das Tagesgeschäft auf, oder habe ich Zeit und Kraftreserven für strategisches Arbeiten, für längerfristige Ziele oder bewege ich mich nur noch in der Tretmühle des operativen Tagesgeschäftes" (HP-1-140).

Eine wesentliche Ursache ihrer starken Verhaftung im Tagesgeschäft bildet neben der prozessualen und kulturellen Verortung der Pflege im Betriebsablauf des Krankenhauses und den damit verbunden Steuerungsaufgaben der Stationsleitung, die zwischen den Häusern unterschiedlich beantwortete Fragestellung, in welchem zeitlichen Umfang die Stationsleitung in der direkten Pflege der Patienten eingebunden sein soll, und welchen Anteil ihrer Arbeitszeit sie für die Aufgaben der Leitungstätigkeit aufwenden kann[317].

Als gängiges Instrument hat sich in den Krankenhäusern etabliert, dass Stationsleitungen die Möglichkeit gegeben werden soll, sich über sogenannte Leitungstage oder Bürotage aus der Pflege herauszuplanen. Allerdings variiert bereits in der Gruppe der interviewten Stationsleitungen, unabhängig der Größe der Station, die Anzahl an angedachten Leitungstagen.

So stehen einigen Leitungen für ihre Aufgaben zwei Bürotage je Monat zur Verfügung, wohingegen andere sich einen Leitungstag pro Woche aus der Pflege herausplanen können sollen.

„Offiziell machst du einen Orga-Tag pro Woche" (PU-1-81).

„Ich habe zwei Leitungstage pro Monat" (FL-1-47).

In der Praxis zeigt sich allerdings auch, dass ungeachtet der offiziell gegebenen Möglichkeit vielfach nicht gewährleistet ist, dass die geplante Zeit auch für Leitungstätigkeiten zur Verfügung steht, da Erfordernisse aus dem operativen Ta-

---

[317] Vgl. Kapitel 6.1.2.

gesgeschäft diesem entgegenstehen, beispielsweise weil die Personalsituation und das Patientenaufkommen eine ungeplante Mitarbeit der Stationsleitung kurzfristig erfordern oder das Herausplanen aus der Pflege mittelfristig nicht zulassen. Als Zwischenlösung versuchen Stationsleitungen sich beispielsweise, nachdem die Morgenpflege abgeschlossen ist, aus der Pflege „herauszuziehen", um ihren Leitungstätigkeiten nachkommen zu können oder versuchen diese „zwischendurch" zu erledigen.

> *„Es ist gewünscht, dass ist mir Leitungstage oder Orga-Tage im Dienstplan einplane. Das ist ungefähr ein Tag in der Woche so als Zielvorgabe. Es ist aber relativ selten möglich. Um es einfach zu erklären. Wir sind berechnet mit einer Ausfallquote von 16 %. 16 % bedeutet, dass da Urlaub, Krankheit und Fortbildung alles mit drin ist. De facto arbeite ich mit einer Ausfallquote von 20 bis 25 %, sodass diese Orga-Tage schnell wieder von mir abgeschafft werden, da ich dann wieder in der Pflege mit drin bin" (NE-1-90).*

> *„Offiziell machst du einen Orga-Tag pro Woche. Letztendlich habe ich diese Regelmäßigkeit nicht. Die ist vom Betrieblichen her nicht haltbar. Auch, weil ich Schichten fahre. Ich selber" (PU-1-81).*

> *„Bis vor einem Monat waren deutlich Stellen offen. Und dann braucht man in der Pflege einfach die Dienste am Bett, und dann kann ich keinen Bürotag nehmen" (JL-1-33).*

> *„Es gibt sogenannte Leitungstage, an denen ich dann auch wirklich Sachen mache, die sonst liegenbleiben, Büroarbeiten. Aber es passiert auch immer mal wieder, dass diese Tage zugunsten eines Früh-, Spät- oder Nachtdienstes gestrichen werden müssen. Nicht immer, aber ich habe heute Morgen zum Beispiel erst einen Frühdienst gemacht. Ich bin um 6 Uhr angefangen. Bin erst in der Pflege gewesen und habe dann als eine andere Kollegin gekommen ist, gesagt, dass ich mich rausziehe [...] und mache jetzt den Rest des Tages das, was ich heute eigentlich den ganzen Tag machen wollte" (FL-1-45).*

Folglich konzentriert sich unter derlei Rahmensetzungen die Leitungstätigkeit auf die Sicherstellung der Patientenversorgung in der aktuellen und nachfolgenden Schicht, maßgeblich in den Aufgaben, stationäre und stations- sowie abteilungsübergreifende Prozessabläufe zu gewährleisten und die personelle Ausstattung der Station über das Ausfallmanagement zu organisieren. Entsprechend unzureichend sind die Möglichkeiten in der regulären Arbeitszeit gegeben, die eigene Rolle oder die Station zu reflektieren, Mitarbeitergespräche über das Minimum hinaus zu führen oder grundlegend konzeptionell zu arbeiten[318]. Die skizzierte Ausgangssituation erwirkt, dass zeitlich disponible Aufgaben der Stationsleitung, wiederkehrend auch dann, wenn sie geplant bearbeitet werden sollten, dem operativen Tagesgeschäft untergeordnet werden müssen.

„Es fällt alles das hinten rüber, wofür man mal einen freieren Kopf braucht. Zum Beispiel eine etwas strukturierter Fortbildungsplanung zu machen, oder Gespräche mit Mitarbeitern zu führen, die über das nötigste hinausgehen müssten. Wenn es zum Beispiel über kritische Situationen geht. Die können dann nur kurz und knapp abgehandelt werden. Oder alles was Veränderungen auf der Station angeht. Wenn man jetzt darüber nachdenkt, irgendwelche Prozesse zu optimieren, das schiebt man natürlich dann nach hinten, weil man versucht erstmal Ausfallmanagement, Dienstplan, Urlaubsplan und so in den Griff zu kriegen" (JL-1-35).

Der Fragestellung nach Leitungstagen anhängend, ist die Fragestellung wie die Stationsleitung in die Pflege und das Drei-Schicht-System eingebunden ist. Auch dieser Aspekt ist maßgeblich von der Personalsituation und der Größe der Station beeinflusst. Zu unterscheiden sind in Bezug auf die Einbindung in die Pflege zwei grundlegende Varianten, die sich stationsindividuell weiter ausdifferenzieren.

Entlang einer ersten Grundausrichtung verantwortet die Stationsleitung innerhalb der Bereichspflege eine eigene Gruppe an Patienten, analog zu den Pflegenden auf der Station. Entsprechend ist ihre Leitungstätigkeit als zusätzliche Tätigkeit zur ihren pflegerischen Aufgaben zu verstehen. Die Stationsleitung arbeitet, wenn nicht über alle drei Schichten weitestgehend im Frühdienst von 6 Uhr bis 13.30 Uhr. Die Wahrnehmung der Leitungsaufgaben erfolgt, wenn möglich, „zwischendurch" und außerhalb der regulären Arbeitszeit, im Anschluss an den Frühdienst.

---

[318] Auch in der Akquise von Interviewpartnern im Rahmen der vorliegenden Arbeit zeigte sich die starke Verhaftung von Stationsleitungen im operativen Tagesgeschäft. So wurde mit der Begründung, nicht mal die grundlegenden Aufgaben der Mitarbeiterführung erledigen zu können, darauf verwiesen, keine zeitlichen Ressourcen für ein Interview haben zu können. Verschiedenfach wurden geplante Interviewtermine kurzfristig verschoben, da tagesaktuelle Ereignisse, vornehmlich Personalausfall, der Durchführung des Interviews entgegenstanden. Vgl. Anhang 2.

> *„Ich bin ganz normal in die Bereichspflege eingeplant mit zukünf-*
> *tig jetzt jeweils einem Organisationstag pro Woche, aber sonst*
> *ganz normal in der Bereichspflege mit den drei Schichten und Wo-*
> *chenenddienst" (NA-1-11).*

> *„Meine Leitungstätigkeiten muss ich sagen, mache ich on-top zum*
> *normalen Tagesgeschäft. Das heißt, wir sind als Bereichspflege*
> *organisiert. Ich bin für 18 Patienten im Regelfall hauptverantwort-*
> *lich. Die müssen erstmal versorgt sein und durch das Tagesge-*
> *schäft durchgeschleust werden. Da bleibt wenig Zeit für Leitungs-*
> *tätigkeiten. Wenn, wie zum Beispiel. heute Mittag, wenn dann um*
> *14 Uhr die Ablöse da ist, die dann übernimmt, kann ich mich zu-*
> *rückziehen um Leitungsaufgaben, wie Dienstplangestaltung, Kri-*
> *tikgespräche, Konfliktgespräche, Probleme mit anderen Abteilun-*
> *gen, erst dann kann ich solche Aufgaben angehen. Vorher gar*
> *nicht" (NE-1-74).*

> *„Zurzeit bin ich voll in der Pflege. Eigentlich ja. Meist schon. Was*
> *man wohl macht, ist, zweimal im Monat mache ich einen Mittel-*
> *dienst, um dann die Führungsaufgaben zu machen oder wenn Mit-*
> *arbeitergespräche sind, dass man sich rausplant oder zwischen-*
> *durch mal die eine oder andere Aufgabe macht. Aber sonst bin ich*
> *komplett mit in der Pflege drin" (VO-1-42).*

Nach Ansicht der interviewten Stationsleitungen ist die Übernahme einer eigenen Gruppe an Patienten innerhalb der Bereichspflege nicht mit der Leitungstätigkeit vereinbar. Eingebunden in die Bereichspflege sind die Stationsleitungen
umfassend im operativen Tagesgeschäft eingespannt, sodass sie disponible Leitungstätigkeiten nicht nur erst nach Ende der jeweiligen Schicht wahrnehmen
können, sondern auch ihre nicht disponiblen Aufgaben, die parallel zur Schicht
wahrzunehmen wären, nicht nachkommen können, damit also entfallen. Hierzu
zählt beispielsweise die Steuerung von Prozessen im Tagesgeschäft, die den
Pflegenden, wie zuvor skizziert, „den Rücken freihalten" oder die Wahrnehmung
von Maßnahmen der Qualitätssicherung, wie fachliche Rückmeldungen an die
Pflegenden.

> *„Wenn ich ehrlich bin, ist die volle Mitarbeit in der Pflege nicht*
> *mit der Leitungsaufgabe zu verbinden. [...]. Und mir ist auch be-*
> *wusst, ich als Leitung müsste auch mehr eine Kontrollfunktion*
> *einnehmen können. Diese Kontrollfunktion kann ich aber nicht*
> *einnehmen. [...] Das heißt, die Mitarbeiter können da walten und*
> *schalten wie sie wollen. Das heißt, ich muss darauf vertrauen kön-*

*nen, dass in der Zeit alles so verläuft, wie ich es mir wünsche"
(NE-1-78).*

Entlang einer zweiten Grundausrichtung übernimmt die Stationsleitung innerhalb der Bereichspflege keine eigene Gruppe an Patienten, sondern pflegt nach gegebener Erfordernis Patienten aus differenten Bereichen.

Ihre Leitungstätigkeiten sind als Nebentätigkeiten zu den pflegerischen Tätigkeiten zu verstehen, wobei diese Variante auch vice versa auftritt, also die pflegerischen Tätigkeiten als Nebentätigkeit zu den Leitungsaufgaben verstanden werden. Beide Ausprägungen der zweiten Grundausrichtung können dem Zwischendienst oder Mitteldienst entsprechen, der eine Arbeitszeit der Stationsleitung von beispielsweise 8 Uhr bis 15.30 Uhr umfasst, oder auch in den Frühdienst integriert sein. Gegenüber der ersten Grundausrichtung erfordert die zweite Variante in der Umsetzung höhere Personalkapazitäten.

> *„Ich komme ganz normal zu sechs Uhr auf die Station. Ich nehme dann gerne einen Schreibtischdienst, weil einen Bereich schaffe ich kaum noch, weil mein Telefon klingelt, und ich kriege den Bereich nicht hin" (PU-1-79).*

> *„Also es gibt einen Zwischendienst, von sieben bis halb drei. Und dann nehme ich ab halb zwei die Stunde, in der ich sagen kann, komm ich kann das jetzt nutzen, wenn da bestimmte Sachen sind. Dann ist ja der Spätdienst schon da. Aber es gibt da definitiv keinen Tag wo ich mich rausnehmen kann" (SB-1-125).*

Begleitet die Stationsleitung die Schicht ohne Übernahme einer eigenen Patientengruppe, kann sie entlang ihrer flexibleren Arbeitsweise disponible wie nicht disponible Leitungstätigkeiten wahrnehmen und ist parallel im tagesindividuellen Umfang in die Patientenversorgung eingebunden. Somit kann sie, neben der Möglichkeit, den Dienst- und Urlaubsplan zu erstellen, Hygienebegehungen zu absolvieren oder Mitarbeitergespräche zu führen, tageskritische Ereignisse beispielsweise im Schnittstellenmanagement oder kurzfristigen Personalausfall steuern bzw. kompensieren und so einen weitgehend störungsfreien Arbeitsprozess der Pflegenden ermöglichen.

> *„In Bezug auf die Patienten unterscheidet sich die Tätigkeit als Leitung darin, dass ich nicht meinen eigenen Bereich habe, wenn ich Zwischendienst mäche. Ich habe dann einen Rundumblick. [...]. Aber ich habe nicht dieses, du musst das jetzt beim Patienten tun [...]. Auf Zurufe, ich frage dann, was ich machen kann, das mache ich [...], ich habe nicht im Kopf, du musst jetzt noch Tablet-*

ten stellen, und du musst das noch machen, das habe ich nicht. Da-
für habe ich aber dann im Kopf die Leitungsaufgaben, wie Check-
listen durchführen. Schauen, ob die Fortbildungen alle geplant
worden ist, Dienstplan, Urlaubsplan. All diese Sachen, auch was
Qualitätsmanagement angeht, Hygienebegehungen, alle diese
Termine, die habe ich dann noch im Kopf" (BF-1-213).

Entsprechend hat sie im Zwischendienst verschiedene administrative Aufgaben
zu übernehmen. Hierzu zählen beispielsweise die Aufnahme von Patienten,
Übernahmen aus dem OP oder auch Labor- oder Untersuchungsanmeldungen.

„Momentan gibt es auf dieser Station kein Zwischendienst. Ich
starte jetzt aber zum Beginn nächsten Jahres ein neues Dienst-
planmodell mit Zwischendiensten, und da würde ich dann auch
Zwischendienste übernehmen. [...] Und wenn man dann praktisch
einen Zwischendienst hat, der auch wirklich einfach dafür da ist,
um Patienten mitanzunehmen aus dem OP, ich denke, das ist hier
wirklich optimal, weil man da wirklich einiges an Arbeit abfangen
kann und das besser so leisten kann" (NA-1-13; 19).

„Der Vorteil vom Mitteldienst ist, dass der Spätdienst sich erstmal
mit den Patienten beschäftigen kann, und sich zunächst nicht um
den Schreibtisch kümmern muss. Oder wenn dann noch Entlassun-
gen sind, bei uns sind viele Entlassungen erst gegen Mittag, sodass
man dann viele Arbeiten noch aus dem Frühdienst erstmal noch zu
Ende machen kann, und der Spätdienst dadurch entspannter star-
ten kann" (FL-1-19).

Auch wenn Teilaufgaben auf einigen Stationen von Stationssekretären übernommen werden, oder Pflegende ebenfalls alle diese Tätigkeiten durchführen
können, verfügt lediglich die Stationsleitung qua ihrer Funktion über die Möglichkeit, regulierend auf Prozesse im Schnittstellenmanagement einzugreifen und
Entscheidungen herbeizuführen. Ist die Stationsleitung über die Bereichspflege
umfassend in die Versorgung der Patienten eingebunden, kann sie diese Aufgabe
ihrer Gesamtverantwortung nur sehr eingeschränkt wahrnehmen.

„Sie [die Stationsleitung, J.S.] geht in die Schnittstellenarbeit mit
den anderen Stationen, weil man eventuell Patienten verteilen
muss. [...] Das ist eine viel kürzere Diskussion, als wenn eine Sek-
retärin ein Ping Pong spielt und sich die Sekretärinnen gegenseitig
die Patienten zuschustern. Die Stationsleitung kann Probleme
schneller lösen, weil die Macht zu bestimmen einfach da ist, um
die Probleme zu lösen. Auf unteren Ebenen wird viel diskutiert,

aber die Probleme können nicht gelöst werden, weil keiner die Entscheidungsmacht hat und die hat die Stationsleitung" (HP-1-91).

Als explizite Vorteile der Einbindung im Zwischendienst verstehen die interviewten Stationsleitungen, neben ihrer Anwesenheit zur Kernarbeitszeit des Krankenhauses als Voraussetzung für das Schnittstellenmanagement, das schichtübergreifende Arbeiten. Der Zwischendienst ermöglicht insofern ein Zusammenarbeiten der Stationsleitung mit den Pflegenden aus dem Früh- und dem Spätdienst. Einerseits ist die Stationsleitung für beide Schichtreihen von montags bis freitags präsent und steht als Ansprechpartner zur Verfügung. Andererseits kann die Stationsleitung durch ihre Anwesenheit täglich das gesamte Team erreichen oder auch Teamdynamiken, beispielsweise zwischen den Schichtreihen, schneller erkennen.

Im Mitteldienst sehe ich im Frühdienst und im Spätdienst die Mitarbeiter, das ist für mich ganz wichtig, weil ich da, wenn es Probleme gibt, da bin. Und ich sehe auch ein bisschen mehr, wie die Mitarbeiter arbeiten. Wenn man nur in einer Schicht arbeitet, dann weiß man überhaupt nicht, was in der anderen Schicht passiert. Und so mit Mitteldienst, dann kann ich ein bisschen gucken, wie beide Teams funktionieren. [...] Oder auch, wenn es mit anderen Abteilungen Probleme gibt oder so. Das ist natürlich die ideale Zeit von 8 bis 16 Uhr. Auch mit Röntgenabteilung und den anderen Funktionsabteilungen, die man sonst nicht so erreichen kann" (FH-1-27; 29).

Zudem kommt der Stationsleitung zu, neue Mitarbeiter einzuarbeiten oder in Pflegesituationen zu begleiten, um dergestalt pflegerische Fähigkeiten oder Entwicklungsbedarfe besser einschätzen zu können.

„Ich plane mich in den Zwischendienst ein. Zwischen 8 und 16.12. Um auch Freiraum für administrative Tätigkeiten zu haben bzw. um auch punktuell Mitarbeiter, gerade neue Mitarbeiter, oder auch vor Mitarbeitergesprächen Mitarbeiter in der Pflege begleiten zu können, um einen Überblick über ihren Leistungsstand zu bekommen" (NP-1-14).

Angesichts der Vorteile versuchen Stationsleitungen regelmäßig im Zwischendienst zu arbeiten. Wesentliche Voraussetzung hierfür sind entsprechende Personalkapazitäten. Der Zwischendienst kann von der Stationsleitung nur übernommen werden, wenn ausreichend Personal für die Bereichspflege zur Verfügung steht. Zwischen den Stationen der interviewten Stationsleitungen bestehen diesbezüglich große Unterschiede. Wenige Stationsleitungen können sich weitestgehend durchgängig in den Zwischendienst planen, der überwiegenden Anzahl interviewter Stationsleitungen gelingt dies weitaus seltener und vielfach unregelmäßig. Wiederholt wird der Zwischendienst auch kurzfristig verhindert, weil Personalausfall im Frühdienst von den Leitungen zu kompensieren ist.

> *„In der Rückschau ist es, wenn nicht extreme Personalausfälle sind, möglich, auch an fünf Tagen in der Woche auch den Zwischendienst zu machen" (NP-1-25).*

> *„Ich versuche aber viel Mitteldienst zu machen von 8 bis 16 Uhr. Den versuche ich mindestens ein- bis zweimal die Woche den Mitteldienst zu machen [...] Wir haben aber zu wenig Personal, um immer Mitteldienst machen zu können. [...] Mitteldienst kann ich nur machen, wenn genug Leute da sind" (HP-1-21; 23; 25).*

> *„Wenn möglich mache ich einen Zwischendienst. Von sieben bis kurz vor drei. Aber überwiegend mache ich Frühdienst. [...] Mitteldienst kann ich nur machen, wenn es die Besetzung erlaubt" (FL-1-13; 15).*

Gleichwohl die Anzahl an Leitungstagen als auch die Anzahl an Mitteldiensten für Stationsleitungen in Abhängigkeit der stationsindividuellen Erfordernisse zu bewerten ist, zeigt sich in der Gesamtschau, dass Stationsleitungen so umfassend in das operative Tagesgeschäft eingebunden sind, dass sie ihre Leitungstätigkeiten vielfach außerhalb der regulären Arbeitszeit, beispielsweise im Anschluss an den Frühdienst, durchführen müssen. Dieser Umstand schlägt sich auch in der Mehrarbeit der Stationsleitungen nieder. Die Wochenarbeitszeit der interviewten Stationsleitungen liegt mehrheitlich über 38,5 Stunden mit einer Tendenz zu wöchentlich 10 bis 15 Stunden Mehrarbeit.

> *„Und keine Führungskraft wird nach 38,5 Stunden nach Hause gehen. Keine" (HP-1-156).*

> *„Und so Projektarbeit, die mache ich dann nach dem Frühdienst. Und dann komme ich eben auf mehr als 38,5 Stunden" (NA-1-203).*

> *„Ich arbeite so 45 bis 50 Wochenstunden" (NE-1-25).*

> *„Ich mache deutlich mehr als 38,5 Stunden in der Woche. Wenn ich so überlege. Da bin ich so bei 45, 46 Stunden in der Woche. Kommt immer auch darauf an, was der Personalausfall gerade sagt" (BF-1-59).*

„Mit der Arbeitszeit kommt ich gar nicht hin. Es läuft meistens auf eine 50 bis 55 Stundenwoche raus" (NA-1-46)

„38,5 Stunden pro Woche reicht nicht. Ich sage mal, dass ich so vier Stunden mehr pro Woche mache, dann kommen wir der Sache schon näher" (GE-1-21).

Zeitlich individuell zu berücksichtigen sind zudem die Tätigkeiten, die Stationsleitungen zu Hause, außerhalb der Arbeitszeit im Krankenhaus, erledigen. Als relativ weitverbreitet ist dabei das Erstellen von Dienst- und Urlaubsplan in der Freizeit zu bewerten.

Neben dem Aspekt, dass den Stationsleitungen die zeitlichen Ressourcen für die Dienstplangestaltung während der regulären Arbeitszeit nicht zur Verfügung stehen, sind fehlende Rückzugsmöglichkeiten auf der Station zum konzentrierten Arbeiten als wesentlicher Grund anzuführen, welche das Erstellen von Dienst- und Urlaubsplanung – zusammen mit individuell unzureichenden PC Kenntnissen – zusätzlich verkomplizieren.

„Mit 38,5 Stunden komme ich nicht hin [...]. Es ist oft so, dass ich die Dienstpläne zu Hause schreibe. Weil ich da mehr Ruhe habe. Ich habe hier kein eigenes Büro auf der Station" (PO-1-112).

„Viele Leitungen nehmen Sachen mit nach Hause. Das ist hier im Haus noch ganz oft. Wenn ich meine Kollegen frage, ‚hast du den Dienstplan schon fertig', ‚ne, mache ich zu Hause' ist dann die Antwort" (RE-1-85).

„Ich kenne aber Kollegen hier im Haus, die nicht im PC fit sind, die drucken sich große Listen aus, gehen mit den Listen nach Haus und machen das dann in Eigenregie über Tage und Wochen hinweg zu Hause. Und diese Stunden werden dann nicht vergolten" (NE-1-92).

Es fehlt den Stationsleitungen demzufolge vielfach an einem Büroraum, in dem sie weitestgehend ungestört vom Tagesgeschäft und in durchgängig alleiniger Nutzung des PCs den Dienstplan erstellen können. Vielfach muss der Dienstplan am Pflegestützpunkt geschrieben werden. Da dieser stark frequentiert ist und die aufgestellten PCs interdisziplinär genutzt werden, ist konzentriertes Arbeiten lediglich erschwert möglich und zudem von wiederkehrenden Unterbrechungen gekennzeichnet.

„Ich schreibe den Dienstplan die letzte Zeit hier, in dem Arztbüro [...]. Wir hatten aber über Jahre überhaupt kein Raum, wir haben

das immer im Stationszimmer geschrieben, den Dienstplan. Und das ging gar nicht. Da haben wir dreimal soviel Zeit gebraucht, weil im Stationszimmer sind zwei Computer für alle. Für die Ärzte, die kommen auch alle, und alle 5 Minuten muss man den Dienstplan wieder wegtun, weil jemand an den Computer muss, für Laborwerte oder so. [...] Wenn man hier im Büro ist, da kann man den Dienstplan viel, viel schneller schreiben" (FH-1-92).

Vor diesem Hintergrund werden von den Stationsleitungen auch andere inhaltliche Tätigkeiten zu Hause bearbeitet. Hierzu zählen beispielsweise die Vorbereitung von Teambesprechungen oder die Erstellung von Informationsmaterialien für neue Mitarbeiter.

„Ich kenne das ja von mir auch. Ich nehme kleinere Teile mit nach Hause, die ich hier nicht mehr erledigen kann, aber ich denke, dass ist eine Sache, die betrifft ziemlich viele Stationsleitungen hier" (NE-94).

„Manchmal nehme ich Arbeit mit nach Hause. Zum Beispiel Dienstpläne kontrollieren, weil man hier dazu keine Ruhe hat. Dann nehme ich die wohl mal mit nach Hause. Oder für die Info-Mappe für neue Mitarbeiter, da habe ich jetzt auch einen Teil zu Hause für gemacht" (VO-1-325).

Wie viele Bürotage und Mitteldienste eine Stationsleitung benötigt oder wie viel Mehrarbeit sie wöchentlich zu leisten hat, steht allerdings nicht nur in Abhängigkeit zu den gegebenen Rahmenbedingungen der Station, wie Größe der Station oder Güte der interdisziplinären Zusammenarbeit, sondern ist auch von dem Aufgabenverständnis der Stationsleitung beeinflusst, beispielsweise in Beantwortung der Fragen, wofür sich die Stationsleitung verantwortlich fühlt und wie sie die Leitungstätigkeit in quantitativer wie qualitativer Hinsicht wahrnehmen möchte.

Stationsleitungen mit einer tendenziell konventionellen Rollenauffassung, die ihre Leitungstätigkeit eher verwaltungstechnisch als das Abarbeiten übertragender Aufgaben verstehen, zeigen sich mit dem Kontingent an Bürotagen und der 38,5 Stundenwoche eher auskommend, als Stationsleitungen mit einer tendenziell progressiven Rollenauffassung. Sie beklagen, dass die Leitungstage sowie die Zeit für Leitungsaufgaben während der Arbeitszeit nicht ausreichend sind, um die nach ihrem Verständnis erforderlichen Aufgaben angemessen erfüllen zu können. Durch die zeitlich umfassende Einbindung in die Pflege können sie ihrer Interpretation der Leitungstätigkeit, „etwas auf der Station bewegen zu wollen", nicht nachkommen und fühlen sich hierüber in ihren Handlungsmöglichkeiten eingeschränkt.

„Ich kann meine zwei Leitungstage im Monat nehmen. Die braucht man vielleicht auch nicht immer" (FL-1-49).

„Aber ich hätte gerne 60 oder 70 Prozent meiner Zeit, in der ich nicht pflege, und ich wüsste, was ich hier zu tun hätte. Ich könnte mehr bewegen" (PU-1-77).

Neben dem zeitlichen Aspekt werden von den interviewten Stationsleitungen weitere Gründe angeführt, welche auf die Handlungs- bzw. Gestaltungsmöglichkeiten der Stationsleitung einwirken.

Stationsleitungen, denen zur Interpretation von Aufgabenverständnis und Handlungsmöglichkeiten ihrer Rolle nur wenige Orientierungspunkte zur Verfügung stehen, beispielsweise weil sie ohne Vorerfahrung und Einarbeitung oder Mentoring die Leitungstätigkeit übernommen haben, stehen vor der Herausforderung, sich von dem mit dem negativen Image der Stationsleitung verwobenen einseitigen Aufgabenprofil und eingeschränkten Gestaltungsmöglichkeiten zu emanzipieren.

„Es gibt ja immer noch welche, die sagen, das würde ich nie machen, was du da machst. Für die 60 Euro mehr, dir den ganzen Stress anzutun. [...] Es ist aber wirklich ein attraktiver Beruf. Man muss aber versuchen, ihn anders zu leben, denke ich mal, das ist eine Grundvoraussetzung" (RV-1-124).

Denn gegenüber dem Image sind nach Ansicht der interviewten Stationsleitungen mit der Leitungsfunktion grundlegende Gestaltungs- und Einflussmöglichkeiten verknüpft, die als attraktive Aspekte der Leitungsfunktion bewertet werden.

„Ich habe es am Anfang nicht gedacht, dass die Handlungsmöglichkeiten für mich als Stationsleitung hier so weit gefächert sein können. Aber die Gestaltungsmöglichen gingen sogar soweit, dass man auch an Projekten teilnehmen durfte, dass man ein eigenes Projekt machen durfte" (RV-1-58).

„Und ich habe ja auch Mitgestaltungsmöglichkeiten, das ist ja schon auch attraktiv. Nicht nur, dass ich den Dienstplan schreiben kann, sondern dass ich auch in bestimmten Arbeitsgruppen mitwirken kann und auch hier Prozesse vielleicht sogar mitbestimmen

und mitgestalten kann. Das reizt mich schon. Das finde ich auch gut" (GE-1-139).

Allerdings ist bei den Gestaltungsmöglichkeiten der Stationsleitung zwischen pflegerischen und interdisziplinären Belangen zu unterscheiden.

Über grundlegende Handlungs- und Einflussmöglichkeiten verfügt die Stationsleitung in Bezug auf stationsinterne Themen, die sich auf die Berufsgruppe der Pflegenden beziehen, also ihrem direkten Umfeld zugehörig sind. Hierzu zählen beispielsweise ihr Einfluss auf die Arbeitszufriedenheit der Pflegenden und die Zufriedenheit der Patienten oder ihre Gestaltungsmöglichkeiten innerhalb der Arbeitsorganisation der Pflegenden.

> *„Ich finde, dass man als Stationsleitung ganz, ganz viele Möglichkeiten hat, Dinge unmittelbar zu beeinflussen, nämlich in meinem direkten Umfeld [...]. Ich kann dafür sorgen, dass mit den Mitteln, die ich habe, die Patienten optimal versorgt werden. Dass Mitarbeiter optimal weiter entwickeln können und eine hohe Arbeitszufriedenheit haben und in ihrem Job verbleiben, einen niedrigen Krankenstand haben" (HP-1-97).*

Allerdings kann der qua ihrer Position gegebene Gestaltungsraum von der Stationsleitung nur unter den Voraussetzungen wahrgenommen werden, wenn zum einen die grundsätzlichen Rahmenbedingungen, wie zeitliche Ressourcen für Leitungstätigkeit, finanzielles Budget für Fortbildungen, personelle Ausstattung für einen stabilen Dienstplan und ein durch den Rückhalt der Vorgesetzten abgesicherter Entscheidungsfreiraum gewährleistet sind sowie zum anderen die Einflussmöglichkeiten von der Stationsleitung erkannt und angenommen werden, sie also gewillt ist, die Station auf den verschiedenen Feldern, wie Pflegequalität, interdisziplinäre Zusammenarbeit oder Mitarbeiterzufriedenheit zu entwickeln.

> *„Eine gewisse Qualität der Rahmenbedingungen muss da sein. Und ist die aber gegeben, dann kommt es darauf an, wie fülle ich als Leitung diesen Raum. [...] Und die Chancen zu ergreifen, das heißt auch Mut, das heißt auch Zeit, die man einfach dafür braucht, aber man kann diesen Raum auch ausfüllen" (HP-1-182).*

> *„Aber manchmal habe ich auch das Gefühl, dass manche meiner Leitungskollegen auch nur einfordern. Und nichts mitbringen in diese Sache. Mal innovativ nachzudenken, was kann ich verändern" (PO-1-28).*

Auch diesbezüglich bestehen haus- und stationsindividuelle Unterschiede. So beklagen einige der interviewten Stationsleitungen, dass ihre Leitungstätigkeit sich vornehmlich auf die Dienstplangestaltung bezieht, da die Rahmenbedingungen nur wenig mehr zulassen. Derlei Ausgangssituation ist gerade für diejenigen Stationsleitungen belastend, die im progressiven Verständnis ihrer Leitungstätigkeit sich hierüber in ihrem Handeln massiv eingeschränkt fühlen. Demgegenüber stellen auch einge der interviewten Stationsleitungen heraus, dass ihnen in Bezug auf pflegerische Aspekte umfangreiche Gestaltungsmöglichkeiten der Mitarbeiterentwicklung und Arbeitsorganisation zuteil werden und diese entlang der gegebenen Rahmenbedingungen auch umfassend wahrgenommen werden können.

„Aber insgesamt habe ich mich bisher immer frei gefühlt, die Station organisieren und prägen zu können, sie nach dem wie ich wollte gestalten zu können. Dass es natürlich Zwänge gibt, die ich nicht beeinflussen kann, ist auch ganz klar" (HP-1-95).

„Meine Handlungsmöglichkeiten beziehen sich auf den Dienstplan, wo ich die Mitarbeiter verteilen kann, nach deren Kompetenzen und Schwerpunkt [...]. Und dann eben die Personalentwicklung, die ich, wie ich finde, nur in einem relativ reduzierten Umfang durchführen kann, eben auf die Mitarbeitergespräche hin bezogen [...]. Und dann sind die Möglichkeiten der Stationsleitung auch schon am Ende, leider" (NE-1-110).

Allerdings heben in Abgrenzung dazu die interviewten Stationsleitungen weitgehend geschlossen hervor, dass ihre Handlungsmöglichkeiten insbesondere in Bezug auf die abteilungs- und berufsgruppenübergreifende Prozessorganisation äußerst eingeschränkt sind. Aus pflegerischer Sicht notwendige abteilungs- und berufsgruppenübergreifende Prozessveränderungen sind von der Stationsleitung nur schwer umsetzbar.

„Was wir selber im Ablauf ändern können, ist dann ja mal einfacher. Also, was ich selber anpacken kann, da können wir ja auch selber Einfluss drauf nehmen, aber es gibt ja so viele Dinge, die wir von der Pflege so nicht beeinflussen können. Das ist ja das Problem. Und da müssen wir dann häufig improvisieren [...] Weil das nicht uns direkt betrifft. Was unsere Abläufe betrifft, und wie wir es machen, da sind wir schon glaube ich, immer schon auf gutem Wege. Und da machen wir auch schon eine ganze Menge. Aber dieses, was so übergreifend ist, wo viele andere Beteiligt sind, das ist schon sehr schwierig" (GE-1-119).

Wie beschrieben sind Pflegende bzw. die Station als Aufenthaltsort der Patienten umfassend in den Betriebsablauf des Krankenhauses von Diagnostik und Therapie eingebunden. Pflegende sind daher von fehllaufenden Prozessen besonders betroffen. Entsprechend wirkt sich die Arbeitsorganisation der Fachabteilungen sowie der Stationsärzte umfassend auf die Arbeitsorganisation der Pflegenden aus. Unterliegt beispielsweise die Durchführung der Visite keinem definierten Zeitfenster hinsichtlich Lage und Dauer, auf den sich die Arbeitsorganisation der Pflegenden ausrichten kann, führt die Ad-hoc-Visite beispielsweise zu nicht planbaren Unterbrechungen im Arbeitsprozess der Pflegenden[319].

> *„Das heißt, man hat im Grunde genommen [...] eine einge-schränkte Autonomie in der Pflege, weil man letztendlich abhängig ist von der Arbeitsorganisation des ärztlichen Dienstes. Das ist ein Manko" (HP-1-24).*

Gleichwohl es sich bei der Visiten-Problematik aus Sicht der Pflege um das Standard-Beispiel zur notwendigen Harmonisierung der grundlegenden Arbeitsprozesse von Medizin und Pflege handelt, zeigt es die weithin gesetzten Grenzen der Handlungsmöglichkeit der Stationsleitung auf. Die Einführung fester Visitenzeiten kann von der Stationsleitung angestoßen werden, die Umsetzung ist abhängig von der Zustimmung der Ärzte bzw. des Chefarztes vielfach nach eigenem Gutdünken, unabhängig der Bedeutung für die Arbeitsorganisation der Pflegenden. Die Optimierung von berufsgruppenübergreifenden Arbeitsprozessen auf der Station oder zwischen den Fachabteilungen und der Station obliegt in der Umsetzungsentscheidung nicht der Stationsleitung, sondern wird maßgeblich durch die Ärzte und Fachabteilungen bestimmt.

> *„Gestaltungsmöglichkeiten. Es läuft hier nichts ohne den Ober-arzt. Wir haben ein persönlich gutes Verhältnis. Von daher macht es die Sache auch leichter" (TS-1-100).*

> *„Wir haben das Visitenfenster festgelegt, weil es gab für uns keine andere Wahl. [...] Und ich denke, das hat nur funktioniert, da wir auch die volle Unterstützung vom Chefarzt hatten. Der Professor hat das mit befürwortet. Und wenn er das nicht so ausdrücklich zugesagt hätte, und wir das nach außen hin auch so propagiert haben, hat das funktioniert" (RV-1-15).*

> *„Gerne würde ich vor Ort mehr gestalten [...] ich wäre gerne in der ärztlichen Visite involviert, also wann die stattzufinden haben. Denn die finden leider nicht regelmäßig statt, und auch das stän-dige Visitieren zwischendurch [...]. Ich kann diese Dinge nicht be-*

---

[319]   Vgl. Kapitel 6.1.2.

einflussen, weil mir der Rückhalt vom Chefarzt fehlt" (NE-1-114; 116).

Die Stationsleitung wird demnach von den Ärzten nicht als Verhandlungspartner berufsgruppenübergreifender Prozessgestaltung verstanden. Zum einen, weil ihr nach Ansicht der Ärzte nicht die Aufgabe der Organisation der Station übertragen worden ist, und zum anderen, weil ein hierarchisches Gefälle zwischen den Ärzten und der Stationsleitung als gegeben angesehen wird, der Stationsleitung daher eher eine beratende als eine entscheidende Funktion zukommt. Unterstützt wird die Einordnung der Stationsleitung durch die dominante Stellung der Ärzte im Krankenhausgeschehen. Damit ist es für die Ärzte bei Prozessveränderungen zur Entscheidungsumsetzung möglich, nicht ausschließlich der objektiven Bewertung der Prozessanpassung folgen zu müssen, sondern auch die subjektive Beurteilung der Auswirkungen von Prozessveränderungen auf die Arbeitsorganisation der Ärzte berücksichtigen zu können. Dabei erfährt die Stationsleitung ihren engen Handlungsradius insbesondere in den Situationen, in denen der Chefarzt keine Umsetzungsentscheidung zu berufsgruppenübergreifenden Prozessen trifft, beispielsweise, weil er sich der Problematik nicht annehmen möchte oder von der Pflege initiierte Prozessveränderungen von den Ärzten qua ihrer Position zurückgenommen werden, beispielsweise dass nach Einführung der Bereichspflege die Sortierung der Patientenkurven nicht nach pflegerischen Bereichen, sondern weiterhin nach ärztlicher Aufteilung der Betten erfolgt.

„Ich würde gerne anerkannt werden in meiner Rolle von den Ärzten. Wenn man das mal so betrachtet, würde ich auf der Ebene des Oberarztes stehen. Und auf gleicher Augenhöhe mit dem diskutieren und Prozesse anstoßen. Das findet aber nicht statt" (NE-1-242).

„Auf Prozessänderungen reagieren die anderen Berufsgruppen unterschiedlich. Bestimmte Sachen sind ohne Probleme hinzunehmen. Zum Beispiel die Einführung der Bereichspflege. Da wollten die Ärzte, dass wir die Kurven wieder anders packen. Wir hatten die dann nach den Bereichen sortiert. Aber weil die Ärzte ihre speziellen Zimmer haben, wollten die gerne, dass wir die wieder anders sortieren. Wir haben schon versucht, da einen Weg mit den Ärzten zu finden. Gelingt eben nicht immer" (SB-1-81).

„Der größte Handlungsbedarf liegt im Bereich der Prozessoptimierung. [...] das Thema ist bekannt und wurde mit dem Chefarzt thematisiert, da stellt sich aber dieser eben quer und sieht das Problem nicht, weil er spricht nur für seine Kollegen und Kolle-

ginnen in den Funktionsabteilungen selber, aber nicht für die Station" (NE-1-61).

Vielfache Reaktion der Stationsleitungen ist dann die improvisierende Eingliederung der Pflege in die Arbeitsprozesse der Ärzte, verbunden mit dem Gefühl der Machtlosigkeit und dem Ausgeliefertsein in der Wahrnehmung ihrer begrenzten Handlungsmöglichkeiten[320].

> *„Und das, wie man es machen könnte, dieses Vordenken, das übernehme ich dann schon häufig. Dass ich sage so und so könnten wir es machen. Das bespreche ich dann mal mit dem Arzt oder mit dem Chef. Aber wir kranken schon daran, dass wir manchmal das Gefühl haben, wir können selber hier nicht aus unserer Haut raus, das will ich gar nicht sagen, aber wir können nicht so viel ändern" (GE-1-119).*

Gleichwohl sich diese Situation stationsindividuell negativ wie auch positiv differenziert, da die tatsächliche Situation stark von den vor Ort handelnden Personen abhängig ist, deutet die Gesamtschau des empirischen Materials darauf hin, dass es sich hierbei um eine weitverbreitete Rahmenbedingung der Leitungstätigkeit von Stationsleitungen handelt.

> *„Es gibt Kliniken, da läuft die Zusammenarbeit zwischen Arzt und Pflege Hand in Hand. Da ist der Chefarzt jemand, der kommt auch aus der Pflege, und auch sehr der Pflege zugewandt ist. Auf unserer Station ist es leider nicht so" (NE-1-118).*

> *„Aber ich weiß, dass die Zusammenarbeit von Pflege und Arzt anderswo auch anders ist. Und das hängt damit zusammen, wie der leitende Oberarzt das lebt. Wenn der das nicht will, das System, dann werden seine Assistenzärzte auch danach leben und dann macht man sich das Leben gegenseitig schwer" (AH-1-25).*

Unabhängig von dem Wohlwollen der vor Ort handelnden Personen und sonstigen schwer steuerbaren Zufälligkeiten eröffnen sich als Alternative zur improvisierenden Eingliederung Gestaltungsmöglichkeiten für die Stationsleitung, wenn differente Grundvoraussetzungen gegeben sind.

Als eine wesentliche Ausgangsbedingung ist eine Organisationskultur erforderlich, welche die Erfahrung und Meinung der Pflege bzw. der Stationsleitung respektiert und zulässt. Das heißt, dass die Stationsleitung als Führungskraft

---

[320] Vgl. Kapitel 6.1.3.

akzeptiert und ihr Beitrag zur Prozessveränderung gehört sowie objektiv bewertet wird, und auch kritische Einwände zugelassen werden. Die Erfahrungen der interviewten Stationsleitungen verdeutlichen, dass der Position vielfach nicht a priori Wertschätzung seitens der Organisation und der Ärzteschaft entgegengebracht wird. Standesunterschiede zwischen Arzt und Pflege sind kultiviert. Entsprechend wird eine selbstbewusste Stationsleitung eher als störende Kraft denn als konstruktiver Partner verstanden. Kritik durch die Stationsleitung an ärztlichen Entscheidungen hat sich nicht als Aspekt der Organisationskultur etabliert. Insgesamt besteht wenig Zutrauen in die Fähigkeiten der Stationsleitung und Verständnis gegenüber ihrer Rolle und Aufgaben.

> *„Dieser Stand, ich bin der Arzt und wer bist du, das gibt es hier. Ich musste da für mich als Leitung meine Position erkämpfen. [...] Bei den Oberärzten muss man sich das wirklich erarbeiten, den Stand. Die sind so, obwohl sie jung sind, vom Denken her, vom alten Schlag" (PO-1-76).*

> *„Und wenn ich jetzt zum Beispiel in mein Ausbildungshaus gehen würde, da dürfte ich vieles überhaupt nicht machen, mir würde der Mund gestopft werden. Da wäre ich so schnell weg, das geht gar nicht. Weil man kann doch nicht gegen einen Herrn Oberarzt sprechen. Und das ist das Problem" (PU-1-111).*

> *„Vom Haus wünsche ich manchmal mehr Wertschätzung wünschen [...] was so die Geschäftsführung betrifft, die hat ärztliche Führung ganz gut im Blick, die Pflege aber nicht. [...] Da würde ich mir manchmal, von Seiten der Geschäftsführung her, etwas mehr Vertrauen den Stationsleitungen gegenüber wünschen. Einfach auch vielleicht mal die eine oder andere Information vorher" (FL-1-296).*

> *„Auch die Leitungen, die Vorerfahrung mitbringen, die Kurse durchlaufen haben, oder die wie ich, sich im Studium befinden, und ganz anders argumentieren können [...] den wird spätestens dann gesagt, bis hierhin und nicht weiter. [...] Und manchmal werde ich auch als sehr unbequemer Mitarbeiter wahrgenommen, weil ich Sachen hinterfrage, weil ich Argumente liefere, weil ich auch mit rechtlichen Aspekten argumentiere, aber auch da komme ich nicht weiter" (NE-1-140).*

Vielmehr gilt es für die Stationsleitungen, sich die Akzeptanz ihrer Position gegenüber den Ärzten erarbeiten zu müssen, indem sie ihre Fähigkeiten in der Organisation der Station, bewertet entlang gegebener Prozessverbesserungen aus ärztlicher Sicht, zu beweisen hat. Die Akzeptanz der Stationsleitung und der ihr entgegengebrachten Wertschätzung ist nicht a priori mit der Position verbunden, sondern etabliert sich darüber, wie die Rolle von der jeweiligen Stationsleitung ausgefüllt wird. Insofern unterscheidet sich im berufsgruppenübergreifenden Kontext die positionsbezogene Wertschätzung gegenüber der Stationsleitung im Erwerb nicht von pflegefachlicher Wertschätzung gegenüber den Pflegenden [321].

> *„Bei dem Chefarzt kann ich nur sagen. Er sagt die Station hier läuft. Das ist schon mehr als viele andere hier gehört haben. Lob ist die Abwesenheit von Kritik. Und das nehme ich dann auch wahr. Zum Beispiel auch darin, dass er Sachen nicht von vorn herein ablehnt, die von mir kommen" (PO-1-76).*

Die grundsätzliche Akzeptanz und Wertschätzung durch die Mitglieder der Organisation gegenüber der Position der Stationsleitung ist nach Ansicht der interviewten Stationsleitungen in erheblichem Umfang an die Stellung der Pflegedirektion im jeweiligen Krankenhaus gebunden. Demnach wirkt die Stellung der Pflegedirektion auf oberster Managementebene auf die Stellung der Stationsleitung im operativen Tagesgeschäft. Umso besser es der Pflegedirektion gelingt, ihre eigene Position sowie die Pflege insgesamt auf Ebene von Geschäftsführung und Chefärzten/Oberärzten als fachlich versierte und selbstbewusste Berufsgruppe zu etablieren und dabei die Bedeutung der Stationsleitung herauszustellen, umso akzeptierter ist die grundsätzliche Position der Stationsleitung sowie ihr Einfluss auf die Gestaltung der Station und ihre Möglichkeiten in der Prozessreorganisation.

> *„Stationsleitungen sind nur so stark, so stark wie die Pflegedienstleitung ist. Wenn die keinen guten Stand hat im Hause und damit auch keine gute Position hat, das geht nach unten durch. Dann haben die Stationsleitungen keinen guten Stand. Das heißt, ich habe mal in einem Klinikum gearbeitet, das war sehr arzthörig. Da haben die Chefärzte das Kommando geführt. Da hat die Pflege gar nichts zu sagen gehabt. Und dementsprechend, weil die Pflegedienstleitung nichts zu sagen hatte, haben die Stationsleitungen auch nichts zu sagen gehabt. Das heißt, das steht und fällt damit, dass man eine starke PDL hat, die einen guten Leumund hat, die Vertrauen und Respekt und Loyalität zur Geschäftsführung hat und das stärkt das gesamte Gefüge. Das ist ebenso wichtig dabei" (AH-3-1).*

---

[321] Vgl. Kapitel 6.1.3.

Es ist demzufolge Aufgabe der Pflegedirektion das gewünschte Rollenverständnis der Stationsleitung im Haus, also ihre Zuständigkeiten und Aufgaben im disziplinären wie interdisziplinären Kontext herauszuarbeiten und zu etablieren. Diese grundlegende Rollenpositionierung kann, verstanden als eine strategische Maßnahme, nicht auf jeder Station einzeln zwischen der Stationsleitung und den Ärzten verhandelt werden. Die Station ist nicht der geeignete Ort, und die Stationsleitung nicht in der geeigneten Position, um diese zuweilen kontrovers geführte Positionierung vornehmen zu können. Entsprechend ist es auch Aufgabe der Pflegedirektion ein Visitenkonzept für das gesamte Haus zwischen den beteiligten Berufsgruppen abzustimmen, um im Beispiel zu bleiben, damit die Umsetzungsentscheidung nicht individuell zwischen den Stationen durch die Chefärzte oder Oberärzte erfolgt.

> *„Ich kann nicht jeden Tag in eine Oppositionshaltung gehen, nach dem Motto, da kommt der Arzt, den kann ich sowieso nicht ab, und dem lege ich jetzt Steine in den Weg. Im Grund genommen hält das Pflege auch nicht aus. Ein Arzt hält das aus. Dem ist das egal. Pflege hält das nicht aus" (HP-1-138).*

Vielmehr ist es in diesem Prozess Aufgabe der Stationsleitung das Rollenverständnis und übergeordnet abgestimmte Verfahren wie das Visitenkonzept, stationsindividuell, entlang der interdisziplinären Erfordernisse und Gegebenheiten auszufüllen bzw. umzusetzen. Nach Ansicht der interviewten Stationsleitungen für viele Leitungen eine überfordernde Aufgabe, für deren Erfüllung neben dem Rückhalt der Pflegedirektion für stationsindividuelle Entscheidungen ein aktives und positives Rollenverständnis der Stationsleitung als weitere Grundvoraussetzungen zu verstehen sind.

> *„Und ich denke, dass so manche Stationsleitung einfach schon dadurch überfordert ist, weil sie die Rückendeckung ihrer Vorgesetzten nicht hat, und auch gar nicht weiß, was ihre Aufgaben sind. Die wissen auch nicht, wie weit sie sich rauswagen können. Ich weiß das nur, weil ich das teilweise bei anderen Leitungen erlebt habe, teilweise wird mir das gesagt und ein bisschen habe ich das ausprobiert, weil ich vielleicht mutig war. [...] Und dazu muss man eben auch eine PD haben, die sagt, so und genauso will ich das haben. Und dann darf ich das ausleben" (PU-1-111).*

Denn zum einen sind analog zu dem disziplinären Kontext auch im interdisziplinären Kontext die Handlungsmöglichkeiten der Stationsleitung nicht im Einzelnen festgeschrieben, sondern es ist Aufgabe der Stationsleitung, ihre Gestaltungsmöglichkeiten individuell herauszuarbeiten. Und zum anderen kommt der

Stationsleitung unabhängig von individuellen Einschränkungen der Rollenwahrnehmung im interdisziplinären Kontext ebenfalls eine grundsätzlich „starke Position" zu.

> *„Das heißt, die Pflege ist für die Organisation der Station zuständig. [...]. Und dafür muss einfach eine Leitung eine aktive Rolle haben, und diese Rolle ist auch stark. Und diese Rolle muss sie auch ausleben" (AH-1-49).*

Diese starke Position gilt es nach Ansicht der interviewten Stationsleitungen einerseits aus einem positiven Rollenverständnis heraus zu erkennen und sie kann andererseits, aus einem reflektierten Selbstbewusstsein heraus begründet, wahrgenommen werden. Die positive Sicht auf die Leitungstätigkeit resultiert aus Aspekten der progressiven Rollenauffassung der Stationsleitung bzw. dem damit verbundenen Aufgabenverständnis. Reflektiertes Selbstbewusstsein ist als die Bewertung der eigenen Fähigkeiten und erreichten Ergebnisse in der Funktion als Stationsleitung zu verstehen, welche die aktive Rollenwahrnehmung zur individuellen Erweiterung von Handlungsmöglichkeiten und Aktionsradius rechtfertigen.

> *„Ich glaube als Stationsleitung muss man sich die Autonomie nehmen, die hat man nämlich eigentlich auch. Man muss dann nur auch in den Ergebnissen zeigen, dass man diese Autonomie genutzt hat und die Ergebnisse auch stimmen. Ich kann nicht sagen, ich will aber mehr Autonomie haben, und dann stimmen die Ergebnisse auf einmal nicht mehr" (HP-1-95).*

Allerdings ist die strategische Positionierung der Pflege bzw. der Stationsleitung durch die Pflegedirektion sowie deren Rückhalt für die Stationsleitung bei stationsindividuellem Vorgehen nach Ansicht der interviewten Stationsleitungen nicht gängig gewährleistet.

So ist es abgesehen von persönlichen Eigenschaften für den Prozess der strategischen Positionierung erforderlich, dass der Pflegedirektion auch die zeitlichen Ressourcen und notwendigen Mittel, Informationen und Plattformen zur Verfügung stehen, diese Aufgabe angemessen wahrnehmen zu können, und sie nicht, wie vielfach beschrieben, umfassend im operativen Tagesgeschäft verhaftet ist. Diesbezüglich stehen Stationsleitung und Pflegedirektion vor ähnlichen Herausforderungen. Das dringliche und aktuell wichtige operative Tagesgeschäft überlagert das nicht dringliche, aufschiebbare, aber grundsätzlich wichtige konzeptionelle und strategische Arbeiten.

„Die PDL im Haus hat einen direkten Draht zur Geschäftsfüh-
rung. Die hat jeden Tag die neuesten Daten und Zahlen, auch aus
der strategischen Entwicklung [...]. Das ist haustypisch. Es gibt
genügend Häuser, da verhungern die Pflegedienstleitungen am
Haken, wo sie keinerlei Informationen erhalten [...]. Und das ist
hier anders. [...]. Die PDL ist Berater der Geschäftsführung"
(AH-2-3;5).

Eine Ursache der starken Verhaftung der Pflegedirektion im operativen Tagesgeschäft sind flache Hierarchien mit großen Führungsspannen. Zwischen der Pflegedirektion oder Pflegedienstleitung und der Gruppe der Stationsleitungen besteht dann keine weitere hierarchische Ebene wie Abteilungs- oder Bereichsleitungen. Die Pflegedirektion und deren etwaige Stellvertretungen sind unmittelbarer Ansprechpartner für die Stationsleitungen. Ihre wesentliche Aufgabe ist bei
derlei Nähe zum Operativen nicht die grundsätzliche Sicherstellung der pflegerischen Versorgung, sondern die tägliche Organisation der Patientenversorgung
bis zur Übernahme von Ausfallmanagement oder Sichtung von Dienstplänen.
Eine individuelle Begleitung der Stationsleitung durch die Pflegedirektion ist bei
derlei Führungsspannen vielfach ebenso nicht in dem erforderlichen Umfang
möglich, wie kurzfristige Rücksprachen zur Entscheidungsabstimmung oder
Organisation von Stationsangelegenheiten. Vielmehr beschränken sich direkte
Kontakte, neben indirekten Kontakten in Regelterminen wie Stationsleitungssit-
zungen, oftmals auf problemimduzierte Termine und Telefonate zur kurzfristigen
Lösung gegebener Herausforderungen im operativen Tagesgeschäft.

„Eine enge Begleitung durch die PDL würde ich mir wünschen,
aber ich sehe selber das Problem, das die PDL sehr, sehr ausge-
lastet ist. Wenn wir von 450 Mitarbeiter sprechen, den Terminka-
lender sehe ich ab und zu mal, wenn ich vor Ort bin zum Ge-
spräch, der ist picke-packe voll. Was für mich fehlt, ist eine Stab-
stelle oder stellvertretende PDL, das müsste noch installiert wer-
den. [...] Das heißt eine Stellvertretung würde bedeuten, dass es
eine Zwischenstufe geben würde, an die sich die Stationsleitungen
wenden würden, und diese Stellvertretung würde sich dann an die
PDL direkt wenden. Das soll aber so nicht sein" (NE-1-221).

Demgegenüber berichten die interviewten Stationsleitungen mit kleineren Führungsspannen durch einen etablierten Mittelbau von einem intensiven Austausch
gegenüber der Abteilungs- oder Bereichsleitung, die als offenes Sprachrohr in
beide Richtungen die Anliegen der Stationsleitungen zur Pflegedirektion kommunizieren und das Rollenverständnis der Pflegedirektion zu den Stationsleitungen transportieren. Ein etablierter Mittelbau verkürzt die vielfach gegebene Dis-

tanz zwischen Pflegedirektion sowie Stationsleitungen und stärkt das Bindungs-verhältnis[322]. Zudem können Informationen gezielter und direkter ausgetauscht und Entscheidungswege verkürzt werden. So erfährt die Pflegedirektion umfas-sender von den situativen Bedingungen der Stationsleitungen, gleichzeitig ist die Stationsleitung direkter in die Kommunikation und Information der Pflegedirek-tion eingebunden. Beide Aspekte werden von den interviewten Stationsleitungen sehr bewusst wahrgenommen und wertschätzend verstanden, speziell von den Stationsleitungen, die ihre Funktion sowohl ohne als auch mit bestehendem Mit-telbau ausgeübt haben.

> *„Der Weg zwischen Pflegedirektion und Stationsleitung war zu groß. Mit dem Abteilungsleitungssytem habe ich viel mehr Kontakt nach oben. Sehr viel mehr. Und die haben natürlich auch ihre Be-sprechungen, wo dann auch die Problematiken der Station oder der Stationsleitung direkt bei der PDL ankommen. [...]*
>
> *Vorher, was es so, da war keine Transparenz da. [...]. Wenn die PDL kam, dann gab es eigentlich fast immer nur Stress. Da gab es da oben drei oder vier die in der PDL waren. Und die hatten mit uns als Stationsleitung und mit unserer Arbeit gar nichts zu tun. [...].Seitdem wir dieses Abteilungsleitungssytem haben, hat sich da sehr viel verbessert. Es sind Leute von uns, das sind unsere Leute, Abteilungsleitung und PDL. Die Abteilungsleitungen kommen je-den Tag auf die Station und fragen, ob es was gibt. Also diese Prä-senz, dass die Vorgesetzte auch jeden Tag da ist, man kann was sagen, das nehmen auch alle in Anspruch" (GE-57, 157, 159, 161).*

Neben der Kommunikationsfunktion der Abteilungs- oder Bereichsleitung ge-genüber der Stationsleitung, deren bindungsstärkende und wertschätzende Wir-kungen sich bei gegebener Ansprechbarkeit auch auf die Pflegenden überträgt, formuliert der Mittelbau auch den aus Sicht der interviewten Stationsleitungen notwendigen Rückhalt der Pflegedirektion für ein stationsindividuelles Agieren der Stationsleitung. So dient der Austausch mit der Abteilungs- oder Bereichslei-tung dafür, Entscheidungen abzustimmen und deren Auswirkungen zu antizipie-ren, und wirkt somit auch als Ausweis für den Rückhalt der Pflegedirektion im Kontext unsicherer Handlungsentscheidungen. Gleichzeit unterstützt der Aus-tausch auch die Abstimmung über das Maß an Entscheidungsfreiheiten und -erfordernissen angesichts differierender Rollenauffassungen von Stationsleitun-gen. Innerhalb der gegebenen Situation stationsindividueller Entscheidungsnot-

---

[322]   Vgl. Kapitel 6.1.3.

wendigkeiten ist der Austausch zwischen Stationsleitung und Pflegedirektion über den Mittelbau ein wichtiger Prozess zur Erweiterung der Handlungs- und Gestaltungsmöglichkeiten der Stationsleitung im disziplinären wir interdisziplinären Kontext. Darüber hinaus signalisiert der Austausch, dass die Stationsleitung nicht in alleiniger Verantwortung gegenüber den Erfordernissen der mit ihrer Funktion verbundenen Aufgaben steht, sondern die Wahrnehmung ihrer Verantwortung auch der Unterstützung ihrer Vorgesetzten bedarf bzw. diese erfordert. Eine befreiende Übertragung der Verantwortung von der Pflegedirektion auf die Stationsleitung existiert nicht.

„Aber ich weiß, dass ich meine Entscheidungen auf der Station treffen kann. Ich muss natürlich auch die Verantwortung dafür übernehmen, aber ich weiß dann auch, dass die Bereichsleitung weiß, dass das vor Ort entschieden werden kann, und mich entscheiden lässt" (NP-2-29).

„Das Problem ist ja, wer macht hier Stationsleitung? Das ist ein Problem. Oder du bist du vielleicht Stationsleitung und hast auch gute Talente, aber du brauchst dann auch die Rückendeckung, sonst kannst du dich nicht ausleben" (PU-1-105).

6.4 Die Stationsleitung als Führungskraft der Pflegenden

Beziehen sich die Ausführungen im vorangegangenen Kapitel grundlegend auf die Rolle der Stationsleitung und ihrer Leitungstätigkeiten insgesamt, verengt sich hierauf aufbauend die Analyse im folgenden Kapitel auf die Stationsleitung in ihrem Verantwortungsbereich als Führungskraft der Pflegenden.

Hierfür wurde das Themenfeld „Dimensionen der Mitarbeiterführung (von Stationsleitungen)" bzw. die vier darin skizzierten qualitativen Hinsichten der Mitarbeiterführung als Subkategorien ausgewertet und um die Subkategorie „Anzahl überantworteter Mitarbeiter und Berufsgruppen" zur Darstellung der quantitativen Mitarbeiterverantwortung von Stationsleitungen erweitert.

Aufgrund ihrer inhaltlichen Nähe bzw. fließenden Übergänge wurden die Analyseergebnisse der Subkategorien „Reflexion von Führungshandeln" sowie „Normative Handlungsorientierung" in einem Kapitel zusammen beschrieben.

6.4.1 Anzahl überantworteter Mitarbeiter und Berufsgruppen

Abgesehen vom qualitativen Bedeutungsgehalt der direkten Mitarbeiterführung, wie er sich aus dem führungsethischen Grundproblem als Ausgangspunkt dieser

Arbeit formuliert, zeigt sich dessen quantitative Tragweite in der der Stationsleitung überantworteten Anzahl an Pflegenden.

In Abhängigkeit gängiger Parameter, wie Fachbereich und Bettenzahl, variiert die Anzahl überantworteter Mitarbeiter zwischen den interviewten Stationsleitungen von 10 bis 60 Pflegenden[323]. Individuell gestaltet sich dabei der Anteil an Teilzeitkräften. Die größte Personalverantwortung ist mit 50 bis 60 Pflegenden den interviewten Leitungen von Intensivstationen bei 40 bis 50 Vollkraftstellen zuzurechnen. Demgegenüber stehen die interviewten Leitungen spezialisierter Stationen wie Palliativstationen und die der Regelstationen mit 10 bis 30 Mitarbeiter bei 10 bis 20 Planstellen.

> *„Ich habe 11 Mitarbeiter [...]. Ich habe eine Mitarbeiterin mit 60 Prozent und eine mit 35 Prozent. Der Rest ist Vollzeit" (RE-1-10; 16).*

> *„Ich habe 20 Mitarbeiter [...]. Das sind 17 VK" (NA-1-9).*

> *„Wir haben eine Stellenplanung von 35 VK Stellen [...]. 42 Mitarbeiter sind das" (BE-1-23).*

Die Anzahl der der Stationsleitung unterstellten Pflegenden korrespondiert mit einhergehender Fülle, Vielfalt und Komplexität führungsethischer Fragestellungen, obwohl sich die grundlegende Auseinandersetzung mit Führungsethik hiervon vollends unabhängig bewegt. Die führungsethischen Fragestellungen resultieren aus dem Zusammenspiel der Vielzahl an individuellen Situationen der Pflegenden im Kontext sowohl stationsinterner wie abteilungsübergreifender als auch berufsgruppeninterner wie berufsgruppenübergreifender Konstellationen.

Beispielhaft sind in diesem Zusammenhang die Differenzierung der überantworteten Mitarbeiter nach Voll- und Teilzeitkräften oder die Altersstruktur der Pflegenden in einem Stationsteam zu nennen, da sie den Ausgangspunkt praktischer Fragen der Führungsethik bilden. Relevant ist die Anzahl von Pflegenden in Teilzeit für die interviewten Stationsleitungen beispielsweise in der Fragestellung, ob von Teilzeitkräften bei kurzfristigem Personalausfall eine höhere Bereitschaft einzuspringen erwartet werden kann, als von Vollzeitkräften[324].

> *„Teilzeitkräfte. Da ist die Erwartungshaltung so, dass die aus dem Frei kommen sollen. Und da gibt es zwei, die nicht wirklich oft aus*

---

[323] Vgl. Tabelle 11.

[324] Vgl. Kapitel 6.1.4.

dem Frei kommen. Aber ein Großteil der Teilzeitkräfte springt schon häufig ein" (NA-1-149).

Und auch aus der Altersstruktur und dem Gesundheitszustand der Pflegenden resultieren komplexe und unmittelbar an die Stationsleitung gerichtete Fragestellungen. Zum Beispiel wie mit unterschiedlicher körperlicher Belastbarkeit der Mitarbeiter im Hinblick auf eine gerechte Arbeitsverteilung im Team umgegangen werden kann, ohne dass die Betroffenen an Teamakzeptanz verlieren. Oder welchen Beitrag die Stationsleitung unter den gegebenen Rahmenbedingungen und skizzierten Handlungsmöglichkeiten leisten kann, die Arbeitsfähigkeit der Pflegenden bis zur Regelaltersgrenze zu unterstützen.

> *„Ich habe zwei ältere Kolleginnen, die sind 63 Jahre. Und wenn man die hier, ich sage mal verheizt, da habe ich keinen Vorteil durch, weil das schlägt sich ganz, ganz klar auf den Dienstplan durch. [...]. Das sind bestimmte Kollegen, da sieht man, die arbeiten an der Belastungsgrenze, und die haben Krankheitsausfälle ohne Ende" (NA-1-34).*

> *„Der Wunsch oder die Hoffnung ist eben, die Arbeitsbelastung der Kollegen zu reduzieren, auf ein Maß zu drücken, wo ich sagen kann, dass ist auf lange Sicht nicht gesundheitsschädlich für die Mitarbeiter. [...] Also ich weiß bei einigen Kollegen, die die 50 überschritten, dass die nicht bis 65 oder 67 Jahren arbeiten werden. Einfach, weil die Belastung gestiegen ist [...] und da muss ich sagen, werde ich meiner Rolle als Vorgesetzter nicht ganz gerecht. Kann ich auch nicht, da die Rahmenbedingungen mir anders vorgegeben werden" (NE-1-138).*

Zu berücksichtigen ist in diesem Zusammenhang ebenfalls der Aspekt, dass es sich bei den verantworteten Mitarbeitern der Stationsleitungen nicht ausschließlich um Pflegende handelt. Vielfach sind auch die Berufsgruppen dem Stellenplan der Pflege zugeordnet, die supportive Tätigkeiten für die Pflegenden ausführen, wie Stationshilfen, Patientenbegleiter, Stationssekretäre. Sie stehen analog zu den Pflegenden im Verantwortungsbereich der Stationsleitung. Hiervon eingeschlossen sind auch Auszubildende, Freiwillige und Ehrenamtliche, die im Verantwortungsbereich der Stationsleitung tätig sind, und dementsprechend dem Stellenplan der Pflege zugeordnet sind.

> *„Wir haben zum Beispiel auch eine Patientenbegleiterin. Die finde ich auf meinem Stellenplan hier. Die kümmert sich um das Entlassmanagement" (PO-1-126).*

„Die Stationssekretärin ist auch bei mir auf dem Stellenplan" (BF-1-25).

6.4.2   Erwartungshaltung von und Beziehungsverhältnis zu Pflegenden

Die von den interviewten Stationsleitungen wahrgenommene Erwartungshaltung der Pflegenden gegenüber ihrer Rolle als Führungskraft basiert auf zwei wesentlichen Grundannahmen. Zum einen in der Annahme, dass sich die Erwartungshaltung der Pflegenden aus der Rollenzuordnung der Stationsleitung als Führungskraft und daraus ableitbarer Ansprüche der Pflegenden gegenüber der Stationsleitung bildet. Das heißt, aus der Rollenzuordnung der Stationsleitung als Führungskraft erwirkt sich aus Sicht der Pflegenden eine Bringschuld der Stationsleitung gegenüber den Pflegenden. Zum anderen basiert die Erwartungshaltung der Stationsleitungen in der Annahme, dass die Pflegenden einerseits selber von der Aufgabe überfordert wären, den komplexen Stationsalltag mit seinen Unabwägbarkeiten so zu organisieren und zu strukturieren, dass sie sich auf ihre Kernaufgabe, die Pflege der Patienten, konzentrieren könnten. Zudem werden den Pflegenden andererseits auch nicht die Möglichkeiten zuteil, die sich aus der Rollenzuweisung als Stationsleitung ergeben, und für die vorbeschriebene Aufgabe erforderlich sind, wie beispielsweise Entscheidungen im stationsinternen Kontext treffen zu können oder an berufsgruppenübergreifenden Entscheidungen beteiligt zu sein. Das heißt, die Erwartung der Pflegenden basiert aus Sicht der interviewten Stationsleitungen drauf, dass ihr Handeln als Stationsleitung notwendig ist, damit Pflegende ihren Aufgaben nachkommen können.

> *„Darauf zu vertrauen, dass die Basismitarbeiter sich selbst organisieren, den Arbeitsalltag selbst strukturieren, die Arbeiten durchführen ist glaube ich, ist mit den Unwägbarkeiten, die den ganzen Tag über im Krankenhaus kommen, ist eine Überforderung der Mitarbeiter" (HP-1-3).*

Hiervon ausgehend und mit ihren Erfahrungswerten verknüpfend stellen die interviewten Stationsleitungen von den Pflegenden mittelbar und unmittelbar an sie gerichtete Erwartungen heraus, welche direkte Auswirkungen auf die Führungsbeziehung zwischen der Stationsleitung und den Pflegenden haben. Im Ergebnis verfügt die Stationsleitung in eigener Wahrnehmung entlang der Beziehungsgestaltung zwischen Führungskraft und Mitarbeiter über einen weitreichenden Einfluss auf die Grundstimmung der Pflegenden und eine beeinflussbare Wirkung auf die Mitarbeiterzufriedenheit.

> *„Auf jeden Fall kann ich auf die Mitarbeiterzufriedenheit einwir-*
> *ken, obwohl uns ja oft die Hände gebunden werden" (BF-2-49).*

Insgesamt merken die interviewten Stationsleitungen an, dass sie aufgrund ihrer Rolle als Führungskraft unabhängig von der Anzahl an Pflegenden auf einer Station stets „etwas außerhalb des Teams" stehen. Von derlei Erfahrungen berichten gerade diejenigen Stationsleitungen, die sich aus einem bestehenden Team heraus in die Rolle der Stationsleitung entwickelt haben.

Losgelöst von dem negativen Image ihrer Aufgabe wird die Stationsleitung von ihren Mitarbeitern qua ihrer Rolle und der damit verbundenen hierarchischen Distanz als „Respektsperson" verstanden, zu der seitens der Pflegenden eine obligatorische Distanz besteht[325].

> *„Als Leitung ist es so, dass ich allein aufgrund meiner Stellung,*
> *eine gewisse Distanz habe" (PU-1-42).*

> *„Meine Rolle zum Team ist manchmal schwierig. Aber ich habe*
> *jetzt das Gefühl, dass ich Teil vom Team bin, aber gleichzeitig*
> *auch ein bisschen außerhalb stehe. [...] Und die Gespräche laufen*
> *anders, wenn ich dabeisitze" (TS-1-117).*

> *„Ich mag die Leute [die Pflegenden, J.S.] auch. Ich denke als Lei-*
> *tung muss man sie auch mögen. Mir ist aber auch klar, dass ich*
> *nicht mittendrin bin. Ich bin ein bisschen außen vor" (PU-1-42).*

Gleichzeitig fordern die Pflegenden ein, dass die Stationsleitung als Teil des Teams für alle Belange ansprechbar ist, und sich nicht zu distanziert gegenüber dem Team bzw. gegenüber dem einzelnen Mitarbeiter verhält. Es wird erwartet, dass die Stationsleitung den Pflegenden mit Respekt, Wertschätzung und Fairness begegnet. Vielfach ist die Stationsleitung in ihrer Rolle als Führungskraft auch für die Pflegenden Vertrauensperson und direkter Ansprechpartner für unterschiedlichste berufliche und zuweilen auch private Fragestellungen. Es scheint, als liege diese Aufgabe der Stationsleitungen im unmittelbaren Erwartungsbereich der Pflegenden, wobei die tatsächliche Ansprache der Stationsleitung vom individuellen Beziehungsverhältnis der Pflegenden zur Stationsleitung abhängig ist.

> *„Mir ist klar, dass da eine gewisse Distanz ist. Das tut mir leid,*
> *weil ich eher so gerne drin im Team wäre. Allerdings ist es auch*
> *falsch, sich absolut zu distanzieren. Man muss sich mit dem Team*

---

[325]   Vgl. Kapitel 6.2.1.

identifizieren. Das sind meine Leute. Es gibt Leute, die haben mich privat angerufen, und mich gefragt, ob ich helfen könnte, weil sie neu in der Stadt waren, und eine Wohnung suchten" (PU-1-42).

„Die Mitarbeiter kommen allen Themen zu mir, die das Leben bietet. Von Banalitäten bis zu existenziellen Krisen im Privatbereich über schwierige Themen im Patienten-Pflege-Verhältnis oder im Arzt-Pflege-Verhältnis zu Fragen, wie warum ist der Essenswagen heute wieder kalt gewesen. Die kommen mit allen Themen zu mir!" (HP-1-130).

„Was mache ich sonst noch. Ich habe immer das Gefühl, das steht jetzt nicht auf irgendeinem Zettel, aber ich bin immer die, die immer ein offenes Ohr hat, die Anlaufstelle ist" (SB-1-67).

Dabei kann die hierarchische Distanz beispielsweise darüber minimiert werden, wenn die Stationsleitung in der „Pflege am Bett" mitarbeitet. In welchem Umfang dies von der Stationsleitung ausgeübt wird, hängt dabei, wie zuvor skizziert, von verschiedenen Faktoren ab[326]. Angesichts der gegebenen Rahmenbedingungen wird von den Pflegenden die grundsätzliche Bereitschaft zur Mitarbeit der Stationsleitung in der Pflege grundsätzlich erwartet.

„Wenn ich mir vorstelle, ich wäre eine Leitung, die, ich sage jetzt mal, nur Management macht, und weniger mit dem Team und auch weniger in der Arbeit mit dem Patienten mitbekommt, dann wäre vielleicht das Betriebsklima anders, ich würde vielleicht auch nicht so viel mitbekommen, was da läuft. Und so ist es so, ich stehe ganz oft außerhalb des Teams, aber ich bin auch eben oft ein Teil des Teams, weil ich den Frühdienst mitmache, und dann auch die Sorgen und die schwere Arbeit mitbekomme und ich glaube, dass das für das Team scheinbar auch wichtig ist" (GE-1-141).

„Und man muss auch alle Arbeiten machen, auch was die Pflegenden auf Station machen, damit man noch dieses Verständnis hat, dass die Mitarbeiter auch wissen, dass man alles macht, und sich nicht ganz rauszieht. [...]. Ich habe das Gefühl, dass die Mitarbeiter wollen, dass die Leitung am Bett steht" (VO-1-100; 102).

Entsprechend zeigt nach Ansicht der interviewten Stationsleitungen die „Mitarbeit am Bett" auch positive Auswirkungen auf die Zufriedenheit der Pflegenden, beispielsweise vor dem Hintergrund, dass sich die Pflegenden in ihrer belasten-

---

[326] Vgl. Kapitel 6.3.3.

den Arbeitssituation von der Stationsleitung besser verstanden fühlen, oder dass sie grundsätzliche und fachliche Rückmeldung zu ihrer Pflege am Patienten bekommen können, da ihre Arbeit von der Stationsleitung erst durch deren Mitarbeit unmittelbar wahrgenommen und bewertet werden kann: Die Mitarbeit der Stationsleitung in der Pflege bildet die Grundlage ihrer Möglichkeit, den Pflegenden die von ihnen erwartete Rückmeldung zu ihrem Handeln als Ausdruck gelebter Wertschätzung glaubhaft geben zu können.

In diesem Zusammenhang ist allerdings auch anzumerken, dass diejenigen Stationsleitungen, die analog zu den Pflegenden in die Bereichspflege eingeplant sind, berichten, dass es ihnen nur sehr schwer möglich ist, den Pflegenden außerhalb ihrer Bezugspflegegruppe Rückmeldung zu ihrer fachlichen Pflege am Patienten zu geben, da sie eben nicht nur in der Pflege, wie im Zwischendienst angedacht, unterstützend mitarbeiten, sondern vollumfänglich für eine Patientengruppe zuständig sind. Ähnlich erschwert ist die fachliche Rückmeldung an die Pflegenden, wenn sich die Stationsleitung aus der pflegerischen Versorgung der Patienten insgesamt zurückgezogen hat.

„Meine alte Leitung, die immer am Schreibtisch gesessen hat, die konnte keine Rückmeldung zur Pflegequalität geben. Die hat sich von Dritten, mit denen sie besonders konnte, Meinungen eingeholt, aber selber konnte die nichts sagen" (NA-1-307).

Der Zwischendienst ermöglicht es der Stationsleitung, Patienten aus verschiedenen Bezugspflegegruppen zu versorgen, und Rückmeldungen zur pflegerischen Versorgung der Patienten an die Pflegenden geben zu können. Den Ausgangspunkt der Gespräche über Pflegequalität bildet dabei weniger das Ergebnis einer gezielten Kontrolle, sondern vielmehr der Versorgungszustand des Patienten bei Übernahme der Pflege durch die Stationsleitung. Eine ähnliche Möglichkeit wird der Stationsleitung zuteil, wenn sie vollständig in die Bezugspflege integriert ist, in der Reichweite dann allerdings auf die in der ihrer Gruppe Pflegenden begrenzt.

„Von der Pflege bekomme ich auch nicht viel mit. Das ist nicht möglich. [...]. Wenn ich auf einer der beiden Stationen eine Flurseite betreue, habe ich keinen Überblick über die anderen Bereiche" (NE-1-82; 78).

„Ja klar [kann ich Rückmeldung zur Pflegequalität; J.S.], weil ich jeden Tag in der Pflege bin. Ich sehe ja, wie ich meinen Bereich übernehme. Und wenn dann da Sachen sind, die einfach nicht gehen, dann spreche ich das am nächsten Tag auch an" (NA-1-305).

„Und ich gehe auch mit in die Zimmer und ich sehe auch, ob die gut gepflegt sind, oder nicht. Das kriege ich mit. Und ich nehme mir auch immer zwei Zimmer, und dadurch sehe ich dann auch, wie Mitarbeiter arbeiten" (RE-1-95).

Das heißt, die Stationsleitung ist nicht oder kann nicht grundsätzlich in der Situation sein, dem Mitarbeiter Rückmeldung zu seinem fachlichen Handeln zu geben. Vielmehr hat die Stationsleitung auf die Fachlichkeit der Mitarbeiter zu vertrauen.

„In der Regel sehe ich die Mitarbeiter nicht bei der Pflege. [...]. Da gehe ich davon aus, dass jede Pflegekraft das so macht, wie es dem Standard entspricht" (TS-1-54).

Um dennoch die Erwartungshaltung der Pflegenden entsprechen zu können, tritt anstelle einer individuellen pflegequalitätsorientierten Rückmeldung vielfach ein teambezogenes pflegeprozessorientiertes Feedback. Diese Tendenz passt sich dabei in das übergeordnete Aufgabenverständnis der Stationsleitung, die „Station am Laufen zu halten" ein, weil sie bei positiver Bewertung für die Stationsleitung gleichsam die Bestätigung ist, dass sie ihre Aufgabe erfüllt hat[327]. Das positive Feedback an die Mitarbeiter ist gleichzeitig positive Rückmeldung für das eigene berufliche Handeln der Stationsleitung.

„Der Mitarbeiter ist sehr lobhungrig. Er möchte wirklich viel Lob von der Führung hören, für Sachen, die gemacht worden sind, für Sachen, für die man sich engagiert hat, die man gut gemacht hat, wenn viel Stress da war und man trotzdem den Dienst gut beendet hat" (HP-1-44).

„Also das mache ich schon, dass wenn etwas gut gelungen ist, dass ich das dann auch durchaus auch sage. Wenn zum Beispiel viel zu tun war [...] und wenn man das dann gut hinbekommen hat, dann sage ich auch schon mal, Mensch, heute waren wir richtig gut. Das haben wir richtig gut hinbekommen"(FL-1-155).

Neben einer bewussten Positionierung der Stationsleitung im Stationsteam und einem insgesamt wertschätzenden Umgang erwarten die Pflegenden, dass die Stationsleitung ihre Rolle als Führungskraft grundsätzlich annimmt und ausfüllt.

Ganz basal bezieht sich dieser Anspruch darauf, dass von ihr die klassischen bzw. obligaten Aufgaben der Führungskraft wie Schutz- und Verteidigungs-

---

[327] Vgl. Kapitel 6.3.2.

sowie Sorge- und Achtsamkeitspflichten erfüllt werden. Beispielsweise in Auseinandersetzung mit Angehörigen, Patienten, bei Konflikten im Stationsteam oder in der berufsgruppenübergreifenden Zusammenarbeit.

> *„Die Mitarbeiter erwarten, dass ich zu ihnen stehe, dass ich vor ihnen stehe und für sie kämpfe. Um dass ich mich um sie kümmere" (PO-1-114).*

> *„Aber die Pflegenden wollen auch die Führung und fordern die auch ein. Und wenn sie die Führung nicht bekommen, dann fühlen sie sich in dem Sinne auch verraten, weil da ja eigentlich auch jemand ist, der sie führen soll, aber es nicht tut" (HP-1-3).*

Diese Pflichten umfassen auch, dass grundlegende Aspekte im Stationsgeschehen, die nicht oder nur unzureichend durch das Qualitätsmanagement vorstrukturiert oder durch die Unternehmenskultur etabliert sind oder deren konkrete Umsetzung zu interpretieren ist, von ihr besetzt und bestimmt werden. Nach Ansicht der interviewten Stationsleitungen fordern die Pflegenden, dass die Stationsleitung Handlungsstandards für die Vielzahl an zu unbestimmten organisatorischen, zwischenmenschlichen, pflegefachlichen oder ethischen Fragestellungen und Situationen setzt, entlang derer sich die Pflegenden in ihrem beruflichen Handeln orientieren können. Gleichzeitig fordern sie ein, dass die Stationsleitung für die erfolgten Setzungen eintritt und ihr Handeln danach ausrichtet sowie das anderer danach bewertet.

> *„Richtlinien zu setzen. Also auch vorzugeben, wie stelle ich mir Arbeit hier vor. Wie möchte ich, dass Arbeit gemacht wird. Auf meiner Station möchte ich nicht, dass so mit Menschen gesprochen wird. [...] Und dann sage ich auch, Herr Oberarzt, ich möchte nicht, dass sie noch einmal mit einer Schwester von meiner Station so reden. [...] Ich glaube, das ist ganz wichtig für die Mitarbeiter, dass sie merken, dass sie diese Rückendeckung haben" (HP-1-134).*

Der durch die Pflegenden an die Stationsleitung angetragene Anspruch der Vorbildfunktion markiert dabei ein wesentliches Merkmal der Beziehungsgestalt zwischen Stationsleitung und Pflegenden. Entsprechend ist in der Komplexität des Krankenhauses mit seiner Vielzahl an zu unbestimmten Situationen das tatsächliche Verhalten der Stationsleitung prägend für das Stationsteam. Entlang ihrer erwarteten Richtungssetzungen und angetragenen Vorbildfunktion kommt der Stationsleitung im Positiven wie im Negativen großer Einfluss auf das konkrete Handeln ihrer Mitarbeiter sowie insgesamt auf die kulturelle Grundhaltung der Station und das dortige Miteinander zu. Dabei beeinflusst sie nicht nur den

Umgang in Stationsteams untereinander, sondern auch das Verhalten gegenüber Patienten und Angehörigen sowie Aspekte der berufsgruppenübergreifenden Zusammenarbeit. Die Aufgabe der Stationsleitung, unzureichende und unbestimmte Situationen aufzunehmen und je nach Gegebenheit, beispielsweise alleine in Reflexion zur Unternehmenskultur oder im Diskurs mit den Pflegenden zu klären, ist als eine zentrale Aufgabe ihre Leitungstätigkeit zu bewerten. Im Kontext personeller Führung ist die Klärung unbestimmter Situationen als Unterfall der skizzierten Anforderung an die Stationsleitung, ihre Aufgaben und ihre Handlungsmöglichkeiten entlang der Funktionsbeschreibung und den Gegebenheiten und Notwendigkeiten der Station zu reflektieren und individuell zu bestimmen, einzuordnen[328].

„Ich glaube schon, dass die Vorbildfunktion auch groß ist, und dass die Mitarbeiter das auch möchten" (GE-2-5).

„Vorbildfunktion ist wirklich nicht zu unterschätzen. Man ist in allen Belangen ein Vorbild" (BE-1-154).

„Ich glaube, [...], dass man natürlich auch zum Vorbild werden kann für ein Team und dass, dass auch ein Team schon prägt und das wichtig ist, dass man jemanden hat, an dem man sich orientieren kann [...] Man hat da als Leitung schon ganz großen Einfluss auf das Team" (NP-3-3).

„Was nicht jedem bewusst ist, ist die Vorbildfunktion. Wenn ich als normaler Mitarbeiter etwas sage, hat das kaum Gewicht. Wenn ich als Leitung etwas sage, dann wird mir das auch noch nach einem Jahr als Zitat an den Kopf geworfen" (AH-1-58).

Für die interviewten Stationsleitungen erwirkt sich in dem Bewusstsein ihrer obligatorischen Schutzpflichten, erwarteten Richtungssetzungen und aus der durchgängig von den Pflegenden an sie herangetragenen Vorbildfunktion, eine grundständige Druck- und Belastungssituation, den Erwartungen nachkommen zu können.

„Von meinen Mitarbeitern wünsche ich mir Verständnis für meine Rolle als Stationsleitung, gerade, weil die das immer so einfordern, diese Vorbildfunktion, wünsche ich mir manchmal, dass die das ein bisschen zurückfahren könnten auf Normalmaß" (BE-1-170).

---

[328] Vgl. Kapitel 6.3.2.

> *„Es ist so, dass nicht jeder bereit ist, diese Hürde auf sich zu neh-*
> *men, diese Verantwortung tragen zu wollen, und die Vorbildfunk-*
> *tion jeden Tag zu haben, diese Disziplin aufzubringen und sich je-*
> *den Tag unter Kontrolle zu halten und sich bewusst zu sein, dass*
> *man die ganzen Konflikte bearbeiten muss. Davor darf ich mich*
> *als Leitung nicht scheuen" (AH-1-55).*

Gleichzeitig merken die interviewten Stationsleitungen an, dass sie qua ihrer Rolle per se nicht allen Erwartungen der Pflegenden nachkommen müssen. Denn mit der Übernahme der Leitungsfunktion repräsentiert die Stationsleitung auch die Arbeitgeberseite. Gleichzeitig ist die Stationsleitung allerdings in ihrer Rolle als Führungskraft der Pflegenden parallel der Arbeitnehmerseite verantwortlich. Aus diesem „doppelten Mandat" (Bauer et al. 2003, S. 49) resultiert das führungsethische Grundproblem der Stationsleitungen[329]. Neben inneren Konflikten um die Frage, welche Handlung im gegebenen „Verantwortungsdualismus" (Kuhn und Weibler 2003, S. 377) die richtige ist, beschreiben die interviewten Stationsleitungen gerade die Zuschreibung der Verantwortung für nachteilige Situationen der Pflegenden auf sie als Stationsleitung als enorme Drucksituation. Für die Pflegenden ist in ihrer Auslegung der skizzierten Schutzpflichten die Grundannahme und Erwartung zugegen, dass die Stationsleitung durchgängig bestrebt ist, die Arbeitssituation in der Pflege zu verbessern, gerade auch weil die Stationsleitung die Rahmenbedingungen in der Pflege aus eigener Erfahrung und Mitarbeit kennt.

> *„Ich habe gerade eine Kollegin, die bisher normale Mitarbeiterin*
> *hier auf der Station war. Und jetzt als Stellvertretung anfängt. Wie*
> *sie plötzlich sozusagen die Attackierung merkt. Wie sie plötzlich*
> *merkt, dass gesagt wird, du bist dafür verantwortlich, du bist dafür*
> *zuständig jetzt. Und plötzlich von allen Seiten Leute auf sie zu-*
> *kommen und sagen, du musst das doch jetzt machen, du musst das*
> *doch jetzt regeln" (AH-1-58).*

> *„Und damit stehe ich immer in einer Zwischenrolle. Auf der einen*
> *Seite muss ich immer hören, was die Mitarbeiter wollen, und an-*
> *dererseits, muss ich natürlich auch sagen, das geht nicht. Die*
> *Rahmenbedingungen sind so und so und da können wir nicht von*
> *ab. Dann bekommt man natürlich die Kritik an den Hals und be-*
> *kommt gesagt, warum bist du denn so arbeitgebernett, machst ja*
> *alles was der Arbeitgeber will" (AH-1-60).*

---

[329] Vgl. Kapitel 1.1.

Die Stationsleitung fungiert dann als Projektionsfläche von zulasten der Pflegenden empfundenen Entscheidungen durch den Arbeitgeber, der zumindest eine Mit-Verantwortung der Entscheidung zugeführt werden kann. In diesem Zusammenhang heben die interviewten Stationsleitungen allerdings auch auf die individuelle Bewertung der Situation durch die Pflegenden ab. Zum einen verweisen sie in der Bewertung auf die unscharfe Trennung zwischen Funktion und Person der Stationsleitung. Zum anderen auf die Kenntnis und Anerkenntnis der Aufgaben der Stationsleitung.

> *„Das musste ich für mich klarkriegen, dass es eben so ist, dass man sich als Stationsleitung in dem Moment, wenn man zum Beispiel Überbringer schlechter Nachrichten ist, sich schon ein bisschen einsam fühlt. Es ist schon ein einsamer Job. [...] Da merke ich manchmal, [...] die brauchen auch jemanden, der außen vor ist, und über den man auch ein bisschen sagen kann, ‚sie war es halt'" (BE-1-176).*

> *„Also ich muss da schon ganz transparent sein und hab mir jetzt tatsächlich auf einer Stationsbesprechung denen das so erzählt, was ich eigentlich so alles zu tun habe. Ich hatte meine Stellenbeschreibung dabei und habe denen erzählt, was meine Stelle so beinhaltet, weil ich das Gefühl hatte, die haben es nicht mehr so ganz auf dem Schirm, was so los ist" (BE-1-61).*

Mitarbeiterführung unterliegt im Verständnis der Stationsleitungen als Voraussetzung einer gelingenden Beziehungsgestaltung auch einer gewissen Holschuld durch die Pflegenden, verstanden als Reflexion der Aufgaben und Verantwortungsbereiche der Führungskraft und einer weitgehend objektiven Bewertung ihres Handelns. Dabei ist eine an den Interessen der Mitarbeiter orientierten Führung als ein Angebot der Stationsleitung an die Pflegenden zu verstehen, über dessen Annahme oder Ablehnung die Pflegenden grundsätzlich frei entscheiden können.

> *„Man muss mit Offenheit und Ehrlichkeit arbeiten. Und wenn man das macht, Transparenz, Ehrlichkeit, Offenheit, mehr kann man nicht tun. Und dann muss jeder für sich selbst entscheiden, glaubt er mir, oder glaubt er mir nicht. Da kann ich dann nichts mehr dran ändern" (AH-1-58).*

Wie weitreichend die Bedeutung der Beziehungsgestaltung zwischen Führungskraft und Mitarbeiter hinsichtlich deren Zufriedenheit ist, zeigt sich in dem nach Meinung der interviewten Stationsleitungen unmittelbar gegebenen Zusammenhang zwischen der Grundstimmung der Stationsleitung und der Gesamtstimmung des Stationsteams. Demnach beeinflusst die Stationsleitung mit ihrer situativen und grundständigen Stimmung gleichsam das Stimmungsbild der Pflegenden auf grundlegende Weise. Unabhängig davon, wie integriert oder distanziert die Stationsleitung im Team zu verorten ist, ist eine enge Verknüpfung zwischen Stationsleitung und Pflegenden sowie eine Orientierung der Pflegenden an der Stationsleitung grundsätzlich anzunehmen.

> *„Für die Stimmung ist die Stationsleitung ziemlich wichtig. Wenn die Stationsleitung ständig schlechte Laune hat, dann hat auch das Team ständig schlechte Laune. Das ist ganz bestimmt so. Da bin ich mir ziemlich sicher, dass das so ist" (FL-1-147).*

> *„Ich glaube, der Einfluss auf die Stimmung im Team durch die Leitung ist ganz groß" (VO-1-209).*

> *„Also ich merke, ich mache den Posten schon ein paar Jahre. Auch die Stimmung auf Station steht und fällt mit meiner Stimmung. [...]. Ich merke das immer wieder. Ich finde das total irre. Aber es ist tatsächlich so" (BE-1-154; 158).*

Als einen weiteren Einflussfaktor auf die Mitarbeiterzufriedenheit stellen die interviewten Stationsleitungen die Dienstplanung heraus. Seitens der Pflegenden wird der Dienstplangestaltung ein hoher Stellenwert beigmessen und eine hohe Planungsqualität erwartet.

> *„Der Dienstplan hat eine ganz große Bedeutung! Das ist das Instrument wo am meisten draufgeschaut wird und die Mitarbeiter am meisten zufrieden oder unzufrieden macht" (VO-1-263).*

> *„Der Dienstplan ist für die Mitarbeiter enorm wichtig. Der Stellenwert ist hoch, hoch, hoch" (GE-1-63).*

Zuallererst gewährleistet aus organisationaler Sicht die Dienstplangestaltung die Sicherstellung der Patientenversorgung. Dieser übergeordnete Verantwortungsbereich der Stationsleitung steht hinsichtlich der Dienstplangestaltung grundsätzlich über der Berücksichtigung der Interessen der Pflegenden.

> *„Ich bin dafür verantwortlich als Leitung, dass die Dienste stehen. Und dass die Patienten hier versorgt werden können. Das heißt ich kann nicht zwangsläufig hier auf jeden Wunsch immer eingehen" (GE-1-63).*

Insgesamt erwarten die Mitarbeiter von der Stationsleitung unter Einhaltung der Auflagen zur Dienstplangestaltung, z. B. nach Betriebsvereinbarung oder Arbeitszeitgesetz, einen Dienstplan, der auch ihre individuelle Situation hinsichtlich der Vereinbarung von Familie/Freizeit und Beruf sowie gerade bei älteren Mitarbeitern, deren körperliche Verfasstheit, berücksichtigt bzw. zu berücksichtigen hat.

> *„Viele machen auch Teilzeit, weil sie körperlich nicht über so einen langen Zeitraum belastbar sind und da muss ich auch genau gucken, ich kenne ja meine Mitarbeiter auch schon lange, die kann ich jetzt nicht fünf Tage einplanen, das schafft die gar nicht, die macht drei Tage, zwei Tage frei oder so. Da passe ich schon drauf auf. [...] Dann habe ich ältere, die passen auf ihre Enkelkinder auf, weil deren Kinder arbeiten gehen müssen. [...] Solche Sachen, die weiß ich dann für den Dienstplan" (GE-1-61).*

Um dieser Erwartung gerecht zu werden, ist es seitens der Stationsleitung notwendig, dass sie zu einem gewissen Teil die private Situation der Pflegenden kennt. Gleichzeitig stellt die Erwartungshaltung der Pflegenden sowie die gegebene Auswirkung der Dienstplangestaltung auf den privaten Lebensbereich die Stationsleitung wiederkehrend vor grundsätzliche Fragen in der Dienstplangestaltung. Neben der Berücksichtigung individueller Bedürfnisse der Pflegenden ist die Frage der Dienstplangerechtigkeit zudem ein Aspekt, der sich auf die Gruppe der Pflegenden bezieht, also beispielweise, dass keine Pflegenden anderen gegenüber in der Dienstplangestaltung übervorteilt werden.

> *„Aber in erster Linie muss man gucken, was ist ein fairer Dienstplan" (NA-1-213).*

> *„Was heißt Gerechtigkeit im Dienstplan" (HP-1-111).*

Übergreifend messen die interviewten Stationsleitungen der Dienstplangestaltung eine hohe Priorität bei. Innerhalb der Dienstplangestaltung steht der Stellenwert der Mitarbeiterzufriedenheit der Sicherstellung der Patientenversorgung zunächst nicht nach.

> *„Dienstplan zu schreiben, das ist für mich auch eine Sache, damit die Mitarbeiter zufrieden sind. Für mich ist der Dienstplan ganz wichtig, denn es ist ein anstrengender Job. Schichtdienst ist sowieso anstrengend. Und ich versuche in meinem Dienstplan, und das wissen auch die Mitarbeiter, dass alle, zufrieden sind. Das ist für mich wirklich ganz wichtig" (FH-1-76).*

> *„Und ich versuche einfach auch einen Dienstplan zu schreiben, mit dem jeder gut leben kann. Denn ich beeinflusse mit dem Dienstplan das Leben anderer Menschen. Und ich schreibe keinen*

Dienstplan, an dem jeder jeden zweiten Tag Wechselschicht hat"
(PO-1-112).

Zwischen den beiden Zielebenen der Dienstplangestaltung ist ein kontinuierliches wie komplexes Spannungsfeld gegeben, das nur wenige Kompromisse eröffnet. Wie die nachfolgenden Ausführungen zeigen, werden unter Personalknappheit der Dienstplangestaltung zu dessen Sicherstellung mit der Instrumentalisierung der Mitarbeitermotivation umfassende, vielfach unbewusste Auswirkungen auf das Führungsverhalten der Stationsleitung sichtbar.

6.4.3   Rollen und Aufgabenverständnis als Führungskraft

Unabhängig von der Anzahl an überantworteten Mitarbeitern stellen die interviewten Stationsleitungen direkt und indirekt heraus, dass sie die Mitarbeiterführung nicht als ihre vordinglichste Aufgabe verstehen und verstehen müssen sowie wahrnehmen können, obwohl ihnen die Bedeutung ihrer Rolle für die Mitarbeiter, wie zuvor skizziert, sehr bewusst ist. Stationsleitung zu sein, wird vielfach zuallererst mit der Aufgabe die Station zu organisieren, sie „am Laufen zu halten", verbunden.

> *„Die Aufgabe der Leitung ist so, dass ich im Prinzip, ich sage mal die Mitarbeiter bei der Stange halten muss. Ich muss sie motivieren" (GE-1-91).*

> *„Die Organisation der Station nimmt am meisten Zeit ein [...]. Ich sage mal, die Station zu koordinieren, das ist die Aufgabe der Stationsleitung [...] Das ist der größte Bestandteil und alles andere ist Bestandteil dieses Prozesses" (PO-1-124).*

In diesem Grundverständnis eingegliedert, bedeutet die Aufgabe der Stationsleitung „Mitarbeiter zu führen" zunächst einmal nur in quantitativer und nach Möglichkeit auch in qualitativer Hinsicht „Mitarbeiter zu organisieren". Die „gut organisierte Station", die sich darüber definiert, dass der Tagesablauf mit seinen zahlreichen Unabwägbarkeiten, die das situative Handeln der Stationsleitung erfordern, ohne größere Vorkommnisse im Hinblick auf die Patientenversorgung bewerkstelligt wird, gilt als Gradmesser der Leitungsfähigkeit der Stationsleitung.

> *„Und du hast natürlich auch viele Sachen aus dem operativen Tagesgeschäft. Wenn man kommt schaltet man das Telefon an, und ab da geht es los. Mit Anfragen, mit Tagesgeschäft usw."(HP-1-140).*

Positive Indikatoren hierfür sind nach Ansicht der interviewten Stationsleitungen eine geringe Anzahl an Patientenbeschwerden und negativen Rückmeldungen der Ärzte und Funktionsabteilungen, in organisatorischer wie fachlicher Hinsicht, sowie im Hinblick auf die Pflegenden geringe Krankenstände und ein kontrollierbarer Stand an Überstunden. Vor diesem Hintergrund ordnet sich die Aufgabe der Mitarbeiterführung durch die Stationsleitung der Aufgabe in der Verantwortung zu stehen die Station bzw. das Tagesgeschäft zu organisieren und daran gemessen zu werden, weitgehend unter. Somit bilden den Ausgangspunkt von diesem Verständnis der Mitarbeiterführung die skizzierten Rahmenbedingungen von Pflege im Krankenhaus, die ein Aufgabenverständnis der Stationsleitung in der Unternehmenskultur etabliert hat, das primär auf die Organisation der Station ausgerichtet ist, und die Führung der Mitarbeiter als einen sekundären Verantwortungsbereich interpretiert[330].

> *„Also eine direkte Anleitung, wie mit dem Mitarbeiter umzugehen ist, habe ich nicht. In der Stellenbeschreibung steht nur wertschätzend und eben dass ich die anleite, ich sag das jetzt mal ganz böse, dass sie nicht viel krank sind und gut arbeiten und dann gucken, dass es läuft. Und wenn es läuft, interessiert es keinen, wie sie das machen"* (RE-1-125).

> *„Aber ich glaube schon, dass Mitarbeiterführung sehr fachlich gesehen wird und sehr, sehr patientenbezogen. Und so lange das gut ist, ist auch alles gut. Mitarbeiterführung ist, glaube ich, dann gefragt, wenn es schwierig wird. Wenn zum Beispiel viele Beschwerden über einen bestimmten Mitarbeiter kommen. Dann wird man als Stationsleitung natürlich darauf angesprochen und ist gefragt, zu sagen, Mensch, woran liegt das denn, was ist da los"* (FL-1-137).

Die stark quantitative Betrachtung der Mitarbeiterführung – in dem Verständnis Mitarbeiter mehr zu „organisieren" als zu „führen" – drückt sich auch in der wiederkehrenden Aufgabe der Stationsleitung, kurzfristigen Personalausfall kompensieren zu müssen, aus. Gleichzeitig unterstützt das Ausfallmanagement als nahezu tägliche Routine das Verständnis einer quantitativen Mitarbeiterführung, dessen Zielsetzung unter den gegebenen Rahmenbedingungen als rein quantitative Bedarfsdeckung unter bekannten aber situativ nicht abwendbaren Einschränkungen der Mitarbeiterqualifikation, beispielsweise bei der vollen

---

[330] Vgl. Kapitel 6.3.2.

Anrechnung von Auszubildenden oder noch in der Einarbeitung befindlichen Mitarbeitern, zu bewerten ist[331].

> *„Die Stationsleitungen treffen sich jeden Morgen nach der Übergabe um 6:15 Uhr in einem Raum, dort werden die aktuellen Zahlen besprochen, Anzahl Patienten, Eingruppierung der Patienten, Anzahl Isolierpatienten, Anzahl Operationen und ungefähre Anzahl an Transporten. Dann wird da oben draufgesetzt, wie viele Mitarbeiter sind da und dann kann eine Stationsleitung Bedarf anmelden. Ich habe heute Morgen einen Ausfall, ich benötige einen Mitarbeiter von einer anderen Station. Und dann wird geschaut, ob ein Mitarbeiter einer anderen Station hier aushelfen kann" (NE-1-98).*

> *„Wenn einer ausfällt gucke ich erstmal, wer überhaupt da ist. Wir haben nämlich auch einige neue Mitarbeiter, die kann ich nicht alleine mit einem Schüler lassen, auch nicht mit einem hohen Kurs. Wenn ich jemanden habe, der schon viele Jahre da ist, gut erfahren ist, da kann man schon mal sagen, naja, das könnte schon mal so gehen. Aber man muss gucken, dass man jemanden dazubekommt, der auch die Qualifikation hat, dazu zupassen" (FL-1-63).*

Das heißt, qualitative Aufgaben der Mitarbeiterführung, wie die Begleitung von neuen Mitarbeitern in der Einarbeitung oder das Führen von Mitarbeitergesprächen, können erst dann von der Stationsleitung wahrgenommen werden, wenn der reibungsfreie Ablauf vom Tagesgeschäft gewährleistet ist. Allerdings ist die Wahrnehmung dieser Aufgaben wiederum davon abhängig, wie die Stationsleitung insgesamt in die Pflege eingebunden ist, beispielsweise, ob sie eine eigene Patientengruppe im Rahmen der Bereichspflege verantwortet, oder ob sie im Zwischendienst geplant ist[332].

> *„Es fällt alles das hinten rüber, wofür man mal einen freieren Kopf braucht. Zum Beispiel eine etwas strukturierter Fortbildungsplanung zu machen, oder Gespräche mit Mitarbeitern zu führen, die über das nötigste hinaus gehen müssten. Wenn es zum Beispiel über kritische Situationen geht. Die können dann nur kurz und knapp abgehandelt werden. Oder alles war Veränderungen auf der Station angeht. Wenn man jetzt darüber nachdenkt, irgendwelche Prozesse zu optimieren, das schiebt man natürlich*

---

[331] Vgl. Kapitel 6.1.4.

[332] Vgl. Kapitel 6.3.3.

> *dann nach hinten, weil man versucht erstmal Ausfallmanagement,*
> *Dienstplan, Urlaubsplan und so in den Griff zu kriegen" (JL-1-*
> *35).*

Eingebunden in die Bereichspflege bleibt der Stationsleitung letztlich nur die Möglichkeit Aufgaben der qualitativen Mitarbeiterführung im Anschluss an den Frühdienst im Rahmen von Mehrarbeitszeit zu leisten oder vor diesen Aufgaben zu resignieren.

> *„Meine Leitungstätigkeiten muss ich sagen, mache ich on-top zum*
> *normalen Tagesgeschäft. Das heißt, wir sind als Bereichspflege*
> *organisiert. Ich bin für 18 Patienten im Regelfall hauptverantwort-*
> *lich" (NE-1-74).*

Entsprechend zeigt sich auch in den Interviews, dass es der Stationsleitung weitgehend selbst überlassen ist, welche Aufgaben der qualitativen Mitarbeiterführung sie in welchem Umfang wahrnimmt, genauso wie es ihr weitgehend selbst überlassen ist, mit welchem Führungsstil sie die Station leitet. Denn zum einen ist die Stationsleitung in ihrem Führungshandeln bereits durch die Rahmenbedingungen stationsindividuell zuweilen erheblich eingeschränkt. Zu hohe Auflagen qualitativer Mitarbeiterführung würden insofern nicht geleistet werden können, und zum anderen wird die Stationsleitung primär an dem Ergebnis einer gut organisierten Station gemessen und nicht an der Art und Weise, wie sie das Ergebnis erreicht.

> *„Bei der Mitarbeiterführung orientiere ich mich an mir selbst. Wie*
> *ich mit den Mitarbeitern umgehen soll, dazu ist mir nie etwas ge-*
> *sagt worden" (PO-1-80).*

Der Führungsstil der Stationsleitung, ihr Umgang mit den Pflegenden bzw. der ihr überantworteten Mitarbeiter und ihr Umfang an wahrgenommenen Aufgaben qualitativer Mitarbeiterführung werden demzufolge solange nicht thematisiert bzw. kritisch reflektiert, wie das Tagesgeschäft von der Stationsleitung weitgehend reibungsfrei sichergestellt werden kann und keine unmittelbaren Beschwerden zu ihrem Führungsstil vorliegen oder es kritische Hinweise gibt, dass sie ihre Aufgaben der qualitativen Mitarbeiterführung massiv vernachlässigt. Entsprechend vollzieht sich die personelle Führung der Pflegenden zunächst im alleinigen Ermessensspielraum der Stationsleitung. Ihr Führungsstil, ihr grundsätzlicher Umgang mit den Mitarbeitern und ihr Engagement in der qualitativen Mitarbeiterführung kann daher von der Stationsleitung in einem stattgegebenen breiten Toleranzbereich selbst bestimmt werden, wie die interviewten Stationsleitungen indirekt berichten.

„Es gibt keine Gespräche, die nur speziell um das Thema Führung gehen. Das ist in der Regel dann der Fall, wenn es Probleme gibt. Dann redet man natürlich darüber. Wenn es irgendwie Beschwerden gibt, oder wenn etwas nicht richtig gelaufen ist oder wenn der Betriebsrat eine Meldung bekommen hat. Meistens geht sowas ja über den Betriebsrat, dass die Mitarbeiter Beschwerden über die Leitung eingeben" (AH-1-39).

Insofern ist auch die Reflexion von Führungshandeln und kritischen Situationen der Mitarbeiterführung in der Regel nicht in eine etablierte Kommunikationsstruktur, wie Austausch von Stationsleitungen untereinander im Rahmen kollegialer Beratung oder regelmäßiger Gesprächstermine mit den übergeordneten Führungskräften, eingebunden.

Mitarbeiterführung wird dann thematisiert bzw. ist von Interesse, wenn entweder Beschwerden über das Führungsverhalten der Stationsleitung auftreten, mit dem Ziel, dass die Leitung ihren Führungsstil neu ausrichtet oder wenn sich über das Verhalten von Mitarbeitern beschwert wird, mit dem Ziel, dass die Stationsleitung entlang ihrer Mitarbeiterführung das Verhalten des Mitarbeiters verändert.

Entsprechend merken die interviewten Stationsleitungen an, dass zwischen den Stationsleitungen ihrer Einrichtungen ein sehr breites Spektrum an differierenden Führungsverständnissen vorliegt, partiell in von ihnen nicht zu akzeptierender Ausgestaltung. Die breite Streuung unterschiedlicher Grundverständnisse von Führung liegen auch dann vor, wenn Führungsgrundsätze oder Stellenbeschreibungen Hinweise bzw. Anforderungen auf den im Haus gewünschten Führungsstil geben. Die Führung der Mitarbeiter ist in weiten Teilen dem individuellen Führungsverständnis der jeweiligen Stationsleitung überlassen.

„Ich glaube, die Stationsleitungen werden alle ihr Verständnis haben, wie zu führen ist, aber nicht alle glaube ich, haben ein kollegiales Verständnis. [...] Also es gibt hier Führungsstile, die das von der Hierarchie her ganz anders sehen, dass manche denken, ich bin Stationsleitung, und die anderen sind da drunter" (BF-1-93).

„Ich glaube, dass das Führungsverständnis hier im Haus überall ganz unterschiedlich ist" (VO-1-203).

„Es gibt Unterschiede zwischen den Stationen. Es kommt auf die Generation an. Es kommt auf die Philosophie der Leitung an" (PU-1-25).

„Es gibt Stationsleitungen, die sind in ihrer Rolle überfordert. Ich würde sagen, das ist die Mehrzahl. Also wenn ich manchmal sehe, wie Stationsleitungen mit ihren Mitarbeitern umgehen, also nur so vom Zuschauen, dann würde ich sagen, dass kann nichts werden. Also da ist keine positive Grundstimmung dabei. Da ist das Verhalten, ich muss meine Mitarbeiter zu bestimmten Verhaltensweisen zwingen, durch Anschiss oder durch Anschreien oder so. Und das ist für mich ein Zeichen der Überforderung" (TS-1-108).

Unabhängig von existierenden Differenzierungen ist für die Mitarbeiterführung durch Stationsleitungen das nachgelagerte Verständnis bzw. das erschwerte Nachkommen qualitativer Aspekte von Mitarbeiterführung sowie ein stattgegebener breiter Toleranzbereich im Führungsstil zu konstatieren. Die personelle Führung der Pflegenden durch Stationsleitungen erstreckt sich in Intensität und Qualität über ein breites Spektrum. Die Mitarbeiterführung durch Stationsleitungen scheint zu einem nicht unerheblichen Teil einer haus-, stations- und personenindividuellen Zufälligkeit ausgesetzt zu sein. Auch wenn entlang des empirischen Materials nicht tiefergehende Gründe benannt werden können, ist anzumerken, dass in Blickrichtung möglicher Veränderungen der Führungsstil wesentlich weiter im Gestaltungsbereich von Stationsleitungen liegt, als deren Einfluss auf die gegebenen Rahmenbedingungen.

„Es gibt alles an Umgang mit dem Mitarbeiter. Und wie dann geführt wird, das ist dann, glaube ich, personenabhängig. Wenn ich mir hier so einige Leitungen anschaue, man hört ja auch von anderen Leitungen im Haus, wie die mit ihren Mitarbeitern umgehen, das käme für mich nie in Frage. Da würde ich immer denken, nein, das könntest du gar nicht, das wäre nicht meins" (FL-1-133).

Beispielhaft zeigt sich dies in dem sich veränderten Führungsverhalten der Stationsleitung zur Sicherstellung der Dienstplangestaltung[333]. Wie skizziert ist die Dienstplangestaltung angesichts knapper Personalressourcen eine wiederkehrende Herausforderung der Stationsleitung. Entsprechend können die individuellen Bedürfnisse der Pflegenden nicht immer berücksichtigt werden.

„Bei mir spielt der Dienstplan die Rolle, dass er mir manchmal Magenschmerzen macht. Die Zeit läuft irgendwie immer. [...]. Magenschmerzen macht er, weil die Besetzung sehr schlecht ist. Viele Mitarbeiter haben Nachtwachenverbot. Man will die

---

[333] Vgl. Kapitel 6.1.4.

Dienstvereinbarung einhalten. Das ist sehr schwer umzusetzen. Daher ist das mit Magenschmerzen behaftet" (BF-1-173).

Gleichzeitig ist das Ausfallmanagement, wie beschrieben, bei kurzfristigem Personalausfall auf die „Gutmütigkeit" der Pflegenden angewiesen, unmittelbar aus dem eigentlichen Frei heraus zu arbeiten.

Unter derlei Voraussetzungen gelingt der Stationsleitung ihre zentrale Aufgabe der personellen Sicherstellung der Pflege lediglich, wenn die Pflegenden Mehrarbeit nicht grundsätzlich hinterfragen und kurzfristiges Einspringen zumindest von einem Teil der Pflegenden akzeptiert wird.

„Und ich fände es falsch den Kollegen oder die Kollegen ständig anzurufen und nachzufragen, ob sie für einen Dienst einspringen können, ob sie für Krankheitsfälle einspringen können et cetera, und selbst mache ich es nicht. Und selbst mache ich nur meine 38,5 Stundenwoche und dann ist Feierabend. Die Kollegen müssen schon merken, dass ich selbst auch bereit bin, mit aufzuopfern. [...]. Alle Mitarbeiter machen wesentlich mehr Stunden. Und ich halt auch. Um einfach auch zu signalisieren, dass ich genauso von dem Problem tangiert bin, und dass das nicht nur ein Problem von den anderen ist" (NA-1-48).

Um diese Haltung der Gutmütigkeit oder auch Opferbereitschaft bei den Pflegenden erreichen zu können, lebt die Stationsleitung dies tugendhaft vor. Entlang ihrer Vorbildfunktion versucht sie die Opferbereitschaft auf die Pflegenden zu übertragen und einzufordern[334].

Parallel dazu versucht sie den Pflegenden mit einem kalkulierten Führungsstil a-la „give-and-take-leadership" (Burns 2003, S. 23) soweit entgegen zu kommen, dass diese sich ihr gegenüber, der Reziprozitätsnorm[335] verpflichtet, loyal verhalten: Für die Berücksichtigung ihrer Wunschdienste stehen die Pflegenden der Stationsleitung gegenüber in einer gefühlten Schuld. Diese können sie ausgleichen, indem sie ausgesprochene und unausgesprochene Erwartungen der Stationsleitung, wie Mehrarbeit oder kurzfristiges Einspringen (über-)erfüllen[336].

„Weil meine Philosophie in Leitung ist, ‚man muss das Personal auf Händen tragen‘. [...]. Ich bin aber davon überzeugt, weil je mehr man versucht die Interessen der Mitarbeiter zu berücksichti-

---

[334] Vgl. Kapitel 6.4.2.

[335] Vgl. Fußnote 131.

[336] Vgl. Kapitel 3.2.1 und 6.1.4.

gen, bei der Dienstplangestaltung, bei Freizeitausgleichen und bei speziellen Wünschen. Ich muss morgen mal frei haben oder so. Das ist für mich überhaupt keine Frage, die bekommen frei. Und wenn ich selber dafür arbeite. Und das geben die mir zurück, indem sie sich nicht zu oft krankmelden, bei jedem Husten oder so, und indem sie auch bereit sind, bei Bedarf auch mal einzuspringen. Von daher habe ich im Prinzip nie ein Problem, irgendwie Ausfälle auszugleichen" (TS-1-41).

„Die erwarten von mir als Führungskraft, die möchten, dass der Dienstplan pünktlich kommt. [...]. Der Dienstplan hat einen hohen Stellenwert. Das hat ja auch viel mit der Mitarbeiterzufriedenheit zu tun. Wenn der Dienstplan ganz gut ist, dann sind die Mitarbeiter auch ganz gut zufrieden. Und wenn ich deren Wünsche berücksichtige, dann sind die auch bereit mir mal einen Wunsch zu erfüllen, mal einzuspringen" (BE-1-67).

Weiterer Einfluss auf das gegebene Verhalten von Pflegenden, kurzfristig aus dem Frei heraus auf der Station zu arbeiten, resultiert auch aus ihrer hohen Identifikation und emotionalen Bindung mit ihrem Arbeitsbereich der Station sowie den Kollegen als Team. Pflegende fühlen sich primär an ihre Station sowie an das Team und sekundär an das Krankenhaus als Arbeitgeber gebunden. Dementsprechend ist kurzfristiges Einspringen auch stark darüber motiviert, dass Pflegende sich emotional verpflichtet fühlen, das Team durch den eigenen, auch opferbringenden Einsatz, unterstützen und entlasten zu müssen.

Um das fragile Konstrukt der personellen Sicherstellung der Pflege mit seinen Bedingungsfaktoren aus Vorbildfunktion, Reziprozität und Teamidentifikation nicht zu gefährden, sind Stationsleitungen auf eine konfliktarme Zusammenarbeit zu ihren Mitarbeitern sowie den Pflegenden untereinander angewiesen. Als vermeintlich sinnvolles Führungshandeln reagieren Stationsleitungen hierauf vielfach mit „Konfliktvermeidungsstrategien", in der Zielsetzung, harmonisierende Beziehungsverhältnisse zumindest temporär zu suggerieren.

„Häufig hat man schon Typen von Stationsleitung, die konfliktscheu sind. Weil sie es sich mit dem Team nicht verscherzen wollen, und denken dann, sie werden dadurch beliebt. [...]. Und dass ist dann auch keine gute Führung, auch wenn man dem Mitarbeiter 99-mal nicht weh getan hat, weil man den Konflikt vermeiden wollte, aber es wird irgendwann diesen Konflikt geben" (HP-1-26).

Insofern unterliegt dem mitarbeiterorientierten Führungsstil das Kalkül, Pflegende zu noch mehr Arbeitsleitung und -einsatz zu bewegen und nicht primär der Idee berechtigte Bedürfnisse der Mitarbeiter zu berücksichtigen. Das positive Ansinnen mitarbeiterorientierter Führung als Grundverständnis im Führungshandeln der Stationsleitungen verkehrt sich entlang der unzureichenden Personalausstattung – um im Beispiel zu bleiben – weitgehend unbewusst darin, Mitarbeitermotivation zu instrumentalisieren.

Neben dem Einfluss der Rahmenbedingungen auf das Führungsverhalten der Stationsleitung, zeigt das Beispiel bzw. die dahinterliegende Systematik, welche insgesamt übertragbar ist, gleichsam die grundsätzliche Bedeutung von Ressourcen als Antezedens ethikorientierter Führung im Sinne der vorliegenden Arbeit. Ethikorientierte Führung adressiert nicht die Mitarbeiter zu instrumentalisieren, um sie zu noch mehr Leistung zu motivieren, sondern eine ethikorientierte Führung beansprucht einen Mindeststandard an Ressourcen und baut auf diesen auf.

> *„Es ist ja ganz klar. Wenn ich einen Mercedes reparieren soll, aber ich habe nur Werkzeug für einen VW da, dann wird es nicht funktionieren. Auch, wenn ich es könnte, weil ich ein guter Mechatroniker bin. Habe ich nicht genug Personal, kann ich nicht auch noch Mitarbeitergespräche führen. Habe ich permanent zu wenig Personal, sehe ich halt zu, dass ich das operative Geschäft sichere, die Pflege sicherstelle, Patientensicherheit sicherstelle und dann bin ich auch durch mit Schön schreiben" (HP-1-180).*

6.4.4 Normative Handlungsorientierung und Reflexion von Mitarbeiterführung

Wie voranstehend skizziert, existiert zwischen den Stationsleitungen in den Einrichtungen der beteiligten Krankenhäuser ein breites Spektrum der personellen Führung von Pflegenden. Demgegenüber bilden die interviewten Stationsleitungen mit einem gleichwohl individuell differenziert aber insgesamt kollegialpartizipativen Führungsstil eine relativ homogene Gruppe.

> *„Die Mitarbeiter können auf Station mitentscheiden. Sie können die Arbeitsorganisation mitentscheiden. Wir probieren viel aus. Und was sich nicht bewährt, wird nicht mehr gemacht. Wenn in den Teamsitzungen Vorschläge diskutiert werden, zu ganz unterschiedlichen Gesichtspunkten, wird gefragt, können wir das nicht mal so machen. Nein, ich finde das besser so. Aber lass uns das doch einfach mal ausprobieren" (HP-1-115).*

Dieser Umstand mag auf die Auswahl der Interviewpartner durch die jeweiligen Pflegedirektionen der beteiligten Einrichtung zurückzuführen sein, zumal ein kooperatives Führungsverständnis als gegenwärtig gängige und gewünschte Ausrichtung der Mitarbeiterführung über die Führungsgrundsätze oder das Führungsleitbild der Einrichtungen kommuniziert wird[337].

> *„Wir haben einen Führungsgrundsatz, ein Führungsleitbild, was sich natürlich an einem wertschätzenden Umfang mit den Mitarbeitern und Führung auf Augenhöhe orientiert" (NP-1-57).*

Gleichwohl zeigt sich, dass Führungsgrundsätze bei der Gruppe der interviewten Stationsleitungen nur einen, häufig wenig relevanten, Orientierungspunkt ihrer Mitarbeiterführung neben anderen darstellen. Zudem können Führungsgrundsätze nur dann als Orientierungspunkt herangezogen werden, wenn ihnen eine gewisse Sprachfähigkeit eigen ist, sie aussagekräftig formuliert sind, sie der Stationsleitung bekannt sowie von ihr interpretierbar sind und sie in der Anwendung und Auslegung der Führungsgrundsätze begleitet wird oder dazu beispielsweise im kollegialen Austausch steht.

Es ist davon auszugehen, dass die genannten Aspekte nicht durchgängig in den Einrichtungen vorliegen. Zum einen sind Führungsgrundsätze nicht flächendeckend in den beteiligten Krankenhäusern etabliert, zum anderen bestehen Informationslücken über das Vorhandensein von Führungsgrundsätzen zwischen den Stationsleitungen sowohl innerhalb einer Einrichtung als auch zwischen den Stationsleitungen von Krankenhäusern mit mehreren Standorten. Vielen der interviewten Stationsleitungen ist nicht abschließend bekannt, ob für das eigene Haus Führungsgrundsätze erarbeitet worden sind. Entsprechend ist die Orientierung der Stationsleitungen an Führungsgrundsätzen als weitgehend ungerichtet zu bewerten.

> *„Ich glaube, es gibt Führungsgrundsätze" (VO-1-169).*

> *„Wenn es im Haus Führungsgrundsätze geben sollte, kenne ich sie zumindest nicht" (FH-1-131).*

---

[337] Um Rückschlüsse auf die beteiligten Krankenhäuser zu vermeiden, sind die zur Verfügung gestellten Führungsgrundsätze nicht dem Anhang beigefügt worden. Führungsgrundsätze sind häufig auf den Internetpräsenzen von Organisationen eingestellt (Weibler 2016, S. 415). Grundsätzlich gilt dies auch für Krankenhäuser. Gegenwärtig beschreiben Führungsgrundsätze vornehmlich ein kooperativ-delegatives Führungskonzept, mit Betonung auf ‚Vertrauen‘, ‚wechselseitigen Respekt‘, ‚Selbstentfaltung‘ und ‚Achtung des Einzelnen‘ (Wunderer 2009, S. 390). Eine Analyse von 60 Führungsgrundsätzen verschiedener Organisationen im deutschsprachigen Raum findet sich bei Jancsary (2013). Vgl. Kapitel 3.3.2.

„Haben Sie im Haus Führungsgrundsätze? Das ist eine gute Frage" (NA-1-38).

„Führungsgrundsätze hier im Haus? Nicht dass ich es wüsste" (TS-1-31).

„Speziell auf die Führungsebene bezogen liegen keine Führungsgrundsätze im Haus vor" (NE-1-154).

„Es gibt für die Stationsleitungen und für die PDL gibt es, wie nennt sich das, nicht Verfahrensanweisen ... aber sowas gibt es" (SB-1-31).

Zudem mangelt es verschiedentlich an Hintergrundwissen zum Grundverständnis und übergeordneter Zielrichtung von Führungsgrundsätzen bei Stationsleitungen und Einrichtungen gleichermaßen. Oftmals ist nicht bekannt, dass Führungsgrundsätze als normativer Rahmen die Wertebasis der Mitarbeiterführung festlegen. So werden Führungsgrundsätze mit Stellen- und Funktionsbeschreibungen gleichgesetzt oder Führungsgrundsätze als der Teil mitarbeiterbezogener Aufgaben der eigenen Stellenbeschreibung verstanden, die es wie die weiteren Aufgaben der Stellenbeschreibung abzuarbeiten gilt und als eine Vorgabe aus der Geschäftsführung oder Pflegedirektion aufgefasst werden. Dabei weisen die Stellenbeschreibungen der beteiligten Einrichtungen unter mitarbeiterbezogene Aufgaben an die Stationsleitung übertragene und die Mitarbeiter betreffende Tätigkeiten, wie die Einarbeitung neuer Mitarbeiter oder das Fehlzeitenmanagement, aus. Auch die in der Stellenbeschreibung einer beteiligten Einrichtung formulierten „Leitlinien zur Führung einer Station" bieten keine Orientierung im Führungshandeln. Vielmehr beschreiben sie für die Stationsleitungen des Krankenhauses die organisatorische und inhaltliche Zusammenarbeit zwischen Stationsleitung und Stellvertretung, wie Vertretungsregeln oder Kommunikationsstrukturen. Zur Art und Weise personeller Führung bieten sie für die Stationsleitung keine Orientierung.

„Führungsgrundsätze? Also irgendwas, was mir vorgegeben wird von der Pflegedirektion?" (BE-1-33).

„Wir haben Führungsgrundsätze, aber wenn ich jetzt ehrlich bin, kann ich Ihnen die jetzt ad hoc gar nicht so sagen. Es ist ja im Endeffekt wie eine Stellenbeschreibung, was die Stationsleitung zu tun hat. Da haben wir Stellenbeschreibungen für die Stationsleitungen und Stellvertretungen und da sind die Strukturen aufgelistet" (BF-1-79).

Es gibt schon Leitlinien, was die Stationsleitung machen soll. Das gibt es schriftlich. Ich habe das auch schon mal gelesen, das ist irgendwo im Ordner" (FH-1-131; 133).

„Wir haben auch Führungsgrundsätze. Habe ich mir auch schon durchgelesen. Aber wenn ich das alles machen soll, das kann ich gar nicht leisten. Die Rahmenbedingungen sind dafür einfach nicht da. Die habe ich nicht. Und das haben wir auch schon mal gesagt, in der Leitungsrunde. Aber denen sind ja auch die Hände gebunden. Und die Sachen sind ja so von oben gewollt" (RE-1-109).

Demgegenüber ist die Stellenbeschreibung in den Einrichtungen, in denen keine Führungsgrundsätze oder Leitlinien beschrieben sind, die einzig schriftliche Quelle, die Stationsleitungen eine erste Orientierung im Bereich personeller Führung bieten kann.

„Es sind jetzt nicht Führungsgrundsätze festgeschrieben. Die Stellenbeschreibung ist hier maßgeblich. Die erstreckt sich auf zwei Seiten" (NE-1-156).

Dies allerdings auch nur dann, wenn die Stellenbeschreibung abseits ihrer definitorischen Inhalte auch Aspekte der Mitarbeiterführung beinhaltet, die erste „Hinweise" auf ein organisational gewünschtes Führungsverhalten bereitstellen, nicht aber die Möglichkeiten der Handlungsorientierung von Führungsgrundsätzen bieten können.

„SL: Es gibt da im Intranet, da ist eine Stellenbeschreibung für die Stationsleitung drin, und die haben wir. Und da sind die ganzen Punkte drin, die ich zu erledigen haben und und und.

IN: Wird darin auch der Umgang mit den Mitarbeitern thematisiert?

SL: Ja, ich soll nett und freundlich sein. Das steht schon da drin. Und ich soll die fördern und fordern. Das steht darin und gucken, wo die Stärken und Schwächen liegen" (RE-1-111-113).

Eine Orientierung im Führungshandeln über die „Hinweise" in Stellenbeschreibungen hinaus, sind in den Einrichtungen für Stationsleitungen verfügbar, die „Leitlinien der Zusammenarbeit" beschrieben haben, in denen allgemeine Regeln zum Umgang und zur Zusammenarbeit festgelegt worden sind. Entsprechend sind die Leitlinien auch auf das grundsätzliche Führungshandeln von Stationsleitungen übertragbar bzw. gelten für diese.

„Führungsgrundsätze gibt es glaube ich nicht. Es gibt ein Leitbild, aber nicht, was jetzt für Führungskräfte speziell ist. Wie heißt es immer. Wertschätzender Umgang miteinander. Ist aber auch nicht immer so ganz, dass das bei allen so ist" (FL-1-266).

Unter den beteiligten Krankenhäusern sind ebenfalls Einrichtungen vertreten, die weder über Führungsgrundsätze, Führungsleitlinien, Leitlinien der Zusammenarbeit oder „Hinweise" in Stellenbeschreibungen verfügen, sodass für die Stationsleitungen keine Orientierungspunkte über ein organisational vereinbartes oder als gewünscht definiertes Führungsverhalten im Umgang mit den Mitarbeitern beschrieben sind.

Dabei zeigt sich insbesondere im Kontext einer stark funktionalistischen Prägung von Mitarbeiterführung bei gleichzeitig stattgegebenem breitem Toleranzbereich im Umgang mit den Pflegenden der Bedeutungsgehalt von Führungsgrundsätzen im Krankenhaus[338].

„Zum Umgang zwischen Stationsleitung und Mitarbeiter, da haben wir jetzt so eigentlich nichts" (BF-1-81).

„Bei der Mitarbeiterführung orientiere ich mich an mir selbst. Wie ich mit den Mitarbeitern umgehen soll, dazu ist mir nie etwas gesagt worden" (PO-1-80).

Allerdings wird auch deutlich, dass Führungsgrundsätze nicht allein durch das Vorhandensein im Führungshandeln orientieren können, sondern dass auch eine stetige Auseinandersetzung mit den Führungsgrundsätzen, neben einem erforderlichen Grund- und Anwendungswissen, dafür notwendig ist. Zum einen damit Führungsgrundsätze in ihrer allgemeinen Formulierung ohne konkreten Anwendungsbezug nicht als *„vollkommen leere Worthülse"* (HP-1-109) und ohne Relevanz im Führungsalltag ignoriert werden.

„In der praktischen Arbeit haben Führungsgrundsätze, glaube ich, keine Relevanz"(HP-1-105).

„Also der Grundsatz ist immer kollegial demokratischer Führungsstil. Was heißt das? Das ist ja auch eine verkommene leere Worthülse. Das soll aber der prägende Stil des Umgangs miteinander sein" (HP-1-109).

---

[338] Vgl. Kapitel 6.3.2.

Und zum anderen, um die Möglichkeiten der situationsübergreifenden Formulierung von Führungsgrundsätzen im konkreten Anwendungsfall auch nutzbar machen zu können.

> *„Das Führungsleitbild kannte ich lange nicht und ist mir tatsächlich irgendwann von einer Mitarbeiterin in die Hand gedrückt worden, als Orientierungshilfe, als ich mal eine schwierige Situation hatte. [...] Daher wusste ich überhaupt, dass es das hier im Haus gibt" (JL-2-57).*

Dessen ungeachtet sind erforderliche Strukturen zur Reflexion von Führungshandeln unter Einbezug der Führungsgrundsätze, wie es beispielsweise kollegiale Beratung oder Regelgespräche zwischen Stationsleitung und Vorgesetzten ermöglichen könnte, in den beteiligten Einrichtungen weitestgehend nicht in erforderlicher Ausprägung institutionell etabliert, sondern vielmehr recht unterschiedlich entwickelt. Die Spannbreite bewegt sich zwischen etablierten Reflexionsgesprächen zur Mitarbeiterführung einerseits und der fast vollständigen Überantwortung der Mitarbeiterführung in Eigenreflexion andererseits.

> *„Mitarbeiterführung ist so kein Thema. Auch bei Stationsleitungsbesprechen nicht. Da wird nicht über Führung gesprochen. Ich bin eigentlich immer da. Man spricht über viele Themen, so was im Haus passiert. Aber wie jeder sein Team führt, dass bespricht man nicht mit anderen" (FH-1-115).*

> *„Die Auseinandersetzung mit den Führungsgrundsätzen ist schon da, weil ich gecoacht werde von meiner direkten Vorgesetzten, um einfach auch im Dialog und im Lernprozess immer wieder zu reflektieren, war das jetzt zum Beispiel wertschätzend im Umgang mit dem Mitarbeiter?" (NP-2-25).*

Grundsätzlich heben die interviewten Stationsleitungen hervor, dass die Reflexion von Führungshandeln nicht in das zeitlich enge und inhaltlich dichte Tagesgeschäft ohne definierten Angebotsrahmen eingebunden werden kann. Die tiefergehende Auseinandersetzung um Mitarbeiterführung bedarf zeitlicher Ressourcen und gedanklicher Einlassung. Ohne zeitliche und inhaltliche Setzungen entfallen Fragen der Mitarbeiterführung, reduzieren sich auf anlassbezogene Gespräche oder verlagern sich als Eigenreflexion ohne Austausch auf die Zeit nach Dienstschluss.

> *„Nochmal über Situationen nachdenken kann ich eigentlich nur, wenn ich Feierabend mache" (BF-2-37).*

„Es gibt keine Gespräche, die nur speziell um das Thema Führung gehen. Das ist in der Regel dann der Fall, wenn es Probleme gibt" (AH-1-39).

„Die Gefahr, im Alltagsgeschäft diese Mitarbeiterfokussierung nochmal aufzugeben, ist sehr groß. Weil das natürlich durch 24 Stunden Betrieb, durch ein sehr hochtourig laufendes System Krankenhaus, man [...] sich die Freiräume dafür schaffen muss, bewusste Phasen der Reflexion, weil es sonst im Tagesgeschäft einfach untergeht" (NP-3-9).

Entsprechend stellt gerade die Eigenreflexion für Stationsleitungen eine wichtige und notwendige Methode im Umgang mit komplexen Führungssituationen dar. Deren ohnehin grundsätzlicher Bedeutungsgehalt steigt mit dem Mangel an alternativen Reflexionsmöglichkeiten weiter an. Für Stationsleitungen beispielsweise, die unvorbereitet eine Leitungsfunktion übernommen und in der Einarbeitung eine unzureichende Begleitung erfahren, stellt die Eigenreflexion vielfach die einzig verfügbare Methode dar, Führungssituationen retrospektiv zu betrachten[339]. Allerdings sind deren Umfang und Intensität von den individuellen Reflexionsfähigkeiten der Stationsleitung und ihrer Sensibilität zur Eigenreflexion abhängig, also der Frage, wie viel „Orientierungswissen" und „Orientierungskompetenz" vorhanden ist[340]. Auch ist nicht davon auszugehen, dass das eigene Führungshandeln ohne externe Impulse abschließend reflektiert wird, insofern die Eigenreflektion grundsätzlich einer begrenzten Reichweite unterliegt.

„Ich habe es gelernt, ich habe es mir angeeignet, Führungssituationen zu reflektieren als ein Instrument, um mein Handeln besser zu machen. Ich muss gestehen, ich bin relativ frisch und unvorbereitet und mit einem Idealismus in die Position eingestiegen. Dann wurde ich mit der Wirklichkeit konfrontiert und ich hatte wenig Material an der Hand und ich hatte auch wenig Erfahrung und Expertise in diesem Bereich des Leitens. Und auch da habe ich dann regelmäßig überdacht ‚wie hast du gesprochen, wie hast du reagiert, wie hast du versucht Ziele zu erreichen, wie hast du versucht mit Mitarbeitern Ziele zu vereinbaren, war das jetzt überhaupt sinnvoll, war das jetzt überhaupt realistisch'. Und dadurch hat sich mein Führungsverhalten maßgeblich entwickelt" (NE-1-179).

---

[339] Vgl. Kapitel 6.2.4.
[340] Vgl. Kapitel 4.5.

Somit ist die Stationsleitung, insbesondere in Krankenhäusern mit großen Führungsspannen, in denen der direkte Vorgesetzte mehr anlassbezogen als regelmäßig ansprechbar ist, als Ergänzung zur Eigenreflexion auf den strukturierten kollegialen Austausch mit Leitungen anderer Stationen angewiesen. Dabei zeigt sich, dass ohne institutionell organisierte Angebote ein führungsfachlicher Austausch, wenn überhaupt, nur selten über die Ebene kollegial-freundschaftlicher Gespräche hinausgeht. Im Tagesgeschäft beschränkt sich der Austausch von Stationsleitungen vielfach auf rein organisatorische Aspekte, z. B. die Ausleihe von Medikamenten oder die Rotation von Personal, und dringt nur selten thematisch in den Bereich der Reflexion von Führung vor. Hintergrund sind neben mangelnden zeitlichen Ressourcen, ein fehlendes Netzwerk vertrauter Stationsleitungen sowie eine organisationale Zurückhaltung Mitarbeiterführung zu thematisieren.

> *„Man tauscht sich nicht so über Führung aus. Das macht man nicht. Es ist vielleicht mal so, dass man sich mit der einen oder anderen Leitung mal austauscht, so nach dem Motto, ey, wie machst du das denn so" (FL-1-318).*

> *„Ich kann schon Kolleginnen anrufen, wenn es Probleme gibt, dass macht man auch. Aber das sind jetzt keine offiziellen Gespräche, das ist dann eher so, hast du mal eine Minute für mich. Wie hättest du da reagiert oder kannst du mir einen Tipp geben. Klar, dass macht man, aber das macht man im Endeffekt mit den Kollegen, die man auch schon lange kennt. Mit jedem würde ich das auch nicht machen. Viele kenne ich jetzt auch gar nicht so, wo ich sage, da ist so eine vertrauliche Basis" (BF-2-39).*

Der gegebene Bedarf an kollegialem Austausch zeigt sich analog zum Bedarf an Eigenreflexion durch dessen Verlagerung in die Zeit nach Dienstschluss. Derlei Möglichkeit bietet sich allerdings nur denjenigen Stationsleitungen, die über freundschaftliche Beziehungen zu anderen Stationsleitungen verfügen. Auch dürfte dieser Austausch ebenfalls nicht über die Ebene kollegial-freundschaftlicher Gespräche hinausgehen, und entsprechend ungerichtet und zufällig Themen der Mitarbeiterführung umfassen.

> *„Also es ist nicht so, dass sich zusammen alle Stationsleitungen über ihre Probleme austauschen. Aber es gibt natürlich immer auch freundschaftliche Beziehungen zwischen Stationsleitungen. Und das habe ich auch, da gibt es zwei, und wir treffen uns einfach zwei, drei Mal mindestens im Jahr, dann gehen wir essen, und*

dann werden natürlich solche Dinge auch besprochen" (GE-1-125).

"Also ich treffe mich auch nicht mit anderen Stationsleitungen, ich glaube, es gibt auch Stationsleitungen, die treffen sich auch privat, das ist eine kleine Gruppe, die sich immer wieder treffen" (FH-1-115).

"Ich kenne einige Stationsleitungen im Haus, schon länger und sehr gut, und mit denen findet der Austausch intensiver statt. Wo wir auch mal hinter verschlossener Tür Dinge besprechen können, die ich vor dem Team oder mit dem Team nie besprechen würde. [...] Die Gespräche mit anderen Stationsleitungen finden meistens in der privaten Zeit statt" (NE-1-181).

Ähnlich ungerichtet ist der Austausch zwischen der Stationsleitung und deren Stellvertretung zu bewerten. Entlang des empirischen Materials ist die strukturierte wie auch unstrukturierte Reflexion von Führungshandeln als weitgehend nicht etabliert einzuschätzen. So finden sich in den Aussagen keine Belege, dass die Stellvertretung von der Stationsleitung als Reflexionspartner ihres Führungshandelns angefragt wird. Vielmehr zeichnet sich ab, dass die Stellvertretung aufgrund ihrer hierarchischen Unterstellung und in Bewertung als Anwärter auf eine Stationsleitung von dieser aus ihrem Rollenverständnis heraus nicht als Reflexionspartner angefragt werden kann, wohl aber der Stellvertretung Rückmeldung zu ihrem mitarbeiterbezogenen Führungshandeln geben kann. Die Stellvertretung ist für die Stationsleitung zwar ein wichtiger Austauschpartner im Kontext der vielschichtigen Fragestellungen ihrer gemeinsamen Aufgaben, beispielsweise zur Lösung von Teamkonflikten, nicht aber um eigenes Führungsverhalten zu reflektieren.

Diesem Rollenverständnis entsprechend ist für die Stationsleitung der direkte Vorgesetzte als Austauschpartner in führungsbezogenen Fragestellungen und Reflexionspartner für das eigenen Führungshandeln relevant. Je nach Organigramm der Einrichtung ist dies unterschiedlich, und kann die Pflegedirektion, Pflegedienstleitung, Bereichs- oder Abteilungsleitung sein. Regelmäßig persönlich ansprechbar, also mehrmals wöchentlich oder täglich, ist der direkte Vorgesetzte für Stationsleitungen nach Aussagen der interviewten Stationsleitungen allerdings nur in den beteiligten Einrichtungen, in denen kleinere Führungsspannen über einen etablierten Mittelbau aus Abteilungs- oder Bereichsleitungen vorliegen. Erst angemessene Führungsspannen ermöglichen also der Stationsleitung überhaupt, den direkten Vorgesetzten als Austausch- und Reflexionspartner anzusprechen.

„Eine enge Begleitung durch die PDL würde ich mir wünschen, aber ich sehe selber das Problem, dass die PDL sehr, sehr ausgelastet ist. Wenn wir von 450 Mitarbeitern sprechen, den Terminkalender sehe ich ab und zu mal, wenn ich vor Ort bin zum Gespräch, der ist picke-packe voll" (NE-1-221).

Es zeigt sich jedoch auch, dass der regelmäßige Kontakt eine Voraussetzung für einen führungsbezogenen Austausch zwischen Stationsleitung und direktem Vorgesetzten darstellt. Zum einen ist dem wiederkehrenden Kontakt eine bedeutsame vertrauensbildende Komponente eigen. Ohne gegebenes Vertrauensverhältnis ist in der Reflexion von Führungshandeln nicht von einem offenen Umgang zwischen Stationsleitung und Vorgesetztem auszugehen[341]. Zum anderen ist der Vorgesetzte durch den regelmäßigen Kontakt mit der Stationsleitung und situativen Gesprächen mit den Pflegenden umfassend in die Geschehenssituation der Station eingebunden. Parallel kann er im Einzelfall das Führungshandeln der Stationsleitung beobachten und wahrnehmen. Dies ermöglicht es ihm, auch komplexe Situationen der Mitarbeiterführung zügig zu verstehen und durchdringend erfassen zu können.

„Bei schwierigen Führungsentscheidungen, da habe ich Austausch mit meiner Bereichsleitung. Früher gab es die nicht, aber seit ich Leitung bin, kurz danach sind die gekommen" (FH-1-121).

„Die Abteilungsleitung unterstützt mich viel, wenn es Probleme im Team gibt, oder wir überlegen zusammen, dieser Mitarbeiter, was können wir da machen, ich habe irgendwie das Gefühl, da ist was, die ist auch so oft krank, die meldet sich nicht, die ist immer so traurig. Sowas, das ist wichtig, dass man mit jemanden darüber spricht" (FH-1-123).

„Die Abteilungsleitung kann schon Rückmeldung zu meiner Art der Führung geben. Die kommt jeden Tag auf die Station, die kommt wirklich jeden Tag. [...]. Und ich glaube schon, dass meine Abteilungsleitung sehr gut sieht, wie ich mit meinen Mitarbeitern umgehe" (FH-1-207).

Gleichwohl ist einschränkend hervorzuheben, dass auch bei gegebenen kleinen Führungsspannen Austausch und Reflexion von Führungshandeln zwischen Stationsleitung und Vorgesetztem ohne einen institutionell gesetzten Rahmen dem jeweiligen Engagement der Beteiligten unterliegen, und insofern in ihrer Umsetzung als insgesamt zufällig zu bewerten sind. Da gleichzeitig für einen

---

[341] Vgl. Kapitel 6.3.3.

etwaigen Austausch und eine mögliche Reflexion von Führungshandeln, wie aus dem Material ersichtlich, vielfach nicht die Führungsgrundsätze der Einrichtung herangezogen werden können, da sie nicht bekannt oder nicht vorhanden sind, und entsprechend ausschließlich die individuellen Normen der Beteiligten Orientierungspunkt und Werteboden der Gespräche darstellen, sind diese insofern auch als grundsätzlich ungerichtet einzustufen, da eine gemeinsame Idee von Mitarbeiterführung, wie sie Führungsgrundsätze beschreiben und begründen können, in den Einrichtungen nicht vorliegt. Ein gemeinsames Verständnis von Mitarbeiterführung liegt allerdings auch nicht zwangsläufig dann vor, wenn Führungsgrundsätze im Krankenhaus erarbeitet worden sind.

> *„Ich empfinde es nicht so, dass es eine gemeinsame Idee gibt, wie Führung sein soll" (FL-1-121).*

> *„Ich glaube, dass das Führungsverständnis hier im Haus überall ganz unterschiedlich ist" (VO-1-203).*

Demgegenüber zeigt sich bei den interviewten Stationsleitungen unabhängig vom Vorliegen von Führungsgrundsätzen in den jeweiligen Einrichtungen eine moralische Überzeugung im Führungshandeln, die ein deutlich mitarbeiterorientiertes Führungsverständnis umfasst. Dabei können nur wenige der interviewten Stationsleitungen ihren ethischen Kompass als Werteboden ihrer Mitarbeiterführung näher definieren. Vielfach wird die Art der Mitarbeiterführung trivial durch intuitives Handeln begründet und durch Erfahrungswissen als Geführter und Führender erklärt, und weniger durch einen normativen Bezugsrahmen, Werte oder Prinzipien begründet, was mithin als Hinweis auf einen geringen Austausch und Reflexion sowie formales Hintergrundwissen um Führung und Ethik einzustufen ist: Auch intuitive Führung unterliegt moralischen Überzeugungen und ist durch ein normatives Wertegerüst begründet.

> *„Dass ich kollegial führe, das mache ich einfach so. Hört sich komisch an. Aber ich glaube, dass bin ich einfach. Das habe ich mir nicht angeeignet. Das habe ich so intuitiv. Das kann ich gar nicht beschreiben, warum ich das so mache" (BF-1-91).*

> *„Bei der Mitarbeiterführung orientiere ich mich an mir selbst. Wie ich mit den Mitarbeitern umgehen soll, dazu ist mir nie etwas gesagt worden" (PO-1-80).*

> *„Wie ich führe? Nach meinem eigenen Empfinden. Dadurch, dass ich noch keinen Leitungskurs habe, ist das ganz viel Gefühl, Gespür. [...]. Das ist wenig, was ich mir jetzt angelesen habe" (SB-1-141).*

„Ich führe intuitiv. Vor der Leitung hier, war ich schon woanders Leitung. Wie ich führe, das habe ich mir sozusagen selbst ausgedacht. Weil das ist einfach meine Art, oder, sagen wir mal, so wie ich es mache, damit habe ich die Erfahrung gemacht, dass es gut läuft" (TS-1-58).

„Warum ist so führe, weiß ich nicht, das macht man so, wie es einem liegt und ich mache das so, wie es andere mir vorgemacht haben und was ich davon für richtig gehalten habe" (VO-1-165).

Die geringe Sprachfähigkeit der interviewten Stationsleitungen ist allerdings nicht mit einer geringen „Orientierungskompetenz" zu verwechseln bzw. gleichzusetzen – ebenso wie das Erklärungsmuster „intuitive Führung" kein Ausdruck fehlender normativer Bezugspunkte ist, sondern einen ethischen Kompass markiert, der während des Lebens durch eine Vielzahl unterschiedlicher Prägungen, wie Erlebnisse, Vorbilder, Ausbildung oder Selbstreflexion erworben worden ist, und eben diejenige vortheoretische moralische Intuition darstellt, die den „Kern der Moral eines Menschen" (Rauprich 2005, S. 28) beschreibt[342].

„Ich bin seitdem ich 16 bin in der Jugendarbeit, in der Pädagogik. Ich habe Gruppendynamik und pädagogisches Verhalten, das habe ich seit Ewigkeiten immer gemacht. Über 20 Jahre. Das mache ich bis heute. [...]. Ich habe viele Bücher gelesen" (PU-1-48).

„Aber wie man führt, das hat mit den eigenen Werten, dem eigenen Menschenbild und mit dem eigenen Ich zu tun" (JL-2-30).

„Wie kommt dieser Führungsstil? Man macht sich Gedanken, wenn man als Leitung anfängt" (AH-1-31).

Entsprechend unterschiedlich erfolgt der Umgang mit den Pflegenden als Mitarbeiter der Stationsleitung in den Einrichtungen auf einer großen Bandbreite.

„Einer der Stationsleitungen sieht Führung ganz autoritär und sehr mit der Brechstange" (SB-1-137).

„Ich versuche eher ein partnerschaftliches Konzept hier zu fahren" (NE-1-158).

Dabei können insbesondere Führungsgrundsätze in ihrer situationsübergreifenden Beschreibung und grundsätzlichem Charakter als Reflexionsfläche der moralischen Intuition von Stationsleitungen herangezogen werden, um in alleiniger

---

[342] Vgl. Kapitel 4.5.

Auseinandersetzung oder im Diskurs mit anderen ihr situatives Führungshandeln zu spiegeln.

> *„Wir haben eine Situation gehabt, wo es eine Stellvertretung gab, und wir vom Führungsleitbild her nicht zusammengekommen sind. Das war sehr schwierig. Ich mit meinem sehr mitarbeiterorientierten Führungsstil auf der einen und auf der anderen Seite eine etwas andere Art im Umgang mit dem Mitarbeiter, mit dem Patienten und von der grundsätzlichen Sicht auf die Pflege. Und in dieser Situation kam dann das Führungsleitbild auf den Tisch"* (JL-2-59).

Die Möglichkeiten regelmäßiger Reflexionsgespräche um Führung unter Orientierung an Führungsgrundsätzen zeigt sich in einer der beteiligten Einrichtungen. Zwischen den Bereichsleitungen im zeitlichen Umfang von einmal die Woche bis alle zwei Wochen je bis zu zwei Stunden unterschiedlich gesetzt, erfolgt zwischen Stationsleitung und Vorgesetztem ein „Vier-Augen-Gespräch", dessen Inhalt sich zwischen organisatorischen Sachthemen und der Reflexion von Führungsverhalten aufteilt. Die Gespräche geben den beteiligten Stationsleitungen Raum und Zeit ihr Führungshandeln im gezielten Austausch mit der Bereichsleitung und an den Führungsgrundsätzen des Krankenhauses ausgerichtet zu reflektieren. In Bewertung der interviewten Stationsleitungen eine wichtige Komponente zur persönlichen Weiterentwicklung im komplexen Situationsgefüge der Führung von Mitarbeitern.

> *„Und in meinem Bereich ist es so, dass ich mich alle zwei Wochen mit der Bereichsleitung zum vier Augen Gespräch treffe. Unterteilt in die Abschnitte Spiegelung, Reflexion des Führungsverhaltens der Stationsleitung und dem anderen Abschnitt Sachthemen"* (HP-1-73).

> *„Die Auseinandersetzung mit den Führungsgrundsätzen ist schon da, weil ich gecoacht worden bin von meiner direkten Vorgesetzten, um einfach auch im Dialog und im Lernprozess immer wieder zu reflektieren, war das jetzt zum Beispiel jetzt wertschätzend im Umgang mit dem Mitarbeiter? Hast du da diesen Führungsgrundsatz umgesetzt?"* (NP-2-5).

Darüber hinaus ermöglichen regelmäßige Reflexionsgespräche zwischen Stationsleitung und Vorgesetztem sowie kollegialer Austausch und Beratung zwischen den Stationsleitungen, dass sich innerhalb der Gruppe pflegerischer Leitungskräfte ein gemeinsamer Wertekanon etablieren kann, der die gemeinsame Idee der Mitarbeiterführung trägt und gleichsam normative Orientierungspunkte im grundsätzlichen Umgang wie situativen Einzelfall bieten kann.

> *„Wie alle Menschen unterschiedlich sind, hat man auch 30 oder 40 unterschiedliche Stationsleitungen im Haus. Und jeder ist von seiner Persönlichkeit her anders. Aber das man merkt, dass die Leute in einem gleichen Grundgerüst agieren. Und dass diese Führungsgrundsätze auch verinnerlicht werden und auch gelebt werden und nicht nur als Plakat an der Wand hängen, sondern ich muss sie leben und das glaube ich schon, dass man sowohl in der Gruppe der Stationsleitungen sich da gegenseitig formen und verstärken kann, wie auch in dem Austausch mit Bereichsleitungen und PD, dass man merkt, dass alle in diesem Geist handeln, und dass das auch als Vorbildcharakter wirkt und das auch auf die Mitarbeiter abfärbt" (NP-2-31).*

Ganz profan wirkt in diesem Zusammenhang, dass unter den verschiedenen Voraussetzungen einer institutionell gewünschten Etablierung von Reflexionsgesprächen und kollegialer Beratung weniger das individuelle Engagement der Beteiligten als begrenzender Faktor der Verstetigung zu bewerten ist als vielmehr die zeitlichen Ressourcen der Stationsleitung.

> *„Wir haben Workshops auf dieser Ebene viermal pro Jahr. Da war kollegiale Beratung vor zwei Jahren Thema. Die Stationsleitungen haben es selber mit erarbeitet und entwickelt dieses Konzept, was dann im Workshop vorgestellt wurde. Und dann wurde gesagt das wäre ein Bereich, den man hier mal ausprobieren kann. Ich muss gestehen, dass es in den letzten Jahren aber nicht einmal dazu gekommen ist" (NE-1-181).*

Nicht institutionell etabliert erfolgt die Reflexion von Führungshandeln insgesamt mehr zufällig als regelmäßig, eher spontan und ungerichtet als freundschaftlicher Rat und weniger methodisch strukturiert unter Einbezug der Führungsgrundsätze, eher nach Dienstschluss als während der Arbeitszeit und eher in Eigenreflexion ohne Austausch als im Zweiergespräch oder innerhalb einer Gruppe und in gegenseitiger Reflexion.

Die methodisch strukturierte Reflexion von Führungshandeln sowohl in Form kollegialer Beratung zwischen Stationsleitungen als auch innerhalb von Reflexionsgesprächen zwischen Stationsleitung und Vorgesetztem bedarf einer organisationalen und inhaltlichen Rahmensetzung sowie einer methodischen und inhaltlichen Heranführung durch geeignete Maßnahmen der Weiterbildung, damit sie nicht einer quantitativen Zufälligkeit in ihrer Durchführung und abseits organisational beschriebener Führungsgrundsätzen einem normativem Ungerichtetsein, im Sinne einer normativen Beliebigkeit, unterliegt.

7 Ergebnisse Forschungsschritt 2: Antezedenzien ethikorientierter Führung

7.1 Hinführung und Vorbemerkungen

Im Mittelpunkt der folgenden Ausführungen steht die Erarbeitung und Beschreibung von Antezedenzien ethikorientierter Führung in der Pflege durch Stationsleitungen im Krankenhaus. Die Darlegung personaler und organisationaler Antezedenzien entspricht zugleich der Beantwortung der untersuchungsleitenden Hauptfragestellung der vorliegenden Arbeit.

Was sind personale und organisationale Antezedenzien ethikorientierter Führung in der Pflege durch Stationsleitungen im Krankenhaus?

Die herausgearbeiteten Antezedenzien stellen ebenjene vorauslaufenden Bedingungen dar, die abhängig davon, inwieweit sie im Krankenhaus vorliegen und ausgestaltet sind, eine ethikorientierte Führung in der Pflege durch Stationsleitungen befördern oder begrenzen. Deren Berücksichtigung im Krankenhaus ist daher auch als ein „Gegenmittel" zur eingangs skizzierten These zu verstehen, wonach die Diskrepanz zwischen Wort und Tat der Umsetzung von Führungsgrundsätzen, die Lücke zwischen Sollen und Tun, weniger eine von individuellem Wollen als vielmehr eine von personalem und organisationalem Können und Dürfen ist. Entsprechend beschreiben die Ausführungen neben dem persönlichen Wollen und organisationalen Sollen wesentlich vorauslaufende Bedingungen, die die Stationsleitung darin unterstützen, ihr Führungshandeln an den Führungsgrundsätzen, als „Ort", an dem Führungsethik ihr Anliegen zum Ausdruck bringen kann (Jäger 2000, S. 22), ausrichten zu können[343]: Eine ethikorientierte Führung wird erst dann relevant, wenn Führungskräfte sie durch ihr Handeln verwirklichen (Berkel 2005, S. 68).

Parallel dazu werden erste Empfehlungen zur Ausgestaltung und Umsetzung der Antezedenzien im Krankenhaus skizziert. Diese werden in die Beschreibung der organisational und personal differenziert dargestellten Antezedenzien eingebunden. Damit einhergehend ist auch eine weitere Konkretisierung ethikorientierter Führung. Dies dient dem Ziel, die Ergebnisse der vorliegenden Arbeit in der Praxis anschlussfähig zu machen.

---

[343] Theoretischer Ausgangspunkt der Entwicklung von Führungsgrundsätzen bildet die ethisch normative Grundorientierung der herangezogenen Führungsethik bzw. ihr normativ begründeter Rahmen der Indienstnahme von Mitarbeitern. Werden Führungsgrundsätze „gelebt", vermitteln sie das Anliegen von Führungsethik in die Führungspraxis (Jäger 2000, S. 22; Wunderer 2009, S. 394; Kuhn 2009, S. 376).

© Springer Fachmedien Wiesbaden GmbH, ein Teil von Springer Nature 2020
J. Suermann, *Ethikorientierte Führung in der Pflege*,
https://doi.org/10.1007/978-3-658-28916-4_7

Die Erarbeitung der Antezedenzien beruht auf einem Vergleich der Ergebnisse der Experteninterviews zur Ist-Situation von Führung in der Pflege (Empirie) mit dem entwickelten Ansatz prinzipienbasierter Personalführungsethik bzw. dem herausgearbeiteten Verständnis ethikorientierter Führung (Topoi)[344].

Entlang der Fragestellung, unter welchen krankenhausspezifischen und individuellen Voraussetzungen die Stationsleitung ihr Führungsverhalten an der Leitidee ethikorientierter Führung ausrichten würde und könnte, können aus dem Vergleich von Topoi und Empirie Antezedenzien ethikorientierter Führung herausgearbeitet bzw. abgeleitet werden. Die Ableitung personaler und organisationaler Antezedenzien ist ein mehrschrittiger Prozess. Das Modell der Bedingungen von Führungsverhalten (von Rosenstiel 2014) bildet hierbei den konzeptionellen Unterbau und strukturgebenden Rahmen der Ableitung[345]:

Zunächst gibt der Vergleich Auskunft darüber, inwieweit das Führungshandeln von Stationsleitungen der Leitidee ethikorientierter Führung entspricht. Darüber hinaus kann aus dem Vergleich auch geschlossen werden, worin die Gründe liegen, warum das Führungshandeln von Stationsleitungen von der Leitidee ethikorientierter Führung abweicht oder ihr nahekommt. Dieser Erkenntnisschritt ist möglich, weil die inhaltsanalytische Auswertung der Experteninterviews dazu geführt hat, das Führungshandeln und die Führungsbedingungen von Stationsleitungen nachzuvollziehen und verstehen zu können, indem die dahinterliegenden sozialen Mechanismen und Kausalzusammenhänge dargelegt worden sind[346]. Weil bei der Auswertung der Experteninterviews das Modell der Bedingungen von Führungsverhalten als „Suchraster"[347] eingesetzt worden ist, sind die Ergebnisse zugleich als die gegenwärtigen Bedingungen von Führungsverhalten der Stationsleitungen zu bewerten.

Aus diesen ist es dann im Vergleich mit aus den leitenden Gesichtspunkten ethikorientierter Führung an die Stationsleitung herangetragenen Anforderungen möglich, die dafür notwendigen Bedingungen bzw. Antezedenzien ethikorientierter Führung abzuleiten. Hierbei bildet wiederum das Modell der Bedingungen von Führungsverhalten den strukturgebenden Rahmen der Ableitung. Die vier im Modell genannten Dimensionen von Bedingungen auf das Führungsverhalten werden als personale und organisationale Antezedenzien ethikorientierter Füh-

---

[344]   Zum Verständnis und Zusammenhang von „Leitidee ethikorientierter Führung" und „leitende Gesichtspunkte ethikorientierter Führung" oder „Topoi ethikorientierter Führung" vgl. Fußnote 22.

[345]   Vgl. Abbildung 1.

[346]   Vgl. Kapitel 5.2.

[347]   Vgl. Kapitel 5.2.2.1.

rung inhaltlich konkretisiert. Beispielhaft wird die Ableitung anhand des Antezedens der tätigkeitsbezogenen Fertigkeit der Dienstplangestaltung illustriert:

Aus den leitenden Gesichtspunkten ethikorientierter Führung lassen sich berechtigte Ansprüche der Pflegenden bestimmen, die bei deren Indienstnahme von der Stationsleitung zu berücksichtigen sind. Hierzu zählt auch die Berücksichtigung von Gerechtigkeitsaspekten in der Dienstplanung. Aus den Experteninterviews geht hervor, dass die Berücksichtigung der ethischen Dimension der Dienstplanung neben dem Erkennen von Gerechtigkeitsfragen auch abhängig von der Fähigkeit der Stationsleitung in der Dienstplangestaltung ist. In der Praxis variiert die Qualität der Dienstplangestaltung sehr stark.

> *„Ich meine, eine Kollegin hat mir mal gesagt, wenn man Dienstplan schreiben will, dann muss man gut Sudoku können. Da ist vielleicht was dran. Aber in erster Linie muss man gucken, was ist ein fairer Dienstplan" (NA-1-213).*

> *„Zum Glück bin ich jemand, der ziemlich fit ist mit der EDV, also ich brauche im Schnitt maximal 3 Stunden. Ich kenne aber Kollegen hier im Haus, die nicht im PC fit sind, die drucken sich große Listen aus, gehen mit den Listen nach Haus und machen das dann in Eigenregie über Tage und Wochen hinweg zu Hause" (NE-1-92).*

Aus dem Vergleich von Topoi und Empirie kann nunmehr unmittelbar die tätigkeitsbezogene Fertigkeit Dienstplangestaltung als personale Antezedenz ethikorientierter Führung abgeleitet werden[348].

Nach diesem Verfahren konnten insgesamt 7 personale und 13 organisationale Antezedenzien herausgearbeitet werden. Die so erfolgte Ableitung der Antezedezien wird in den nachstehenden Ausführungen sowohl theoretisch aus dem entwickelten Ansatz prinzipienbasierter Personalführungsethik und dem Verständnis ethikorientierter Führung als auch empirisch durch die Ergebnisse der Experteninterviews begründet. So werden neben Verweisen zum theoretischen Bezugsrahmen zentrale empirische Ergebnisse exzerptartig unter Verweis auf das bezugnehmende Kapitel eingebunden[349]. Darüber hinaus werden zur Verdeutlichung der Argumentation von Antezedenzien zuweilen Interviewzitate eingefügt.

---

[348] Vgl. Fußnote 344.

[349] Um Wiederholungen in Bezug auf Kapitel 6 zu vermeiden, werden Ergebnisse aus den Experteninterviews nur exzerptartig dargestellt und Interviewzitate zurückhaltend eingebunden.

Die herausgearbeiteten Antezedenzien ethikorientierter Führung in der Pflege sind in Tabelle 13 zu finden. Die inhaltlichen Beschreibungen der Antezedenzien sowie erste Empfehlungen zu deren Ausgestaltung und Umsetzung in der Praxis folgen im Anschluss[350].

Allerdings ist die Liste der 20 Antezedenzien nicht mit einer abgeschlossenen Aufzählung zu verwechseln. Ähnlich wie es für eine tugendhafte Führung keine Kochrezepte gibt (Wellershoff 1992, S. 152), sind die aufgeführten Antezedenzien nicht als Zutatenliste für eine ethikorientierte Führung zu bewerten. Eine als abgeschlossen definierte Zutatenliste kann der Komplexität von Führung und Ethik nicht gerecht werden. Auch ist die Anzahl von Antezedenzien von deren formuliertem Abstraktionsgrad bzw. gewählter Gliederungstiefe abhängig[351].

Unabhängig der Darstellungsfrage können die abgeleiteten personalen und organisationalen Antezedenzien dahingehend generalisiert werden, dass ihnen ein Einfluss auf die Wahrscheinlichkeit, das Wirksamwerden und den Grad ethikorientierter Führung durch Stationsleitungen zugeschrieben werden kann[352]. Basierend auf dem Modell der Bedingungen von Führungsverhalten (von Rosenstiel 2014) ist ihr Einfluss auf das Führungsverhalten der Stationsleitung sowie auf die Führungsbeziehung und die Kooperationsbedingungen zwischen Stationsleitung und Pflegekraft nachvollziehbar[353]. Zugleich erschließt sich über das Modell der Zusammenhang, dass abhängig davon, wie die Antezedenzien in der Praxis berücksichtigt werden und ausgestaltet sind, sie eine ethikorientierte Führung in der Pflege befördern oder begrenzen[354].

Die Antezedenzien lassen sich in kontextgebundene und kontextungebundene Antezedenzien unterscheiden. Das heißt, kontextungebundene oder allgemeine Antezedenzien gelten unabhängig von dem Anwendungsbereich (z. B. Commitment zur Leitidee), wohingegen kontextgebundene oder spezifische Antezedenzien sich auf eine ethikorientierte Führung von Stationsleitungen im Krankenhaus beziehen (z. B. Führungssituation der Stationsleitung).

---

[350]   Vgl. Kapitel 7.2 und Kapitel 7.3.

[351]   Beispielsweise werden in Tabelle 13 unter „Ethikmaßnahmen" als organisationale Antezedenzien „Führungsgrundsätze" und „Ethikschulungen" gezählt. Alternativ könnte als organisationales Antezedens „Ethikmaßnahmen" angeführt, und in dessen Beschreibung „Führungsgrundsätze" und „Ethikschulungen" genannt werden.

[352]   Vgl. Kapitel 5.3 - Gütekriterium „Verallgemeinerbarkeit".

[353]   Vgl. Abbildung 1.

[354]   Damit ist nicht ausgeschlossen, dass – losgelöst von ihrer inhaltlichen Ausgestaltung oder entsprechend reformuliert – einigen der Antezedenzien oder auch allen eine Bedeutung in Bezug auf andere Ansätze von Führungsethik bzw. ethikorientierter Führung oder Führung allgemein zuzuschreiben ist.

Insbesondere die inhaltliche Ausgestaltung der Antezedenzien hebt die vorliegenden Ergebnisse von bisherigen Arbeiten ab, welche die Darstellung personaler und organisationaler Antezedenzien nicht auf einen Praxisbereich hin bezogen haben[355].

Organisationale Antezedenzien	Personale Antezedenzien
Gesamtkonzept Ethikorientierte Führung	Commitment zur Leitidee
Organisationales Commitment zur Leitidee	Rollenverständnis
Rollensituation der Stationsleitung • Organisationales Rollenverständnis • Disziplinäres Rollenverständnis	Fähigkeiten und Fertigkeiten (‚skills') • Tätigkeitsbezogene Fertigkeiten • Ökonomisches Grundverständnis • Ethische Kompetenz
Führungssituation der Stationsleitung • Personelle Besetzung • Ausfallmanagement • Führungsspanne und Organigramm • Stellung der Pflegedirektion • Interdisziplinäre Zusammenarbeit • Reflexionsräume • Raumangebot	Persönlichkeitseigenschaften (‚traits') • Reflektiertes Selbstbewusstsein • Situative Stabilität
Ethikmaßnahmen • Führungsgrundsätze • Ethikschulungen	

Tabelle 13: Antezedenzien ethikorientierter Führung in der Pflege (eigene Darstellung).

Die übersichtliche Darstellung nach organisationalen und personalen Antezedenzien sollte nicht darüber hinwegtäuschen, dass die verschiedenen vorauslaufenden Bedingungen ethikorientierter Führung auch in Wechselwirkungen zueinanderstehen. Es ist davon auszugehen, dass der Grad ethikorientierter Führung neben der Berücksichtigung der einzelnen Antezedenzien im Krankenhaus auch

---

[355] Vgl. Kapitel 2.2.

auf die komplexen Zusammenhänge zwischen den Antezedenzien zurückzuführen ist[356]. Einerseits erfolgt hierüber eine innere Begründung der Antezedenzien. Andererseits ist die Auflistung der Antezedenzien dadurch nicht als eine hierarchische zu bewerten. Letzteres erschließt sich auch aus dem Verständnis der vorliegenden Arbeit und deren primärem Ziel, personale und organisationale Antezedenzien „zu entdecken"[357]. Der Wirkungsgrad von Antezedenzien als signifikante Korrelation zwischen vorauslaufenden Bedingungen und dem Grad an ethikorientierter Führung kann hieraus nicht abgeleitet werden. Dies will hypothesengeleitete Forschung leisten[358].

Gleichwohl ist es innerhalb der vorliegenden Arbeit möglich, den Bedeutungsgehalt der Antezedenzien für eine ethikorientierte Führung durch Stationsleitungen aus dem empirischen Material heraus zu interpretieren und in Zusammenschau mit dem theoretischen Bezugsrahmen zu bewerten. So sind das „Gesamtkonzept ethikorientierte Führung" und das „Commitment zur Leitidee" als grundlegendes organisationales und personales Antezedens zu verstehen, in die sich alle weiteren vorauslaufenden Bedingungen einpassen.

Da abhängig der Ausgestaltung der Antezedenzien diese eine ethikorientierte Führung in der Pflege befördern oder begrenzen, sind sie in ihrer Bezeichnung zunächst neutral benannt[359]. Die Antezedenzien werden aber im Verlauf der Ausführungen als jeweils begünstigender Umstand ethikorientierter Führung konkretisiert.

7.2   Organisationale Antezedenzien

Dem „integrity-based approach"[360] der vorliegenden Arbeit entsprechend, stellen die organisationalen Antezedenzien wesentlich vorauslaufende Bedingungen ethikorientierter Führung dar, welche im Sinne der Ermöglichungslogik das Empowerment der Stationsleitung im Führungshandeln stärken[361]. Sie begünsti-

---

[356]   Vgl. Fußnote 66 und Kapitel 7.2.4.4.

[357]   Vgl. Kapitel 1.2, Fußnote 16 und Kapitel 5.1.1.

[358]   Vgl. Kapitel 2.2.

[359]   Beispielsweise ist in Tabelle 13 als ein organisationales Antezedens die „Interdisziplinäre Zusammenarbeit" neutral formuliert angegeben und nicht positiv bewertend als „gute interdiziplinäre Zusammenarbeit" aufgeführt. Dass eine positive interdisziplinäre Zusammenarbeit die Handlungsmöglichkeiten der Stationsleitung auf die Arbeitsplatzgestaltung der Pflegenden erhöht, wird im weiteren Verlauf der Ausführungen beschrieben.

[360]   Vgl. Fußnote 12.

[361]   Empowerment, englisch von to empower = ermächtigen oder befähigen, bezeichnet ursprünglichen einen Arbeitsansatz der Sozialen Arbeit, welcher zunehmend von Managementkonzepten als Instrument der Mitarbeiterführung übernommen wird. Im organisationalen Kontext ist Em-

gen eine ethikorientierte Führung, da sie die Handlungsautonomie der Stationsleitung als Erfordernis innerhalb der komplexen Strukturen im Krankenhaus
flexibel und kontextsensitiv handlungsfähig zu sein, unterstützen[362]. Entsprechend werden Sanktionen nicht als Antezedenzien verstanden und bleiben in den
Ausführungen unberücksichtigt. Dies auch im Hinblick darauf, dass Führungsgrundsätze, als geeigneter Ort, an dem Führungsethik ihr Anliegen zum Ausdruck bringen kann (Jäger 2002, S. 22), keine Sanktionen für Verstöße gegen die
Regeln für ein Führungsverhalten formulieren (Wunderer 2009, S. 386)[363].

7.2.1 Gesamtkonzept Ethikorientierte Führung

Unter einem Gesamtkonzept Ethikorientierte Führung ist die Gesamtheit der
Maßnahmen zum Aufbau und zur Entwicklung ethikorientierter Führung zu
verstehen.

Die Komplexität ethikorientierter Führung im Krankenhaus erfordert aus sich
heraus eine Planung und Steuerung durch die Organisation. Die organisationale
Etablierung ethikorientierter Führung ist nicht trivial. Auch greift hier keine
unsichtbare moralische Hand (Lenk und Maring 1996, S. 9). Gleichzeitig dient
ein Rahmenkonzept bereits der Vorsteuerung und Selbststeuerung der Führungskräfte und Mitarbeiter[364]. Es ist damit auch ein Ausdruck der „Proklamierung
ethikorientierter Führung" (Kuhn und Weibler 2012b, S. 140) in der Organisation und ist für sich genommen bereits eine Ethikmaßnahme.

Ein Gesamtkonzept „organisierter Verantwortlichkeit" ist notwendig, da ethikorientierte Führung nur dann zielgerichtet zur Geltung gelangt, wenn die verschiedenen Maßnahmen zur Umsetzung insgesamt auf die Leitidee ethikorientierter Führung, der Humanisierung der Arbeit, abgestimmt und ausgerichtet
sind. Entsprechend sind im Gesamtkonzept die herausgearbeiteten Antezedenzi-
en insgesamt und in ihren Zusammenhängen zu berücksichtigen. Das Gesamtkonzept ist insofern auch als eine Art Basis-Antezedens zu verstehen. Hierin

---

powerment als die Übertragung von Entscheidungsbefugnissen auf die Mitarbeitenden zu verstehen, damit diese in ihrem eigenen Aufgabengebiet weitgehend selbstständig agieren können, ohne bei Entscheidungen die Erlaubnis des Vorgesetzten einholen zu müssen. Neben der Delegation von Entscheidungsbefugnissen sind die Mitarbeiter zudem mit ausreichendem Wissen, Fähigkeiten und Ressourcen auszustatten (Herriger 2006, S. 19; Weinert, Ansfried, B. 2015, S. 522).
Analog ist entlang dieser Komponenten im Sinne der Ermöglichungslogik ethikorientierter Führung das Empowerment der Stationsleitung auszurichten.

[362] Vgl. Kapitel 3.3.2 und Kapitel 4.5.

[363] Vgl. Kapitel 3.3.2.

[364] Zum Verständnis von Vorsteuerung von Führungshandeln und Selbststeuerung im Führungshandeln vgl. Kapitel 2.2.2 und Kapitel 3.3.2.

einzubinden sind auch der normative Unterbau von Führungsethik und die Führungskonzeption insgesamt. Das Gesamtkonzept ethikorientierter Führung ergänzt damit einerseits den zweistufigen Aufbau von Führungsethik nach Ulrich (2009)[365] um eine weitere, umfasst ihn mittels seiner Maßnahmen der Steuerung und Planung aber auch gleichzeitig. Das Gesamtkonzept formuliert die grundlegende Argumentation der Zusammenhänge ethikorientierter Führung, aus der sich auch die weiteren Maßnahmen herleiten lassen[366].

Die theoretische Argumentation des Antezedens kann parallel aus den empirischen Befunden heraus begründet werden. Sie zeigen die Auswirkungen eines unzureichend entwickelten sowie inkonsequent umgesetzten Gesamtkonzepts der Mitarbeiterführung in der Pflege.[367]

Gleichwohl der Umgang mit den Pflegenden der Stationsleitung fast vollends überantwortet ist, fehlt diesen vielfach die Orientierung für ihr Handeln an einem organisationalen Konsens auf Leitungsebene, an Führungsgrundsätzen oder der Auseinandersetzung mit Führung parallel zur Aufnahme ihrer (stellvertretenden) Leitungsfunktion. Liegen beispielsweise Führungsgrundsätze vor, sind diese vielfach unbekannt und wenig etabliert. Zudem ist die Führungsbeziehung selten Gegenstand der Regelkommunikation auf und zwischen den Hierarchieebenen. Entsprechend ist die Reflexion der Mitarbeiterführung gering ausgeprägt. Personelle Führung wird weitestgehend nur anlassbezogen, z. B. bei Beschwerden der Pflegenden, thematisiert. Es besteht wenig organisierter Austausch zu Führungsthemen zwischen den Stationsleitungen untereinander. Die gegenseitige soziale Steuerung ist nicht sehr ausgeprägt. Ein disziplinäres Verständnis von Mitarbeiterführung, ein Konsens zwischen den Stationsleitungen bzw. innerhalb der Berufsgruppe der Pflegenden, liegt nicht vor. Entsprechend ist die personelle Führung der Pflegenden weitestgehend dem individuellen Verständnis der Stationsleitung unterlegen. Dieses bildet sich aus einer Vielzahl an Einflüssen aus dem Lebens- und Berufsweg, wie beispielsweise aus positiven oder negativen Vorbildern, heraus, und ist nur sehr bedingt auf vorgesteuerte Orientierungspunkte wie Führungsgrundsätze zurückzuführen. Im Ergebnis existiert zwischen den Stationsleitungen eine große Variation im Führungshandeln[368].

„Wenn es im Haus Führungsgrundsätze geben sollte, kenne ich sie zumindest nicht" (FH-1-131).

---

[365] Vgl. Kapitel 3.3.3.

[366] Vgl. Kapitel 3.3.2, Kapitel 3.3.3 und Kapitel 4.5.

[367] Grundsätzlich wird dieser Argumentationsaufbau auch bei Darlegung der weiteren Antezedenzien beibehalten, jedoch weniger deutlich herausgestellt.

[368] Vgl. Kapitel 6.4.3 und Kapitel 6.4.4.

> *„Bei der Mitarbeiterführung orientiere ich mich an mir selbst. Wie ich mit den Mitarbeitern umgehen soll, dazu ist mir nie etwas gesagt worden" (PO-1-80).*

> *„Es gibt keine Gespräche, die nur speziell um das Thema Führung gehen. Das ist in der Regel dann der Fall, wenn es Probleme gibt"* *(AH-1-39).*

Auch unabhängig von der Umsetzung ethikorientierter Führung ist die Erarbeitung von einem Gesamtkonzept notwendig, damit personelle Führung nicht zufälliger oder beliebiger Ausgestaltung unterliegt. In diesem Punkt unterscheidet sich ethikorientierte Führung von keiner anderen Führungskonzeption. Ethikorientierte Führung beschreibt keinen Sonderweg der Führung, sondern ist eine Führungskonzeption neben anderen. Entsprechend ist der Aussage von Städler-Mach und Devrient (2005, S. 15) zuzustimmen, wonach es „Ethik als Führungsinstrument [der Pflegedienstleitung ermöglicht] … in gleicher Weise zu führen wie durch Managementkonzepte oder gesetzliche Vorschriften". Ohne den gegebenen Anschluss an die Praxis läuft jeder Ansatz von Führungsethik und ethikorientierter Führung Gefahr dem normativistischen Fehlschluss unterlegen zu sein[369].

Ethikorientierte Führung ist als die Anwendung von Führungsethik verstehen. Insofern sind für die Umsetzung ethikorientierter Führung auch gängige Methoden und Instrumente heranzuziehen, worunter ebenso die Erarbeitung eines Gesamtkonzepts zu fassen ist.

Ein Gesamtkonzept ethikorientierter Führung darf nicht als ein bürokratisches Verfahren der Umsetzung verstanden werden. Das Gesamtkonzept bildet vielmehr den Rahmen eines insgesamt andauernden Prozesses der organisationalen Entwicklung ethikorientierter Führung.

Gegenwärtig ist ein Gesamtkonzept Mitarbeiterführung oder Führungsbeziehung in den Einrichtungen nicht feststellbar. Daher ist für die Pflegenden deren Führung durch die Stationsleitung grundsätzlich nicht antizipierbar.

Als begünstigender Umstand ethikorientierter Führung bedarf es eines Gesamtkonzepts der Betriebsleitung des Krankenhauses als Basis für dessen Verständnis, Proklamierung, Aufbau und Entwicklung. Eine ethikorientierte Führung ist für die gesamte Einrichtung zu proklamieren, da sie separiert für den Bereich der Pflege nicht gänzlich verwirklicht werden kann[370].

---

[369] Vgl. Fußnote 10.

[370] Vgl. Kapitel 7.2.2 und Kapitel 7.2.3.

Bereits um das Verständnis ethikorientierter Führung herauszuarbeiten und normativ zu begründen, sind ethisches Grundlagenwissen und Orientierungskompetenz der Organisation bzw. einer einrichtungsrepräsentativen Projektgruppe erforderlich.

7.2.2   Organisationales Commitment zur Leitidee

Das organisationale Commitment beschreibt die Identifikation der Einrichtung und ihrer Mitglieder zur Leitidee ethikorientierter Führung. Es umfasst, inwieweit die individuelle Bereitschaft zur Leitidee ethikorientierter Führung die Organisationskultur durchdrungen hat. Ein hohes Commitment unterstützt die Wahrscheinlichkeit und das Wirksamwerden ethikorientierter Führung, da es Führungsgrundsätze in ihrem normativen Anspruch unterstützt, die soziale Steuerung unter den Führenden orientiert und interdisziplinäre Zusammenarbeit stärkt, weil es das Verständnis füreinander fördert. Insofern ist der Aufbau von organisationalem Commitment auch als eine Maßnahme der Vorsteuerung ethikorientierter Führung zu bewerten.

Analog zur individuellen Bereitschaft ist auch das organisationale Commitment als Antezedens ethikorientierter Führung zu bewerten. Ethikorientierte Führung als andauernder Entwicklungs- und Reflexionsprozess kann sich nur entlang der vielfachen Wechselwirkungen organisationaler und personaler Antezedenzien im Krankenhaus etablieren: Unterbleiben Proklamierung ethikorientierter Führung und Maßnahmen struktureller Festsetzung durch die Organisation Krankenhaus sowie ein grundsätzliches Bestreben ihrer Mitglieder Führung an der Leitidee ausrichten zu wollen, überfordert die individuelle Bereitschaft die einzelne Stationsleitung in ihrem ethikorientierten Führungshandeln. Übersteigerter Heroismus sowie unprofessionelle Opferbereitschaft mit hohen Burnout-Potenzial sind unausweichlich. Ethikorientierte Führung der Stationsleitung ist zwar an die Person der Stationsleitung gebunden, obliegt aber nicht ihrer alleinigen Verantwortung[371].

Von einem organisationalen Commitment zu einer bestimmten Leitidee personeller und struktureller Führung ist in Krankenhäusern nicht auszugehen. Bereits für die Gruppe der Stationsleitungen ist keine gemeinsame Idee der Mitarbeiterführung zu konstatieren[372].

> *„Ich glaube, die Stationsleitungen werden alle ihr Verständnis haben, wie zu führen ist, aber nicht alle glaube ich, haben ein kolle-*

---

[371] Vgl. Kapitel 6.3.3 und Kapitel 6.4.3.

[372] Vgl. Kapitel 6.4.4.

giales Verständnis. [...] Also es gibt hier Führungsstile, die das von der Hierarchie her ganz anders sehen, dass manche denken, ich bin Stationsleitung, und die anderen sind da drunter" (BF-1-93).

Als begünstigender Umstand einer ethikorientierten Führung bedarf es eines organisationalen Commitments zur Leitidee ethikorientierter Führung.

Es ist davon auszugehen, dass die Leitidee ethikorientierter Führung im Krankenhaus prinzipiell unterstützt wird. Vonnöten ist allerdings ein organisationales Commitment, um das Anliegen ethikorientierter Führung in der Organisation verwirklichen zu können. Eine prinzipielle Unterstützung durch die Organisationsmitglieder ist dafür nicht ausreichend. Vielmehr bildet sie den Ausgangspunkt, von dem aus sich im Zusammenwirken verschiedener Antezedenzien in ihrer krankenhausindividuellen Umsetzung ein organisationales Commitment zur Leitidee entwickeln kann. Hierzu zählt beispielsweise der Aufbau einer Reflexionskultur um Führung, die Auseinandersetzung um Führungsgrundsätze, die Vermittlung von ethischen Grundlagen oder die Sensibilisierung der ethischen Dimension von Mitarbeiterführung. Das Wirksamwerden ethikorientierter Führung und der Aufbau von organisationalem Commitment zur Leitidee stehen in einem wechselseitig abhängigen Verhältnis zueinander.

Organisationales Commitment umfasst nicht nur die Führenden im Krankenhaus, sondern bezieht die Mitarbeiter bzw. die Stationsleitung ein. Deren Teilnahmemöglichkeit am Diskurs berechtigter Ansprüche der Pflegenden sowie deren Wissen um Handlungsbedingungen der Stationsleitung verhindert, dass ethikorientierte Führung nicht Forderungen angelastet werden, die tatsächlich außerhalb der Führungsverantwortung der Stationsleitung verortet sind, sondern beispielsweise auf Ebene der Gesundheitspolitik. Der Einbezug der Pflegenden ist für ein Wirksamwerden ethikorientierter Führung erforderlich, entsprechend bedarf es auch ihres Commitments zur Leitidee[373].

7.2.3 Rollensituation der Stationsleitung

Die Rollensituation der Stationsleitung begründet das für jede berufliche Rolle gegebene Spannungsfeld, dass, abhängig der Betrachterperspektive wie Pflegedirektion, Pflegende oder Ärzte, die Rolle verschiedenfach interpretiert wird. Zwischen den einzelnen Blickpunkten bestehen unterschiedliche Wahrnehmungen und Bewertungen der Rolle sowie differierende Erwartungen und Anforderungen an die Rolle. Entsprechend dem so gefassten Rollenverständnis werden der Sta-

---

[373] Vgl. Kapitel 3.3.2, Kapitel 4.5 und Kapitel 6.4.2.

tionsleitung als Rollenträger enge oder weite Handlungs- und Gestaltungsmöglichkeiten zugeschrieben oder zugestanden. Inwieweit der Rollenträger hinter diesen zurückbleibt, diese ausfüllt oder gestaltend wahrnimmt, ist wiederum von der Rollenwahrnehmung der Stationsleitung abhängig. Die Interpretation ihrer Rolle als Stationsleitung ist demzufolge auch Teil der Rollensituation.

Stellenbeschreibungen oder Dokumente aus dem Qualitätsmanagement können im komplexen Gefüge von Krankenhäusern Handlungsräume von Stationsleitungen nie genau beschreiben. Vielmehr bilden sich Handlungsräume aus der individuellen Rollensituation von Stationsleitungen als deren Interpretation ihrer Rolle zugeschriebenen sozialen Dürfens und Sollens[374].

Handlungsräume setzen sich nicht einseitig aus materiellen Ressourcen zusammen, sondern umfassen immer auch kulturelle Aspekte. Neben der Rollensituation werden sie parallel von der Führungssituation bestimmt[375].

7.2.3.1 Organisationales Rollenverständnis

Das organisationale Rollenverständnis schließt zum einen das abseits der Stellenbeschreibung und Ausgestaltung der Rolle tatsächlich vorliegende Verständnis über Funktion und Aufgaben der Stationsleitung im Krankenhaus ein. In dieser Hinsicht werden über das organisationale Rollenverständnis Anforderungen und Erwartungen an die Stationsleitung herangetragen, die gleichsam zur Bewertung ihrer Leistung herangezogen werden. Entlang dieses Zusammenhangs prägt das organisationale das individuelle Rollenverständnis der einzelnen Stationsleitung. Entsprechend bestehen Auswirkungen auf die Führungsbeziehung zwischen Stationsleitung und Pflegende[376]. Insgesamt unterliegt das organisationale Rollenverständnis im Kontext der „Verbetrieblichung pflegerischer Arbeit" (Kühn 2008, S. 312) einer stark funktionalistischen Ausrichtung. Die Stationsleitung hat als primäre Aufgabe, die Station zu organisieren. Ihre Aufgabe der Verantwortung gegenüber den Pflegenden wird als sekundär betrachtet. Mitarbeiterführung wird eher „quantitativ" als „qualitativ" verstanden.

> *„Also eine direkte Anleitung, wie mit dem Mitarbeiter umzugehen ist, habe ich nicht. In der Stellenbeschreibung steht nur wertschätzend und eben dass ich die anleite, ich sag das jetzt mal ganz böse, dass sie nicht viel krank sind und gut arbeiten und dann gucken,*

---

374 Vgl. Kapitel 6.3.1 und Kapitel 6.3.2.

375 Vgl. Kapitel 7.2.4.

376 Vgl. Kapitel 6.1.3 und Kapitel 6.4.2.

dass es läuft. Und wenn es läuft, interessiert es keinen, wie sie das (als Stationsleitung, J.S.) machen" (RE-1-125).

Einerseits erklärt sich hierüber der stattgegebene breite Toleranzbereich im Führungsverständnis von Stationsleitungen wie auch die geringe Reflexion von Mitarbeiterführung auf organisationaler Ebene. Die Stationsleitung entscheidet, mit welchen Führungsmitteln das Tagesgeschäft weitgehend reibungsfrei sichergestellt werden kann. Andererseits verstärkt sich angesichts mangelnder oder schwacher Orientierungspunkte im Führungshandeln, wie konzeptlos eingebundene Führungsgrundsätze, die Hinwendung zum organisationalen Rollenverständnis in seiner funktionalistischen Prägung[377].

Als begünstigender Umstand ethikorientierter Führung bedarf es eines organisationalen Rollenverständnisses der Stationsleitung, das neben der organisatorischen Verantwortung für die Station die mitarbeiterbezogene Verantwortung grundsätzlich unterschiedslos berücksichtigt. Genau in diesem Spannungsfeld bewegen sich führungsethische Fragestellungen, für deren Sensibilisierung und Reflexion betriebliche Ethikmaßnahmen die Stationsleitung unterstützen können[378].

Zum anderen umfasst das Rollenverständnis auch die organisationale Bewertung der Rolle der Stationsleitung, deren Stellung, und damit einhergehend deren grundsätzliche Akzeptanz und entgegengebrachte Wertschätzung. Die organisationale Bewertung bemisst sich an dem innerhalb der Einrichtung gewachsenen und etablierten Verständnis, welcher Anteil der Stationsleitung am Versorgungsauftrag des Krankenhauses zukommt. Die organisationale Bedeutsamkeit und Bewertung der Stationsleitung steht dabei im direkten Zusammenhang mit der der Pflege insgesamt. Da die Bedeutsamkeit der Rollen von Stationsleitung und Pflege – verkürzt ausgedrückt – gleichzeitig den argumentativen Ausgangspunkt der Verteilung der knappen Ressourcen im Krankenhaus bilden, wie Fortbildungsbudget oder Personalausstattung, beeinflusst das organisationale Rollenverständnis die Arbeitsbedingungen in der Pflege und die Handlungsmöglichkeiten der Stationsleitung[379].

Insbesondere die personelle Besetzung in der Pflege ist gegenwärtig als nicht ausreichend zu bewerten. Da Personalvorgaben weitestgehend fehlen, hat jedes Krankenhaus den Personalschlüssel für die einzelnen Stationen zu bestimmen. Entsprechend obliegt es auf organisationaler Ebene der Pflegedirektion in dem

---

[377] Vgl. Kapitel 6.4.3.

[378] Vgl. Kapitel 7.2.5.

[379] Vgl. Kapitel 6.1.1.

Ziel einer angemessenen Ausstattung personeller und materieller Ressourcen für die Pflege, die Bedeutsamkeit von Stationsleitung und Pflege herauszuarbeiten und zu etablieren.

Generell tritt die organisationale Rollenpositionierung durch die Pflegedirektion vielfach hinter deren Aufgaben aus dem operativen Tagesgeschäft zurück. Ursache hierfür sind große Führungsspannen in der Pflege sowie fehlende Stabstellen für die Zuarbeit der Pflegedirektion. Damit verbunden sind auch Schwierigkeiten der Pflegedirektion ihre Stellung auf der obersten Managementebene zu positionieren, womit wiederum Auswirkungen auf die organisationale Rollenbewertung verbunden sind. Hingegen resultiert aus einer etablierten Stellung der Pflegedirektion in der Gesamtorganisation ein positiver Einfluss auf die organisationale Bewertung von Pflege und Stationsleitungen[380].

Als begünstigender Umstand einer ethikorientierten Führung bedarf es im Kontext der Ressourcenverteilung einer angemessenen organisationalen Bewertung der Rolle der Stationsleitung bzw. der Pflege insgesamt. Die Arbeitsdichte der Pflegenden unterliegt zu einem relevanten Teil der Personalausstattung. Diese bestimmt als ein Aspekt der Führungssituation von Stationsleitungen deren Gestaltungsmöglichkeiten auf die Arbeitsbedingungen der Pflegenden.

7.2.3.2 Disziplinäres Rollenverständnis

Das disziplinäre Rollenverständnis umfasst das innerhalb der Berufsgruppe Pflege (Fach- und Führungskräfte) vorliegende Verständnis über Funktion und Aufgaben der Stationsleitung. Die Innenperspektive bezieht neben Anforderungen und Erwartungen an die Rolle auch die Anschauung und Bewertung der Stationsleitungsrolle mit ein.

Analog zu den Wirkmechanismen zwischen organisationalem und individuellem Rollenverständnis prägt auch das disziplinäre Rollenverständnis das der einzelnen Stationsleitung.

Ungeachtet gegebener Teamgrößen zwischen 10 und 50 Vollkraftstellen verteilt auf eine darüberhinausgehende Anzahl an Mitarbeitern[381] wird die Bedeutung der Stationsleitung als Führungskraft der Pflegenden im Krankenhaus vielfach verkannt bzw. die Stationsleitung nicht als originäre Führungskraft verstanden. Nicht nur organisational, sondern auch innerhalb der Berufsgruppe werden die individuelle Mitarbeiterverantwortung der Stationsleitung und ihre Handlungs-

---

[380] Vgl. Kapitel 6.3.3.

[381] Vgl. Tabelle 11.

auswirkungen unzureichend wahrgenommen und reflektiert. Entsprechend durchlässig, beliebig und zufällig gestalten sich der Zugang zur Rolle, die Vorbereitung auf die Tätigkeit und die Unterstützung als Stationsleitung. Eine qualifizierende Weiterbildung zur Stationsleitung und Erfahrungen in der Leitungstätigkeit als Stellvertretung sind gewünschte, nicht aber notwendige Voraussetzung bei Überahme der Leitungsrolle. Nachwuchsführungsprogramme sind ebenso wenig verbreitet wie Einarbeitungskonzepte. Unterstützungs- und Reflexionsmöglichkeiten durch regelmäßigen kollegialen Austausch oder Feedback-Gespräche mit Vorgesetzten sind nicht durchgängig bzw. überhaupt nicht etabliert.

Im Zusammenwirken diverser Faktoren, wie den Arbeitsbedingungen in der Pflege oder dem anhängenden Konfliktpotenzial der Leitungstätigkeit, ist die Rolle der Stationsleitung insgesamt stark negativ konnotiert. Für viele Pflegende stellt die Leitungsfunktion kein Karriereziel dar. Entsprechend schwierig gestaltet sich die Besetzung von vakanten Stationsleitungsposten. Durchlässiger Zugang und geringe Bewerberzahlen forcieren Besetzungen von Leitungsposten mit führungsfachlich unvorbereiteten, ungeeigneten sowie fehlmotivierten Kandidaten (z. B. „Bettflucht")[382].

Entlang einer unzureichenden Rolleninterpretation, welche die individuelle Mitarbeiterverantwortung der Stationsleitung sowie ihre Gestaltungsmöglichkeiten auf die Arbeitsbedingungen verkennt, sind negative Auswirkungen auf die personelle und strukturelle Führung der Pflegenden unvermeidlich.

> *„Es gibt Stationsleitungen, die sind in ihrer Rolle überfordert. Ich würde sagen, das ist die Mehrzahl. [...] Da ist das Verhalten, ich muss meine Mitarbeiter zu bestimmten Verhaltensweisen zwingen, durch Anschiss oder durch Anschreien oder so" (TS-1-108).*

Treffen in der Praxis führungsfachlich nicht geeignete Stationsleitungen zudem auf eine kritische Führungssituation, verstärkt sich der Effekt entsprechend. Treffen hingegen führungsfachlich bzw. führungsethisch versierte Stationsleitungen auf eine angemessene Führungssituation, können die mit der Leitungsfunktion grundsätzlich einhergehenden Gestaltungsmöglichkeiten weitaus wahrscheinlicher genutzt werden[383].

Als begünstigenden Umstand einer ethikorientierten Führung bedarf es innerhalb der Berufsgruppe der Pflegenden eines positiven Rollenverständnisses der Stati-

---

[382] Vgl. Kapitel 6.2.
[383] Vgl. Kapitel 6.3.3.

onsleitung. Dies erfordert einen disziplinären Aufbau und organisationale Etablierung der Rolle als Führungskraft der Pflegenden. Dessen übergeordnete Zielsetzung besteht darin, den Bedeutungsgehalt der personellen und strukturellen Führung der Stationsleitung herauszustellen sowie ihre Führungs- und Handlungsmöglichkeiten im disziplinären und interdisziplinären Kontext aufzuzeigen sowie zu entwickeln. Aus dem Verständnis und den Möglichkeiten ihrer Rolle ist es Aufgabe der Stationsleitung durch ihr Führungshandeln im Umgang mit Pflegenden und ihrer Gestaltung der Arbeitsbedingungen die Leitidee ethikorientierter Führung in begleitender Unterstützung ihrer Vorgesetzten zu verfolgen. Insofern ist der disziplinäre Rollenaufbau auch als eine organisationale bzw. pflegerische Vorsteuerung organisierter Verantwortlichkeit zu bewerten. Gleichzeitig versucht der disziplinäre Rollenaufbau als eine Maßnahme das organisationale Rollenverständnis mit dem tatsächlichen Rollenprofil zu harmonisieren. Durch seine intendierten Maßnahmen der Weiterbildung reicht der disziplinäre Rollenaufbau zudem weit in den Bereich personaler Antezedenzien ethikorientierter Führung hinein.

Ethikorientierte Führung unterliegt einem positiv-aktiven Rollenverständnis der Führungskraft und ist insofern nicht mit einer reaktiven Rolleninterpretation durch Stationsleitungen und einem negativ konnotierten Image der Leitungsfunktion vereinbar. Um geeignete Bewerber für die Aufgabe der Stationsleitung zu gewinnen, ist die Rolle der Stationsleitung zu einer attraktiven und gestaltenden Tätigkeit hin zu entwickeln. Neben einem „Imagewechsel" zu einem positiven Rollenbild bedeutet dies auch, Leitungskräfte ihrem tatsächlichen Bedeutungsgehalt entsprechend in der Vorbereitung auf ihre Aufgaben und Wahrnehmung ihrer Tätigkeiten umfassend zu unterstützen (Weiterbildung, Einarbeitung, Coaching etc.).

7.2.4 Führungssituation der Stationsleitung

Als eine Art Global-Antezedens umfasst die Führungssituation unterschiedliche vorauslaufende Bedingungen, die in ihrem Zusammenwirken den Handlungsrahmen der Stationsleitung als Führungskraft markieren[384].

In dem vorliegend eng gefassten Verständnis der Führungssituation kommt den nachfolgend aufgegliederten Sub-Antezedenzien eine umfangreiche Bedeutung in Bezug auf die Gestaltungsmöglichkeiten der Arbeitsbedingungen in der Pflege durch die Stationsleitung zu. Entsprechend ist die Führungssituation als ein wesentliches organisationales Antezedens der situativen Ermöglichung struktureller

---

[384] Ausführungen zum Begriff der „Führungssituation" finden sich u. a. bei Weibler (2016, S. 55).

oder indirekter ethikorientierter Führung im operativen Tagesgeschäft zu bewerten[385]: Ethikorientierte Führung kapriziert sich nicht nur auf ‚dramatische' Einzelfälle, sondern will gerade in vermeintlich ‚undramatischen' Situationen im
Führungsalltag die berechtigten Ansprüche der Mitarbeiter berücksichtigen
(Monteverde 2012, S. 27).

Die Arbeitsbedingungen in der Pflege sind durch eine Vielzahl differierender
Aspekte gekennzeichnet, die zwischen den Stationen und Krankenhäusern in
unterschiedlicher Ausprägung vorliegen. Insgesamt unterminieren die Arbeitsbedingungen in der Pflege vielfach die berechtigten Ansprüche der Pflegenden.
Abseits ihres körperlichen und emotional herausfordernden Grundcharakters der
pflegerischen Tätigkeit prägen hohe Belastungsfaktoren die Arbeitsbedingungen
in der Pflege. Hierzu zählen beispielsweise:

- knappe bis unzureichende Personalausstattung (qualitativ/quantitativ),

- offene und verdeckte Arbeitsverdichtung,

- mangelnde Führung durch die Stationsleitung,

- hohe Gleichzeitigkeit von Tätigkeiten,

- kontinuierliche Arbeitsunterbrechungen,

- beschränkter Einfluss auf interdisziplinäre Arbeitsprozesse,

- regelmäßiges Einspringen aus dem Frei bzw. kein festes Frei,

- mangelnde Informations- und Artikulationsmöglichkeiten,

- geringe organisationale Wertschätzung pflegerischer Arbeit,

- mangelnde interdisziplinäre Zusammenarbeit,

- wiederkehrende Defiziterfahrungen bzgl. der eigenen Tätigkeiten,

- unzureichende Ressourcen für Prozesse der Teamkompensation,

- gegebene Wahrscheinlichkeit des gesundheitsbedingten Arbeitsplatzver-
lusts[386].

Im Anschluss an die Ausführungen zur Rollensituation sind die Gestaltungsmöglichkeiten der Stationsleitung auf die Arbeitsbedingungen in der Pflege aus zwei

---

[385] Vgl. Fußnote 4.
[386] Vgl. Kapitel 6.1.

Perspektiven heraus zu beleuchten. Zum einen beschreiben die Sub-Antezedenzien der Führungssituation materielle oder quantitative Ressourcen, zum anderen charakterisieren sie qualitative Bedingungen. Aus deren Zusammenwirken entsteht keine starre Führungssituation. Vielmehr ergibt sich, ähnlich wie aus der Rollensituation, ein mehr oder weniger gesetzter Handlungsrahmen mit individuell gegebenen Gestaltungsmöglichkeiten. Diese im komplexen disziplinären wie interdisziplinären Stationsgeschehen zu erkennen und im Sinne einer ethikorientierten Führung wahrzunehmen, ist Aufgabe der Stationsleitung[387].

Genau an dieser Stelle setzt die zentrale Herausforderung ethikorientierter Führung nach Enderle (1993, S. 9) an, „zwischen Handlungsfreiräumen und Handlungsbedingungen […] zu unterscheiden: die Freiräume verantwortlich wahrzunehmen, die Bedingungen kurzfristig zu akzeptieren und langfristig verantwortlich [zu] gestalten".

Erst aus dem Zusammenwirken organisationaler und personaler Antezedenzien resultieren Gestaltungsmöglichkeiten der Stationsleitung auf die Arbeitsbedingungen in der Pflege.

7.2.4.1 Personelle Besetzung

Die personelle Besetzung beschreibt die Anzahl der auf einer Station insgesamt eingesetzten Pflegekräfte sowie die für eine Schicht geplanten bzw. tatsächlich zur Verfügung stehenden Mitarbeiter. Die personelle Besetzung beeinflusst die Arbeitsbedingungen der Pflegenden umfassend, beispielsweise in Bezug auf den Umfang der Arbeitsdichte, Optionen der Dienstplangestaltung, der schichtbezogenen Teamzusammensetzung, aber auf auch die Möglichkeiten der personellen Führung durch die Stationsleitung. Ist die Stationsleitung umfassend in der Bereichspflege eingeplant, kann sie ihre führungs- und mitarbeiterbezogenen Aufgaben während der Arbeitszeit nicht wahrnehmen.

Neben hoher Arbeitsbelastung für die Pflegenden resultiert aus einer knappen personellen Besetzung auch ein Führungsvakuum der Stationsleitung. Gegenwärtig ist die personelle Besetzung auf vielen Stationen nicht dem Arbeitsaufwand entsprechend gegeben.

> *„Meine Leitungstätigkeiten muss ich sagen, mache ich on-top zum normalen Tagesgeschäft. Das heißt, wir sind als Bereichspflege organisiert. Ich bin für 18 Patienten im Regelfall hauptverantwort-*

---

*lich. Die müssen erstmal versorgt sein und durch das Tagesge-
schäft durchgeschleust werden. Da bleibt wenig Zeit für Leitungstätigkeiten (NE-1-74).*

Als begünstigender Umstand einer ethikorientierten Führung bedarf es einer
personellen Besetzung, in der die Übernahme einer Patientengruppe durch die
Stationsleitung innerhalb der Bereichspflege nicht erforderlich ist. Entlang dieser
Orientierungsgröße ist eine Aussage zur personellen Besetzung über die verschiedenen Fachbereiche hinweg möglich.

Personell dergestalt ausgestattet arbeitet die Stationsleitung regelmäßig im Zwischendienst. Die ihr so gegebenen zeitlichen Ressourcen kann sie bedarfsgerecht
einsetzen. Beispielsweise für die Pflege hochaufwendiger Patienten, der Stationsorganisation, dem Führen von Mitarbeitergesprächen, der Einarbeitung
neuer Mitarbeiter, der Teilnahme an interdisziplinären Arbeitsgruppen oder der
Übernahme einer Patientengruppe bei kurzfristigem Personalausfall[388].

Die angemessene personelle Besetzung der Station unterstützt die berufliche
Autonomie der Stationsleitung. Im Zwischendienst kann die Stationsleitung
flexibel agieren – eingebunden in die Bereichspflege lediglich situativ reagieren.
Um Handlungsfreiräume im Stationsgeschehen nutzen zu können, ist eine „be-
rufliche Autonomie" der Stationsleitung notwendig (Remmers 2007, Rn. 49).
Ermöglicht wird diese durch eine angemessene personelle Ausstattung auf der
Station.

7.2.4.2 Ausfallmanagement

Unter einem Ausfallmanagement werden die Maßnahmen und Instrumente zusammengefasst, die im Krankenhaus herangezogen werden, um Personalausfall
zu kompensieren. Grundsätzlich bezieht sich das Ausfallmanagement auf kurz-,
mittel- und langfristigen Personalausfall. Ohne ein strukturiertes Ausfallmanagement liegt gerade die Sicherstellung der pflegerischen Versorgung bei kurzfristigem Personalausfall in der Organisationsverantwortung der Stationsleitung.

Kurzfristiges Einspringen als reaktive Maßnahmen zur Kompensation von kurzfristigem Personalausfall hat sich in den Krankenhäusern etabliert. Mit dem
kurzfristigen Einspringen aus dem Frei reichen die Arbeitsbedingungen weit in
den privaten Bereich der Pflegenden hinein. Auch wenn kurzfristiges Einspringen grundsätzlich im Ermessen der jeweiligen Pflegekraft liegt, überlagern
Teamprozesse und Erwartungshaltungen die Freiwilligkeit und unterminieren die

---

[388] Vgl. Kapitel 6.1.4 und Kapitel 6.3.3.

Dienstplangerechtigkeit. Des Weiteren fehlen vielfach Verfahrensanweisungen oder Regelungen, die das kurzfristige Einspringen für die Pflegenden, soweit möglich, planbar machen oder definieren, wie häufig Pflegende maximal kurzfristig aus dem Frei heraus arbeiten dürfen[389].

> *„Geplantes Frei kann oft nicht genommen werden, weil Krankheitsausfälle aufgefangen werden müssen. Das ist das, was den meisten sehr zu schaffen macht, darunter leiden sie am meisten"* (GE-1-33).

Als begünstigender Umstand einer ethikorientierten Führung bedarf es eines angemessenen Ausfallmanagements mit der Zielsetzung auf ein „festes Frei". Kurzfristiges Einspringen gilt es auf ein Minimum zu reduzieren. Der verlässliche Dienstplan stellt einen zu gewährleistenden berechtigen Anspruch der Pflegenden dar.

Auch wenn es das Ausfallmanagement organisationsindividuell durch Einsatz verschiedener Instrumente (Personal-Pool, Springer-Dienste) zu entwickeln gilt, kommen der Stationsleitung dann individuelle Handlungsmöglichkeiten zu, wenn das Ausfallmanagement organisational bereichs- und nicht stationsbezogen verstanden wird. Die verschiedenen Bereiche haben sich im Ausfallmanagement auf Initiative und Ermöglichung durch die Pflegedirektion als Team zu finden. Dementsprechend müssen Pflegende grundsätzlich Verständnis und Bereitschaft aufbringen, außerhalb ihrer „Heimatstation" in einem angemessenen, von den Beteiligten zu bestimmenden, Umfang zu arbeiten. Ein Beispiel dafür, dass ethikorientierte Führung nicht vollständig der Stationsleitung überantwortet werden kann. Ethikorientierte Führung bedarf auch dem Commitment und der Unterstützung der Pflegenden als Mitarbeiter[390].

7.2.4.3 Führungsspanne und Organigramm

Die Führungsspanne bezeichnet die Anzahl der einer Führungskraft unterstellten Mitarbeiter. Deren Ausgestaltung liegt im Ermessen der jeweiligen Einrichtung. Flache Hierarchien mit großen Führungsspannen zwischen der Stationsleitung und ihrer nächsthöheren Ebene, vielfach die der Pflegedirektion, reduzieren den Austausch zwischen den Hierarchieebenen ressourcenbedingt auf einen problembezogenen Kontakt, beispielsweise bei umfassenden Personalausfall oder schwerwiegenden Patientenbeschwerden. Kontinuierliche Begleitung, regelmä-

---

[389] Vgl. Kapitel 6.1.4.

[390] Vgl. Kapitel 3.3.2 und Kapitel 4.5.

ßiger Informationsaustausch oder kurzfristige Entscheidungsabstimmungen sind bei derlei Führungsspannen nicht möglich.

Für ihre Rollenbildung und ihr Führungshandeln fehlen der Stationsleitung Orientierung zum Handeln, Rückhalt im Handeln und Feedback zum Handeln durch den Vorgesetzten. Insbesondere der Rückhalt im Führungshandeln durch den Vorgesetzten stellt eine wichtige Voraussetzung der Gestaltungsmöglichkeiten stationsindividueller Arbeitsbedingungen im disziplinären wie interdisziplinären Kontext dar.

> *Vorher, was es so, da war keine Transparenz da. [...]. Wenn die PDL kam, dann gab es eigentlich fast immer nur Stress. [...]. Seitdem wir dieses Abteilungsleitungssytem haben, hat sich da sehr viel verbessert. [...] Die Abteilungsleitungen kommen jeden Tag auf die Station und fragen, ob es was gibt. Also diese Präsenz, dass die Vorgesetzte auch jeden Tag da ist, man kann was sagen, das nehmen auch alle in Anspruch" (GE-57, 157, 159, 161).*

Als begünstigender Umstand einer ethikorientierten Führung bedarf es einer angemessenen Führungsspanne. Im klassischen Organigramm der Pflege ist dies durch den Einzug einer Abteilungs- oder Bereichsleitungsebene gegeben. Neben den Auswirkungen auf die Handlungsmöglichkeiten der Stationsleitung, verbessert ein etablierter Mittelbau u. a. den Informationsfluss zwischen den Hierarchieebenen, verkürzt die Distanz zwischen Pflegedirektion und Pflegenden und erhöht deren Teilhabe an arbeitsplatzrelevanten Entscheidungen[391].

7.2.4.4 Stellung der Pflegedirektion

Die Stellung oder soziale Position der Pflegedirektion beschreibt ihr Ansehen und ihre Position im Krankenhaus. Sie fungiert hier als Bestimmungsgröße ihrer Einflussmöglichkeiten auf das Rollenverständnis von Pflege im Krankenhaus und die Gestaltung deren Arbeitsbedingungen.

Wie unter dem Antezedens organisationales Rollenverständnis skizziert, ergibt sich aus der etablierten Stellung der Pflegedirektion auf oberster Managementebene des Krankenhauses bzw. innerhalb der Gesamtorganisation ein positiver Einfluss auf die organisationale Bewertung der Stationsleitung sowie der Pflege insgesamt. Dieser Zusammenhang wirkt bis auf die Stationsebene durch. Je etablierter die Stellung der Pflegedirektion und ihr propagiertes Rollenverständnis von Stationsleitung und Pflege ist, desto akzeptierter ist die grundsätzliche Posi-

---

[391] Vgl. Kapitel 6.3.3.

tion der Stationsleitung und in der Folge deren Möglichkeiten, die Arbeitsbedingungen im interdisziplinären Kontext, beispielsweise im Schnittstellenmanagement, mitzugestalten.

> *„Stationsleitungen sind nur so stark, so stark wie die Pflegedienstleitung ist. Wenn die keinen guten Stand hat im Hause und damit auch keine gute Position hat, das geht nach unten durch" (AH-3-1).*

Um Insellösungen auf den Stationen zu vermeiden und ähnliche Arbeitsbedingungen zwischen den Bereichen zu schaffen, kommt dabei ihr die Aufgabe zu, grundlegende Aspekte einer angemessenen Organisations- und Arbeitsplatzstrukturierung zu definieren und auf oberster Managementebene abzustimmen bzw. durchzusetzen. So ist es im interdisziplinären Kontext beispielsweise Aufgabe der Stationsleitung, ein hausweites Visitenkonzept stationsindividuell umzusetzen, nicht aber ihre Aufgabe, wenn auch nicht zwingend außerhalb ihrer Möglichkeiten, grundlegend die Einführung eines Visitenkonzepts zwischen den Berufsgruppen anzustoßen und auszuhandeln.

Wird diese Aufgabe unzureichend von der Pflegedirektion wahrgenommen bzw. ist ihre Stellung nicht angemessen etabliert, erhöht sich die Wahrscheinlichkeit, dass interdisziplinäre Konzepte der Organisations- und Arbeitsplatzstrukturierung ohne die Auswirkungen auf die Pflege ausreichend zu berücksichtigen organisational realisiert werden oder organisational unter Einbezug der Pflegedirektion abgestimmte Konzepte von der Stationsleitung weder grundsätzlich umgesetzt noch stationsbezogen ausgestaltet werden können[392].

Neben der Stellung der Pflegedirektion wirken auf die Handlungsmöglichkeiten der Stationsleitung zur Gestaltung der Arbeitsbedingungen in der Pflege auch die Antezedenzien Interdisziplinäre Zusammenarbeit, Organisationales Rollenverständnis der Stationsleitung und das Organisationale Commitment zur Leitidee ethikorientierter Führung ein[393].

Entsprechend bedarf es als begünstigendem Umstand einer ethikorientierten Führung – neben einer angemessenen Stellung der Pflegedirektion – auch eines entsprechenden Zusammenwirkens verschiedener Antezedenzien. Das Vorausdenken dieser Erfordernis sowie deren Planung und Steuerung sind in das Gesamtkonzept ethikorientierter Führung einzubinden[394].

---

[392] Vgl. Kapitel 6.3.3.

[393] Vgl. Kapitel 7.2.2, Kapitel 7.2.3.1 sowie Kapitel 7.2.4.5.

[394] Vgl. Kapitel 7.2.1.

7.2.4.5 Interdisziplinäre Zusammenarbeit

Die interdisziplinäre Zusammenarbeit umfasst die Zusammenarbeit der verschiedenen Berufsgruppen im Krankenhaus. Insbesondere in Bezug auf die Möglichkeiten der berufsgruppenübergreifenden Prozessgestaltung ist aus Sicht der Stationsleitung die Zusammenarbeit mit der Berufsgruppe der Ärzte hervorzuheben. Deren hohe Freiheitsgrade im Handeln ermöglichen es ihnen – unabhängig der Auswirkungen auf die Arbeitsbedingungen der Pflegenden – sich in weitgehend freier Wahl an interdisziplinären Abstimmungsprozessen zu beteiligen oder zu ignorieren bzw. deren Ergebnisse situativ zu unterstützen oder zu unterminieren. Grundsätzliche Entscheidungen sind weitestgehend dem Chefarzt oder Oberarzt vorbehalten. Ein Einbezug der Stationsleitung ist auch bei Auswirkungen auf deren Arbeitsbedingungen bzw. die der Pflege nicht zwingend und insofern beliebig und zufällig den vor Ort handelnden Personen überlassen.

Dabei steigt der Grad der Einbindung und Abstimmung mit der positiven Arbeitsbeziehung zwischen den Berufsgruppen. Ohne eine angemessene Einbindung der Stationsleitung hat sich die Pflege improvisierend in die autonome Prozessgestaltung der Ärzte einzugliedern. Entsprechend ist der Zusammenarbeit mit der Berufsgruppe der Ärzte ein umfassender Einfluss auf die Arbeitsbedingungen in der Pflege bzw. auf die Handlungsmöglichkeiten der Stationsleitung eigen, diese mitzugestalten[395].

Als begünstigender Umstand einer ethikorientierten Führung bedarf es einer positiven interdisziplinären Zusammenarbeit, die im gegenseitigen Verständnis die Auswirkungen des eigenen Handelns auf die Arbeitsbedingungen der anderen Berufsgruppen antizipiert und diese durch einen ständigen Austausch zwischen den Berufsgruppen vermittelt. Der Aufbau eines berufsgruppenübergreifenden bzw. multiprofessionellen Teamverständnisses[396], wie es sich auf Intensiv- und Palliativstationen zeigt, ist hierfür eine bedeutsame Voraussetzung.

---

[395] Vgl. Kapitel 6.1.2, Kapitel 6.1.3, Kapitel 6.3.3 und Kapitel 4.5.

[396] Das multiprofessionelle Teamverständnis geht über das der berufsgruppenübergreifenden oder interdisziplinären Zusammenarbeit hinaus. Das multiprofessionelle Teamverständnis oder die multiprofessionelle Teamidentität entwickelt sich aus einer engen Zusammenarbeit der beteiligten Professionen, die von regelmäßigen und strukturierten Informationsaustausch gekennzeichnet ist. Berufszugehörigkeiten und Hierarchien rücken zugunsten der Zielrichtung, die Behandlung und Pflege der Patienten nach einem multiprofessionell abgestimmten Konzept umsetzen zu wollen, in den Hintergrund. Die jeweils höhere Fachlichkeit der anderen Berufsgruppen wird von den beteiligten Professionen grundsätzlich sowie bei Letztentscheidungen aus dem Team akzeptiert bzw. berücksichtigt (Bausewein et al. 2015, S. 418).

Auf organisationaler Ebene wird der Abstimmungsprozess durch das Qualitätsmanagement in seiner Aufgabe der zentralen Prozesskoordination wahrgenommen. Die Vorsteuerung von Prozessen durch das Qualitätsmanagement (QM)
greift, ähnlich wie die der Pflegedirektion[397], in die Handlungs- und Entschei-
dungsautonomie der Ärzte ein, und strukturiert damit auch die berufsgruppenübergreifende Zusammenarbeit zwischen Ärzten und Pflegenden. Für die Gültigkeit interdisziplinär angelegter QM-Dokumente ist zudem die Freigabe der
Pflegedirektion erforderlich. Vor diesem Hintergrund ist eine zentrale Prozesskoordination, wie es das Qualitätsmanagement leistet, für die Arbeitsbedingungen der Pflegenden grundsätzlich begünstigend. Grenzen bestehen in der Komplexität der Organisation. Das Qualitätsmanagement kann das Krankenhaus nicht
vollständig definieren. Auch zeigt die Praxis eindringlich, dass durch das Qualitätsmanagement definierte Prozesse unterminiert werden.

7.2.4.6 Reflexionsräume

Unter Reflexionsräumen oder Reflexionsplattformen sind sämtliche organisational etablierten Angebote und Gelegenheiten im Krankenhaus zu fassen, die es
Stationsleitungen ermöglichen, sich zu führungsbezogenen Themen entlang einer
Selbst- und Rollenreflexion auszutauschen. Dies kann im disziplinären wir interdisziplinären Kontext erfolgen.

Gegenwärtig eröffnen sich für Stationsleitungen, abgesehen von den individuellen Möglichkeiten zur Eigenreflexion, nur sehr wenige Reflexionsräume im
Krankenhaus. Die Auseinandersetzung um Führung gestaltet sich weitgehend
zufällig und ungerichtet sowie methodisch wenig strukturiert. Hintergrund ist
u. a., dass die Bedeutung der Stationsleitung als Führungskraft und ihre positiven
wie negativen Folgewirkungen ihres Handelns auf die Pflegenden und deren
Arbeitsbedingungen organisational vielfach verkannt wird. Entsprechend gering
wird die Notwendigkeit der Reflexion von Führungshandeln erachtet. Wenn
auch die Erfordernisse der Auseinandersetzung um Führung unabhängig der
Anzahl unterstellter Mitarbeiter bestehen, verdeutlicht bereits der quantitative
Personalbedarf einer Station die hohe Personalverantwortung der Stationsleitung.
Als Ausgangsort der Interpretation von Rollenverständnis und Rollenwahrnehmung sind speziell im komplexen Situationsgefüge der Mitarbeiterführung im
Krankenhaus Reflexionsräume unabdingbar. Im Kontext ethikorientierter Führung verdeutlichen institutionell etablierte Reflexionsplattformen als Ausdruck
organisationaler Unterstützung das Commitment des Krankenhauses zur Leitidee. Sowohl für die Gruppe als auch für die einzelne Stationsleitung eröffnen

---

[397] Vgl. Kapitel 7.2.4.4.

Reflexionsräume unterschiedliche Perspektiven der Vorsteuerung und Selbststeuerung im Führungshandeln.

Innerhalb der Gruppe der Stationsleitungen eröffnen sie die Möglichkeit im Kontext von „Verbetrieblichung pflegerischer Arbeit" (Kühn 2008, S. 312) und einem funktionalistischen Verständnis von Mitarbeiterführung über den Verantwortungsdualismus ihrer Rolle zu reflektieren und dafür (wieder) zu sensibilisieren. Weiter ermöglichen sie es hierauf aufbauend unter Einbezug der Führungsgrundsätze, ein gemeinsames Verständnis der Kooperationsbedingungen zwischen Stationsleitung und Pflegenden zu etablieren und die dafür erforderliche Rollenwahrnehmung in Auseinandersetzung um die Handlungsmöglichkeiten und Handlungsbedingungen zu reflektieren[398].

Die einzelne Stationsleitung kann durch Reflexionsräume sensibilisiert werden, die im Stationsalltag nicht unmittelbar offene ethische Dimension ihres Führungshandelns wahrzunehmen. Reflexionsräume bieten zudem die Möglichkeit, Führungsgrundsätze in ihrer allgemeinen Formulierung kontextsensitiv auszudifferenzieren, d. h., einzelfallbezogen prospektiv oder retrospektiv Handlungssituationen zu antizipieren oder zu reflektieren. Der Anwendungsbezug stellt eine wesentliche Voraussetzung für die Akzeptanz von Führungsgrundsätzen dar.

Reflexionsräume sind als Übungs- und Orientierungsräume für die Selbststeuerung im Stationsalltag zu verstehen. Sie sind damit das Bindeglied zwischen Vorsteuerung und Selbststeuerung ethikorientierter Führung im Krankenhaus. Fehlende Reflexionsräume unterminieren die Bedeutung und das Wirksamwerden organisationaler Vorsteuerung. Anstelle von Führungsgrundsätzen bildet dann das individuelle Verständnis der Stationsleitung den normativen Rahmen der Selbststeuerung ausschließlich in Eigenreflexion.

Als begünstigendem Umstand einer ethikorientierten Führung bedarf es institutionell etablierter Reflexionsräume für Stationsleitungen. Diese können als klassische Instrumente wie kollegiale Beratung, Mentorenprogramm oder Coaching sowie als strukturierte Gespräche zwischen Stationsleitung und deren Führungskraft oder Gruppendiskurse auf Stationsleitungsebene sowie als Einheiten in Ethikschulungen realisiert werden[399].

---

[398] Vgl. Kapitel 6.4.4.

[399] Vgl. Kapitel 3.3.2 und Kapitel 4.5.

7.2.4.7 Raumangebot

Unter das Raumangebot sind der Stationsleitung für ihre Tätigkeit zur Verfügung stehende Räumlichkeiten, wie Stationsbüro, Pflegestützpunkt oder Leitungsbüro, zu fassen.

Unabhängig von ihrer Einbindung in die Versorgung der Patienten, erfordert die Leitung der Station ein beständiges Raumangebot, in dem die Stationsleitung ihren Aufgaben in angemessener Umgebung nachkommen kann. Hierzu zählen beispielsweise die Dienstplanerstellung oder das Führen von Mitarbeitergesprächen und vertraulichen Telefonaten.

Gegenwärtig mangelt es in den Einrichtungen an Bewusstsein über die Notwendigkeit eines Leitungsbüros für die Stationsleitung. Auf den Normalstationen ist ein eigenes Büro für die Stationsleitung nicht etabliert. Dies erklärt sich aus dem organisationalen Rollenverständnis, das die Führungsverantwortung der Stationsleitung gegenüber den Pflegenden als Führungskraft verkennt, entsprechend ein separater Raum für die Tätigkeit als nicht erforderlich erachtet wird, bzw. der Pflegestützpunkt als geeignete Räumlichkeit bewertet wird[400].

> *„Während des Umbaus war es erst nicht vorgesehen, dass es ein Büro für die Stationsleitung gibt. Da haben wir uns aber doch schon zu Wort gemeldet. Und das wurde jetzt auch durchgesetzt. Also die Stationsleitung bekommt demnächst ein eigenes Büro"* (BF-1-121).

Als zentraler Kommunikationsraum der auf Station agierenden Berufsgruppen sowie als Anlaufstelle für Angehörige und Patienten ist der Pflegestützpunkt sowohl für Mitarbeitergespräche als auch für die Dienstplanerstellung ungeeignet.

Um den Leitungstätigkeiten nachkommen zu können, haben sich stationsindividuell improvisierte Zwischenlösungen der Raumnutzung herausgebildet. So werden Stationsleitungen für Mitarbeitergespräche im Büro der Stationsärzte geduldet, wodurch eine vertrauliche Atmosphäre durch wiederkehrende Raumbetretungen allerdings behindert wird. Lösungen, in denen sich die Stationsärzte mit der Stationsleitung einen Raum teilen sollen, bergen ein hohes Konfliktpotenzial in sich, unterstützen daher nur selten die interdisziplinäre Zusammenarbeit. Oder es werden, wenn möglich, Tätigkeiten in den Privatbereich verlagert, wie beispielsweise die Vorbereitung von Teamsitzungen oder die Dienstplangestaltung.

---

[400] Vgl. Kapitel 6.2 und Kapitel 6.3.3.

„Mitarbeitergespräche führe ich meistens im Arztzimmer, in einem Vorraum davon. Also schön ist das nicht, weil manchmal kommt dann einer rein [...] es wäre schöner, wenn man ein eigenes Büro hätte und nicht immer dort sein müsste" (VO-1-118).

„Es ist oft so, dass ich die Dienstpläne zu Hause schreibe. Weil ich da mehr Ruhe habe. Ich habe hier kein eigenes Büro auf der Station. Und ich versuche einfach auch einen Dienstplan zu schreiben, mit dem jeder gut leben kann" (PO-1-112).

„Eigentlich war es so gedacht, dass wir zusammen, also Arzt und Pflege, ein gemeinsames Büro haben. [...] Aber es sah dann immer aus, als hätte eine Bombe eingeschlagen. Und unsere Sachen flogen wild durcheinander. Und dann war es irgendwann so, dass wir sagen mussten, heute bin ich hier, und dann war schon jedes Mal Theater" (FL-1-282).

Als begünstigender Umstand einer ethikorientierten Führung bedarf es eines angemessenen (Büro-)Raums der Stationsleitung zur Durchführung ihrer Tätigkeiten als Teil ihrer personellen und strukturellen Führung der Pflegenden. Das Raumangebot steht beispielhaft für grundlegende Ausstattungsmerkmale, die zum Wirksamwerden ethikorientierter Führung vonnöten sind. Angesichts der bekannten knappen Raumkapazitäten in Krankenhäusern sind Bürogemeinschaften möglich, erfordern allerdings Regeln, die das Führen von Mitarbeitergesprächen in angemessener Atmosphäre gewährleisten.

7.2.5 Ethikmaßnahmen

Ethikmaßnahmen inkludieren sämtliche Maßnahmen, die Führungskräfte in ihrem Verantwortungsdualismus zwischen institutioneller Erfolgsverantwortung und individueller Mitarbeiterverantwortung unterstützen. Grundlegend ist zwischen Maßnahmen der Vorsteuerung (Kompassfunktion) und Selbststeuerung (Entscheidungsfunktion) zu unterscheiden. Führungsgrundsätze als Maßnahmen der Vorsteuerung und Ethikschulungen als Maßnahmen der Selbststeuerung werden in der Literatur als die nachhaltigsten Ethikmaßnahmen erachtet[401].

Zusammen mit den empirischen Befunden sind Führungsgrundsätze und Ethikschulungen als Antezedenzien einer ethikorientierten Führung in der Pflege zu bewerten.

---

[401]   Vgl. Kapitel 3.3.2 und Kapitel 4.5.

In einem weiten Verständnis können auch Verbesserungen der Führungssituation, z. B. Aufstockung von Pflegepersonal, Ausweitung des Ausfallmanagements oder Etablierung von Reflexionsräumen, als Ethikmaßnahmen verstanden werden. Sie ermöglichen der Führungskraft positiv auf die Arbeitsbedingungen der Pflegenden einzuwirken. Im Anschluss an Maßnahmen der Vorsteuerung und Selbststeuerung können Verbesserungen der Führungssituation als Maßnahmen der Umsetzungssteuerung (Ermöglichungsfunktion) bezeichnet werden, da sie die Handlungsmöglichkeiten der Stationsleitung ausweiten. Ohne Einbindung der Führungsgrundsätze in den Führungsalltag lassen sich Vorsteuerung und Selbststeuerung ethikorientierter Führung nicht realisieren[402].

7.2.5.1 Führungsgrundsätze

Führungsgrundsätze formulieren Orientierungspunkte der Kooperationsbedingungen zwischen Führungskraft und Mitarbeiter. In ihrer Kompassfunktion sind sie eine Maßnahme der Vorsteuerung ethikorientierter Führung[403].

Die Einschätzung von Naegler (2015, S. 281), wonach Führungsgrundsätze im Krankenhaus verbreitet sind, ist für den Bereich der Pflege zu relativieren. Führungsgrundsätze sind hier nicht reflektiert verankert. Vielfach ist nicht bekannt, ob Führungsgrundsätze für das eigene Haus beschrieben sind. Gleichermaßen mangelt es an Hintergrundwissen zur Zielsetzung von Führungsgrundsätzen und Erfahrungen im Umgang mit Führungsgrundsätzen. Auseinandersetzung und Reflexion um Führung sowie Führungsgrundsätze sind nicht etabliert. Im Führungshandeln von Stationsleitungen sind Führungsgrundsätze wenig bis gar nicht relevant. Im Hinblick auf die Kooperationsbedingungen zwischen Stationsleitung und Führungskraft besteht ein organisationales Orientierungsvakuum. Nicht Führungsgrundsätze bilden den normativen Rahmen von Mitarbeiterführung, sondern die individuelle Wertebasis der Stationsleitung[404].

Sind in der Einrichtung Führungsgrundsätze beschrieben, formulieren diese weitgehend unbegründet allgemein akzeptierte Werthaltungen oder krankenhausinterne Werte. Damit entsprechen sie eher dem Verständnis „konventionaler Personalführung" (Staffelbach 1994, S. 408), als dass sie auf einer ethisch normativen Grundposition basieren[405]. Dies gilt auch für Führungsgrundsätze mit Verweis auf das Leitbild. Insgesamt überwiegt in den Führungsgrundsätzen die

---

[402]　Vgl. Kapitel 4.5.

[403]　Vgl. Kapitel 3.3.2.

[404]　Vgl. Kapitel 6.4.4.

[405]　Vgl. Kapitel 3.5.

Formulierung der Führungsstrategie bzw. es vermischen sich Kooperationsbedingungen einseitig mit strategischen bzw. instrumentellen Absichten zur Leistungsfähigkeit der Mitarbeiter[406, 407].

Als begünstigender Umstand einer ethikorientierten Führung ist es notwendig, die Vorsteuerung personeller Führung durch Führungsgrundsätze zu realisieren.

Hierfür ist auf organisationaler wie individueller Ebene zum einen der Aufbau von Grundlagenwissen und Orientierungskompetenz um Führungsethik und Führungsgrundsätze sowie deren Zusammenhänge erforderlich. Auf organisationaler Ebene mindestens bezogen auf eine einrichtungsrepräsentative Projektgruppe, die im Rahmen einer führungsethischen Grundlagenreflexion die ethisch normative Grundposition für die Einrichtung sowie die Verhältnisbestimmung von Ethik und Ökonomie herausstellt und darauf begründet Führungsgrundsätze ableitet[408]. Auf individueller Ebene der Stationsleitungen als Voraussetzungen der Selbststeuerung in Hinsicht auf grundlegende Zusammenhänge und die übergeordnete Zielsetzung ethikorientierter Führung und Führungsgrundsätze sowie deren situativer Anwendung als Orientierungspunkte in spezifischen Führungssituationen[409].

Zum anderen sind Führungsgrundsätze in das Gesamtkonzept ethikorientierter Führung einzubinden. Es sind konkrete Maßnahmen zu beschreiben, die einerseits die organisationale Relevanz und Einbindung von Führungsgrundsätzen herausstellen, beispielsweise in Auswahlgesprächen um Stationsleitungsposten, sowie andererseits den normativistischen Fehlschluss verhindern, indem Anpassungen der Führungssituation, beispielsweise durch etablierte Reflexionsräume, die situative Ermöglichung von Führungsgrundsätzen unterstützen[410, 411].

Die Realisierungschancen von Führungsgrundsätzen und damit gleichsam die ethikorientierte Führung sind an verschiedenste Voraussetzungen geknüpft, die weit über die Deklaration von Führungsgrundsätzen hinausgehen, vielfach in den

---

[406] Vgl. Fußnote 337.

[407] Als Beispiel für an dem Kooperationsmodell von Ethik und Ökonomie orientierten Führungsgrundsätze siehe Jäger (2000, S. 288): „Kooperationsgrundsätze zur Förderung sozialer und ökonomischer Effizienz". Vgl. Kapitel 3.4.3.

[408] Vgl. Kapitel 3.3.3, Kapitel 4.5 und Kapitel 7.2.1.

[409] Vgl. Kapitel 3.3.2, Kapitel 3.3.3 und Kapitel 4.5.

[410] Verschiedene Maßnahmen, zu der auch Anreiz- und Sanktionsregelungen zählen können, unterstützen die Einbindung von Führungsgrundsätzen im Krankenhaus. Eine allgemeine Übersicht findet sich u. a. bei Wunderer (2009, S. 394). Vgl. Kapitel 7.2.

[411] Vgl. Kapitel 2.2.1 und Fußnote 10.

Einrichtungen aber genau an diesem Punkt verharren, vorausgesetzt Führungs-grundsätze sind für die Einrichtung überhaupt beschrieben.

7.2.5.2 Ethikschulungen

Ethikschulungen sollen Führungskräfte zu einer ethikorientierten Selbststeue-rung im Führungshandeln befähigen bzw. sie darin unterstützen. Wesentliche Voraussetzung hierfür ist die Ausbildung der Selbst- und Rollenreflexion von Führungskräften. Zusammen mit der Vermittlung von ethischem Grundlagen-wissen und dem Erhellen der ethischen Dimension von Führungshandeln be-gründen sie die Kerninhalte von Ethikschulungen. Ethikschulungen und Reflexi-onsräume bilden wiederum die wesentlichen Aspekte der Institutionalisierung ethischer Reflexion[412].

Inhaltlich auf Führungskräfte bzw. Stationsleitungen ausgerichtete Ethikschu-lungen sind in Krankenhäusern im Gegensatz zu Angeboten für Mitglieder von klinischen Ethikkomitees nicht etabliert. Thematische Annäherungen an die ethische Dimension von Führung sowie Angebote der Eigen- und Rollenreflexi-on können hausindividuelle Angebote der Pflegedirektion umfassen, wie sie es teilweise bereits tun. Vielfach kaprizieren sich die Fortbildungen allerdings auf Aspekte einer funktionalistischen Führung von Mitarbeitern und Verantwortlich-keiten der Stationsorganisation. Entsprechend selten umfassen sie die Reflexion der Führungsbeziehung zwischen Stationsleitung und Pflegenden. Ethisches Grundlagenwissen für Stationsleitungen wird nicht vermittelt.

Die geringe Reflexion der ethischen Dimension von Führung und die fehlende Vermittlung von ethischem Wissen passt sich in den Befund ein, dass struktu-rierte Programme zur Schulung, Vorbereitung, Einarbeitung und Begleitung von Stationsleitungen in Krankenhäusern insgesamt nicht etabliert sind. Nicht selten wird die Leitung einer Station ohne vorherige Tätigkeit als Stellvertretung, ohne Schulung oder Weiterbildung und ohne angemessene Einarbeitung übernommen. Entsprechend sind Ethikschulungen für Stationsleitungen nicht etabliert, Selbst- und Rollenreflexion sowie Orientierungskompetenz damit den bisherigen Aus-bildungs-, Berufs- und Lebenserfahrungen der einzelnen Stationsleitung einseitig überantwortet[413].

Als begünstigender Umstand einer ethikorientierten Führung bedarf es zur Selbststeuerung im Führungshandeln der Angebote von Ethikschulungen für Führungskräfte.

---

[412] Vgl. Kapitel 3.3.2 und Kapitel 4.5.

[413] Vgl. Kapitel 6.2.4 und Kapitel 6.4.4.

Hier bietet beispielsweise die Weiterbildung zur Leitung einer Stations/eines Bereichs nach den DKG-Empfehlungen eine gute Möglichkeit die Schwerpunkte von Ethikschulungen zu integrieren[414]. Die Empfehlungen lassen innerhalb der Basis- und Fachmodule einen Gestaltungsspielraum zu. Die konkreten Inhalte der Weiterbildung sind demgemäß von dem individuellen Curriculum der Weiterbildungsstätte abhängig. Zuweilen umfassen diese bereits umfangreiche Einheiten der Selbst- und Rollenreflexion, allerdings ohne begleitende Vermittlung von ethischem Grundlagenwissen bzw. Inhalten zu Führungsethik. Erfolgt die Weiterbildung parallel zur Tätigkeit als stellvertretende Stationsleitung, unterstützt dies den angedachten Weg in die Leitungsrolle[415].

Ethikschulungen sind auch hausintern zu etablieren, um ethisches Grundlagenwissen in der Organisation und organisationale Orientierungskompetenz aufzubauen. Einerseits in dem Umfang, wie es für die Entwicklung vom Gesamtkonzept ethikorientierter Führung sowie zur Erarbeitung ethisch-normativ begründeter Führungsgrundsätze und deren Einbindung in das Krankenhaus erforderlich ist. Andererseits als Voraussetzung für den Diskurs um Kernfragen ethikorientierter Führung in den Bereichen bzw. in der Pflege, wie beispielsweise: Was sind berechtigte Ansprüche der Pflegenden? Welche Dienstplanflexibilität ist verantwortlich? Wem obliegt welche Verantwortung der Arbeitsbedingungen? Was bedeutet Mitarbeiterethik oder Organisationsethik für Pflegende im Krankenhaus?[416]

Ethikschulungen stellen aus sich heraus wichtige Reflexionsräume ethikorientierter Führung dar und tragen so zum Commitment der Leitidee ethikorientierter Führung bei. Darüber hinaus ist die Proklamierung ethikorientierter Führung ohne etablierte Ethikschulungen wenig authentisch.

7.3 Personale Antezedenzien

Gleichsam dem „integrity-based approach" folgend, stellen die personalen Antezedenzien wesentlich derlei vorauslaufende Bedingungen heraus, die es der Stationsleitung ermöglichen, gegebenes organisationales Empowerment für die Umsetzung ethikorientierter Führung nutzbar zu machen.

---

[414] Vgl. Fußnote 250.

[415] Angesichts der Entwicklung, dass die Position der Stationsleitung zusehends von Pflegenden mit Bachelor-Abschluss besetzt wird, ist analog der Weiterbildung zur Stationsleitung eine Integration der Kerninhalte von Ethikschulungen in pflegebezogene Studiengänge, wie z. B. Pflegemanagement, gleichsam angezeigt.

[416] Vgl. Kapitel 3.3.2 und Kapitel 4.5.

7.3.1　Commitment zur Leitidee

Beschreibt das organisationale Commitment die Identifikation der Mitglieder des Krankenhauses abstrakt kollektiv, umfasst das personale Commitment die konkret individuelle Identifikation der Stationsleitung zur Leitidee ethikorientierter Führung[417].

Das Commitment der Stationsleitung begründet ihre Bereitschaft, das eigene Führungshandeln an der Leitidee ethikorientierter Führung auszurichten. Wie aus anderen Zusammenhängen bekannt, resultiert auch im Kontext ethikorientierter Führung Motivation aus Identifikation. Werden dem integrity-based approach entsprechend zur Umsetzung ethikorientierter Führung keine Belohnungs- und Sanktionssysteme eingesetzt, begründet das Commitment zur Leitidee – neben etwaigen Aspekten einer sozialen Steuerung durch die Gruppe der Stationsleitungen – den wesentlichen motivationalen Bezugspunkt.

Durch die Gebundenheit ethikorientierter Führung an die Stationsleitung ist deren Commitment zur Leitidee als Basis-Antezedens zu bewerten. So erfordert es schon ihre grundsätzliche Bereitschaft, den gegenüber anderen Ansätzen erhöhten zeitlichen Aufwand ethikorientierter Führung, wie er beispielsweise aus der intensiven Auseinandersetzung um Führung (Reflexion) und Ausgestaltung der Führungsbeziehung (Kommunikation) resultiert, anzunehmen.

Gleichwohl bedarf es neben der bewussten Unterstützung der Stationsleitung zur Leitidee auch ihrer bewussten Zustimmung zum darin verhafteten Kooperationsmodell. Das Commitment der Stationsleitung hat auch den Impetus zu reflektieren, welcher der Berücksichtigung der berechtigten Ansprüche der Pflegenden zugrunde liegt. Entspringt die Grundmotivation der Zielsetzung ethikorientierter Führung oder unterliegt sie beispielsweise dem Kalkül funktionalistischer Nützlichkeitsaspekte, Wohlbefinden gegen Leistung tauschen zu wollen.

Seitens der einzelnen Stationsleitungen ist dieser Prozess der Vergegenwärtigung der eigenen Grundmotivation zu einer am Wohlergehen der Pflegenden ausgerichteten personellen wie strukturellen Führung nicht abschließend vollzogen.

Analog zum allgemeinen Führungsverständnis in Organisationen besteht auch unter den Stationsleitungen im Krankenhaus eine weitgehend unkritische Annahme für einen positiven Zusammenhang zwischen Humanität und Effizienz der Mitarbeiterführung (Harmoniemodell)[418]. Auf der Reziprozitätsnorm basie-

---

[417] Vgl. Kapitel 7.2.2.

[418] „Das allgemeine Führungsverständnis ist traditionell stark harmonisch geprägt" (Kuhn und Weibler 2012b, S. 24). Vgl. Kapitel 3.4.

rend, fügen sich im Harmoniemodell die von den interviewten Stationsleitungen grundsätzlich gewollte Mitarbeiterorientierung und die organisational geforderte Erfolgsorientierung vermeintlich dauerhaft angenehm zusammen.

> *„Es gibt Situationen, da denke ich, warum bist du so blöd und sagst nicht einfach, das machen wir jetzt so und fertig [...] aber auf der andere bin ich auch davon überzeugt, dass mir das an anderer Stelle hilft [...] das ist so eine Gegenseitigkeit [...] ich glaube, dass die Mitarbeiter mir mit meinem Führungsstil auch eher bereit sind entgegenzukommen, zum Beispiel bei den Ausfällen"* *(JL-2-24; 32).*

Im Kontext der von den Stationsleitungen erkannten „Verbetrieblichung pflegerischer Arbeit" (Kühn 2008, S. 312) scheint die damit einhergehende ökonomische Domestizierung ihres eigenen Führungshandelns von diesen allerdings weitgehend unbemerkt zu bleiben und nicht vergegenwärtigt zu sein.

Aus der Ökonomisierung des Gesundheitswesens resultiert neben einer „Verbetrieblichung pflegerischer Arbeit" ebenfalls eine Instrumentalisierung der Mitarbeiterorientierung. Im Verständnis der harmonischen Beziehung zwischen Humanität und Effizienz wird die Norm der Reziprozität ökonomisch überdehnt, die im Harmoniemodell angelegte Grundmotivation der Mitarbeiterorientierung dadurch dem funktionalistischen Kalkül unterstellt. Nicht die Humanität gegenüber dem Mitarbeiter wird als Argument im Führungshandeln angeführt, sondern die Effizienz aus einer kalkulierten Humanität.

> *„Manchmal sind diese Minuten, die die Mitarbeiter dann zusammen haben, auch wichtig für das Teambilding. Und da ist es wichtig auch mal eben nicht auf die fünf Minuten zu gucken, die da mehr gesprochen werden [und was dann dazu führt, dass sich die Mitarbeiter später ausstempeln]. Das akzeptiere ich einfach, weil ich weiß, dieser Austausch ist gesund, das braucht ein Team einfach. Und dann ist das eine gute Investition des Arbeitgebers diese Minuten auch zuzulassen. Das sehe ich dann als Stationsleitung auch mit"* *(RV-1-33).*

> *„Effizienz erreichst du nur, wenn der Arbeitnehmer sich mit dem Job identifiziert [...] und die Mitarbeiter müssen sich wohlfühlen [...]. Und dann holst du das Optimale raus [...]. Aber dazu musst du denen gegenüber erstmal fair sein. Dazu musst du erstmal Vertrauen schenken, Vertrauen wiederkriegen. Und dann kommst du erst auf diese Ebene"* *(PU-1-111).*

Um innerhalb der engen Personalressourcen die Patientenversorgung durch Mehrleistung der Pflegenden gewährleisten zu können, erscheint der Stationsleitung die Instrumentalisierung der Mitarbeiterorientierung und ihrer eigenen Vorbildfunktion bewusst erforderlich oder vollzieht sich unbewusst. Durch die Ökonomisierung mit ihrem täglichen Mantra zum betriebswirtschaftlichen Handeln ist Humanität als Argument im Führungshandeln der Stationsleitung verblasst, vielfach dominieren reflexartige ökonomische Begründungsmuster[419].

Als begünstigender Umstand ethikorientierter Führung bedarf es des Commitments der Stationsleitung zur Leitidee ethikorientierter Führung sowie einer darin vergegenwärtigten Identifikation zum Kooperationsmodell von Humanität und Effizienz der Mitarbeiterführung[420].

Für die einzelne Stationsleitung stellen hier organisational etablierte Möglichkeiten der Reflexion eine wesentliche Voraussetzung für das Erkennen ihrer Grundmotivation der Mitarbeiterorientierung[421].

7.3.2   Rollenverständnis

Das Rollenverständnis umfasst die individuelle Interpretation der Rolle in ihren Aufgaben und deren Wahrnehmung durch die einzelne Stationsleitung.

Gerade im Kontext weitgehend allgemein gehaltener Aufgabenformulierungen in Funktionsbeschreibungen von Stationsleitungen bei gleichzeitig komplexen und stationsindividuellen Gegebenheiten und Handlungserfordernissen sind die in den eigenen Zuständigkeitsbereich selbstverorteten Aufgaben und deren Wahrnehmung entscheidend vom Rollenverständnis der Stationsleitung abhängig.

Dem Rollenverständnis inhärent ist die Auffassung der übergeordneten Zielrichtung der Leitungsaufgabe, entlang der sich gesetzte Tätigkeitsschwerpunkte und verfolgte Verantwortlichkeiten der Stationsleitung begründen. Entsprechend bedeutsam ist die Dependenz der Leitidee bzw. das Commitment zur Leitidee auf das Rollenverständnis der Stationsleitung. Das Commitment zur Leitidee fungiert hier als Orientierung bzw. als Vorsteuerung auf das Rollenverständnis der Stationsleitung[422].

---

[419]   Vgl. Kapitel 6.4.2, Kapitel 6.4.3 und Kapitel 6.4.4.

[420]   Vgl. Kapitel 3.3.2 und Kapitel 4.5.

[421]   Vgl. Kapitel 7.2.4.6 und Kapitel 7.2.5.2.

[422]   Vgl. Kapitel 6.3.2 und Kapitel 6.4.3.

Was Enderle[423] als zentrale Herausforderung ethikorientierter Führung beschreibt, bedarf eben auch dieses Zusammenwirkens von Commitment und Rollenverständnis auf das Führungshandeln der Stationsleitung[424].

Handlungsfreiräume wahrzunehmen und -bedingungen langfristig zu gestalten, erfordert ein proaktives und antizipierendes Rollenverständnis der Interpretation und Wahrnehmung von Leitungsaufgaben. Ihre verantwortliche Umsetzung und Gestaltung im Sinne ethikorientierter Führung bedarf des Commitments zur Leitidee als Vorsteuerung auf das Rollenverständnis der Stationsleitung – nicht zuletzt auch, um der missbräuchlichen Verwendung von gegebenen Handlungsmöglichkeiten entgegenzuwirken[425].

Analog zum Führungsverständnis unterliegt auch das Rollenverständnis von Stationsleitungen im Krankenhaus einer großen Variationsbreite. Ein übergreifendes, grundlegend ähnlich oder gleich gelagertes Rollenverständnis besteht zwischen den Stationsleitungen nicht.

Ebenso wie ein offener und kontinuierlicher Austausch um das Führungsverständnis von Stationsleitungen in Krankenhäusern nicht etabliert ist, existiert, abgesehen von punktuellen Reflexionsschleifen in Fortbildungen keine grundständige Auseinandersetzung um das Rollenverständnis insgesamt[426].

Angesichts einer unzureichenden Austausch- und Reflexionskultur unterfällt das Rollenverständnis in weiten Teilen der alleinigen Interpretation der Stationsleitung.

Idealtypisch zu unterscheiden sind ein als konventionell und ein als progressiv zu beschreibendes Rollenverständnis, die sich in vielerlei Hinsicht diametral gegenüberstehen. Eine reaktiv-administrative Rollenauffassung findet sich im konventionellen Verständnis. Kennzeichnend sind beispielsweise eine hierarchische Distanz zu den Pflegenden, eine geringe Mitwirkung in der direkten Patientenversorgung oder ein kalkulierter Einsatz der Dienstplangestaltung als Machtmittel.

Demgegenüber zeichnet sich ein progressives Verständnis durch eine proaktiv-initiierende Rollenauffassung aus. Charakteristisch sind ein umfassendes Aufga-

---

[423] „[...] zwischen Handlungsfreiräumen und Handlungsbedingungen [...] zu unterscheiden: die Handlungsfreiräume verantwortlich wahrzunehmen, die Bedingungen kurzfristig zu akzeptieren und langfristig verantwortlich [zu] gestalten" (1993, S. 9).

[424] Vgl. Kapitel 1.2.

[425] Vgl. Kapitel 6.3.3.

[426] Vgl. Kapitel 6.4.4.

ben- und Verantwortungsverständnis der Stationsleitung mit den Schwerpunkten der pflegerischen und berufsgruppenübergreifenden Prozessorganisation unter Wahrnehmung organisational gegebener sowie stationsindividuell erwirkter und zugelassener Handlungsautonomie.

Die eigene Mitarbeit in der Pflege sowie die Dienstplangestaltung werden im progressiven Rollenverständnis weniger aus hierarchischer als vielmehr aus pragmatischer Perspektive, also entsprechend ihrer Erfordernis und Zielsetzung, reflektiert.

Mit seiner gestaltenden Grundausrichtung ist ein progressives Rollenverständnis weit mehr mit der von Enderle beschriebenen Herausforderung – Handlungsfreiräume zu erkennen und zu gestalten – vereinbar als ein konventionelles Rollenbild der Stationsleitung[427].

Als begünstigender Umstand einer ethikorientierten Führung ist ein progressives Rollenverständnis der Stationsleitung notwendig – unter Verweis auf die bewusste wie unbewusste Instrumentalisierung der Mitarbeiterorientierung allerdings entlang einer Vorsteuerung auf das Rollenverständnis über das Commitment der Stationsleitung zur Leitidee ethikorientierter Führung[428].

7.3.3 Fähigkeiten und Fertigkeiten (‚skills')

Allgemein und nicht überschneidungsfrei werden verhaltensbestimmende Bedingungen auf individueller Ebene zwischen Persönlichkeitseigenschaften sowie Fähigkeiten und Fertigkeiten, die zusammen als Kompetenzen verstanden werden, unterschieden (Hentze et al. 2005, S. 101). In ihrem Zusammenspiel sind Eigenschaften und Fähigkeiten/Fertigkeiten (Kompetenzen) auch als Grundlage für den Tätigkeitsvollzug und das Wirksamwerden von Führung zu bewerten (Kaufhold 2006, S. 111; Schmitt 2017, S. 444)[429].

In der Literatur ist eine Vielzahl an Fähigkeiten/Fertigkeiten und Persönlichkeitseigenschaften von Führungskräften beschrieben[430]. Innerhalb pflegebezogener wissenschaftlicher wie nicht-wissenschaftlicher Publikationen finden sich

---

[427]   Vgl. Kapitel 6.3.3

[428]   Vgl. Kapitel 4.5.

[429]   Zu den Begrifflichkeiten im Einzelnen vgl. für „Kompetenz" Echterhoff (2017, S. 914), für „Fähigkeit" Häcker (2017, S. 556), für „Fertigkeit" Heuer (2017, S. 584) sowie für „Eigenschaften" Schmitt (2017, S. 444).

[430]   Eine Übersicht findet sich u. a. bei Blessin und Wick (2017, S. 50). Grundlegend siehe beispielsweise Asendorpf (2007) oder Stemmler et al. (2011).

zudem inhaltlich differierende Übersichten für die Leitung einer Station generell als relevant bewerteter Eigenschaften und Kompetenzen[431].

Die nachfolgend skizzierten Eigenschaften und Kompetenzen sind als explizite Entsprechung auf die situativen Bedingungen von Führungshandeln im Krankenhaus und Anforderung an Führungsethik zu bewerten, die ein Wirksamwerden ethikorientierter Führung begünstigen. Entsprechend werden Bedeutungsgehalt und Ausprägung relevanter Eigenschaften und Kompetenzen von Stationsleitungen zur Umsetzung ethikorientierter Führung herausgearbeitet. Hierbei vermischen sich die Abgrenzungen zwischen Eigenschaften und Fähigkeiten/Fertigkeiten.

Die Bedeutung grundlegender Eigenschaften und Fähigkeiten/Fertigkeiten der Stationsleitung aus gegebenen Übersichten, wie beispielsweise Kommunikationsfähigkeit oder Organisationsvermögen, bleiben davon unberührt und sind weiterhin angemessen zu berücksichtigen, werden vorliegend allerdings nicht weiter thematisiert. Gleichsam verhält es sich mit Tugend-Eigenschaften[432]. Eine erneute Auflistung wäre angesichts der Vielzahl an Publikationen zu den Eigenschaften und Fähigkeiten/Fertigkeiten von Führungskräften redundant. Vielmehr steht die kontextbezogene Ausprägung der Eigenschaften und Fähigkeiten/Fertigkeiten sowie deren Begründung im Mittelpunkt der folgenden Ausführungen.

Auch ungeachtet dessen zeigen die expliziten Eigenschaften und Kompetenzen ethikorientierter Führung keine abschließende Übersicht auf. Da sowohl Kompetenzen als auch Eigenschaften hypothetische Konstrukte darstellen, ist eine abschließende Übersicht nicht zu erstellen, sondern nur theoretisch zu definieren (Neuberger 2002, S. 228; Kaufhold 2006, S. 111).

---

[431] Nach Bensch und Müller (2017) liegt für deutsche Krankenhäuser kein wissenschaftlich untersuchtes, aus mehreren Perspektiven beschriebenes Kompetenzprofil für Stationsleitungen vor. Mittels Befragung (859 Fragebogen) von Stationsleitungen und Pflegedirektoren analysieren sie ein Kompetenzprofil mit 27 Anforderungen. Davon gelten Dokumentationskompetenz, Dienstplangestaltung, Organisationsvermögen, Konfliktmanagement, Mitarbeitermotivation, Entscheidungsfähigkeit, Engagement, Verlässlichkeit, Kommunikations-, Konflikt-, Kritik- und Führungsfähigkeit, Verantwortungsbewusstsein sowie Personal- und Sozialkompetenz als „Basiskompetenzen" der Stationsleitung. Schäfer und Jacobs (2016, S. 53) skizzieren in ihrem Praxisleitfaden eine „Richtschnur" von acht notwendigen Eigenschaften einer Stationsleitung: Fachwissen, emotionale Kompetenz, Ordnungssinn, Kreativität, Fürsorglichkeit, Beständigkeit, Zukunftsorientierung, Machtausübung. Diese erweitern sie um sechs Erwartungen an eine Stationsleitung: positives Menschenbild, Beeinflussung von Einstellungen, Sachlichkeit, Humor, natürliche Autorität, Willen zu Macht.

[432] Vgl. Tabelle 10 und Fußnote 431.

Zudem fordern Führungssituationen nicht eine einzelne Eigenschaft oder Fähigkeit, sondern in Abhängigkeit der situativen Bedingungen immer eine Vielzahl von Persönlichkeitsmerkmalen und Kompetenzen in paralleler und auszugsartiger Wirkweise. Darüber hinaus sind die Anforderungen an die Stationsleitungen im Detail nicht homogen, sondern wie skizziert haus- und stationsindividuell zu bewerten.

Dennoch können die nachfolgend beschriebenen Eigenschaften und Fähigkeiten/Fertigkeiten analog zu den hier insgesamt analysierten Antezedenzien in dem Verständnis als generalisierbar bewertet werden, als sie die Wahrscheinlichkeit für ein Wirksamwerden ethikorientierter Führung erhöhen.

7.3.3.1 Tätigkeitsbezogene Fertigkeiten

Tätigkeitsbezogene Fertigkeiten bezeichnen die Fähigkeit der Stationsleitung zur Verfügung gestellte Instrumente und erforderliche Methoden situationsgerecht im Führungshandeln einzusetzen und nutzen zu können. Hierfür sind verschiedene kognitive und praktische Fähigkeiten erforderlich[433]. Neben der Dienstplangestaltung oder dem Umgang mit dem PC zählen hierzu beispielsweise auch Methoden zur Durchführung von Team- und Mitarbeitergesprächen.

Die Bedeutsamkeit tätigkeitsbezogener Fertigkeiten der Stationsleitung im Kontext ethikorientierter Führung zeigt sich beispielhaft an der Dienstplangestaltung.

Der Dienstplan ist ein wesentliches Kriterium der Arbeitsbedingungen von Pflegenden. Die Dienstplangestaltung hat die Sicherstellung der Patientenversorgung zu gewährleisten sowie die berechtigten Ansprüche der Pflegenden als Individuum und als Mitglied einer Schichtbesetzung zu berücksichtigen. Neben der qualitativ-fachlichen Besetzung einer Schicht sind dies zusammen mit weitgehend objektiv gestaltbaren Kriterien wie zusammenhängende freie Tage oder geplante Überstunden, auch Aspekte der persönlichen Lebenssituation der Pflegenden und deren körperliche Belastbarkeit. In diesem Spannungsfeld unüberschaubarer Situationsmöglichkeiten ist es in der Verantwortung der Stationsleitung „Dienstplangerechtigkeit" herzustellen.

Neben dem Erkennen der ethischen Dimension der Dienstplanung und der Reflexion von Dienstplangerechtigkeit ist es den tätigkeitsbezogenen Fertigkeiten der Stationsleitung im technischen Umgang mit dem Dienstplanprogramm und

---

[433] Die Umschreibung ist an die Definition „Instrumentale Fertigkeiten" aus dem „Deutschen Qualitätsrahmen für lebenslanges Lernen (DQR)" angelehnt (Bund-Länder-Koordinierungsstelle für den Deutschen Qualifikationsrahmen für lebenslanges Lernen Stand 2013, S. 45).

ihren Fähigkeiten der Dienstplangestaltung zuzurechnen, die berechtigten Interessen auch faktisch berücksichtigen zu können[434].

Ungeachtet der umfassenden Bedeutung und Herausforderungen der Dienstplangestaltung, welche sich im Kontext von mittel- und vor allem kurzfristigen Personalausfall sowie der Berücksichtigung von Wunschdiensten weiter verkompliziert, sind Schulungen, die über die Anwendung des Dienstplanprogramms hinausgehen, in den Krankenhäusern bei Übernahme der Leitungstätigkeit und parallel zur Leitungstätigkeit nicht etabliert. „Wie" ein Dienstplan zu schreiben ist und welche Gestaltungsmöglichkeiten er bieten kann und auch, welche arbeitsrechtlichen Bedingungen dieser zu erfüllen hat, resultiert weitgehend aus den Selbstlernfähigkeiten der Stationsleitung, ihrem angeeigneten Wissen und Gelegenheiten der Anleitung durch Vorgesetzte oder Kollegen.

> *„Bislang war es so, dass der Dienstplan tatsächlich von den Schülern abhängig war. Aber das ist für mich ein No-Go. Ich finde das unmöglich, wenn die praktisch ihren ganzen Einsatz über Frühdienst haben. Und das heißt, dass die in fünf Wochen Einsatz hier sechs verschiedene Begleiter oder Anleiter gehabt haben. Und dann kann man auch keine ordentliche Qualität an Ausbildung gewährleisten. [...]. Das habe ich sofort abgestellt, als ich angefangen haben. Dazu brauchte ich auch nicht mehr Personal, denn der Dienstplan war hier einfach schlecht geplant gewesen" (NA-1-205).*

Entsprechend breit gefächert ist die Qualität der Dienstplanung in der Praxis. Auch die benötigte Zeit zur Erstellung ist zwischen den Stationsleitungen äußerst unterschiedlich. Zuweilen erfolgt die Dienstplanung zunächst händisch zu Hause und wird nachfolgend in das Dienstplanprogramm übertragen.

> *„Also für den Dienstplan brauche ich so zwei bis drei Stunden, die sitze ich da schon dran" (GE-1-137).*

> *„Für den Dienstplan braucht man schon über fünf Stunden" (FL-1-99).*

> *„Zum Glück bin ich jemand, der ziemlich fit ist mit der EDV, also ich brauche im Schnitt maximal 3 Stunden. Ich kenne aber Kollegen hier im Haus, die nicht im PC fit sind, die drucken sich große Listen aus, gehen mit den Listen nach Haus und machen das dann*

---

[434]   Vgl. Kapitel 3.3.2 und Kapitel 4.5.

in Eigenregie über Tage und Wochen hinweg zu Hause" (NE-1-92).

„Das dauert schon über 5 Stunden. Bestimmt. Weil man immer wieder was macht. Und dann nehme ich den auch mit nach Hause, was man eigentlich nicht darf" (FH-1-84).

Neben dem qualitativen Verbesserungspotenzial von Dienstplänen reduziert ein übermäßiger Zeitbedarf für dessen Erstellung die ohnehin knappen zeitlichen Ressourcen der personellen Führung, sodass beispielsweise Mitarbeitergespräche nicht oder nur außerhalb der regulären Arbeitszeit geführt werden können[435].

Für eine der zentralen tätigkeitsbezogenen Fertigkeiten der Stationsleitung wird die Dienstplangestaltung in ihrer Komplexität und Relevanz für die Arbeitsbedingungen der Pflegenden deutlich unterbewertet.

Als begünstigender Umstand einer ethikorientierten Führung bedarf es der Sicherstellung relevanter tätigkeitsbezogener Fertigkeiten der Stationsleitung. Die eingangs genannten tätigkeitsbezogenen Fertigkeiten sind Beispiele[436]. Entsprechend sind im Kontext ethikorientierter Führung weitere relevante Fertigkeiten zu erfassen und zu schulen.

7.3.3.2 Ökonomisches Grundverständnis

Ökonomisches Grundverständnis oder ökonomisches Hintergrundwissen umfasst Kenntnisse der Finanzierung von Krankenhausleistungen sowie betriebswirtschaftliches Grundlagenwissen der Krankenhaussteuerung, die es der Stationsleitung ermöglichen krankenhausinterne und -externe Entscheidungen in ihren Auswirkungen auf die Station bzw. auf die Arbeitsbedingungen zu erkennen und bewerten zu können.

Ein Arbeiten im Spannungsfeld von Ethik und Ökonomie bedarf neben des ethischen Grundlagenwissens immer auch ökonomischen Hintergrundwissens. Es bildet den Ausgangspunkt, um die Logik betriebswirtschaftlicher und ordnungspolitischer Entscheidungen zu reflektieren, um darauf aufbauend die eigenen Handlungs- und Gestaltungsmöglichkeiten auf die Arbeitsbedingungen in der Pflege näher bestimmen und ausbauen zu können. Betriebswirtschaftliche Logik kann ethikorientierte Führung unterstützen, da es betriebswirtschaftliche Entscheidungen nicht organisationskulturellen Bedingungen überlässt, sondern Dis-

---

[435]   Vgl. Kapitel 6.1.4, Kapitel 6.4.2 und Kapitel 6.4.3.

[436]   Dienstplangestaltung, Umgang mit dem PC, Führen von Team- und Mitarbeitergesprächen.

kussionen um begrenzte Ressourcen im Krankenhaus versachlicht (z. B. Verteilung von Ressourcen nach Sachargumenten und nicht nach Status).

Zahlen, Daten, Fakten bilden die Sachargumente gegenüber einer improvisierenden Eingliederung der Pflege in gewachsene Strukturen oder Statusentscheidun-
gen, beispielsweise zu Prozessabläufen oder Tätigkeitsneuordnungen. Auch
wenn die Station, wie angeführt, nicht der geeignete Ort ist, um derlei grundsätzliche Aushandlungsprozesse zu führen, kann dies angesichts stationsbezogener
Rahmenbedingungen und individuellen Einflusses der vor Ort handelnden Personen nicht zentral und nicht abschließend von der Pflegedirektion bearbeitet
werden, sodass diese Aufgaben situativ von der Stationsleitung wahrzunehmen
sind[437].

> *„Wenn die Abläufe funktionieren, dann kann die Pflege am leich-
> testen Arbeiten. Und ein Funktionieren der Abläufe ist auch für
> den Kaufmann gut. Deswegen sind die Interessen die gleichen und
> das nicht, weil sie zueinander nett sind" (PU-1-29).*

> *„Und nachdem ich nachweisen kann, dass ich eigentlich 1,5 bis 2
> Stellen mehr brauche, weil das Personal vor dem Aufzug steht und
> ich dann gesagt habe, dann können wir doch auch wirklich Geld
> sparen, da dann doch kein examinierter Pfleger mehr vor dem
> Aufzug steht. So über diesen Weg bin ich gekommen [um einen Pa-
> tientenbegleitdienst zu argumentieren]. Mir war schon klar, ich
> muss Zahlen und Fakten liefern. Bei vielen Leitungen hier ist das
> aber so, dass die nur zur PDL gehen und jammern" (PO-1-18).*

Im Verständnis ethikorientierter Führung ist die Stationsleitung kein Objekt der
Ökonomisierung, das sich hinter der „Verbetrieblichung pflegerischer Arbeit"
(Kühn 2008, S. 312) zurückziehen kann, vielmehr steht sie in der Verantwortung
Handlungsfreiräume im betriebswirtschaftlichen Kalkül zu erkennen und für die
positive Gestaltung der Arbeitsbedingungen in der Pflege nutzbar zu machen.

Darüber hinaus ermöglicht ökonomisches Hintergrundwissen der Stationsleitung
den betriebswirtschaftlichen Wert von Pflege an dem Genesungsprozess der
Patienten zu erkennen und an die Pflegenden vermitteln zu können, ein wichtiger
Aspekt der Selbstschätzung, ebenso wie es der Stationsleitung die eigene betriebswirtschaftliche Verantwortung vergegenwärtigt[438].

---

[437] Vgl. Kapitel 6.1.3 und Kapitel 6.3.3.

[438] Vgl. Kapitel 6.1.1 und Kapitel 6.3.2.

> *„Wenn man so will, ist es eine Station zu führen, wie ein Kleinunternehmen zu führen, ohne, dass mir aber das Kleinunternehmen gehören würde" (HP-1-28).*

> *„Das sind viele Mitarbeiter, die man als Leitung hat. Das ist ein mittelständiges Unternehmen mit Personalkosten von über einer Million Euro" (NP-1-53).*

Als begünstigender Umstand einer ethikorientierten Führung bedarf es eines angemessenen ökonomischen Hintergrundwissens bzw. ökonomischen Verständnisses der Stationsleitung. Beides baut sich nicht einseitig durch betriebswirtschaftliche Weiterbildungen auf, sondern erst durch die tägliche Anwendung, beispielsweise in der Arbeit mit Kennzahlen.

In diesem Zusammenhang kann das Lesen und Verstehen von Kennzahlen aus dem betriebswirtschaftlichen wie medizinischen Controlling auch als eine tätigkeitsbezogene Fähigkeit bestimmt werden.

Kennzahlen ermöglichen ebenfalls, Grenzwerte wie Anzahl an Mehrarbeitsstunden oder Häufigkeit an Arbeiten aus dem Frei, zu definieren, die nicht überschritten werden dürfen, da sie unangemessene Arbeitsbedingungen der Pflegenden darstellen.

> *„Wir hatten im Durchschnitt alle um die 150 Überstunden. Und da wurde es ganz eng" (RE-1-91).*

> *„Ich habe in den zwei Jahren jetzt 250 Überstunden aufgebaut" (PO-1-112).*

Auch zur Bewertung von Zielvereinbarungen auf Basis von Kennzahlen ist ökonomisches Hintergrundwissen hinsichtlich der Frage relevant, ob es sich um verantwortungsbewusste Leistungsziele handelt, die beispielsweise nur erreicht werden können, wenn die eigenen Mehrarbeitsstunden bewusst nicht erfasst werden oder Tätigkeiten zu Hause erledigt werden[439].

7.3.3.3 Ethische Kompetenz

Den Mittelpunkt ethischer Kompetenz bildet die Fähigkeit, sich entlang moralischer und außermoralischer Orientierungspunkte im Entscheiden und Handeln spezifischer Führungssituationen selbst orientieren zu können. Neben dem Wissen um ethikorientierte Führung und Führungsgrundsätze bedarf es zur Selbststeuerung auch des Könnens, diese Orientierungspunkte unter Einbezug von

---

[439] Vgl. Kapitel 6.3.3.

problem- und kontextbezogenem Fachwissen situativ auszudifferenzieren, also zu reflektieren[440].

Die personelle und strukturelle Führung von Pflegenden auf der Station ist an die Handlungsentscheidungen der Stationsleitung geknüpft. Maßgeblich ist es von deren ethischen Kompetenz bzw. Orientierungskompetenz abhängig, inwieweit allgemeine Vorsteuerung und situative Selbststeuerung kongruent sind.

Allerdings ist ethische Kompetenz nicht als eine abgrenzbare Fähigkeit der Selbststeuerung zu verstehen, sondern eher als eine Befähigung zur Reflexion, die aus unterschiedlichen Fähigkeiten, Fertigkeiten und Grundhaltungen hervorgeht.

Den Kern ethischer Kompetenz bildet die moralische Intuition eines jeden, welche sich aus den eigenen moralischen alltags- und lebensweltlichen Erfahrungen herausbildet, die wiederum von der common morality beeinflusst sind. Die moralische Intuition ist auch grundsätzlich sensibel gegenüber der ethischen Dimension von Führungshandeln und führt den einzelnen entlang seiner evaluativen Erfahrung zu Lösungsalternativen. Entsprechend ist jeder moralisch handeln wollende Person bzw. Stationsleitung grundsätzlich ethische Kompetenz zuzuschreiben bzw. sie verfügt über diese[441].

Dabei ist das Bewusstsein der Stationsleitungen um die eigene ethische Kompetenz und das Vertrauen darin, diese situativ angemessen zur Anwendung bringen zu können, gering ausgeprägt. Auch im Kontext angewandter Ethik bleibt ethische Kompetenz dem Theoretiker zur Beantwortung ethischer Fragestellung vorbehalten, als dass sie den eigenen Fähigkeiten in der Auseinandersetzung um Fragen der Mitarbeiterführung im operativen Tagesgeschäft zugesprochen wird. Führungsethik bzw. Ethik insgesamt umgibt angesichts der Unübersichtlichkeit von Theorien und Schulenstreitigkeiten eine Aura des Komplexen und Komplizierten. Entsprechend stellen Führungsethik bzw. Führungsgrundsätze für die Stationsleitungen eher eine Verunsicherung und Überforderung dar, als dass sie eine Orientierungsfunktion für das eigene Führungshandeln übernehmen. Als Konsequenz aus dem Zusammenspiel von Führungsverantwortung und Führungsverunsicherung resultiert der Wunsch von Stationsleitungen nach Handlungssicherheit durch „Kochrezepte der Mitarbeiterführung".

---

[440]   Vgl. Kapitel 3.3.3 und Kapitel 4.5.

[441]   Vgl. Kapitel 4.5.

„Wir haben auch Führungsgrundsätze. Habe ich mir auch schon durchgelesen. Aber wenn ich das alles machen soll, das kann ich gar nicht leisten" (RE-1-109).

„Für die Mitarbeiterführung wünsche ich mir sowas ähnliches wie ein Leitfaden. Was mache ich, wenn... Das ist natürlich ganz schwierig, weil jeder Mensch ist natürlich unterschiedlich und jede Situation ist unterschiedlich. So Gesprächsleitfaden oder sowas. Aber jedes Gespräch verläuft anders. Am liebsten wäre es so erstens, zweitens, drittens und so weiter, sodass ich weiß, sagt der Mitarbeiter dies, sage ich das, macht der Mitarbeiter jenes, sage ich dieses. Geht aber nicht. Das weiß ich. Es wäre aber schon schön, sowas zu haben" (FL-1-202).

Sicherheit im Führungshandeln durch Selbststeuerung benötigt zuallererst Erkennen der eigenen ethischen Kompetenz und Vertrauen in die eigene Reflexionsfähigkeit. Dies können betriebliche Ethikmaßnahmen durch den Aufbau und das Sortieren von ethischem Hintergrundwissen sowie Angeboten der Auseinandersetzung um Führungshandeln im Krankenhaus leisten.

Gleichwohl sind Unterschiede der ethischen Kompetenz bzw. der zur ethischen Kompetenz firmierenden Fähigkeiten gegeben. Diese bestehen in der Kenntnis um ethische Theorien, der Sprach- und Argumentationsfähigkeit in ethischen Diskursen, in der Darstellung des eigenen „moral point of view", im Relevanzempfinden ethischer Reflexion, in der Durchdringung und dem Verständnis komplexer ethischer Dilemmata, in der Sensibilität gegenüber verdeckt liegenden ethischen Dimensionen von Führungshandeln oder in der Kenntnis und der Erfahrung um geeignete Reflexionsmethoden.

Wie mehrfach angedeutet, bildet der Anfang ethikorientierter Führung nicht die Lösung dramatischer Einzelfälle, sondern die Führungsbeziehung zwischen Stationsleitung und Pflegekraft im beruflichen Alltag. Und hier zeigt sich ethische Kompetenz bereits im offenen Gespräch zwischen Stationsleitung und Mitarbeiter um in Fragen der Dienstplangestaltung individuelle Mitarbeiterinteressen willentlich und zwischen den Pflegenden ausgleichend zu berücksichtigen (deren Berücksichtigung sich allerdings erst in der tätigkeitsbezogenen Fähigkeit einen entsprechenden Dienstplan erstellen zu können vollzieht und zudem abhängig von der Personalausstattung ist).

„Aber in erster Linie muss man gucken, was ist ein fairer Dienstplan. Und was ist für ein Mitarbeiter gut [...]. Deswegen habe ich jeden angesprochen, wie würdest du am liebsten arbeiten. Das kann man nicht immer zu 100 Prozent umsetzten, aber ich glaube,

dass es schon möglich ist, einen relativ fairen Dienstplan für alle Mitarbeiter zu schreiben" (NA-1-213).

Bereits dieses kurze Beispiel der Arbeitszeitgestaltung verdeutlicht verschiedene Aspekte der Leitidee ethikorientierter Führung wie die Teilnahme an arbeitsplatzrelevanten Entscheidungen, einer Kommunikation zwischen mündigen Personen oder dem partnerschaftlichen, konsensorientierten Umgang[442].

Entscheidend ist hierbei zu reflektieren, inwieweit die Berücksichtigung berechtigter Mitarbeiterinteresse der Zielsetzung ethikorientierter Führung entspringt bzw. dem Kalkül funktionalistischer Nützlichkeitsaspekte unterliegt. An diesem Punkt ist das Commitment der Stationsleitung zur Leitidee ethikorientierter Führung besonders bedeutsam[443].

Als begünstigender Umstand einer ethikorientierten Führung bedarf es zur Selbststeuerung im Führungshandeln der ethischen Kompetenz der Stationsleitungen. Dabei ist ethische Kompetenz den Stationsleitungen weniger beizubringen, sondern vielmehr durch etablierte Reflexionsräume im Krankenhaus zu aktivieren, zu bestärken und auszubauen, um die gegenwärtige intuitive Reflexion und Mitarbeiterführung in bewusste Reflexion und kongruente Mitarbeiterführung zwischen Vorsteuerung und Selbststeuerung zu überführen. Zu diesem Zweck ist die Stationsleitungen in ihrer ethischen Kompetenz beispielsweise dahingehend zu unterstützen, den eigenen moral point of view erkennen und darstellen zu können[444]. Die Aufgabe können Ethikschulungen leisten[445].

Orientierung können hier auch die Erfahrungen aus der Institutionalisierung von klinischen Ethikkomitees bieten, die durch ethische Einzelfallberatungen neben einer ethischen Sprachfähigkeit, als Voraussetzung, um den eigenen Standpunkt nachvollziehbar argumentieren zu können, aus der die ethische Kompetenz der beteiligten Pflegekräfte in der alltäglichen Versorgung der Patienten insgesamt gestärkt hervorgeht[446].

7.3.4 Persönlichkeitseigenschaften („traits')

Persönlichkeitseigenschaften beschreiben relativ breite und zeitstabile Merkmale der Persönlichkeitsstruktur (Stemmler et al. 2011, S. 51). Zusammen mit Fähig-

---

[442]   Vgl. Kapitel 3.3.2 und Kapitel 4.5.

[443]   Vgl. Kapitel 7.3.1.

[444]   Vgl. Kapitel 4.5.

[445]   Vgl. Kapitel 7.2.5.2.

[446]   Vgl. Fußnote 107.

keiten und Fertigkeiten (Kompetenzen) sind Eigenschaften – wie angeführt – Bedingungen für den Tätigkeitsvollzug und das Wirksamwerden von Führungshandeln. Ihrer individuellen Ausprägung unterliegt neben den anderen organisationalen und personalen Antezedenzien ein Anteil erfolgreicher bzw. wirksamer Umsetzung ethikorientierter Führung.

Unter Bezug auf das Big-five-Modell der Persönlichkeitsfaktoren[447], nach dem sämtliche Eigenschaften letztlich Ausprägungen einer der fünf Hauptdimensionen Extraversion, Neurotizismus, Offenheit, Gewissenhaftigkeit und Verträglichkeit sind (Neuberger 2002, S. 229), werden die Persönlichkeitsmerkmale in das Modell eingeordnet bzw. ausgehend von deren Facetten im Kontext ethikorientierter Führung im Krankenhaus nuanciert beschrieben und begründet. Hierbei vermischen sich Eigenschaften mit Aspekten von Fähigkeiten[448].

Das Antezedens Reflektiertes Selbstbewusstsein wird als eine Ausprägung von Extraversion verstanden; das Antezedens Situative Stabilität als Differenzierung von Gewissenhaftigkeit bewertet (Ostendorf und Angleitner 2001, S. 409).

Der Verweis auf das Modell ermöglicht eine Verortung der Eigenschaften von Stationsleitungen und vermeidet deren anbindungslose Darstellung bei der Vielzahl an in der Literatur beschriebenen Persönlichkeitsmerkmalen und Klassifikationen.

7.3.4.1 Reflektiertes Selbstbewusstsein

Extraversion bzw. extrovertiert sein, bezeichnet ein nach außen an seine Umwelt gerichtetes Verhalten und ist das Gegenteil von Intraversion bzw. introvertiert, als ein nach innen gerichtetes Verhalten (Asendorpf 2007, S. 179)[449]. Durchsetzungsfähigkeit ist eine von sechs Unterkategorien oder Facetten von Extraversion. Durchsetzungsfähigkeit bezeichnet die Eigenschaft, eigene Interessen, Vorstellungen und Absichten zu verfolgen und sich für sie einzusetzen (ebd., S. 157; 211).

---

[447]   Vgl. Fußnote 81 sowie einführend Stemmler et al. (2011, S. 267) oder Asendorpf (2007, S. 155).

[448]   Derlei fließender Übergang findet sich bereits bei den Facetten der Persönlichkeitsdimensionen. So merken Asendorpf und Neyer (2012, S. 141) an, dass Ordnungsliebe, Pflichtbewusstsein oder Leitungsstreben als Facetten von Gewissenhaftigkeit „Aspekte von Fähigkeiten und Motiven" darstellen. Entsprechend definieren Asendorpf und Neyer auch: „Fähigkeiten sind Persönlichkeitseigenschaften, die Leistungen ermöglichen" (ebd., S. 144).

[449]   Asendorpf (2007, S. 179) mit Verweis auf Jung (1921).

Als eine differenzierte Merkmalsbeschreibung von Durchsetzungsfähigkeit wird „reflektiertes Selbstbewusstsein" als begünstigende Eigenschaft ethikorientierter Führung bewertet.

Reflektiertes Selbstbewusstsein ist als die Bewertung der eigenen Fähigkeiten und erreichten Ergebnisse in der Funktion als Stationsleitung zu verstehen, welche die aktive Rollenwahrnehmung zur individuellen Annahme und Erweiterung von Handlungsmöglichkeiten rechtfertigen. Als Eigenschaft unterstützt es den Tätigkeitsvollzug im proaktiven Rollenverständnis und begründet die aktive Rollenwahrnehmung im interdisziplinären Kontext, wie beispielsweise im Schnittstellenmanagement.

Ethikorientierte Führung bedarf eines Commitments zur Leitidee sowie eines proaktiven Rollenverständnisses. Zudem verwirklich sich ethikorientierte Führung erst im tatsächlichen Führungshandeln der Stationsleitung. Reflektiertes Selbstbewusstsein ist dabei ebenjene Eigenschaft der Stationsleitung, welche die Umsetzung primär struktureller Aspekte ethikorientierter Führung unterstützt[450].

Um Handlungsfreiräume so wahrzunehmen und Handlungsbedingungen langfristig so zu gestalten, dass sie einerseits den berechtigten Ansprüchen der Pflegenden und den ökonomischen Anforderungen nachkommen sowie andererseits im berufsgruppenübergreifenden Krankenhauskontext akzeptiert werden, stellt sich die Frage nach den tatsächlichen Handlungsmöglichkeiten der Stationsleitung im disziplinären wie interdisziplinären Zusammenhängen.

„Auf unteren Ebenen wird viel diskutiert, aber die Probleme können nicht gelöst werden, weil keiner die Entscheidungsmacht hat und die hat die Stationsleitung. Aber diese Macht, muss die Leitung wollen und dann muss sie sie auch nutzen" (HP-1-43).

Grundsätzlich ist die Stationsleitung als eine wirkungsvolle Rolle im Krankenhausgeschehen zu bewerten. Entsprechend kommen der Stationsleitung Handlungsmöglichkeiten zur Gestaltung der Arbeitsbedingungen zu. Diese sind nicht starr fixiert, sondern bewegen sich, abhängig von einer Vielzahl unterschiedlicher Faktoren, innerhalb einer haus- und stationsindividuellen Bandbreite. Neben grundsätzlichen Rahmenbedingungen, wie zeitlichen Ressourcen der Stationsleitung oder der personellen Ausstattung der Station zählen hierzu auch Aspekte wie der Rückhalt durch pflegerische Vorgesetzte oder die Arbeitsbeziehung zum

---

[450] Vgl. Kapitel 6.3.2.

ärztlichen Personal. Entsprechend sind Handlungsmöglichkeiten von der Stationsleitung stationsbezogen herauszuarbeiten[451].

Gleichwohl bleiben unabhängig ihres positiven oder negativen Beitrags Stationsleitungen vielfach hinter ihren Handlungsmöglichkeiten zurück. Dies ist weniger begründet in einem fehlenden Erkennen der Handlungsbedarfe, sondern mehr auf eine unzureichende Selbstsicherheit der Stationsleitung zurückzuführen, gegebene Handlungsmöglichkeiten auch tatsächlich wahrzunehmen.

Unsicherheiten im berufsgruppenübergreifenden Handeln begründen sich u. a. entlang des organisationalen und disziplinären Rollenverständnisses der Stationsleitung sowie ihrer erfahrenen Rollenakzeptanz und entgegengebrachten Wertschätzung im stationsindividuellen Setting wie auch im einrichtungsbezogenen Gesamtkontext[452]. Die Akzeptanz der Stationsleitung ist nicht mit ihrer Position verbunden, sondern etabliert sich darüber, wie die Rolle von der jeweiligen Stationsleitung ausgefüllt wird. Entsprechend hängen interdisziplinäre Rollenakzeptanz und zugelassene Handlungsfreiräume der Stationsleitung zusammen[453].

Unsicherheit im Handeln verringert die Handlungsmöglichkeiten der Stationsleitung zweifach. Einerseits, weil disziplinäre Handlungsmöglichkeiten nicht wahrgenommen und andererseits nachfolgend interdisziplinäre Handlungsfreiräume nicht zugestanden werden.

Als begünstigender Umstand einer ethikorientierten Führung bedarf es eines auf Handlungserfahrungen begründeten reflektierten Selbstbewusstseins der Stationsleitung. Es unterstützt die Selbstsicherheit der Stationsleitung gegebene Handlungsmöglichkeiten wahrzunehmen und entlang der auch hierüber etablierten Rollenakzeptanz weitere Handlungsfreiräume zu erschließen.

Disziplinäre Handlungsfreiräume anzunehmen, ermöglicht es der Stationsleitung die unmittelbaren Arbeitsbedingungen der Pflegenden zu gestalten. Interdisziplinäre Handlungsmöglichkeiten reduzieren die improvisierende Eingliederung pflegerischer Arbeit in berufsgruppenübergreifende Zusammenhänge und unterstützen deren angemessene Einbindung[454].

---

[451] Vgl. Kapitel 6.3.3.

[452] Vgl. Kapitel 7.2.3.

[453] Vgl. Kapitel 6.1.3.

[454] Vgl. Kapitel 6.3.3.

7.3.4.2 Situative Stabilität

Gewissenhaftigkeit ist eine an sozialer Erwünschtheit ausgerichtete Impulssteuerung, die sich entlang ihrer Facetten durch Ordnungsliebe, Pflichtbewusstsein, Leistungsstreben, Selbstdisziplin, Kompetenz und Besonnenheit auszeichnet und hierüber ein aufgaben- und zielgerichtetes Verhalten, wie das Befolgen von Normen und Regeln oder das Zurückstellen eigener Bedürfnisse, erleichtert (John et al. 2008, S. 120). Entsprechend zeigt sich Gewissenhaftigkeit „[...] in den Ergebnissen des eigenen Handelns, also etwa der Sorgfalt der Ausführung bestimmter Aufgaben oder der Genauigkeit, mit der Anweisungen und Regeln befolgt wurden und formale Prinzipien der Korrektheit beachtet werden" (Yorck Herzberg et al. 2012, S. 229).

Als eine differenzierte Merkmalsbeschreibung der Facetten Selbstdisziplin, Pflichtbewusstsein und Besonnenheit wird „situative Stabilität" als eine begünstigende Eigenschaft ethikorientierter Führung verstanden.

Besonnenheit zeigt sich in der Tendenz zu überlegen, bevor man handelt. Selbstdisziplin äußert sich darin, eigenmotiviert eine Arbeit trotz Langeweile oder Ablenkungen zu beenden. Pflichtbewusstsein zeichnet sich durch ein den gesetzten und eigenen Normen und Regeln einhaltendes Verhalten aus (Ostendorf und Angleitner 2001, S. 412).

„Situative Stabilität" beschreibt eine Eigenschaft, die sich darin zeigt, dass das eigene Handeln unabhängig der jeweiligen Führungssituation und deren Umstände in sich konsistent ist. Sie ist ebenjene Eigenschaft, welche das Verständnis ethikorientierter Führung als kontinuierliche Handlungsorientierung an der Leitidee bzw. den Führungsgrundsätzen der Einrichtung unterstützt. Herausfordernd ist beispielsweise nicht die offene Kommunikation als solche, sondern diese kontinuierlich als Stationsleitung beizubehalten.

> „Es wird ja dann spannend, wenn nicht alles rund läuft. Und bleibt die Stationsleitung dann immer noch so ruhig und wirkt sortierend, ordnend, deeskalierend oder ist sie selber ein Teil dieses Wirrwarrs und veranstaltet selber Chaos" (HP-1-91).

> „Elementar wichtig halte ich, mit als wichtigster Faktor, dass man sachlich und neutral bleibt, dass man nicht irgendwie einer Gruppe auf Station zugehörig ist" (AH-1-114).

> „Es gibt Stationsleitungen, die sind in ihrer Rolle überfordert. Ich würde sagen, das ist die Mehrzahl. [...]. Da ist das Verhalten, ich muss meine Mitarbeiter zu bestimmten Verhaltensweisen zwingen,

durch Anschiss oder durch Anschreien oder so. Und das ist für mich ein Zeichen der Überforderung" (TS-1-108).

Situative Stabilität begründet sich als Eigenschaft der Stationsleitung maßgeblich darin, dass jeder Führungsentscheidung eine ethische Dimension obliegt (Enderle 1993, S. 118).

In ihrem Wirken unterstützt sie eine Grundposition ethikorientierter Führung, nach der Führungsgrundsätze nicht fakultativ im Führungshandeln berücksichtigt werden können, sondern ihre Einhaltung in Führungssituationen unbedingt geboten ist (Ulrich 2009, S. 232).

Grundlegend relevant ist die Eigenschaft im stationären Führungsalltag. Situative Stabilität im Führungshandeln befördert aufseiten der Stationsleitung eine mitarbeiter- und situationsunabhängige Gestaltung der Führungsbeziehung im beruflichen Miteinander.

Ebenso bedarf es der Eigenschaft bei unmittelbarer Einbindung der Stationsleitung in druckvollen und konfliktären Situationen. Kritische Spontanreaktionen, wie aggressives Verhalten (Anschreien, Beschimpfungen) oder Illoyalität gegenüber dem eigenen Mitarbeiter in berufsgruppenübergreifenden Auseinandersetzungen, sind nicht zulässig[455].

Gleichsam relevant ist situative Stabilität bei zeitlich versetztem Führungshandeln, in dessen Rahmen es der Stationsleitung möglich ist, a priori über ihre Entscheidung zu reflektieren. Hierunter fallen vor allem die zahlreichen Entscheidungen struktureller Führung, wie beispielsweise die Gestaltung des Dienstplans oder die Implementation von Teamgesprächen.

"Es gibt schon Stationsleitungen, die neigen dazu unter Stresssituationen autoritär zu werden. [...]. Aber ich sage, soweit muss man sich als Leitungskraft unter Kontrolle halten. Sonst muss man sich hinterfragen, ob man dafür geeignet ist" (AH-1-35).

"Bei mir ist es aus einer christlichen Grundhaltung und ich glaube auch, dass man das merken muss im Alltag, und das muss man auch dann merken, wenn es kritische Situationen sind. Wo man sich bewähren muss. Wo es harte Arbeit ist, dass auch wirklich zu leben, diese Ethik umzusetzen" (HP-1-101).

Wie reflektiertes Selbstbewusstsein ist situative Stabilität keine freistehende Eigenschaft, sondern vielmehr Ergebnis im Zusammenspiel verschiedener Ei-

---

[455]   Vgl. Kapitel 6.4.3.

genschaften, Tugenden, Fähigkeiten und Fertigkeiten. Im Kontext ethikorientierter Führung kommt der Eigenschaft ein stark inhaltlicher Aspekt zu, da ethische Problemlagen von Führungshandeln nicht immer offenliegen und der kritischen Reflexion bedürfen (Steinmann und Olbrich 1998, S. 105). Entsprechend ist die situative Stabilität in ihrer Ausprägung beispielsweise auch von der Konfliktfähigkeit oder Ethikkompetenz der Stationsleitung abhängig und bedarf u. a. der Tugenden Standfestigkeit und Verlässlichkeit[456]. Gleichwohl bilden Selbstdisziplin und Verantwortungsbewusstsein den Ausgangspunkt situativer Stabilität der Stationsleitung. Entsprechend anspruchsvoll gestaltet sich gemeinhin konsistentes Führungshandeln.

„Es ist so, dass nicht jeder bereit ist diese Hürde auf sich zu nehmen, [...] diese Disziplin aufzubringen und sich jeden Tag unter Kontrolle zu halten [...]. Das heißt, als Leitung zu arbeiten erfordert eine enorme Disziplin" (AH-1-27).

Innerhalb ethikorientierter Führung erhöht sich das Niveau konsistenten Führungshandelns aus der im Verständnis kontinuierlicher Orientierung an der Leitidee liegenden Anforderung an die Führung der Mitarbeiter. Die Einhaltung von Führungsgrundsätzen oder ethischen Grundsätzen in jedweder Situation ist für Stationsleitungen verbindlich, da sie die Führungsbeziehung von „Wesen gleicher Würde" (Höffe 2008a, S. 141) abbilden, wohingegen andere Führungsansätze von der Grundidee abweichendes Führungshandeln tolerieren, da sie keine Grundsätze definiert haben, deren Einhaltung nicht verhandelbar ist[457].

Als begünstigender Umstand einer ethikorientierten Führung bedarf es Stationsleitungen der Eigenschaft situativer Stabilität als Voraussetzung für ein konsistentes Führungshandeln. Wie hinsichtlich aller personaler Antezedenzien kann auch die Eigenschaft der situativen Stabilität nicht absolut vorhanden sein oder als absolut verstanden werden. Vielmehr ist eine angemessene Ausprägung unabdingbar, die sich im Verständnis ethikorientierter Führung als andauernder Prozess entlang wiederkehrender kritischer Reflexion eigenen Führungshandelns weiter ausbildet und bewusst entwickelt.

---

[456] Vgl. Tabelle 10 und Abbildung 13.
[457] Vgl. Kapitel 3.3.3 und Kapitel 4.5.

IV Schlussbetrachtung

8 Fazit und Ausblick

Die vorliegende Arbeit fokussiert mit den Antezedenzien ethikorientierter Führung einen Bereich, dem innerhalb der überschaubaren wissenschaftlichen Debatte um Führungsethik bisher wenig bis keine Beachtung geschenkt worden ist[458]. Insofern leistet die Arbeit einen allgemeinen Beitrag in der Auseinandersetzung um Führungsethik und Antezedenzien ethikorientierter Führung. Dieser umfasst grundsätzliche Ausführungen um ethikorientierte Führung, die Erarbeitung einer Systematisierung der Ansätze von Führungsethik und den Entwurf einer prinzipienbasierten Personalführungsethik. Er besteht auch darin, dass grundsätzlich nicht nur zwischen personalen und organisationalen, sondern zudem zwischen kontextgebundenen und -ungebundenen Antezedenzien differenziert werden sollte[459].

Durch ihre Schwerpunktsetzung und ihren Anwendungsbezug ist die Arbeit innerhalb der Wirtschaftsethik eine der wenigen, die personale und organisationale Antezedenzien für einen konkreten Praxisbereich beschreibt. Innerhalb der Pflegewissenschaften ist sie wohl eine der ersten im deutschsprachigen Raum, die direkt die führungsethische Perspektive von Stationsleitungen im Krankenhaus thematisiert.

8.1 Zentrale Ergebnisse

Die Ergebnisse aus Forschungsschritt 1, den Experteninterviews, ermöglichen eine detaillierte Sicht auf die Ist-Führungssituation der Stationsleitung sowie der dahinterliegenden sozialen Mechanismen und Kausalzusammenhänge. Sie zeigen komplexe Anforderungen von Mitarbeiterführung und Stationsmanagement an die Stationsleitung bei gleichzeitig defizitären Rahmenbedingungen und organisational verkannter Rollenbedeutung, aber auch disziplinär verkannten Möglichkeiten der Rollenwahrnehmung auf[460].

Die Ergebnisse aus Forschungsschritt 2, die aus dem Vergleich zwischen „Topoi ethikorientierter Führung" und „Ist-Situation von Führung" abgeleiteten 20 Antezedenzien bilden die Antwort auf die Forschungsfrage nach den vorauslaufen-

---

[458] Vgl. Kapitel 2.1 und Kapitel 3.1.

[459] Vgl. Kapitel 3, Kapitel 4 und Kapitel 7.

[460] Vgl. Kapitel 6.

© Springer Fachmedien Wiesbaden GmbH, ein Teil von Springer Nature 2020
J. Suermann, *Ethikorientierte Führung in der Pflege*,
https://doi.org/10.1007/978-3-658-28916-4_8

den Bedingungen ethikorientierter Führung in der Pflege[461]. Abhängig davon, wie die Antezdenzien in der Praxis berücksichtigt werden und ausgestaltet sind, begünstigen oder begrenzen sie eine ethikorientierte Führung in der Pflege. Somit erhöhen oder mindern sie die Wahrscheinlichkeit, das Wirksamwerden und den Grad ethikorientierter Führung (vgl. Tabelle 13)[462].

Organisationale Antezedenzien	Personale Antezedenzien
Gesamtkonzept Ethikorientierte Führung	Commitment zur Leitidee
Organisationales Commitment zur Leitidee	Rollenverständnis
Rollensituation der Stationsleitung • Organisationales Rollenverständnis • Disziplinäres Rollenverständnis	Fähigkeiten und Fertigkeiten (‚skills') • Tätigkeitsbezogene Fertigkeiten • Ökonomisches Grundverständnis • Ethische Kompetenz
Führungssituation der Stationsleitung • Personelle Besetzung • Ausfallmanagement • Führungsspanne und Organigramm • Stellung der Pflegedirektion • Interdisziplinäre Zusammenarbeit • Reflexionsräume • Raumangebot	Persönlichkeitseigenschaften (‚traits') • Reflektiertes Selbstbewusstsein • Situative Stabilität
Ethikmaßnahmen • Führungsgrundsätze • Ethikschulungen	

Tabelle 13: Antezedenzien ethikorientierter Führung in der Pflege[463] (eigene Darstellung).

---

[461] Zum Verständnis und Zusammenhang von „Leitidee ethikorientierter Führung" und „leitende Gesichtspunkte ethikorientierter Führung" oder „Topoi ethikorientierter Führung" vgl. Fußnote 22. Zum Verfahren der Ableitung personaler und organisationaler Antezedenzien aus dem Vergleich der leitenden Gesichtspunkte ethikorientierter Führung (Topoi) mit der Ist-Situation von Führung in der Pflege (Empirie) vgl. Kapitel 7.1.

[462] Vgl. Kapitel 7.

[463] Die Tabelle entspricht der Tabelle 13 aus Kapitel 7.1. Zur Begründung vgl. Fußnote 27.

In der Gesamtschau unterstützen die dargestellte Führungssituation und die herausgearbeiteten Antezedenzien die eingangs formulierte These, wonach eine ethikorientierte Führung in der Pflege weit mehr den organisationalen Bedingungen und individuellen Fähigkeiten sowie Fertigkeiten der Stationsleitung unterlegen ist als ihrem persönlichen Wollen. Eine „Piratenmoral" ist unter Stationsleitungen nicht vertreten [464, 465].

Die Führung der Pflegenden ist der Stationsleitung weitgehend alleinig überantwortet. Das Führungshandeln der Stationsleitung basiert vornehmlich auf ihrem individuellen Verständnis und findet in einer defizitär angelegten Führungssituation fortlaufend zwischen mangelnder Mitarbeiterorientierung und tugendethischer Überforderung statt.

Die Ergebnisse der Ist-Situation von Führung offenbaren, dass berechtigte Ansprüche der Pflegenden von der Stationsleitung nicht vollends gewahrt werden bzw. werden können. Die mangelnde Berücksichtigung berechtiger Ansprüche kann in zwei Kategorien unterschieden werden.

Unter „Missachtung berechtigter Ansprüche" sind die klassischen Ausdrucksformen unangemessenen Führungsverhaltens zu subsumieren, wie sie auch allgemein in der Literatur beschrieben und in der Pflege vorzufinden sind. Hierzu zählen beispielsweise aggressives und überhebliches Verhalten oder Bloßstellen von Pflegenden (Kuhn und Weibler 2012b, S. 41)[466, 467].

Weit weniger diskutiert, aber gleichsam einer ethikorientierten Führung unangemessen, ist die „Vernachlässigung berechtigter Ansprüche". Hierunter sind das von der Stationsleitung lapidar geführte oder wiederkehrend ausgesetzte Mitarbeitergespräch, die unzureichende bis fehlende berufliche Entwicklungsplanung ebenso zu verstehen, wie eine weit mehr reaktive als proaktive Arbeitsplatz- und

---

[464] Vgl. Kapitel 1.1.

[465] Ein Sinnbild, welches der Argumentation von Beauchamp und Childress entlehnt ist, wonach die der common morality erwachsenen Normen von allen Menschen, die ernsthaft moralisch handeln wollen, für richtig befunden werden: „the sets of norms shared by all persons committed to morality" (Beauchamp und Childress 2013, S. 3), im Gegensatz zu Piraten bzw. zu einer Piratenmoral, die als gruppenrelative Moral außerhalb der common morality steht (Drerup 2013, S. 523): „[…] norms that are often said to be parts of a ‚moral' System, such as pirate morality, are external to (and their content excluded by) the normative concept of (common) morality" (Beauchamp 2014, S. 92).

[466] Auch körperliche Übergriffe fallen in diese Kategorie, sind aber weit weniger verbreitet als verbal und nonverbal verletzende Verhaltensweisen (Blickle und Nerdinger 2014, S. 771).

[467] Vgl. Kapitel 6.4.3.

Prozessgestaltung oder unzureichend reflektierte und faktisch umgesetzte Gerechtigkeitsaspekte in der Dienstplangestaltung[468].

Mangelnde Führungsbedingungen und unzureichende -fähigkeiten begründen eine für Stationsleitungen überfordernde Führungssituation, die in Missachtung und Vernachlässigung berechtigter Ansprüche der Pflegenden mündet, gleichwohl eine mitarbeiterorientierte Führungsbeziehung weitverbreitet angestrebt wird. Eine mangelhafte Führungsbedingung stellt die vollständige oder fast vollständige Einbindung der Stationsleitung in die Bereichspflege dar. Als eine unzureichende Führungsfähigkeit sind mangelnde Kenntnisse in der Dienstplangestaltung zu bewerten. Beide Beispiele sind in der Praxis verbreitet vorzufinden[469].

Die überfordernde Führungssituation wiederum findet ihren Ausgang in einer verkannten Rollenbewertung der Stationsleitung im Krankenhaus bzw. ihrer Aufgaben und Verantwortlichkeiten als Führungskraft der Pflegenden. Unzureichende Vorbereitung auf die Leitungsaufgaben, mangelnde Begleitung in der Führungsrolle oder die vollständige Einbindung der Stationsleitung in die Bereichspflege sind beispielhaft Ausdruck einer verkannten Rollenbewertung und zugleich Ursachen einer überfordernden Führungssituation[470].

Im Kontext der aktuellen Führungssituation und dem Verständnis, dass ethikorientierte Führung erst relevant wird, wenn Führungskräfte sie durch ihr Handeln verwirklichen, stellen die Antezedenzien wesentlich vorauslaufende Bedingungen dar, die im Sinne einer Ermöglichungslogik das Empowerment der Stationsleitung im ethikorientierten Führungshandeln stärken[471].

Wenn auch die herausgearbeiteten Antezedenzien keine in sich abgeschlossene Aufzählung sind oder sein können, liegen mit der Studie für den Bereich der Pflege erstmals generalisierbare und anwendungsbezogene Ergebnisse vor, auf deren Basis die Bedingungen ethikorientierter Führung organisationsbezogen durchdekliniert, individuell gefördert und einrichtungsbezogen entwickelt werden können. Die Ergebnisse ermitteln mit den Antezedenzien konkrete Ansatzpunkte, die es ermöglichen führungsethische Reflexion in der Pflege zu stärken und eine ethikorientierte Führung zu unterstützen.

---

[468]   Vgl. u. a. Kapitel 6.1.4, Kapitel 6.2.3 und Anhang 2.

[469]   Vgl. u. a. Kapitel 6.2.1, Kapitel 6.3.3 und Kapitel 6.4.3.

[470]   Vgl. u. a. Kapitel 6.1.3, Kapitel 6.2.2 oder Kapitel 6.2.4.

[471]   Vgl. Kapitel 7.

Weiter zeigt die Analyse der Ist-Situation den hohen Bedeutungsgehalt der Stationsleitung als Führungskraft der Pflegenden bei parallel gegebenem Erfordernis einer umfassenderen Auseinandersetzung um Führung und Wahrnehmung von Führung auf:

Innerhalb der Pflege im Krankenhaus ist Mitarbeiterführung ein Randthema. Organisational wie auch individuell hat sich ein Aufgabenverständnis der Stationsleitung etabliert, das primär auf die Organisation der Station ausgerichtet ist und als sekundären Verantwortungsbereich die Führung der Pflegenden interpretiert bzw. Mitarbeiterführung unter die Aufgaben der Stationsorganisation subsumiert. In Ermangelung institutionell angelegter Reflexionsmöglichkeiten um personelle Führung und Etablierung von Führungsgrundsätzen sind ein disziplinäres Verständnis von Mitarbeiterführung und ein Konsens zur Ausgestaltung der Führungsbeziehung zwischen Stationsleitung und Pflegenden weitgehend ausstehend.

Dem organisationsbezogenen Aufgabenverständnis untergeordnet liegt die personelle Führung der Pflegenden im Ermessensspielraum der Stationsleitung und findet in einem organisational stattgegebenen breiten Toleranzbereich statt. Führungsgrundsätze bieten wenig Orientierung und Verpflichtung, da sie entweder nicht vorhanden, überbordend formuliert oder weitgehend unbekannt sind[472].

Einer kontinuierlichen Auseinandersetzung um Mitarbeiterführung und angemessene Gestaltung der Führungsbeziehung stehen vor allem unzureichende finanzielle, personelle und zeitliche Ressourcen im Bereich der Pflege sowie einer inadäquaten operativen Einbindung pflegerischer Führungskräfte aller Hierarchieebenen entgegen. Entsprechend ist Mitarbeiterführung aktuell weit mehr reaktive Steuerung als ein proaktives Gestaltungsfeld[473].

Für eine Verwirklichung ethikorientierter Führung bedarf es zunächst einer organisationalen sowie personalen Aufmerksamkeit zum Bedeutungsgehalt von Mitarbeiterführung in der Pflege und Hinwendung zur Auseinandersetzung um die Gestaltung der Führungsbeziehung. Den Ausgangspunkt hiervon bildet als Grundmotivation ethikorientierter Führung die Wertschätzung der Pflegenden – vorrangig ihrer Funktion – als Person[474]. Berechtigte Ansprüche der Pflegenden – die es in einem organisationalen Diskurs inhaltlich zu schärfen gilt – sind auch

---

[472] Vgl. Kapitel 6.4.4.

[473] Mitarbeiterführung der Pflegenden im Krankenhaus unterliegt einer ähnlichen Logik wie Umweltschutz bei Industrienationen. Als Sekundärthema tritt es dann in den Fokus, wenn die Primärthemen realisiert sind oder es zur Umsetzung der Primärthemen relevant ist (von Weizsäcker 1994, S. 16).

[474] Vgl. Kapitel 3.3.3 i. V. m. Kapitel 2.1.1.

im Kontext der „Verbetrieblichung pflegerischer Arbeit" (Kühn 2008, S. 312) zu wahren. Insofern sind das organisationale und personale Commitment zur Leitidee zentrale Antezedenzien ethikorientierter Führung in der Pflege.

Der juvenilen und zugleich unübersichtlichen führungsethischen Debatte in Wirtschaftsethik und Pflegewissenschaft ist die intensive Auseinandersetzung um die Grundlagen von Führungsethik geschuldet, die bisweilen die führungsethische Perspektive der Stationsleitung nur theoretisch aus dem führungsethischen Grundproblem heraus einbezieht[475].

Bewusst ist die Relevanz führungsethischer Reflexion der Stationsleitung primär aus dem Verantwortungsdualismus heraus argumentiert worden – und nicht unter Verweis auf Studien zur Führungsqualität in der Pflege. Das Anliegen von Führungsethik, die Berücksichtigung berechtigter Interessen der Mitarbeitenden, ist kein spezielles der Pflege, sondern ein generelles in asymmetrisch angelegten Führungsbeziehungen.

Der Anwendungsbezug zur Pflege zeigt sich deutlich in der Analyse der Führungssituation in der Pflege sowie in der Ableitung und der Beschreibung von Antezedenzien einer ethikorientierten Führung durch Stationsleitungen im Krankenhaus[476].

Mit einer auf dem Kooperationsmodell basierenden Verhältnisbestimmung von Ethik und Ökonomie als zentralem Definitionsmerkmal von Führungsethik wendet sich die Arbeit gegen das weitverbreitete Harmonie- oder Synthesemodell, nach dem erfolgreiche Führung per se auf ethikorientierter Führung basiert[477].

Die Arbeit positioniert sich ebenfalls gegen eine in Pflegepraxis und -management vielfach funktionalistisch geprägte Berücksichtigung berechtigter Interessen der Pflegenden: Innerhalb einer weiter zunehmenden „Verbetrieblichung pflegerischer Arbeit" (Kühn 2008, S. 312) verengt sich, wie die Analyse der Führungssituation zeigt, die Beziehungsgestaltung zwischen Leitung und Pflegenden zusehends auf eine rein funktionale „do ut des"-Beziehung mit einseitigen Zielen der Mitarbeitermotivation (Leitung) und Interessensdurchsetzung (Pflegende)[478].

Mit dem skizzierten Ansatz prinzipienbasierter Führungsethik wird versucht, das mehrdimensionale Konstrukt Führungsethik in Begründung und Anwendung aus

---

[475] Vgl. Kapitel 3.3.

[476] Vgl. Kapitel 6 und Kapitel 7 i. V. m. Fußnote 46.

[477] Vgl. Kapitel 3.4.

[478] Vgl. Kapitel 6.1.4 und Kapitel 6.4.3.

einer weiteren ethischen Perspektive heraus betrachten zu können. Die theoretische Auseinandersetzung hat gezeigt, dass angewandte Ethik bzw. Führungsethik offen ist und sein sollte für verschiedene moralphilosophische Grundpositionen. Einseitig paradigmatisches Führungshandeln scheint dem Verantwortungsdualismus nicht gerecht zu werden: Prinzipienbasierte Führungsethik stellt den Führenden nicht in der Begründung von grundsätzlichem Führungshandeln in den Mittelpunkt, sondern vielmehr in der Verantwortung einer situativen Anwendung des im Führungskontext spezifizierten Vier-Prinzipien-Schemas bzw. hierauf begründeter Führungsgrundsätze. Abhängig vom Einzelfall kann dies monologisch-kognitiv oder dialogisch-interaktiv erfolgen[479].

Einerseits verdeutlichen die Ausführungen die Komplexität und Vielschichtigkeit von Führungsethik, die prinzipiell dem Anspruch unterlegen ist, jedwedes Führungsdilemma lösen zu wollen. Gleichwohl fokussiert sich ethikorientierte Führung nicht auf dramatische Einzelfälle im Führungshandeln, sondern will gerade in der Vielzahl vermeintlich undramatischer Situationen im Führungsalltag die berechtigten Ansprüche der Mitarbeitenden berücksichtigen. Andererseits heben die Ausführungen als Ausgangspunkt führungsethischer Reflexion die moralische Intuition der Führungskraft in ihrer evaluativen Erfahrung hervor. Ebenso wie die moralische Intuition begründet sich auch die prinzipienbasierte Führungsethik in der common morality[480]. Ethikorientierte Führung beschreibt damit keinen Sonderweg von Führung, der nur „außergewöhnlichen Führungskräften mit außergewöhnlichen Fähigkeiten" vorbehalten ist, wie es diverse Ansätze von Führungsethik suggerieren oder postulieren, sondern steht grundsätzlich jedem offen, der ernsthaft moralisch handeln will.

Im Hinblick auf die bisher seitens der Theorie vernachlässigten praktischen Anknüpfungspunkte markiert diese begründete führungsethische Perspektive ein zentrales Ergebnis der theoretischen Auseinandersetzung um Führungsethik und ethikorientierte Führung (in der Pflege).

8.2 Limitationen

Verschiedenfach ist auf den Anwendungsbezug der Arbeit verwiesen worden. Gleichwohl sind in der Gesamtschau die Ergebnisse – dem juvenilen Forschungsstand geschuldet – zuallererst als ein Beitrag zu den Grundlagen von Führungsethik zu bewerten. Die Arbeit liefert Ansatzpunkte für weitere Fragestellungen und Studien führungsethischer Forschung in der Pflege. Beispielswei-

---

[479] Vgl. Kapitel 4.5.

[480] Vgl. Kapitel 4.6.

se gilt es, die Ergebnisse der Studie in weiteren Arbeiten zu überprüfen, die Ausgestaltung der Antezedenzien umfassender zu beschreiben, die Relevanz der einzelnen Antezedenzien zu bewerten und weitere kontextgebundene und -ungebundene Antezedenzien ethikorientierter Führung herauszuarbeiten.

Prinzipienbasierte Führungsethik kann erst dann eine umfassende heuristische Unterstützung zur Entwicklung von Führungsgrundsätzen und Orientierung im Führungshandeln sein, wenn sie kritisch hinterfragt, weiter fundiert und konkretisiert sowie stärker anwendungsorientiert aufbereitet worden ist. Gleichwohl kommt es bereits dem vorliegenden Entwurf prinzipienbasierter Führungsethik zu, eine grundsätzliche Orientierung im Führungshandeln und eine Begründung von Führungsgrundsätzen zu ermöglichen[481].

Hinsichtlich des Ergebnisses, dass ethikorientierte Führung vielfach organisationalen Bedingungen unterlegen ist, hat weitere Forschung die Frage zu untersuchen, welche Gestaltungsmöglichkeiten den Einrichtungen gegeben sind und inwieweit extraorganisationale bzw. systemische Strukturen hierauf vermeintlich bis unausweichlich einwirken.

Der Grenze an auswertbarem Datenmaterial für eine Person ist die einseitige Auseinandersetzung um die Führungsbeziehung aus Perspektive der Stationsleitung geschuldet. Die berechtigten Ansprüche der Pflegenden sind aus den theoretischen Grundlagen und empirischen Ergebnissen abgeleitet worden. Eine weitere Fundierung der Studie bedarf des Einbezugs der Pflegenden bzw. ihrer Mitarbeiterperspektive als eines wesentlichen Bestimmungsfaktors ethikorientierter Führung[482].

Des Weiteren liefert die Analyse der Ist-Situation zahlreiche Ansatzpunkte einer vertiefenden Auseinandersetzung um allgemeine Aspekte von Führung in der Pflege. In weiteren Studien können beispielsweise die Auswirkungen unterschiedlicher Führungsspannen und Organisationsformen in der Pflege evaluiert werden[483]. Von Interesse ist ferner, die Beziehungsgestaltung und Loyalitätsstrukturen der Pflegenden gegenüber pflegerischen und ärztlichen Vorgesetzten vertiefend zu analysieren, oder diejenigen Faktoren herauszuarbeiten, die eine berufsgruppenübergreifende Zusammenarbeit im Krankenhaus unterstützen[484].

---

[481] Vgl. Kapitel 4 bzw. Kapitel 4.4.

[482] Vgl. Kapitel 3.3.2.

[483] Vgl. Kapitel 6.3.3.

[484] Vgl. Kapitel 6.1.3.

Verortet im qualitativen Forschungsparadigma ist die Arbeit ihrer Möglichkeit und Zielsetzung nachgekommen, personale und organisationale Antezedenzien ethikorientierter Führung in der Pflege herauszuarbeiten, zu beschreiben und zu begründen[485]. Allerdings ist die Liste der aufgegliederten Antezedenzien nicht als abgeschlossen zu bewerten. Die Darstellung in Listenform darf zudem nicht darüber hinwegtäuschen, dass die Antezedenzien in komplexen Wechselwirkungen zueinanderstehen. In welchem Umfang die Antezedenzien Wahrscheinlichkeit und Wirksamwerden ethikorientierter Führung begünstigen oder begrenzen, ist aus den Ergebnissen heraus nicht näher zu bestimmen. Eine weitere Hierarchisierung der Antezedenzien ist nicht vorgenommen worden[486]. Das „Gesamtkonzept ethikorientierte Führung" und das „Commitment zur Leitidee" scheinen jedoch grundlegende Antezedenzien zu sein, in die sich alle weiteren vorauslaufenden Bedingungen eingliedern.

Basierend auf einem transparenten Forschungsprozess sowie unter Einbezug gängiger Gütekriterien qualitativer Sozialforschung können die herausgearbeiteten Antezedenzien dahingehend generalisiert werden, dass ihnen Einfluss auf die Wahrscheinlichkeit, das Wirksamwerden und den Grad ethikorientierter Führung in der Pflege durch Stationsleitungen zugeschrieben werden kann[487] – allerdings dahingehend eingeschränkt, das sie dem herausgearbeiteten Verständnis ethikorientierter Führung im Bereich einer klassischen Stablinien-Organisation von Pflege unterlegen sind[488].

Hinsichtlich einer Übertragung der Ergebnisse auf die Praxis sei in Anschluss an Höffe (2008b, S. 90) abschließend auf den Erwartungswert oder den Zielhorizont führungsethischer Reflexion allgemein wie auch von Stationsleitungen im Krankenhaus hingewiesen: Ethikorientierte Führung macht nicht gut, ethikorientierte Führung macht besser[489].

---

[485]   Vgl. Kapitel 5.1.1.

[486]   Vgl. Kapitel 7.1.

[487]   Vgl. Kapitel 5.

[488]   Vgl. Fußnote 3 und Kapitel 5.2.1.3.

[489]   *„Ethische Reflexion macht nicht gut, ethische Reflexion macht besser"* (Höffe 2008b, S. 90).

Literaturverzeichnis

Ach, Johann S.; Gaidt, Andreas (Hg.) (1993): Herausforderung der Bioethik. Stuttgart: Frommann-Holzboog.

Ach, Johann S.; Runtenberg, Christa (2002): Bioethik: Disziplin und Diskurs. Zur Selbstaufklärung angewandter Ethik. Frankfurt am Main: Campus Verlag.

Adloff, Frank; Mau, Steffen (2005): Zur Theorie der Gabe und Reziprozität. In: Frank Adloff und Steffen Mau (Hg.): Vom Geben und Nehmen. Zur Soziologie der Reziprozität. Frankfurt am Main: Campus Verlag, S. 9–60.

Aitamaa, Elina; Leino-Kolpi, Helena; Puukka, Pauli; Suhomen, Riitta (2010): Ethical problems in nursing management: The role of codes of ethics. In: *Nursing Ethics* 17 (4), S. 469–482.

Albach, Horst (2005): Betriebswirtschaftslehre ohne Unternehmensethik! In: *Zeitschrift für Betriebswirtschaft* 75 (9), S. 809–831.

Albach, Horst (2007): Betriebswirtschaftslehre ohne Unternehmensethik - Eine Erwiderung. In: *Zeitschrift für Betriebswirtschaft* 77 (2), S. 195–206.

Albert, Hans (1991): Traktat über kritische Vernunft. 5., verbesserte und erweiterte Auflage. Tübingen: J.C.B. Mohr (Paul Siebeck).

Amman, Christoph (2011): Wider die ethische Expertokratie. Eine Polemik in ernsthafter Absicht. In: Christoph Amman, Barbara Bleisch und Anna Goppel (Hg.): Müssen Ethiker moralisch sein? Essays über Philosophie und Lebensführung. Frankfurt am Main: Campus Verlag, S. 177–194.

Apel, Karl-Otto (1973; 1976): Transformation der Philosophie. Bd. 1: Sprachanalytik, Semiotik, Hermeneutik. Bd. 2: Das Apriori der Kommunikationsgemeinschaft. Frankfurt am Main: Suhrkamp.

Apel, Karl-Otto (1988): Diskurs und Verantwortung. Das Problem des Übergangs zur postkonventionellen Moral. Frankfurt am Main: Suhrkamp.

Arndt, Marianne: Grundlagen einer Pflegeethik. Verantwortung und füreinander Sorge tragen. In: Caritasverband für das Bistum Magdeburg e.V. (Hg.) 2003 – Altenhilfe im Dialog, S. 31–40.

Arndt, Marianne (1999): Zwischen Macht und Hilflosigkeit. Moralische Ansprüche und berufliche Praxis in der Pflege. Teil 1. In: *Heilberufe* 50 (12), S. 44–47.

Arndt, Marianne (2003): Theoretische Argumentationslinien in der Ethik. Eine Einführung. In: Olivia Dibelius und Marianne Arndt (Hg.): Pflegemanagement

© Springer Fachmedien Wiesbaden GmbH, ein Teil von Springer Nature 2020
J. Suermann, *Ethikorientierte Führung in der Pflege*,
https://doi.org/10.1007/978-3-658-28916-4

zwischen Ethik und Ökonomie. Eine europäische Perspektive. Hannover: Schlütersche Verlag, S. 13–22.

Arndt, Marianne (2007): Ethik denken – Maßstäbe zum Handeln in der Pflege. 2., unveränderte Auflage. Stuttgart: Georg Thieme Verlag.

Asendorpf, Jens B. (2007): Psychologie der Persönlichkeit. 4., überarbeitete und aktualisierte Auflage. Heidelberg: Springer Medizin Verlag.

Asendorpf, Jens B.; Neyer, Franz J. (2012): Psychologie der Persönlichkeit. 5. Aufl. Berlin: Springer Verlag.

Aßländer, Michael S. (2002): Vom Sinn moralischer Werte – die Bedeutung der moralischen Erziehung für den Transformationsprozess in Mitteleuropa. In: Michael S. Aßländer und Jan C. Joerden (Hg.): Markt ohne Moral? Transformationsökonomien aus ethischer Perspektive. Frankfurt am Main: Peter Lang Verlag, S. 217–243.

Aßländer, Michael S. (2010): Moral als Managementaufgabe. Zur Bedeutung persönlicher Werte des Managements für eine ethische Unternehmensführung. In: Olaf Schumann, Alexander Brink und Thomas Beschorner (Hg.): Unternehmensethik. Forschungsperspektiven zur Verhältnisbestimmung von Unternehmen und Gesellschaft. Marburg: Metropolis Verlag, S. 17–56.

Aßländer, Michael S. (2011a): Die wirtschafts- und unternehmensethische Debatte im deutschsprachigen Raum. In: Michael S. Aßländer (Hg.): Handbuch Wirtschaftsethik. Stuttgart: J. B. Metzler Verlag, S. 71–76.

Aßländer, Michael S. (2011b): Einleitung. In: Michael S. Aßländer (Hg.): Handbuch Wirtschaftsethik. Stuttgart: J. B. Metzler Verlag, S. 1–5.

Aßländer, Michael S. (2011c): Grundlagen der Wirtschafts- und Unternehmensethik. Marburg: Metropolis Verlag.

Aßländer, Michael S. (2011d): Leadership. In: Michael S. Aßländer (Hg.): Handbuch Wirtschaftsethik. Stuttgart: J. B. Metzler Verlag, S. 427–429.

Aßländer, Michael S.; Schumann, Olaf (2011): Grundprobleme der Wirtschafts- und Unternehmensethik. In: Michael S. Aßländer (Hg.): Handbuch Wirtschaftsethik. Stuttgart: J. B. Metzler Verlag, S. 177–187.

Avolio, Bruce J.; Gardner, William L.; Walumbwa, Fred O.; Luthans, Fred; May, Douglas R. (2004): Unlocking the mask: a look at the process by which authentic leaders impact follower attitudes and behaviors. In: *The Leadership Quarterly* 15 (6), S. 801–823.

Avolio, Bruce J.; Walumbwa, Fred O.; Weber, Todd J. (2009): Leadership: Current Theories, Research, and Future Directions. In: *Annual Review of Psychology* 60 (1), S. 421–449.

Badura, Jens (2002): Die Suche nach Angemessenheit: praktische Philosophie als ethische Beratung. Münster: Lit Verlag.

Badura, Jens (2011): Kohärentismus. In: Marcus Düwell, Christoph Hübenthal und Micha H. Werner (Hg.): Handbuch Ethik. 3., aktualisierte Auflage. Stuttgart: Verlag J.B. Metzler, S. 194–205.

Ballhausen, Benedikt (2013): Das arztrechtliche System als Grenze der arbeitsteiligen Medizin. Göttingen: Universitätsverlag.

Bandura, Albert (1971): Social Learning Theory. New York: General Leraning Press.

Bandura, Albert (1977): Social Learning Theory. New Jersey: Prentice-Hall.

Bass, Bernad M. (1985): Leadership and performance beyond expectations. New York: Free Press.

Bass, Bernad M. (1990): From Transactional to Transformational Leadership: Learning to Share the Vision. In: *Organizational Dynamics* 18 (3), S. 19–31.

Bass, Bernard M. (1998): Transformational leadership: Industry, military, and educational impact. Mahwah: Lawrence Erlbaum Associates.

Bass, Bernard M. (1999): Two Decades of Research and Development in Transformational Leadership. In: *European Journal of Work and Organizational Psychology* 8 (1), S. 9–32.

Bass, Bernard M.; Avolio, Bruce J. (1995): MLQ Multifactor Leadership Questionnaire. Technical Report. Redwood City: Mind Garden.

Bass, Bernard M.; Steyrer, Johannes (1995): Transformationale Führung. In: Alfred Kieser, Gerhard Reber und Rolf Wunderer (Hg.): Handwörterbuch der Führung. 2., neugestaltete Auflage. Stuttgart: Schäffer-Poeschel Verlag, Sp. 2053–2062.

Bauer, Hans H.; Huber, Frank; Neumann, Marcus M. (2004): Antezedenzien und Konsequenzen von Vertrauen im elektronischen Handel. In: *der markt - International Journal of Marketing* 43 (2), S. 47–57.

Bauer, Nicola; Fauser Siegfried; Kämper; Stefanie; Schwarz, Erik; Sulmann et al. (2003): "Management-by-heartbeat mache ich hier nicht!". Ethisches Handeln im Pflegemanagement. Eine qualitative Untersuchung. In: Olivia Dibelius und Marianne Arndt (Hg.): Pflegemanagement zwischen Ethik und Ökonomie. Eine europäische Perspektive. Hannover: Schlütersche Verlag, S. 37–51.

Baumann, Andrea (2007): Arbeitsplatz Pflege. Mit Qualität arbeiten = mit Qualität pflegen. Hg. v. International Concil of Nurses und Deutscher Berufsverband für Pflegeberufe (Deutschsprachige Übersetzung). Genf.

Baumgartner, Alois (2005): Wirtschaftliche Effizienz und soziale Gerechtigkeit. In: Marianne Heimbach-Steins (Hg.): Christliche Sozialethik – ein Lehrbuch: Konkretionen, Bd. 2. 2 Bände. Regensburg: Verlag Friedrich Pustet, S. 82–108.

Baur, Nina; Blasius, Jörg (Hg.) (2014): Handbuch Methoden der empirischen Sozialforschung. Wiesbaden: Springer Fachmedien.

Bausewein, Claudia; Fegg, Martin; Roller, Susanne; Sonntag, Bernd (2015): Multiprofessionelle Begleitung. In: Claudia Bausewein und Elisabeth Albrecht (Hg.): Leitfaden Palliative Care. Palliativmedizin und Hospizbetreuung. 5. Auflage. München: Elsevier, Urban und Fischer, S. 417–451.

Bayer, Hermann (1985): Unternehmensführung und Führungsethik: Warum diese Schrift? In: Hermann Bayer (Hg.): Unternehmensführung und Führungsethik. Heidelberg: H. Sauer Verlag, S. 9–18.

Bayertz, Kurt (1991): Praktische Philosophie als angewandte Ethik. In: Kurt Bayertz (Hg.): Praktische Philosophie. Grundorientierungen angewandter Ethik. Hamburg: Rowohlt Verlag, S. 7–47.

Bayertz, Kurt (1999): Moral als Konstruktion. Zur Selbstaufklärung der angewandten Ethik. In: Peter Kampits und Anja Weiberg (Hg.): Angewandte Ethik. Akten des 21. Internationalen Wittgenstein-Symposiums. 16. bis 22. August 1998. Kirchberg am Wechsel (Österreich). Wien: öbv & hbt Verlagsgesellschaft, S. 73–89.

Bayertz, Kurt (2008): Was ist angewandte Ethik? In: Johann S. Ach, Kurt Bayertz und Ludwig Siep (Hg.): Grundkurs Ethik. Paderborn: mentis Verlag, S. 165–179.

Beauchamp, Tom L. (2005a): Prinzipien oder Regeln? In: Oliver Rauprich und Florian Steger (Hg.): Prinzipienethik in der Biomedizin. Moralphilosophie und medizinische Praxis. Frankfurt am Main: Campus Verlag, S. 109–119.

Beauchamp, Tom L. (2005b): Prinzipien und andere aufkommende Paradigmen in der Bioethik. In: Oliver Rauprich und Florian Steger (Hg.): Prinzipienethik in der Biomedizin. Moralphilosophie und medizinische Praxis. Frankfurt am Main: Campus Verlag, S. 48–73.

Beauchamp, Tom L. (2007): The 'Four Principles' Approach to Health Care Ethics. In: Richard E. Ashcroft, Angus Dawson, Heather Draper und John R. McMillan (Hg.): Principles of Health Care Ethics. Chichester: John Wiley & Sons, S. 3–10.

Beauchamp, Tom L. (2014): On Common Morality as Embodied Practice. A Reply to Kukla 23 (1), S. 86–93.

Beauchamp, Tom L.; Childress, James F. (1979): Principles of biomedical ethics. New York: Oxford University Press.

Beauchamp, Tom L.; Childress, James F. (1994): Principles of biomedical ethics. 4. Aufl. New York: Oxford University Press.

Beauchamp, Tom L.; Childress, James F. (2001): Principles of biomedical ethics. 5. Aufl. New York: Oxford University Press.

Beauchamp, Tom L.; Childress, James F. (2009): Principles of biomedical ethics. 6. Aufl. New York: Oxford University Press.

Beauchamp, Tom L.; Childress, James F. (2013): Principles of biomedical ethics. 7. Aufl. New York: Oxford University Press.

Beauchamp, Tom L.; DeGrazia, David (2004): Principles and Principlism. In: George Khushf (Hg.): Handbook of Bioethics: Taking Stock of the Field from a Philosophical Perspective. New York: Kluwer Academic Publishers, S. 55–74.

Bensch, Sandra; Müller, Martin (2017): Was eine gute Stationsleitung ausmacht. Befragung von Pflegedirektoren und Stationsleitern: eine empirische Studie an deutschen Krankenhäusern. In: *Das Krankenhaus* 109 (5), S. 390–398.

Bentham, Jeremy (1789): An intoduction to the principles of morals and legislation. London: T. Payne.

Berkel, Karl (1998): Führungsethik: Organisationspsychologische Perspektive. In: Gerhard Blickle (Hg.): Ethik in Organisationen. Göttingen: Hogrefe Verlag, S. 117–136.

Berkel, Karl (2005): Wertkonflikte als Drama – Reflexion statt Training. In: *Wirtschaftspsychologie* (4), S. 62–70.

Berkel, Karl (2013): Führungsethik. Die reflexive Seite des Führens: Orientierung und Ermutigung. 2. Auflage des bisher unter dem Titel "Unternehmenskultur und Ethik" erschienen Arbeitsheftes. Hamburg: Windmühle.

Berkel, Karl; Herzog, Rainer (1997): Unternehmenskultur und Ethik. Heidelberg: I. H. Sauer-Verlag (Arbeitshefte Führungspsychologie, 27).

Bien, Günther (2010): Gerechtigkeit bei Aristoteles. In: Otfried Höffe (Hg.): Nikomachische Ethik. 3., gegenüber der 2., bearbeiteten, unveränderte Auflage. Berlin: Akademie Verlag, S. 135–164.

Birnbacher, Dieter (1993): Welche Ethik ist als Bioethik tauglich? In: Johann S. Ach und Andreas Gaidt (Hg.): Herausforderung der Bioethik. Stuttgart: Frommann-Holzboog, S. 45–70.

Birnbacher, Dieter (2007): Analytische Einführung in die Ethik. 2., durchgesehene und erweiterte Auflage. Berlin: Verlag Walter de Gruyter.

Birnbacher, Dieter (2011): Utilitarismus. In: Marcus Düwell, Christoph Hübenthal und Micha H. Werner (Hg.): Handbuch Ethik. 3., aktualisierte Auflage. Stuttgart: Verlag J.B. Metzler, S. 95–107.

Blessin, Bernd; Wick, Alexander (2014): Führen und führen lassen. 7., vollständig überarbeitete Auflage. Konstanz: UVK Verlagsgesellschaft.

Blessin, Bernd; Wick, Alexander (2017): Führen und führen lassen. 8., überarbeitete Auflage. Konstanz: UVK Univ.-Verl. Konstanz.

Blickle, Gerhard; Nerdinger, Friedemann W. (2014): Ethik und kontraproduktive Prozesse in Organisationen. In: Heinz Schuler und Klaus Moser (Hg.): Organisationspsychologie. 5., vollständig überarbeitete Auflage. Bern: Verlag Hans Huber, S. 757–785.

Blume, Thomas (2003): Common sense. In: Wulff D. Rehfus (Hg.): Handwörterbuch Philosophie. Göttingen: Vandenhoeck & Rubrecht, S. 283.

Bobbert, Monika (2002a): Möglichkeiten der Achtung des Autonomierechts von Patient(inn)en durch Vorgabe des Pflegemanagements. In: Peter Bartmann und Ingolf Hübner (Hg.): Patientenselbstbestimmung: Paradigmenwechsel und Herausforderung im Gesundheitswesen. Neukirchen-Vluyn: Neukirchner Verlagshaus, S. 158–185.

Bobbert, Monika (2002b): Patientenautonomie und Pflege. Begründung und Anwendung eines moralischen Rechts. Frankfurt am Main: Campus Verlag.

Bobbert, Monika (2003): Pflegeethik als neue Bereichsethik: Konturen, Inhalte, Beispiele. In: *Zeitschrift für Medizinische Ethik* 49 (1), S. 43–63.

Bobbert, Monika (2006): Grundfragen der Pflegeethik. In: Stefan Schulz, Klaus Steigleder, Norbert Paul und Heiner Fangerau (Hg.): Geschichte, Theorie und Ethik der Medizin. Frankfurt am Main: Suhrkamp, S. 117–130.

Bockenheimer-Lucius, Gisela; Dansou, Renate; Sauer, Tina (2012): Ethikkomitee im Altenpflegeheim. Theoretische Grundlagen und praktische Konzeptionen. Frankfurt am Main: Campus Verlag.

Bogner, Alexander; Littig, Beate; Menz, Wolfgang (2014): Interviews mit Experten. Wiesbaden: Springer Fachmedien.

Bogner, Alexander; Menz, Wolfgang (2001): "Deutungswissen" und Interaktion: zu Methodologie und Methodik des theoriegenerierenden Experteninterviews. In: *Soziale Welt* 52 (4), S. 477–500.

Bogner, Alexander; Menz, Wolfgang (2009): Das theoriegenerierende Experteninterview. Erkenntnisinteresse, Wissenformen, Interaktion. In: Alexander Bogner, Beate Littig und Wolfgang Menz (Hg.): Experteninterviews. Theorien, Methoden, Anwendungsfelder. 3., grundlegend überarbeitete Auflage. Wiesbaden: VS Verlag für Sozialwissenschaften, S. 61–98.

Bohnsack, Ralf (2005): Standards nicht-standardisierter Forschung in den Erziehungs- und Sozialwissenschaften. In: *Zeitschrift für Erziehungswissenschaften* 8 (Beiheft 4), S. 63–81.

Bohnsack, Ralf (2014): Rekonstruktive Sozialforschung. Opladen: Verlag Barbara Budrich.

Bonvie, Horst (2010): Delegation und Substitution: Berufsrechtliche Sicht. In: Alexandra Jorzig und Roland Uphoff (Hg.): Delegation und Substitution – wenn der Pfleger den Doktor ersetzt... Berlin: Springer Verlag, S. 17–24.

Borchers, Dagmar (2011): Supermann ohne Moral? Zur Frage der moralischen Exzellenz des Ethikers. In: Christoph Amman, Barbara Bleisch und Anna Goppel (Hg.): Müssen Ethiker moralisch sein? Essays über Philosophie und Lebensführung. Frankfurt am Main: Campus Verlag, S. 161–176.

Borkowski, Jan (2011): Respektvolle Führung. Wie sie geht, was sie fördert und warum sie sinnvoll ist. Wiesbaden: Gabler Verlag.

Bormann, Kai C. (2013): Understanding Ethicial Leadership: An Integrative Modell of its Antecedents, Correlates, Contingencies, and Outcomes. Dissertation. Dortmund: Technische Universität Dortmund.

Bortz, Jürgen; Döring, Nicola (2006): Forschungsmethoden und Evaluation. 4., überarbeitete Auflage. Heidelberg: Springer Medizin Verlag.

Bowen, Michael G.; F. Clark Power (1993): The Moral Manager. Communicative Ethics and the 'Exxon Valdes' Disaster. In: *Business Ethics Quarterly* 3 (2), S. 97–115.

Brandenburg, Hermann (2000): Was heißt menschenwürdige Pflege? In: *Krankendienst* 73 (6), S. 172–180.

Brandt, Reinhard (1999): Kritischer Kommentar zu Kants Anthropologie in pragmatischer Hinsicht. Hamburg: Felix Meiner Verlag.

Brink, Alexander; Aßländer, Michael S.; Beschorner, Thomas (2007): Editorial Betriebswirtschaftslehre und Ethik. In: *Zeitschrift für Wirtschafts- und Unternehmensethik* 8 (3), S. 249.

Broad, Charlie Dunbar (1930): Five types of ethical theory. New York: Harcourt, Brace and Co.

Brown, Michael E.; Trevino, Linda K. (2006): Ethical leadership: A review and future directions. In: *The Leadership Quarterly* 17 (6), S. 595–616.

Brown, Michael E.; Trevino, Linda K.; Harrison, David (2005): Ehtical leadership: A social learning perspective for construct development and testing. In: *Organizational Behavior and Human Decision Processes* 97 (2), S. 117–134.

Brüsemeister, Thomas (2008): Qualitative Forschung. Wiesbaden: VS Verlag für Sozialwissenschaften.

Bruton, James (2011): Unternehmensstrategie und Verantwortung. Wie ethisches Handeln Wettbewerbsvorteile schafft. Berlin: Erich Schmidt Verlag.

Bund-Länder-Koordinierungsstelle für den Deutschen Qualifikationsrahmen für lebenslanges Lernen (Hg.) (Stand 2013): Handbuch zum Deutschen Qualifikationsrahmen. Struktur – Zuordnungen – Verfahren – Zuständigkeiten. Bundesministerium für Bildung und Forschung; Kultusministerkonferenz.

Burns, James MacGregor (1978): Leadership. New York: Harper and Row.

Burns, James MacGregor (2003): Transforming Leadership: A New Pursuit of Happiness. New York: Grove Press.

Buß, Eugen (2007): Die deutschen Spitzenmanager. Wie sie wurden was sie sind. Herkunft, Wertvorstellung, Erfolgsregeln. München: Oldenbourg Wissenschaftsverlag.

Ciulla, Joanne B. (1995): Leadership ethics: mapping the territory. In: *Business Ethics Quarterly* 5 (1), S. 5–28.

Ciulla, Joanne B. (2005): The state of leadership ethics and the work that lies before us. In: *Business Ethics: A European Review* 14 (4), S. 323–335.

Ciulla, Joanne B. (2012): Ethics and effectiviness. The nature of good leadership. In: David D. Day und John Antonakis (Hg.): The nature of leadership. 2. Auflage. Los Angeles: Sage Publications, S. 508–540.

Ciulla, Joanne B.; Forsyth, Donelson R. (2011): Leadership Ethics. In: Alan Bryman, David Collinson, Keith Grint, Brad Jackson und Mary Uhl-Bien (Hg.): The SAGE Handbook of Leadership. London: Sage Publications, S. 229–254.

Clouser, K. Danner; Gert, Bernard (1990): A critique of principlism. In: *The Journal of Medicine an Philosophy* 15 (2), S. 219–236.

Conradi, Elisabeth (2001): Take Care: Grundlagen einer Ethik der Achtsamkeit. Frankfurt am Main: Campus Verlag.

Creusen, Utho; Müller-Seitz, Gordon (2010): Das Positive-Leadership-GRID. Eine Analyse aus Sicht des Positiven Managements. Wiesbaden: Gabler Verlag.

Daniels, Norman (1997): Justice and justification. Reflective equilibrium in theory and practice. Cambridge: Cambridge University Press.

Dibelius, Olivia (2001a): Ethik im Pflegemanagement: Orientierung an Werten und Normen. In: Winfried von Eiff, Hermann Fenger, Anton. Gillessen, Andrea Kerres, Ulrich Mis, Arnold M. Raem und Stefan F. Winter (Hg.): Der Krankenhausmanager: Praktisches Management für Krankenhäuser und Einrichtungen des Gesundheitswesens. Loseblattsammlung: Springer Verlag, Rn. 5.

Dibelius, Olivia (2001b): Pflegemanagement im Spannungsfeld zwischen Ethik und Ökonomie: Eine qualitative Untersuchung in der stationären und teilstationären Altenhilfe. In: *Pflege* 14 (6), S. 407–413.

Dibelius, Olivia (2003): Altersrationierung: Gerechtigkeit und Fairness im Gesundheitswesen? Eine Studie zum ethischen Führungshandeln von Pflegemanager/innen in der stationären und teilstationären Altenhilfe. In: Olivia Dibelius und Marianne Arndt (Hg.): Pflegemanagement zwischen Ethik und Ökonomie. Eine europäische Perspektive. Hannover: Schlütersche Verlag, S. 23–36.

Dibelius, Olivia; Arndt, Marianne (Hg.) (2003): Pflegemanagement zwischen Ethik und Ökonomie. Eine europäische Perspektive. Hannover: Schlütersche Verlag.

Dittmar, Norbert (2009): Transkription. Ein Leitfaden mit Aufgaben für Studenten, Forscher und Laien. 3. Auflage. Wiesbaden: VS Verlag für Sozialwissenschaften.

Dörr, Stefan (2008): Motive, Einflussstrategien und transformationale Führung als Faktoren effektiver Führung. München: Rainer Hampp Verlag.

Drerup, Johannes (2013): Paternalismus, Perfektionismus und die Grenzen der Freiheit. Paderborn: Ferdinand Schöningh.

Drumm, Hans Jürgen (1989): Vom Einheitskonzept zur Individualisierung: Neue Entwicklungen in der Personalwirtschaft. In: Hans Jürgen Drumm (Hg.): Individualisierung der Personalwirtschaft. Grundlagen. Lösungen und Grenzen. Herausgegeben im Auftrag der wissenschaftlichen Kommission Personalwesen im Verband der Hochschullehrer für Betriebswirtschaft e.V. Bern: Haupt Verlag, S. 1–13.

Drumm, Hans Jürgen (2005): Personalwirtschaft. 5., überarbeitete und erweiterte Auflage.

Düwell, Marcus (2004): Zur kulturellen Situation der Ethik oder: Über das Elend des Kohärentimus. In: Jean-Pierre Wils (Hg.): Die kulturelle Form der Ethik: der Konflikt zwischen Universalismus und Partikularismus. Fribourg: Academic Press, S. 55–69.

Düwell, Marcus (2008): Bioethik. Methoden, Theorien und Bereiche. Stuttgart: J. B. Metzler Verlag.

Düwell, Marcus (2011a): Angewandte oder Bereichsspezifische Ethik. In: Marcus Düwell, Christoph Hübenthal und Micha H. Werner (Hg.): Handbuch Ethik. 3., aktualisierte Auflage. Stuttgart: Verlag J.B. Metzler, S. 243–247.

Düwell, Marcus (2011b): Prinzipienethik. In: Ralf Stoecker, Christian Neuhäuser und Marie-Luise Raters (Hg.): Handbuch Angewandte Ethik. Stuttgart: J. B. Metzler Verlag, S. 23–26.

Düwell, Marcus; Hübenthal, Christoph; Werner, Micha H. (2011a): Einleitung. Ethik: Begriff – Geschichte – Theorie – Applikation. In: Marcus Düwell, Christoph Hübenthal und Micha H. Werner (Hg.): Handbuch Ethik. 3., aktualisierte Auflage. Stuttgart: Verlag J.B. Metzler, S. 1–23.

Düwell, Marcus; Hübenthal, Christoph; Werner, Micha H. (Hg.) (2011b): Handbuch Ethik. 3., aktualisierte Auflage. Stuttgart: Verlag J.B. Metzler.

Echterhoff, Wilfried (2017): Kompetenz. In: Markus A. Wirtz (Hg.): Dorsch – Lexikon der Psychologie. 18., überarbeitete Auflage. Bern: Hogrefe Verlag, S. 914–915.

Ehrlich, Christian; Lange, Yvonne (2006): Zufrieden statt motiviert. In: *Personal – Zeitschrift für Human Resource Management* 38 (4).

Eilles-Matthiessen, Claudia (2000): Die Interaktion mit dem Vorgesetzten aus der Mitarbeiterperspektive: Selbstwertrelevantes Verhalten des Vorgesetzten und Emotionen des Mitarbeiters – Eine Tagebuchstudie. Frankfurt am Main: Selbstverlag.

Eilles-Matthiessen, Claudia; Scherer, Sonja (2011): Bindung, Leistung, Kontrolle und Selbstwertschutz: Die Motive des Mitarbeiters als Perspektive für sozial kompetenten Führungsverhaltens. In: Bernhard Badura, Antje Ducki, Helmut Schröder, Joachim Klose und Katrin Macco (Hg.): Fehlzeiten-Report 2011. Führung und Gesundheit: Zahlen, Daten, Analysen aus allen Bereichen der Wirtschaft. Berlin: Springer Verlag, S. 15–25.

Eilles-Matthiessen, Claudia; Zapf, Dieter (2000): Führungskultur verträgt kein sozial inkompetentes Vorgesetztenverhalten. Negatives Führungsverhalten und dessen Folgen für das Selbstwertgefühl von Mitarbeitern sind ein vernachlässigtes Thema in der Führungsforschung. In: *Personalführung* 33 (12), S. 34–41.

Eisenbeiß, Silke A.; Giessner, Steffen R. (2012): The Emergence and Maintenance of Ethical Leadership in Organizations. A Question of Embeddeness? In: *Journal of Personnel Psychology* 11 (1), S. 7–19.

Elsbernd, Astrid (2011): Strategische Ausrichtung und Aufgaben eines innovativen Pflegemanagements. In: Silvia Käppli (Hg.): Pflegewissenschaft in der Praxis. Eine kritische Reflexion. Bern: Hans Huber, S. 166–186.

Enderle, Georges (1986): Problembereiche einer Führungsethik im Unternehmen. St. Gallen: Forschungsstelle für Wirtschaftsethik an der Hochschule St. Gallen für Wirtschafts- und Sozialwissenschaften.

Enderle, Georges (1988): Wirtschaftsethik im Werden. Ansätze und Problembereiche der Wirtschaftsethik. Stuttgart: Akademie der Diozöse Rottenburg-Stuttgart.

Enderle, Georges (1993): Handlungsorientierte Wirtschaftsethik. Grundlagen und Anwendungen. Bern: Verlag Paul Haupt.

Enderle, Georges; Homan, Karl; Honecker, Martin; Kerber, Walter; Steinmann, Horst (Hg.) (1993): Lexikon der Wirtschaftsethik. Freiburg im Breisgau: Herder.

Endrissat, Nada; Müller, Werner R.; Kaudela-Baum, Stephanie (2007): En Route to an Empirically-Based Understanding of Authentic Leadership. In: *European Management Journal* 25 (3), S. 207–220.

Fecke, Beate; Fessl, Katarina; Herrmann, Anja; König, Birgit; Lippach, Kristina; Lohscheidt, Eva et al. (2005): Pflegemanagement im Spannungsfeld zwischen Ethik und Ökonomie. In: *Pflegeimpuls* X (5/6), S. 155–161.

Fenner, Dagmar (2010): Einführung in die Angewandte Ethik. Tübingen: A. Francke Verlag.

Fesefeldt, Johannes; Vogt, Ina (2012): Führungsethik. Philosophische Ansätze und führungspsychologische Konsequenzen. In: *DPG-Informationen* 53 (62), S. 44–50.

Feuchtinger, Johanna (2010): Das "Magnetkrankenhaus" – eine Perspektive für die Pflege. 17. Düsseldorfer Symposium für Pflegende. Universitätsklinikum Düsseldorf. Düsseldorf, 19.03.2010.

Feuchtinger, Johanna; Stahl, Katja (2014): Führen im Magnet-Stil. In: *Die Schwester Der Pfleger* 53 (4), S. 390–393.

Fisch, Jan Hendrik (2009): Führungsgrundsätze. In: Christina Scholz (Hg.): Vahlens Großes Personal Lexikon. München: Franz Vahlen Verlag, S. 378.

Fischer, Peter (2003): Einführung in die Ethik. München: Wilhelm Fink Verlag.

Flick, Uwe (1987): Methodenangemessene Gütekriterien in der qualitativ-interpretativen Forschung. In: Jarg Bergold und Uwe Flick (Hg.): Ein-Sichten: Zugänge zur Sicht des Subjekts mittels qualitativer Forschung. Tübingen: dgvt-Verlag, S. 247–261.

Flick, Uwe (1994): Text zwischen Mimesis und Welterzeugung: Fragen der Geltungsbegründung textualisierter Sozialwissenschaft. In: Andreas Boehm, Andreas Mengel und Thomas Muhr (Hg.): Texte verstehen: Konzepte, Methoden, Werkzeuge. Konstanz: UVK Univ.-Verl. Konstanz, S. 97–118.

Flick, Uwe (2005): Design and process in qualitative research. In: Uwe Flick, Ernst von Kardoff und Ines Steinke (Hg.): A Companion to Qualitative Research. London: Sage, S. 146–152.

Flick, Uwe (2012): Stationen des qualitativen Forschungsprozesses. In: Uwe Flick, Ernst von Kardoff, Heiner Keupp, Lutz von Rosenstiel und Stephan Wolff

(Hg.): Handbuch Qualitative Sozialforschung. 3., neu ausgestattete Auflage. Weinheim: Beltz PsychologieVerlagsUnion, S. 147–173.

Flick, Uwe (2014): Gütekriterien qualitativer Sozialforschung. In: Nina Baur und Jörg Blasius (Hg.): Handbuch Methoden der empirischen Sozialforschung. Wiesbaden: Springer Fachmedien, S. 411–423.

Fölsch, Doris (2008): Ethik in der Pflegepraxis. Anwendung moralischer Prinzipien im Pflegealltag. Wien: facultas.wuv.

Franken, Swetlana (2010): Verhaltensorientierte Führung. Handeln, Lernen und Diversity in Unternehmen. 3., überarbeitete und erweiterte Auflage. Wiebaden: Gabler Verlag.

French, Peter A. (1996): Integrity, Intentions, and Corporations. In: *American Business Law Journal* 6 (8), S. 141–155.

Frey, Dieter; Nikitopoulos; Alexandra; Peus, Claudia; Weisweiler, Silke; Kastenmüller, Andreas (2010): Unternehmenserfolg durch ethikorientierte Unternehmens- und Mitarbeiterführung. In: Uto J. Meier und Bernhard Sill (Hg.): Führung. Macht. Sinn. Ethos und Ethik für Entscheider in Wirtschaft, Gesellschaft und Kirche. Regensburg: Verlag Friedrich Pustet, S. 637–656.

Frey, Dieter; Oßwald, Silvia; Peus, Claudia; Fischer, Peter (2011): Positives Management, ethikorientierte Führung und Center of Excellence – Wie Unternehmenserfolg und Entfaltung der Mitarbeiter durch neue Unternehmens- und Führungskulturen gefördert werden können. In: Max Ringelstetter, Stephan Kaiser und Gordon Müller-Seitz (Hg.): Positives Management. Zentrale Konzepte und Ideen des Positive Organizational Scholarship. 2., erweiterte und aktualisierte Auflage. Wiesbaden: Gabler Verlag, S. 239–270.

Frey, Dieter; Schmalzried, Lisa (2013): Philosophie in der Führung: Gute Führung lernen von Kant, Aristoteles, Popper & Co. Berlin: Springer Verlag.

Friedrich, Detlef; Poigné, Christiane (2012): Mitarbeiterbindung – Konzept der Magnetkrankenhäuser. In: Peter Bechtel und Ingrid Smerdka-Arhelger (Hg.): Pflege im Wandel gestalten - Eine Führungsaufgabe. Berlin: Springer Verlag, S. 69–77.

Friedrichs, Jürgen (2014): Forschungsethik. In: Nina Baur und Jörg Blasius (Hg.): Handbuch Methoden der empirischen Sozialforschung. Wiesbaden: Springer Fachmedien, S. 81–91.

Friesacher, Heiner (2008): Die Würde des Menschen in unantastbar. Ethik in der Pflege. In: *Padua*, S. 6–15.

Friesacher, Heiner (2009): Ethik und Ökonomie. Zur kritisch-normativen Grundlegung des Pflegemanagements und der Qualitätsentwicklung. In: *Pflege und Gesellschaft* 14 (1), S. 5–23.

Friesacher, Heiner (2010): Solidarität und Verantwortung. Eine erweiterte Perspektive auf Gerechtigkeitsdiskurse. In: Hartmut Remmers und Helen Kohlen (Hg.): Bioethics, Care and Gender. Göttingen: Verlag V&R, S. 79–90.

Froschauer, Ulrike; Lueger, Manfred (2009): Interpretative Sozialforschung: Der Prozess. Wien: Facultas Verlag.

Früh, Werner (2011): Inhaltsanalyse. 7., überarbeitete Auflage. Konstanz: UVK Verlagsgesellschaft.

Fry, Louis W. (2003): Toward a theory of spiritual leadership. In: *The Leadership Quarterly* 14, S. 693–727.

Gardner, William L.; Avolio, Bruce J.; Luthans, Fred; May, Douglas R.; Walumbwa, Fred (2005): "Can you see the real me?" A self-based model authentic leader and follower development. In: *The Leadership Quarterly* (16), S. 343–372.

Gastmanns, Chris (2003): Der soziale, interprofessionelle und institutionele Kontext der Pflegepraxis: Hemmender Widerstand oder Beschleunigungskraft? In: Olivia Dibelius und Marianne Arndt (Hg.): Pflegemanagement zwischen Ethik und Ökonomie. Eine europäische Perspektive. Hannover: Schlütersche Verlag, S. 95–113.

George, Bill (2003): Authentic Leadership. Rediscovering the Secrets to Creating Lasting Value. San Francisco: Jossey-Bass.

Gerlach, Jochen (2009): Das Zuordnungsverhältnis von Ethik und Ökonomik als Grundproblem der Wirtschaftsethik. In: Wilhelm Korff (Hg.): Handbuch der Wirtschaftsethik, Bd. 1.2. Neuausgabe von 1999. 4 Bände. Gütersloh, Berlin: Gütersloher Verlaghaus; Berlin University Press, S. 834–883.

Gerundt, Mareike (2012): Die Ordensregeln des Franziskus von Assisi als Schatzkammer für moderne Personalführung. In: Theofried Baumeister, Thomas Dienberg und Johannes B. Freyer (Hg.): Wissenschaft und Weisheit. Franziskanische Studien zu Theologie, Philosophie und Geschichte. Münster: Aschendorff Verlag (75), S. 102–160.

Giese, Constanze (2009): Ethik im Pflegemanagement. In: Peter Bechtel (Hg.): Erfolgreiches Pflegemanagement im Krankenhaus. Antworten auf Führungsfragen von morgen. Köln: CW Haarfeld, S. 131–155.

Giese, Constanze (2012): Pflegemanagement in ethischer Perspektive. In: Settimio Monteverde (Hg.): Handbuch Pflegeethik. Ethisch denken und handeln in den Praxisfeldern der Pflege. Stuttgart: Kohlhammer Verlag, S. 156–172.

Gilbert, Dirk U. (2009): Ethikmaßnahmen. In: Christina Scholz (Hg.): Vahlens Großes Personal Lexikon. München: Franz Vahlen Verlag, S. 318–321.

Gini, Al (1997): Moral Leadership and Business Ethics. In: *Journal of Leadership & Orgaizational Studies* 4 (4), S. 64–81.

Gläser, Jochen; Laudel, Grit (2010): Experteninterviews und qualitative Inhaltsanalyse als Instrumente rekonstruierender Untersuchungen. 4. Aufl. Wiesbaden: VS Verlag für Sozialwissenschaften.

Göbel, Elisabeth (1992): Das Management der sozialen Verantwortung. Berlin: Duncker und Humblot Verlag.

Göbel, Elisabeth (2010): Unternehmensethik. 2., neu bearbeitete und erweiterte Auflage. Stuttgart: Lucius und Lucius Verlagsgesellschaft.

Göbel, Elisabeth (2013): Unternehmensethik. Grundlagen und praktische Umsetzung. 3., überarbeitete und aktualisierte Auflage. Konstanz: UVK Verlagsgesellschaft.

Goffee Rob; Jones, Gareth (2005): Managing authenticity: The paradox of great leadership. In: *Harvard Business Review* 83 (12), S. 86–94.

Gordon, John-Stewart (2007): Bemerkungen zum Begründungstrilemma. Berlin: Lit Verlag.

Grabner-Kräuter, Sonja (1998): Die Ethisierung des Unternehmens. Ein Beitrag zum wissenschaftlichen Diskurs. Wiesbaden: Verlag Dr. Th. Gabler.

Grätzel, Stephan (2007): Ethische Praxis. Anwendungen der Praktischen Philosophie im Alltag und Beruf. London: Tunrshare Ltd.

Greenleaf, Robert K. (2002): Servant Leadership. A Journey into the nature of Legitimate Power & Greatness. 25 th. anniversary ed. New Jersey: Paulist Press.

Grimm, Bernhard A. (1994): Ethik des Führens: guter Mensch – schlechter Manager? München: Wirtschaftsverlag Langen Müller/Herbig.

Grunwald, Wolfgang (1993): Führen in den 90er Jahren: Ethik tut not! In: *Zeitschrift Führung und Organisation* (5), S. 337–340.

Guckes, Barbara (2004): Stoische Ethik – eine Einführung. In: Barbara Guckes (Hg.): Zur Ethik der älteren Stoa. Göttingen: Vandenhoeck & Rubrecht, S. 7–29.

Haas, Katharina; Fladerer, Martin P.; Nieberle, Karolina (2017): Authentische Führung – Ein Überblick und aktuelle Entwicklungen. In: *Wirtschaftspsychologie* (1), S. 5–13.

Habermas, Jürgen (1981): Theorie des kommunikativen Handelns. Bd. 1: Handlungsrationalität und gesellschaftliche Rationalisierung. Bd. 2: Zur Kritik der funktionalistischen Vernunft. Frankfurt am Main: Suhrkamp.

Habermas, Jürgen (1983): Moralbewußtsein und kommunikatives Handeln. Frankfurt am Main: Suhrkamp.

Habermas, Jürgen (1984): Vorstudien und Ergänzungen zur Theorie des kommunikativen Handelns. Frankfurt am Main: Suhrkamp.

Habermas, Jürgen (1991): Erläuterungen zur Diskursethik. Frankfurt am Main: Suhrkamp.

Häcker, Hartmut O. (2017): Fähigkeit. In: Markus A. Wirtz (Hg.): Dorsch – Lexikon der Psychologie. 18., überarbeitete Auflage. Bern: Hogrefe Verlag, S. 556.

Harter, Susan (2002): Authenticity. In: C. R. Snyder und Shane J. Lopez (Hg.): Handbook of Positive Psychologie. New York: Oxford University Press, S. 382–394.

Hartmann, Hans A. (1988): Moralität und Moral in sozialwissenschaftlicher Perspektive. In: Ludwig Siep (Hg.): Ethik als Anspruch an die Wissenschaft oder: Ethik in der Wissenschaft. München: Verlag Schnell und Steiner, S. 105–137.

Hasselhorn, Hans-Martin; Müller, Bernd Hans; Tackenberg, Peter; Kümmerling, Angelika; Simon, Michael (2005): Berufsausstieg bei Pflegepersonal. Arbeitsbedingungen und beabsichtigter Berufsausstieg bei Pflegepersonal in Deutschland und Europa. Bremerhaven: Wirtschaftsverlag NW.

Hausmanninger, Thomas (2006): Pluralismus. In: Jean-Pierre Wils und Christoph Hübenthal (Hg.): Lexikon der Ethik. Paderborn: Verlag Ferdinand Schöhningh, S. 295–300.

Heckhausen, J.; Heckhausen, H. (Hg.) (2006): Motivation und Handeln. 3., überarbeitete und aktualisierte Auflage. Heidelberg: Springer Medizin Verlag.

Heidenreich, Felix (2012): Wirtschaftsethik zur Einführung. Hamburg: Junius Verlag.

Helfferich, Cornelia (2011): Die Qualität qualitativer Daten. Manual für die Durchführung qualitativer Interviews. 4. Auflage. Wiesbaden: VS Verlag für Sozialwissenschaften.

Helfferich, Cornelia (2014): Leitfaden- und Experteninterviews. In: Nina Baur und Jörg Blasius (Hg.): Handbuch Methoden der empirischen Sozialforschung. Wiesbaden: Springer Fachmedien, S. 559–574.

Hentze, Joachim; Graf, Andrea; Kammel, Andreas; Lindert, Klaus (2005): Personalführungslehre. Grundlagen, Funktionen und Modelle zur Führung. 4., neu bearbeitete Auflage. Berlin: Haupt Verlag.

Hentze, Joachim; Thies, Björn (2012): Unternehmensethik und Nachhaltigkeitsmanagement. Bern: Haupt Verlag.

Hermanns, Harry (1992): Die Auswertung narrativer Interviews: ein Beispiel für qualitative Verfahren. In: Jürgen H. P. Hoffmeyer-Zlotnik (Hg.): Analyse verbaler Daten: über den Umgang mit qualitativen Daten. Opladen: Westdeutscher Verlag, S. 110–141.

Herold, Norbert (2012): Einführung in die Wirtschaftsethik. Darmstadt: Wissenschaftliche Buchgesellschaft.

Herr, Theodor (1985): Die Enzyklika Laborem exercens und das Ringen der katholischen Sozialbewegung um Gesellschaftsreform. In: Joseph Höffner (Hg.): Jahrbuch für christliche Sozialwissenschaften, Bd. 26. Münster: Aschendorff Verlag, S. 149–169.

Herriger, Norbert (2006): Empowerment in der Sozialen Arbeit. 3., erweiterte und aktualisierte Auflage. Stuttgart: Kohlhammer Verlag.

Hesse, Hermann (1982): Die Morgenlandfahrt. Frankfurt am Main: Suhrkamp.

Heuer, Herbert (2017): Fertigkeit. In: Markus A. Wirtz (Hg.): Dorsch – Lexikon der Psychologie. 18., überarbeitete Auflage. Bern: Hogrefe Verlag, S. 584.

Hildt, Elisabeth (2006): Autonomie in der biomedizinischen Ethik. Frankfurt am Main: Campus Verlag.

Hinterhuber, Hans H. (2002a): Leadership als Dienst an der Gemeinschaft. Was Unternehmer und Führungskräfte von Marc Aurel lernen können. In: *Zeitschrift Führung und Organisation* 71 (1), S. 40–52.

Hinterhuber, Hans H. (2002b): Leadership als Dienst an der Gemeinschaft: Was können Führungskräfte und Unternehmner von Mark Aurel lernen? In: Hans H. Hinterhuber und Heinz K. Stahl (Hg.): Erfolg durch Dienen? Beiträge zur wertsteigernden Führung von Dienstleistungsunternehmen. Renningen: expert verlag, S. 17–45.

Hinterhuber, Hans H.; Pircher-Friedrich, Anna-Maria; Reinhardt, Rüdiger; Leonhard J. Schnorrenberg (Hg.) (2007): Servant Leadership: Prinzipien dienender Unternehmensführung. Berlin: Erich Schmidt Verlag.

Höffe, Otfried (1979): Ethik und Politik. Grundmodelle und -probleme der praktischen Philosophie. Frankfurt am Main: Suhrkamp.

Höffe, Otfried (1981): Sittlich-politische Diskurse. Frankfurt am Main: Suhrkamp.

Höffe, Otfried (2004): Kants Kritik der reinen Vernunft. Die Grundlegung der modernen Philisophie. 4. Aufl. München: C. H. Beck.

Höffe, Otfried (2008a): Lexikon der Ethik. 7., neubearbeitete und erweiterte Auflage. München: Verlag C.H. Beck.

Höffe, Otfried (2008b): Praktische Philosophie. Das Modell des Aristoteles. 3., bearbeitete Auflage. Berlin: Akademie Verlag.

Höffe, Otfried (2013): Ethik. Eine Einführung. München: C. H. Beck.

Hoffmann, Martin (2008): Kohärenzbegriffe in der Ethik. Berlin: Walter de Gruyter.

Hofmann, Irmgard (1995a): Neue Verantwortlichkeiten. Berufliches Selbstverständnis und Pflege-Ethik. In: *Dr. med. Mabuse* 20 (8/9), S. 35–38.

Hofmann, Irmgard (1995b): Wahrheit im Umgang mit kranken Menschen. In: *Pflege* 8 (4), S. 333–338.

Hofmann, Irmgard (1996): Aufgaben einer Pflegeethik und – als Beispiel – Wahrhaftigkeit im Umgang mit kranken / sterbenden Menschen. In: Uwe Körner (Hg.): Berliner medizinische Schriften. Beiträge zu ethischen und rechtlichen Fragen der Medizin. Dortmund: Verlag Humanitas, S. 1–24.

Hofmann, Irmgard (2007): Wandeln sich die Werte? Pflege im Spannungsfeld von Ökonomie und Ethik - Teil 1. In: *Heilberufe* 58 (1), S. 14–17.

Hölzl, Erik (2017): Reziprozität. In: Markus A. Wirtz (Hg.): Dorsch – Lexikon der Psychologie. 18., überarbeitete Auflage. Bern: Hogrefe Verlag, S. 1448–1449.

Holznienkemper, Thomas (2003): Organspende und Transplantation und ihre Rezensionen in der Ethik der abrahamitischen Religionen. Dissertation. Münster: Lit Verlag.

Homann, Karl (2001): Ökonomik: Fortsetzung der Ethik mit anderen Mitteln. In: Georg Siebeck (Hg.): Artibus ingenius: Beiträge zu Theologie, Philosophie, Jurisprudenz und Ökonomik. Tübingen: Mohr Siebeck, S. 85–110.

Homann, Karl; Blome-Drees, Franz (1992): Wirtschafts- und Unternehmensethik. Göttingen: Vandenhoeck & Rubrecht.

Hübenthal, Christoph (2011): Eudaimonismus. In: Marcus Düwell, Christoph Hübenthal und Micha H. Werner (Hg.): Handbuch Ethik. 3., aktualisierte Auflage. Stuttgart: Verlag J.B. Metzler, S. 82–94.

International Concil of Nurses (Hg.) (2012): The ICN Code of Ethics for Nurses. Genf.

Jäger, Urs (2000): Mitarbeiterführung als Begünstigung zu humaner Leistung. Ein Konzept aus Menschengerechtem und Sachgemäßem. Dissertation. Bamberg: Difo-Druck OHG.

Jäger, Urs (2002): Beitrag einer "grundlagenkritischen Führungsethik" zur Führungsstilforschung. In: *Zeitschrift für Personalforschung* 16 (1).

Jancsary, Dennis (2013): Die rhetorische Konstruktion von Führung und Steuerung. Eine argumentationsanalytische Untersuchung deutschsprachiger Führungsgrundsätze. Frankfurt am Main: Internationaler Verlag der Wissenschaften.

Janssen, Annika; Österreicher, Sina (2013): Der Siemens-Effekt. In: *Frankfurter Allgemeine Zeitung*, 26.09.2013 (Nr. 224), S. V6.

John, Oliver P.; Naumann, Laura P.; Soto, Christopher J. (2008): Paradigm Shift to the Integrative Big Five Trait Taxonomy: History, Measurement, and Conceptual Issues. In: Oliver P. John, Richard W. Robins und Lawrence A. Pervin (Hg.): Handbook of Personality. Theory and Research. 3. Auflage. New York: The Guilford Press, S. 114–158.

Jordan, Jennifer; Brown, Michael E.; Trevino, Linda K.; Finkelstein, Sydney (2011): Someone to Look Up To: Executive-Follower Ethical Reasoning and Perceptions of Ethical Leadership. In: *Journal of Management* 39 (3), S. 660–683.

Jung, Carl G. (1921): Psychologische Typen. Zürich: Rascher Verlag.

Kant, Immanuel: Gesammelte Schriften. Preußische Akademie der Wissenschaften (1902ff.) (Hg.). Berlin. Akademie Ausgabe = AA.

Kant, Immanuel (1785): Grundlegung zur Metaphysik der Sitten. In: AA Bd. 04, S. 385-463=GMS.

Kant, Immanuel (1787): Kritik der reinen Vernunft. 2. Aufl. In: AA Bd. 03, S. 1-552=KrV B.

Kant, Immanuel (1797): Über ein vermeintes Recht aus Menschenliebe zu lügen. In: AA Bd. 08, S. 423-430=VRML.

Karmasin, Matthias (1996): Ethik als Gewinn. Zur ethischen Rekonstruktion der Ökonomie. Wien: Linde Verlag.

Kaufhold, Marisa (2006): Kompetenz und Kompetenzerfassung. Analyse und Beurteilung von Verfahren der Kompetenzerfassung: VS Verlag für Sozialwissenschaften.

Kellerman, Barbara (2004): Bad leadership. What it is, how it happens, why it matters. Boston: Harvard Business School.

Kemetmüller, Eleonore (1998): Ethik in der Pflegepädagogik. Zum Verhältnis von Theorie und Praxis unter dem Aspekt einer philosophisch-kritischen Bildungstheorie. Wien: Verlag Wilhelm Maudrich.

Kiefer, Heinz J. (1985): Grundwerte-orientierte Unternehmenspolitik und ethisches Vorbild der Führungskräfte. In: Hermann Bayer (Hg.): Unternehmensführung und Führungsethik. Heidelberg: H. Sauer Verlag, S. 59–73.

Kilian, Robert (2013): Transformationale Führung in der Pflege als Beitrag zur Managemententwicklung. Empirische Studien zum Führungsstil von Stationsleitungen im Krankenhaus. Hamburg: Verlag Dr. Kovac.

Kleinert, Matthias (1990): Unternehmerische Verantwortung im Dialog. In: Michael Wörz, Paul Dingwerth und Rainer Öhlschläger (Hg.): Moral als Kapital. Perspektiven des Dialogs zwischen Wirtschaft und Ethik. Stuttgart: Akademie der Diozöse Rottenburg, S. 55–63.

Knoepffler, Nikolaus (2010): Angewandte Ethik. Köln: Böhlau Verlag.

Koberg, Christine S.; Boss, R. Wayne; Senjem, Jason C.; Goodman, Eric A. (1999): Antecedents and outcomes of empowerment. Empirical evidence from the health care industry. In: *Group & Organization Management* 24 (1), S. 71–91.

Kohlen, Helen (2009): Conflicts of Care. Hospital Ethics Committees in the USA and in Germany. Frankfurt am Main: Campus Verlag.

Kohlen, Helen (2012): Klinische Ethikkomitees und die Rolle der Pflege. In: Settimio Monteverde (Hg.): Handbuch Pflegeethik. Ethisch denken und handeln in den Praxisfeldern der Pflege. Stuttgart: Kohlhammer Verlag, S. 193–201.

Kohlen, Helen (2015): Care-Ethik in der klinischen Praxis. In: *Ludwigshafener ethische Rundschau* 4 (1), S. 14–17.

Korff, Wilhelm (Hg.) (2009): Handbuch der Wirtschaftsethik. Görres Gesellschaft. Neuausgabe von 1999. 4 Bände. Gütersloh, Berlin: Gütersloher Verlaghaus; Berlin University Press.

Körtner, Ulrich H. J. (2012): Grundkurs Pflegeethik. Wien: Facultas Verlag.

Kossbiel, Hugo (1983): Die Bedeutung formalisierter Führungsgrundsätze für die Verhaltenssteuerung von Organisationen. In: Rolf Wunderer (Hg.): Führungsgrundsätze in Wirtschaft und öffentlicher Verwaltung. Stuttgart: Poeschel, S. 17–27.

Kozica, Arjan (2012): Ethik in der personalwissenschaftlichen Forschung. In: Stephan Kaiser und Arjan Kozica (Hg.): Ethik im Personalmanagement. Zentrale Konzepte, Ansätze und Fragestellungen. München: Rainer Hampp Verlag, S. 21–43.

Kreikebaum, Hartmut (1995): Führungskräfte im Spannungsfeld von Führungsetihk und Unternehmenskultur. In: Ulrich Krystek und Jörg Link (Hg.): Führungskräfte und Führungserfolg. Neue Herausforderungen für das strategische Management. Wiesbaden: Gabler Verlag, S. 173–187.

Kreikebaum, Hartmut; Behnam, Michael; Gilbert, Dirk U. (2001): Management ethischer Konflikte in international tätigen Unternehmen. Wiesbaden: Verlag Dr. Th. Gabler.

Krupinski, Guido (1992): Führungsethik in der Wirtschaftspraxis. Grundlagen - Konzepte - Umsetzung. Wiesbaden: Deutscher Universitäts-Verlag.

Kruse, Jan (2014): Qualitative Interviewforschung. ein integrativer Ansatz: Beltz Juventa.

Kubicek, Herbert (1984): Führungsgrundsätze. Lösungen von gestern für die Probleme von morgen? Teil 1. In: *Zeitschrift Führung und Organisation* (2), S. 81–88.

Kuckartz, Udo (2010): Einführung in die computergestützte Analyse qualitativer Daten. 3., aktualisierte Auflage. Wiesbaden: VS Verlag für Sozialwissenschaften.

Kuckartz, Udo (2016): Qualitative Inhaltsanalyse. Methoden, Praxis, Computerunterstützung. 3., überarbeitete Auflage. Weinheim: Beltz Juventa.

Kuhlmann, Wolfgang (2011): Begründung. In: Marcus Düwell, Christoph Hübenthal und Micha H. Werner (Hg.): Handbuch Ethik. 3., aktualisierte Auflage. Stuttgart: Verlag J.B. Metzler, S. 319–325.

Kuhn, Thomas (2009): Führungsethik. In: Christina Scholz (Hg.): Vahlens Großes Personal Lexikon. München: Franz Vahlen Verlag, S. 375–378.

Kuhn, Thomas; Weibler, Jürgen (2003): Führungsethik: Notwendigkeit, Ansätze und Vorbedingungen ethikbewusster Mitarbeiterführung. In: *Die Unternehmung. Schweizerische Zeitschrift für betriebswirtschaftliche Forschung und Praxis* 57 (5).

Kuhn, Thomas; Weibler, Jürgen (2012a): Ethikbewusstes Personalmanagement: Erfolgsstrategische Selbstverständlichkeit oder moralische Herausforderung? In: Stephan Kaiser und Arjan Kozica (Hg.): Ethik im Personalmanagement. Zentrale Konzepte, Ansätze und Fragestellungen. München: Rainer Hampp Verlag, S. 45–62.

Kuhn, Thomas; Weibler, Jürgen (2012b): Führungsethik in Organisationen. Stuttgart: Kohlhammer Verlag.

Kühn, Hagen (2008): Soziale Verantwortung und Ökonomisierung im Krankenhaus. In: Ingo Bonde, Moritz Gerhard, Tina Kaiser, Kerstin Klein, Stephan Kolb und Caroline Wolf (Hg.): Medizin und Gewissen: im Streit zwischen Markt und Solidarität; Dokumentation des internationalen IPPNW-Kongresses in Nürnberg vom 20. bis 22. Oktober 2006. Frankfurt am Main: Mabuse Verlag, S. 285–328.

Kunze, Max (2008): Unternehmensethik und Wertemanagement in Familien- und Mittelstandsunternehmen. Projektorientierte Analyse, Gestaltung und Integration von Werten und Normen. Wiesbaden: Verlag Dr. Th. Gabler.

Küpers, Wendelin (2006): Authentische und integrale, transformationale Führung. Ein Überblick über den "state-of-the-art" aus akademischer Perspektive. In: Hans Wielens (Hg.): Führen mit Herz und Verstand – integral und authentisch. Bielefeld: Kamphausen Verlag, S. 335–378.

Küpper, Hans-Ulrich (2006): Unternehmensethik. Hintergründe, Konzepte Anwendungsbereiche. Stuttgart: Schäffer-Poeschel Verlag.

Kymlicka, Will (1993): Moral philosophy and public policy: the case of NRTs. In: *Bioethics* 7 (1), S. 1–26.

Lamnek, Siegfried (2010): Qualitative Sozialforschung. 5., überarbeitete Auflage. Weinheim: Beltz Verlag.

Lang, Rainhard (2014): Ethische uns destruktive Führung: Gute Führung – schlechte Führung. In: Rainhard Lang und Irma Rybnikova (Hg.): Aktuelle Führungstheorien und -konzepte. Wiebaden: Springer Fachmedien, S. 313–351.

Lang, Rainhard; Rybnikova, Irma (Hg.) (2014): Aktuelle Führungstheorien und -konzepte. Wiebaden: Springer Fachmedien.

Laub, Jim A. (1999): Assessing the servant organization: development of the Organizational Leadership Assessment (OLA) instrument. Dissertation. Florida Atlantic University.

Laue, Jens C.; Schenk, Christoph B. (2013): Wirksames Compliance-Management – ein anhaltendes Topthema in deutschen Unternehmen. In: *Compliance-Berater* 1 (4), S. 140–142.

Lawton, Alan; Páez, Illiana (2015): Developing a Framework for Etchicial Leadership. In: *Journal of Business Ethics* 33 (130), S. 639–649.

Lay, Bernhard (2004): Ethik in der Pflege. Ein Lehrbuch für die Aus-, Fort- und Weiterbildung. Hannover: Schlütersche Verlag.

Lay, Bernhard (2012): Ethik in der Pflege. Ein Lehrbuch für die Aus-, Fort- und Weiterbildung. 2., aktualisierte Auflage. Hannover: Schlütersche Verlag.

Lay, Rupert (1989): Ethik für Manager. Düsseldorf: ECON Verlag.

Lenk, Hans; Maring, Matthias (1996): Wirtschaftsethik – ein Widerspruch in sich selbst? In: Jörg Becker, Georg Bol, Thomas Christ und Johannes Wallacher (Hg.): Ethik in der Wirtschaft. Chancen verantwortlichen Handelns. Stuttgart: Kohlhammer Verlag, S. 1–22.

Lenk, Hans; Maring, Matthias (1998): Das moralphilosophische Fundament einer Ethik für Organisationen. In: Gerhard Blickle (Hg.): Ethik in Organisationen. Göttingen: Hogrefe Verlag, S. 19–35.

Lieber, Bernd (2007): Personalführung. Stuttgart: Lucius und Lucius Verlagsgesellschaft.

Liebold, Renate; Trinczek, Rainer (2009): Experteninterviews. In: Stefan Kühl, Petra Strodtholz und Andreas Taffertshofer (Hg.): Handbuch Methoden Organisationsforschung. Quantitative und Qualitative Methoden. Wiesbaden: VS Verlag für Sozialwissenschaften, S. 32–56.

Loitlsberger, Erich (2009): Einzelwirtschaftliche Theriebildungen. In: Wilhelm Korff (Hg.): Handbuch der Wirtschaftsethik, Bd. 1.2. Neuausgabe von 1999. 4 Bände. Gütersloh, Berlin: Gütersloher Verlaghaus; Berlin University Press, S. 524–566.

Luckner, Andreas (2000): Orientierungswissen und Technikethik. In: *Dialektik* (2), S. 57–78.

Lueger, Manfred (2010): Interpretative Sozialforschung: Die Methoden. Wien: Facultas Verlag.

Luthans, Fred; Avolio, Bruce (2003): Authentic Leadership Development. In: Kim S. Cameron, Jane E. Dutton und Robert E. Quinn (Hg.): Positive Organizational Scholarship. Foundations of a New Discipline. San Francisco: Berrett-Koehler Publishers, S. 241–258.

Maak, Thomas; Ulrich, Peter (2007): Integre Unternehmensführung. Ethisches Orientierungswissen für die Wirtschaftspraxis. Stuttgart: Schäffer-Poeschel Verlag.

Manzeschke, Arne (2005): Global Health - Wirtschaftsethische Anmerkungen zur Ökonomisierung des deutschen Gesundheitswesens. In: Ludger von Honnefelder und Dieter Sturma (Hg.): Jahrbuch für Wissenschaft und Ethik. Berlin: Verlag Walter de Gruyter (10), S. 129–149.

Marckmann, Georg; Bormuth, Matthias; Wiesing, Urban (2012): Allgemeine Einführung in die medizinische Ethik. In: Urban Wiesing (Hg.): Ethik in der Medizin. Ein Studienbuch. Stuttgart: Reclam Verlag, S. 23–37.

Marckmann, Georg; Strech, Daniel (2010): Konzeptionelle Grundlagen einer Public Health Ethik. In: Daniel Strech und Georg Marckmann (Hg.): Public Health Ethik. Münster: Lit Verlag, S. 43–65.

Martins, Erko (2010): Psychological Ownership in Organisationen. Explorative Untersuchung der Antezedenzen und des Entstehungsprozesses. München: Rainer Hampp Verlag.

Maucher, Helene (2018): Magnetkrankenhaus – Qualifikation und Versorgungsqualität. In: Anke Simon (Hg.): Akademisch ausgebildetes Pflegefachpersonal. Berlin: Springer Verlag, S. 155–179.

Mayer, Horst Otto (2009): Interview und schriftliche Befragung. Entwicklung, Durchführung, Auswertung. München: Oldenbourg Wissenschaftsverlag.

Mayntz, Renate (1997): Soziale Dynamik und politische Steuerung. Theoretische und methodologische Überlegungen. Frankfurt am Main: Campus Verlag.

Mayring, Philipp (2007): Generalisierung in qualitativer Forschung. In: *Forum Qualitative Sozialforschung* 8 (3), 1–23.

Mayring, Philipp (2015): Qualitative Inhaltsanalyse. 12., überarbeitete Auflage. Weinheim: Beltz Verlag.

Mayring, Philipp (2016): Einführung in die Qualitative Sozialforschung. 6., überarbeitete Auflage. Weinheim: Beltz Verlag.

McClelland, David C. (1987): Human Motivation. Nachdruck 2009. Cambridge: Cambridge University Press.

McCrae, Robert R.; Costa, Paul T. (2008): The Five-Factor Theory of Personality. In: Oliver P. John, Richard W. Robins und Lawrence A. Pervin (Hg.): Handbook of Personality. Theory and Research. 3. Auflage. New York: The Guilford Press, S. 159–181.

Meier, Uto J. (2012): Über ethische Grenzen: Ethos und Ethikbildung im Personal-Management und Management-Personal – Eine essentialistische Anmahnung. In: Stephan Kaiser und Arjan Kozica (Hg.): Ethik im Personalmanagement. Zentrale Konzepte, Ansätze und Fragestellungen. München: Rainer Hampp Verlag, S. 97–112.

Meier, Uto J.; Sill, Bernhard (2010): Das "Haus" guter Führung im "Garten des Menschlichen". Ethische Basics für Führungskräfte heute. In: Uto J. Meier und Bernhard Sill (Hg.): Führung. Macht. Sinn. Ethos und Ethik für Entscheider in Wirtschaft, Gesellschaft und Kirche. Regensburg: Verlag Friedrich Pustet, S. 807–829.

Meran, Josef (1991): Ethik und Wirtschaft in philosophischer Sicht. In: Hans G. Nutzinger (Hg.): Wirtschaft und Ethik. Wiesbaden: Deutscher Universitäts-Verlag, S. 21–36.

Meuser, Michael; Nagel, Ulrike (1991): Experteninterviews – vielfach erprobt, wenig bedacht. Ein Beitrag zur qualitativen Methodendiskussion. In: Detlev Graz und Klaus Kraimer (Hg.): Qualitativ-empirische Sozialforschung. Konzepte, Methoden, Analysen. Opladen: Westdeutscher Verlag, S. 441–471.

Meuser, Michael; Nagel, Ulrike (2009a): Das Experteninterview – konzeptionelle Grundlage und methodische Anlage. In: Susanne Pickel, Gert Pickel, Hans-Joachim Lauth und Detlef Jahn (Hg.): Methoden der vergleichenden Politk und Sozialwissenschaft. Wiesbaden: Springer Fachmedien, S. 465–479.

Meuser, Michael; Nagel, Ulrike (2009b): Experteninterview und der Wandel der Wissensproduktion. In: Alexander Bogner, Beate Littig und Wolfgang Menz (Hg.): Experteninterviews. Theorien, Methoden, Anwendungsfelder. 3., grundlegend überarbeitete Auflage. Wiesbaden: VS Verlag für Sozialwissenschaften, S. 35–60.

Mey, Günter (2005): Das (Wieder-)Erfinden von Interviewverfahren: Kommentar zu "Das existenzielle Interview". In: *Journal für Psychologie* 12 (3), S. 273–282.

Mill, John Stuart (1861): Utilitarianism. London: Longman.

Misoch, Sabina (2015): Qualitative Interviews. Berlin: Walter de Gruyter.

Misselhorn, Catrin (2011): Moral point of view. In: Marcus Düwell, Christoph Hübenthal und Micha H. Werner (Hg.): Handbuch Ethik. 3., aktualisierte Auflage. Stuttgart: Verlag J.B. Metzler, S. 424.

Mittelstraß, Jürgen (1982): Wissenschaft als Lebensform. Reden über philosophische Orientierung in Wissenschaft und Universität. Frankfurt am Main: Suhrkamp.

Mittelstraß, Jürgen (1985): Wirtschaftsethik als wissenschaftliche Disziplin? In: Georges Enderle (Hg.): Ethik und Wirtschaftswissenschaft. Berlin: Duncker und Humblot Verlag, S. 17–32.

Mittelstraß, Jürgen (1991): Auf dem Wege zu einer Reparaturethik? In: Jean-Pierre Wils und Dietmar Mieth (Hg.): Ethik ohne Chance? Erkundungen im technologischen Zeitalter. 2. Aufl. Tübingen: Attempto Verlag, S. 89–108.

Mittelstraß, Jürgen (1992): Leonardo-Welt. Über Wissenschaft, Forschung und Verantwortung. Frankfurt am Main: Suhrkamp.

Mohr, Georg (2011): Person, Recht und Menschenrecht bei Kant. In: Eckart Klein und Christoph Menke (Hg.): Der Mensch als Person und Rechtsperson. Grundlage der Freiheit. Berlin: Berliner Wissenschafts-Verlag, S. 17–38.

Monteverde, Settimio (2012): Das Umfeld pflegeethischer Reflexion. In: Settimio Monteverde (Hg.): Handbuch Pflegeethik. Ethisch denken und handeln in den Praxisfeldern der Pflege. Stuttgart: Kohlhammer Verlag, S. 19–41.

Monteverde, Settimio; Hager, Ursula; Diacon, Pascal; Koch, Roswitha (2013): Ethik und Pflegepraxis. Hg. v. Schweizer Berufsverband der Pflegefachfrauen und Pflegefachmänner. Bern.

Mühlfeld, Claus; Windolf, Paul; Lampert, Norbert; Krüger, Heidi (1981): Auswertungsprobleme offener Interviews. In: *Soziale Welt* 32 (3), S. 325–353.

Murray, Henry A. (1938): Explorations in personality. New York: Oxford University Press.

Naegler, Heinz (2015): Personalmanagement im Krankenhaus. Grundlagen und Praxis. 3., erweiterte und aktualisierte Auflage. Berlin: Medizinisch Wissenschaftliche Verlagsgesellschaft.

Neiheiser, Ralf; Roßbauer, Winfried (2010): Stellenbeschreibungen für den Pflegedienst. Anforderungsprofile in Krankenhäusern, Rehabilitationskliniken und Alten- und Pflegeheimen. 2., überarbeitete Auflage: Kohlhammer Verlag.

Nerdinger, Friedemann W. (2014): Führung von Mitarbeitern. In: Friedemann W. Nerdinger, Gerhard Blickle und Niclas Schaper (Hg.): Arbeits- und Organisationspsychologie. 2. Auflage. Berlin: Springer Verlag, S. 84–102.

Neuberger, Oswald (1990): Der Mensch ist Mittelpunkt. Der Mensch ist Mittel. Punkt. 8 Thesen zum Personalwesen. In: *Personalführung*, S. 3–10.

Neuberger, Oswald (1995): Führungsdilemmata. In: Alfred Kieser, Gerhard Reber und Rolf Wunderer (Hg.): Handwörterbuch der Führung. 2., neugestaltete Auflage. Stuttgart: Schäffer-Poeschel Verlag, S. 533–540.

Neuberger, Oswald (2002): Führen und führen lassen. 6., völlig neu bearbeitete und erweiterte Auflage. Stuttgart: Lucius und Lucius Verlagsgesellschaft.

Neuberger, Oswald (2006): Mikropolitik und Moral in Oranisationen. 2., völlig neu bearbeitete Auflage. Stuttgart: Lucius und Lucius Verlagsgesellschaft.

Nida-Rümelin, Julian (1994): Zur Reichweite theoretischer Vernunft in der Ethik. In: Hans Friedrich Fulda und Rolf-Peter Horstmann (Hg.): Vernunftbegriffe in der Moderne. Stuttgart: Klett-Cotta (Veröffentlichungen der Internationalen Hegel-Vereinigung, 20), S. 727–745.

Nida-Rümelin, Julian (1997): Praktische Kohärenz. In: *Zeitschrift für philosophische Forschung* 51 (2), S. 175–192.

Nida-Rümelin, Julian (2005): Theoretische und angewandte Ethik: Paradigmen, Begründungen, Bereiche. In: Julian Nida-Rümelin (Hg.): Angewandte Ethik. Die

Bereichsethiken und ihre theoretische Fundierung. Ein Handbuch. 2., aktulisierte Auflage. Stuttgart: Alfred Kröner Verlag, S. 2–87.

Noll, Bernd (2013): Wirtschafts- und Unternehmensethik in der Marktwirtschaft. 2., aktualisierte und überarbeitete Auflage. Stuttgart: Kohlhammer Verlag.

Northouse, Peter G. (2013): Leadership. Theory and Practice. Thousand Oaks: Sage Publications.

Nutzinger, Hans G. (1994): Unternehmensethik zwischen ökonomischem Imperialismus und diskursiver Überforderung. In: Forum für Philosophie Bad Homburg (Hg.): Markt und Moral. Die Diskussion um die Unternehmensethik. Berlin: Verlag Paul Haupt, S. 181–214.

Ostendorf, Fritz; Angleitner, Alois (2001): NEO-PI-R. NEO – Persönlichkeits-Inventar – revidierte Form. Deutsche Adaption der Orignalversion von Costa, Paul T. und McCrae, Robert R. In: Werner Sarges und Wottawa Heinrich (Hg.): Handbuch wirtschaftspsychologischer Testverfahren. Lengerich: Pabst Science Publishers, S. 409–415.

Ott, Konrad (1996): Vom Begründen zum Handeln. Aufsätze zur angewandten Ethik. Tübingen: Attempto Verlag.

Ott, Konrad (2001): Moralbegründungen zur Einführung. Hamburg: Junius Verlag.

Paine, Lynn S. (1994): Managing for Organizational Integrity. In: *Harvard Business Review* 72 (2), S. 106–117.

Pauer-Studer (2010): Einführung in die Ethik. 2., aktualisierte und erweiterte Auflage. Wien: Facultas Verlag.

Peintinger, Michael (2003): Therapeutische Partnerschaft. Aufklärung zwischen Patientenautonomie und ärztlicher Selbstbestimmung. Wien: Springer Verlag.

PeV (2014): Ethik-Kodex des Pflegemanagements. In: *Medical Tribune* 46, 12.03.2014.

Pfadenhauer, Michaela (2009): Das Experteninterview – ein Gespräch zwischen Experte und Quasi-Experte. In: Alexander Bogner, Beate Littig und Wolfgang Menz (Hg.): Experteninterviews. Theorien, Methoden, Anwendungsfelder. 3., grundlegend überarbeitete Auflage. Wiesbaden: VS Verlag für Sozialwissenschaften, S. 99–116.

Pieper, Annemarie (1985): Ethik und Moral. Eine Einführung in die praktische Philosophie. München: C. H. Beck'sche Verlagsbuchhandlung.

Pieper, Annemarie (2000): Einführung in die Ethik. 4., überarbeitete und aktualisierte Auflage. Tübingen: A. Francke Verlag.

Plees, Nicola M.; Maak, Thomas (2008): Responsible Leadership. Verantwortliche Führung im Kontext einer globalen Stakeholder-Gesellschaft. In: *Zeitschrift für Wirtschafts- und Unternehmensethik* 9 (2), S. 222–243.

Plees, Nicola M.; Maak, Thomas (Hg.) (2011a): Responsible Leadership. Dordrecht: Springer Verlag.

Plees, Nicola M.; Maak, Thomas (2011b): Responsible Leadership: Pathways to the Future. In: Nicola M. Plees und Thomas Maak (Hg.): Responsible Leadership. Dordrecht: Springer Verlag.

Pöltner, Günther (2002): Grundkurs Medizin-Ethik. Wien: Facultas Verlag.

Proksch, Sabine (2014): Ethik und Selbstverständnis im Pflegemanagement. Eine qualitative Untersuchung. Münster: Lit Verlag.

Przyborski, Aglaja; Wohlrab-Sahr, Monika (2010): Qualitative Sozialforschung. 3. Aufl. München: Oldenbourg Wissenschaftsverlag.

Przyborski, Aglaja; Wohlrab-Sahr, Monika (2014): Forschungsdesigns für die qualitative Sozialforschung. In: Nina Baur und Jörg Blasius (Hg.): Handbuch Methoden der empirischen Sozialforschung. Wiesbaden: Springer Fachmedien, S. 117–134.

Purwins, Daniel; Roes, Martina (2012): Pflegespezifische Manager. In: *Padua* 7 (5), S. 253–258.

Quante, Michael (2003): Einführung in die Allgemeine Ethik. Darmstadt: Wissenschaftliche Buchgesellschaft.

Rabe, Marianne (2009): Ethik in der Pflegeausbildung. Bern: Hans Huber.

Raich, Margit (2014): Achtsamkeit in der Führung. In: Kurt Matzler, Harald Pechlaner und Birgit Renzl (Hg.): Strategie und Leadership. Wiebaden: Springer Fachmedien, S. 147–160.

Rauprich, Oliver (2005): Prinzipienethik in der Biomedizin – Zur Einführung. In: Oliver Rauprich und Florian Steger (Hg.): Prinzipienethik in der Biomedizin. Moralphilosophie und medizinische Praxis. Frankfurt am Main: Campus Verlag, S. 11–45.

Rawls, John (1971): A Theory of Justice. Cambridge: Belknap Press of Harvard Univ. Press.

Rawls, John (1975): Theorie der Gerechtigkeit. Frankfurt am Main: Suhrkamp.

Rawls, John (1987): The idea of an overlapping consensus. In: *Oxford Journal of Legal Studies* 7 (1), S. 1–25.

Reese-Schäfer, Walter; Mönter, Christian (2013): Politische Ethik: Philosophie, Theorie, Regeln. Wiebaden: Springer Fachmedien.

Remmers, Hartmut (2000a): Ethische Aspekte der Pflege. In: Beate Rennen-Allhoff (Hg.): Handbuch Pflegewissenschaft. Weinheim: Juventa Verlag, S. 307–335.

Remmers, Hartmut (2000b): Pflegerisches Handeln. Wissenschafts- und Ethik-diskurse zur Konturierung der Pflegewissenschaft. Bern: Verlag Hans Huber.

Remmers, Hartmut (2002): Pflegewissenschaft II: Ethik und Pflege II. Probleme und Anforderungen. Studienbrief für den Fern-Hochschulstudiengang „Pflege-management", Fern-Fachhochschule Hamburg: Selbstverlag Fern-FH Hamburg.

Remmers, Hartmut (2003): Die Eigenständigkeit einer Pflegeethik. In: Claudia Wiesemann, Norbert Erichsen, Heidrun Behrendt, Nikola Biller-Andorno und Andreas Frewer (Hg.): Pflege und Ethik. Leitfaden für Wissenschaft und Praxis. Stuttgart: Kohlhammer Verlag, S. 47–70.

Remmers, Hartmut (2007): Ethik und Pflegemanagement. In: Thomas Rosenthal (Hg.): Pflegemanagement - Grundlagen und Praxis (CD-ROM). Heidelberg: Economica Verlag, Rn. 1–60.

Rendtorff, Lutz (2009): Konsens und Konflikt: Herausforderungen an die Ethik in einer pluralen Gesellschaft. In: Wilhelm Korff (Hg.): Handbuch der Wirt-schaftsethik, Bd. 1.1. Neuausgabe von 1999. 4 Bände. Gütersloh, Berlin: Gütersloher Verlaghaus; Berlin University Press, S. 198–207.

Rescher, Nicholas (1973): The Coherence Theory of Truth. Oxford: Clarendon Press.

Rich, Arthur (1990): Wirtschaftsethik II. Marktwirtschaft, Planwirtschaft, Welt-wirtschaft aus sozialethischer Sicht. Gütersloh: Gütersloher Verlaghaus.

Richter, Stephan D.; Henkens, Carsten; Ritt, Sabine (2011): Ethische Kompe-tenz. Anmerkungen zu einem unscharfen Begriff und mögliche Interdependen-zen der ethischen Kompetenz zur Arbeitszufriedenheit 18 (4), S. 413–428.

Rippe, Klaus Peter (2008): Ethik im außerhumanen Bereich. Paderborn: mentis Verlag.

Risto, Karl-Heinz (2012): Was sollen wir tun? Ethik in der Altenhilfe. Hannover: Vincentz Network.

Ross, William David (1930): The right and the good. Nachdruck 1967. Oxford: University Press.

Rowold, Jens; Borgmann, Lars (2009): Zum Zusammenhang zwischen ethischer Führung, Arbeitszufriedenheit und affektivem Commitment. In: *Wirtschaftspsychologie* (2), S. 58–66.

Rowold, Jens; Borgmann, Lars; Heinitz, Kathrin (2009): Ethische Führung – Gütekriterien einer deutschen Adaption der Ethical Leadership Scale (ELS-D) von Brown et al. (2005). In: *Zeitschrift für Arbeits- und Organisatonspsychologie* 53 (2), S. 57–69.

Rüegg-Stürm, Johannes (2009): Führungsverantwortung – Integrative Management-Ethik. In: Ruth Baumann-Hölzle und Christof Arn (Hg.): Handbuch Ethik im Gesundheitswesen, Bd. 3. 5 Bände. Basel: Schwabe, S. 75–100.

Schabram, Peter (2010): Delegation und Substitution: Vertragsärztliche Sicht. In: Alexandra Jorzig und Roland Uphoff (Hg.): Delegation und Substitution – wenn der Pfleger den Doktor ersetzt... Berlin: Springer Verlag, S. 1–16.

Schäfer, Wolfgang; Jacobs, Peter (2016): Praxisleitfaden Stationsleitung. Handbuch für stationäre und ambulante Pflege. 5., überarbeitete und erweiterte Auflage. Stuttgart: Kohlhammer Verlag.

Scheer, Lambert (2008): Antezedenzen und Konsequenzen der Koordination von Unternehmensnetzwerken. Eine Untersuchung am Beispiel von Franchise-Systemen und Verbundgruppen. Wiesbaden: Springer Gabler.

Schmalt, Heinz-Dieter; Sokolowski, Kurt (2006): Motivation. In: Hans Spada (Hg.): Lehrbuch Allgemeine Psychologie. 3., vollständig überarbeitete und erweiterte Auflage. Bern: Verlag Hans Huber, S. 501–551.

Schmidt, Walter (1986): Führungsethik als Grundlage betrieblichen Managements. Heidelberg: H. Sauer Verlag.

Schmitt, Manfred (2017): Eigenschaften. In: Markus A. Wirtz (Hg.): Dorsch – Lexikon der Psychologie. 18., überarbeitete Auflage. Bern: Hogrefe Verlag, S. 444.

Schnell, Martin W.; Heinitz, Charlotte (2006): Forschungsethik. Ein Grundlagen- und Arbeitsbuch für die Gesundheits-und Pflegewissenschaft. Bern: Hans Huber.

Scholl, Armin (2009): Die Befragung. 2. Auflage. Konstanz: UVK Verlagsgesellschaft.

Schöne-Seifert, Bettina (2005): Medizinethik. In: Julian Nida-Rümelin (Hg.): Angewandte Ethik. Die Bereichsethiken und ihre theoretische Fundierung. Ein Handbuch. 2., aktulisierte Auflage. Stuttgart: Alfred Kröner Verlag, S. 690–802.

Schöne-Seifert, Bettina (2007): Grundlagen der Medizinethik. Stuttgart: Alfred Kröner Verlag.

Schreier, Margrit (2014): Varianten qualitativer Inhaltsanalyse: Ein Wegweiser im Dickicht der Begrifflichkeiten. In: *Forum Qualitative Sozialforschung* 15 (1), 1–59.

Schröck, Ruth (1995): Zum moralischen Handeln in der Pflege: Drittes Internationales Osnabrücker Symposium Pflegewissenschaft 17./18. November 1994. In: *Pflege* 8 (4), S. 315–323.

Schulze, Joachim (1999): Ethik und Management. In: Barbara Städler-Mach (Hg.): Ethik im Gesundheitswesen. Heidelberg: Springer Verlag, S. 1–13.

Schwaiger, Karl (2015): Die Säule der Ethik als zentrales Element für Entscheidungen im Pflegemanagement. In: *Österreichische Pflegezeitschrift* 68 (1), S. 28–31.

Schwerdt, Ruth (1998a): Die Bedeutung der Ethik für die Altenhilfe. In: Harald Blonski (Hg.): Ethik in der Gerontologie und Altenhilfe. Leitfaden für die Praxis. Bern: Hans Huber, S. 105–122.

Schwerdt, Ruth (1998b): Eine Ethik für die Altenhilfe. Ein transdisziplinärer Versuch aus der Auseinandersetzung mit Peter Singer, Hans Jonas und Martin Buber. Bern: Hans Huber.

Schwerdt, Ruth (1998c): Zur philosophischen Grundlegung einer Ethik für die Altenhilfe. In: Jürgen Osterbrink (Hg.): Erster internationaler Pflegetheorienkongreß Nürnberg. Bern: Hans Huber, S. 252–260.

Schwerdt, Ruth (2001): Pflege im Prozess ihrer Professionalisierung und Qualitätsentwicklung. Prolegomena zu einer Wirtschaftsethik in der Pflege. In: Ethische Fragen der Altenhilfe. Dokumentation einer KDA-Fachtagung am 10. November 2000. Köln, S. 33–59.

Schwerdt, Ruth (2002): Pflege im Prozess ihrer Professionalisierung und Qualitätsentwicklung: Prolegomena zu einer Wirtschaftsethik der Pflege. In: Ruth

Schwerdt (Hg.): Gute Pflege. Pflege in der Beurteilung von Menschen mit Pflegebedarf. Stuttgart: Kohlhammer Verlag, S. 25–48.

Schwerdt, Ruth (2015): Spezifika und Anwendungsfelder der Care-Ethik. In: *Ludwigshafener ethische Rundschau* 4 (1), S. 2–6.

Searle, John R. (2004): Geist, Sprache und Gesellschaft. Frankfurt am Main: Suhrkamp.

Sedmak, Clemens (2009): Eliten oder Nieten? Die Finanz- und Wirtschaftskrise als Folge politischer und wirtschaftlicher Führungsschwächen. Salzburg: Kiesel-Verlag.

Seeberger, Bernd; Kerres, Andrea (2005): Vorwort. In: Andrea Kerres und Bernd Seeberger (Hg.): Gesamtlehrbuch Pflegemanagement. Heidelberg: Springer Medizin Verlag, 5.

Seilheimer, Christian (2001): Antezedenzien und Konsequenzen des Regret. Grundlage – Messung – Implikationen. Wiesbaden: Gabler Verlag.

Sensen, Oliver (2004): Kants Begriff der Menschenwürde. In: Franz-Josef Borman und Christian Schröer (Hg.): Abwägende Vernunft. Berlin: Verlag Walter de Gruyter, S. 220–236.

Siegmann-Würth, Lea (2011): Ethik in der Palliative Care. Bern: Peter Lang Verlag.

Siep, Ludwig (2013): Sinn und Grenzen von Ethik-Kommissionen aus philosophischer Sicht. In: Silja Vönkey und Beylage-Haarmann, Britta, Höfelmeier, Anja, Hübler, Anna-Katharina (Hg.): Ethik und Recht – Die Ethisierung des Rechts / Ethics and Law – The Ethicalization of Law. Berlin: Springer Verlag, S. 423–432.

Smith, Adam (1990): Der Wohlstand der Nationen. München: dtv.

Sosik, John J.; Jung; Don I. (2010): Full Range Leadership Development. Pathways for People, Profit, and Planet. New York: Psychology Press Taylor & Francis Group.

Spaemann, Robert (2009): Moralische Grundbegriffe. 8. Auflage. München: C. H. Beck'sche Verlagsbuchhandlung.

Spears, Larry C. (2010): Character and Servant Leadership: Ten Characteristics of Effective, Caring Leaders. In: *The Journal of Virtues & Leadership* 1 (1), S. 25–30.

Spichal-Mößner, Martina (2007): Überlegungen zu ethischen Personalentwicklungsmaßnahmen / Unternehmenswerte und gesellschaftliche Verantwortung. In: *Betriebswirtschaftliche Blätter* (3), S. 166–168.

Sprenger, Reinhard K. (2010): Mythos Motivation. Wege aus der Sackgasse. 19. Auflage. Frankfurt am Main: Campus Verlag.

Städler-Mach, Barbara (1999): Ethische Grundlagen für das berufliche Handeln im Pflegemanagement. In: Andrea Kerres, Juliane Falk und Bernd Seeberger (Hg.): Lehrbuch Pflegemanagement. Berlin: Springer Verlag, S. 1–15.

Städler-Mach, Barbara (2001a): Ethik. In: Andrea Kerres und Bernd Seeberger (Hg.): Lehrbuch Pflegemanagement II. Berlin: Springer Verlag, S. 1–18.

Städler-Mach, Barbara (2001b): Ethik und/oder Management? Gegensatz oder unerlässliche Ergänzung? In: *Die Diakonieschwester* 97 (4), S. 74–78.

Städler-Mach, Barbara (2002): Elemente einer christlichen Führungsethik. In: *PEP - Pflegekompetenz - Ethik - Persönlichkeit* 30 (3), S. 4–7.

Städler-Mach, Barbara (2003): Ethische Aspekte zum Pflegemanagement. In: Claudia Wiesemann, Norbert Erichsen, Heidrun Behrendt, Nikola Biller-Andorno und Andreas Frewer (Hg.): Pflege und Ethik. Leitfaden für Wissenschaft und Praxis. Stuttgart: Kohlhammer Verlag, S. 169–176.

Städler-Mach, Barbara; Devrient, Heike (2005): Wirtschaftsethik. In: Andrea Kerres und Bernd Seeberger (Hg.): Gesamtlehrbuch Pflegemanagement. Heidelberg: Springer Medizin Verlag, S. 1–27.

Staffelbach, Bruno (1994): Managementethik. Bern: Verlag Paul Haupt.

Steigleder, Klaus (2011): Kant. In: Marcus Düwell, Christoph Hübenthal und Micha H. Werner (Hg.): Handbuch Ethik. 3., aktualisierte Auflage. Stuttgart: Verlag J.B. Metzler, S. 128–139.

Steinke, Ines (2007): Qualitätssicherung in der qualitativen Forschung. In: Udo Kuckartz, Heiko Grunenberg und Thorsten Dresing (Hg.): Qualitative Inhaltsanalyse: computergestützt. Methodische Hintergründe und Beispiele aus der Forschungspraxis. 2., überarbeitete und erweiterte Auflage. Weinheim: VS Verlag für Sozialwissenschaften, S. 176–187.

Steinke, Ines (2017): Gütekriterien qualitativer Forschung. In: Uwe Flick, Ernst von Kardoff und Ines Steinke (Hg.): Qualitative Forschung. Ein Handbuch. 12. Aufl. Reinbek bei Hamburg: Rowohlt Taschenbuch Verlag, S. 319–331.

Steinmann, Horst; Löhr, Albert (1992): Grundlagen der Unternehmensethik. Stuttgart: Carl Ernst Poeschel.

Steinmann, Horst; Löhr, Albert (1994): Grundlagen der Unternehmensethik. 2., überarbeitete und erweiterte Auflage. Stuttgart: Schäffer-Poeschel Verlag.

Steinmann, Horst; Olbrich, Thomas (1998): Ethik-Management: integrierte Steuerung ethischer und ökonomischer Prozesse. In: Gerhard Blickle (Hg.): Ethik in Organisationen. Göttingen: Hogrefe Verlag.

Stemmler, Gerhard; Amelang, Manfred; Bartussek, Dieter; Hagemann, Dirk (2011): Differentielle Psychologie und Persönlichkeitsforschung. 7., vollständig überarbeitete Auflage. Stuttgart: Kohlhammer Verlag.

Stievano, Alessandro; De Marinis, Maria Grazia; Kelly, Denise; Filkins, Jacqueline; Meyenburg-Altwarg, Iris; Petrangeli, Mauro; Tschudin, Verena (2011): A proto-code of ethics and conduct for European nurse directors. In: *Nursing Ethics* 19 (2), S. 279–288.

Stouten, Jeroen; van Dijke, Marius; Cremer, David de (2012): Ethical leadership. An overview and future perspectives. In: *Journal of Personnel Psychology* 11 (1), S. 1–6.

Strekies, Martin (2007): Führung gestalten – Ethische Perspektiven im Pflegemanagement. In: Barbara Städler-Mach (Hg.): Ethik gestalten. Neue Aspekte zu ethischen Herausforderungen in der Pflege. Frankfurt am Main: Mabuse Verlag, S. 87–119.

Strübing, Jörg (2013): Qualitative Sozialforschung. Eine Einführung. München: Oldenbourg Wissenschaftsverlag.

Suchanek, Andreas (2004): Die Rolle empirischer Bedingungen für die Wirtschaftsethik. In: Peter Ulrich und Breuer Markus (Hg.): Wirtschaftsethik im philosophischen Diskurs. Begründung und Anwendung "praktischen" Orientierungswissen. Würzburg: Verlag Königshausen und Neumann, S. 203–210.

Suchanek, Andreas (2007): Ökonomische Ethik. 2., neu bearbeitete und erweiterte Auflage. Tübingen: Mohr Siebeck.

Suchanek, Andreas (2008): Die Relevanz der Unternehmensethik im Rahmen der Betriebswirtschaftslehre. In: Andreas G. Scherer und Moritz Patzer (Hg.): Betriebswirtschaftslehre und Unternehmensethik. Wiebaden: Gabler Verlag, S. 15–32.

Suchanek, Andreas (2011): Das Verhältnis von Markt und Moral. In: Michael S. Aßländer (Hg.): Handbuch Wirtschaftsethik. Stuttgart: J. B. Metzler Verlag, S. 198–208.

Suchanek, Andreas (2013): Führungsethik. In: Ruth Stock-Homburg (Hg.): Handbuch Strategisches Personalmanagement. 2. Aufl. Wiesbaden: Springer Fachmedien, S. 333–345.

Suchanek, Andreas; Kerschner, Klaus-Jürgen (2005): Der homo oeconomicus – Ein sinnvolles Instrument zur werteorientierten Führung? In: Uto J. Meier und Bernhard Sill (Hg.): Zwischen Gewissen und Gewinn. Werteorientierte Personalführung und Organisationsentwicklung. Regensburg: Verlag Friedrich Pustet, S. 169–185.

Suda, Max Josef (2005): Ethik. Ein Überblick über die Theorien vom richtigen Leben. Wien: Böhlau Verlag.

Tafvelin, Susanne (2013): The Transformational Leadership Process. Antecedents, Mechanisms, and Outcomes in the Social Service. Umeå: Umeå Universitet, Print & Media.

Tepper, Bennett J. (2007): Abusive Supervision in Work Organiszations: Review, Synthesis, and Research Agenda 33 (3), S. 261–289.

Terthart, Ewald (1981): Intuition – Interpretation – Argumentation. In: *Zeitschrift für Pädagogik* 27 (5), S. 769–793.

Tewes, Renate (2011): Führungskompetenz ist lernbar. Praxiswissen für Führungskräfte in Gesundheitsfachberufen. 2. Aufl. Berlin: Springer Verlag.

Tewes, Renate (2014): Zukunft der Personalentwicklung in der Pflege. In: Renate Tewes und Alfred Stockinger (Hg.): Personalentwicklung in Pflege- und Gesundheitseinrichtungen. Erfolgreiche Konzepte und Praxisbeispiele aus dem In- und Ausland. Berlin: Springer Verlag, S. 215–240.

Thielemann, Ulrich (2000): Was spricht gegen angewandte Ethik? Erläutert am Beispiel der Wirtschaftsethik. In: *Ethica Wissenschaft und Verantwortung* 8 (1), S. 37–68.

Thurnherr, Urs (2000): Angewandte Ethik zur Einführung. Hamburg: Junius Verlag.

Toffler, Barbara Ley (1986): Tough choices. Managers talk ethics. New York: John Wiley & Sons.

Trevino, Linda K.; Brown, Michael E.; Hartman, Laura P. (2003): A qualitative investigation of perceived executive ethical leadership: Perceptions form inside and outside the executive suite. In: *Human Relations* 56 (1), S. 5–37.

Trevino, Linda K.; Hartman, Laura P.; Brown, Michael E. (2000): Moral Person and Moral Manager: How Executives Develop a Reputation for Ethical leadership. In: *California Management Review* 42 (4), S. 128–142.

Tumasjan, Andanik; Kaschube, Jürgen; Spörrle, Matthias (2013): Führungsdiagnose. In: Christian Werner und Martin Elbe (Hg.): Handbuch Organisationsdiagnose. München: Herbert Utz Verlag, S. 125–139.

Turner, Nick; Barling, Julian; Epitropaki, Olga; Butcher, Vicky; Milner, Caroline (2002): Transformational Leadership and Moral Reasoning. In: *Journal of Applied Psychologie* 87 (2), S. 304–311.

Ulrich, Peter (1981): Wirtschaftsethik und Unternehmensverfassung: Das Prinzip des unternehmenspolitischen Dialogs. In: Hans Ulrich (Hg.): Management-Philosophie für die Zukunft. Bern: Haupt Verlag, S. 57–75.

Ulrich, Peter (1987): Die Weiterentwicklung der ökonomischen Rationalität - Zur Grundlegung der Ethik der Unternehmung. In: Bernd Biervert und Martin Held (Hg.): Ökonomische Theorie und Ethik. Frankfurt am Main: Campus Verlag.

Ulrich, Peter (2002): Führungsethik. Ein grundrechteorientierter Ansatz. Nachdruck der 2., vollständig überarbeiteten und erweiterten Auflage vom Juli 1998. St. Gallen.

Ulrich, Peter (2008): Integrative Wirtschaftsethik. Grundlagen einer lebensdienlichen Ökonomie. 4., vollständig neu bearbeitete Auflage. Bern: Verlag Paul Haupt.

Ulrich, Peter (2009): Führungsethik. In: Wilhelm Korff (Hg.): Handbuch der Wirtschaftsethik, Bd. 4.1. Neuausgabe von 1999. 4 Bände. Gütersloh, Berlin: Gütersloher Verlaghaus; Berlin University Press, S. 230–248.

Ulrich, Peter; Fluri, Edgar (1992): Management. Eine konzertierte Einführung. 6., neubearbeitete und ergänzte Auflage. Bern: Verlag Paul Haupt.

Ulrich, Peter; Thielemann, Ulrich (1992): Ethik und Erfolg. Unternehmensethische Denkmuster von Führungskräften – eine empirische Studie. Bern: Verlag Paul Haupt.

VERBI Software. Consult. Sozialforschung. GmbH (Hg.) (2017): MAXQDA 12 Referenzhandbuch. Berlin.

Vereinigung der PflegedirektorInnen Österreichs (Hg.) (2014): Memorandum 1.0 plus Ethikkodex der Vereinigung der Pflegedirektor/-innen Österreichs.

Vieth, Andreas (2006): Einführung in die Angewandte Ethik. Darmstadt: Wissenschaftliche Buchgesellschaft.

von Eiff, Winfried (2000): Führung und Motivation in deutschen Krankenhäusern. Eine aktuelle Studie zum Personalmanagement in deutschen Krankenhäusern offenbart erhebliche Mängel. In: *Personalführung* (12), S. 60–66.

von Rosenstiel, Lutz (2014): Entwicklung und Training von Führungskräften. In: Lutz von Rosenstiel, Michel E. Domsch und Erika Regnet (Hg.): Führung von Mitarbeitern. Handbuch für erfolgreiches Personalmanagement. 7., überarbeitete Auflage. Stuttgart: Schäffer-Poeschel Verlag, S. 46–63.

von Weizsäcker, Ernst U. (1994): Umweltstandort Deutschland: Argumente gegen die ökologische Phantasielosigkeit. Basel: Springer Basel.

Walenta, Christa; Kirchler, Erich (2011): Führung. Wien: facultas.wuv.

Wallner, Jürgen (2007): Health Care zwischen Ethik und Recht. Wien: facultas.wuv Universitätsverlag.

Walumbwa, Fred O.; Avolio, Bruce J.; Gardner, William L.; Wernsing, Tara S.; Peterson, Suzanne J. (2008): Authentic Leadership: Development and Validation of a Theory-Based Measure. In: *Journal of Management* 34 (1), S. 89–128.

Warode, Markus; Gerundt, Mareike (2012/2013): Franziskus und Personalführung. Was machte gute Führung aus? Impulse des Heiligen Franziskus von Assisi für moderne Führungskräfte. In: *Kapuziner*, S. 70–72.

Wassermann, Sandra (2015): Das qualitative Experteninterview. In: Marlen Niederberger und Sandra Wassermann (Hg.): Methoden der Experten- und Stakeholdereinbindung in der sozialwissenschaftlichen Forschung. Wiesbaden: Springer Fachmedien, S. 51–67.

Waters, James A. (1978): Catch 20.5: corporate morality as an organizational phenomenon. In: *Organizational Dynamics* 6 (4), S. 3–19.

Weber-Berg, Christoph A. (2007): Mehrwert Ethik. Added Values in Wirtschaft und Management. Zürich: Versus Verlag.

Weibler, Jürgen (2005): Diskursethik und Orientierungsgestaltung. Einige Überlegungen zur Passung. In: Holger Burckhart und Jürgen Sikora (Hg.): Praktische Philosophie in gesellschaftlicher Perspektive. Ein interdisziplinärer Diskurs. Münster: Lit Verlag, S. 9–23.

Weibler, Jürgen (2012): Personalführung. 2., komplett überarbeitete und erweiterte Auflage. München: Verlag Franz Vahlen.

Weibler, Jürgen (2016): Personalführung. 3., komplett überarbeitete und erweiterte Auflage. München: Verlag Franz Vahlen.

Weichbold, Martin (2014): Pretest. In: Nina Baur und Jörg Blasius (Hg.): Handbuch Methoden der empirischen Sozialforschung. Wiesbaden: Springer Fachmedien, S. 299–304.

Weidner, Frank (1999): Zur Einführung in das Grundverständnis der Praxisdizsiplin Pflege. In: Frank Weidner (Hg.): Pflegeforschung praxisnah: Beispiele aus verschiedenen Handlungsfeldern. Frankfurt am Main: Mabuse Verlag, S. 11–22.

Weinert, Ansfried, B. (2015): Organisationspsychologie und Personalmanagement. 6., neu ausgestattete Auflage. Weinheim: Beltz Verlag.

Wellershoff, Dieter (1992): Führung zwischen Ethik und Effizienz. In: *Zeitschrift für Betriebswirtschaft – Ergänzungsheft* 62 (1), S. 147–156.

Werner, Micha H. (1997): Anwendungsprobleme der Diskursethik am Beispiel der Euthanasie-Diskussion. In: Hub Zwart (Hg.): Euthanasie und Ethik: Methodologische Überlegungen. CEKUN Werkdocument 1. Nijmegen, S. 65–75.

Werner, Micha H. (2000): Zur (diskurs-)ethischen Anwendungskontroverse. Vorbereitende Überlegungen, den Sinn der Rede von 'Anwendungsproblemen' in der normativen Ethik betreffend. In: Holger Burckhart und Gronke, Horst, Brune, Peter (Hg.): Die Idee des Diskurses. Interdisziplinäre Annäherungen. Markt Schwaben: Eusl-Verlagsgsellschaft, S. 77–99.

Werner, Micha H. (2003): Diskursethik als Maximenethik. Von der Prinzipienbegründung zur Handlungsorientierung. Würzburg: Verlag Königshausen und Neumann.

Werner, Micha H. (2011a): Diskursethik. In: Marcus Düwell, Christoph Hübenthal und Micha H. Werner (Hg.): Handbuch Ethik. 3., aktualisierte Auflage. Stuttgart: Verlag J.B. Metzler, S. 140–151.

Werner, Micha H. (2011b): Schwach normative und kontextualistische Ansätze. In: Marcus Düwell, Christoph Hübenthal und Micha H. Werner (Hg.): Handbuch Ethik. 3., aktualisierte Auflage. Stuttgart: Verlag J.B. Metzler, S. 191–193.

Werner, Micha H. (2011c): Verfahrensethik. In: Ralf Stoecker, Christian Neuhäuser und Marie-Luise Raters (Hg.): Handbuch Angewandte Ethik. Stuttgart: J. B. Metzler Verlag, S. 27–31.

Wettreck, Rainer (2001): "Am Bett ist alles anders" – Perspektiven professioneller Pflegeethik. Münster: Lit Verlag.

Wettreck, Rainer (2004): Kohärenzherstellung zwischen Biomedizin und Lebenswelt. Ethische Mediation am Beispiel der Hirntodproblematik. In: Jean-Pierre Wils (Hg.): Die kulturelle Form der Ethik: der Konflikt zwischen Universalismus und Partikularismus. Fribourg: Academic Press, S. 125–153.

Wetzel, Manfred (2004): Praktisch-politische Philosophie. Würzburg: Verlag Königshausen und Neumann.

Wieland, Josef (1999): Die Ethik der Governance. Marburg: Metropolis Verlag.

Wiesing, Urban (2006): Ethikberatung in der klinischen Medizin. Stellungnahme der Zentralen Kommission zur Wahrung ethischer Grundsätze in der Medizin und ihren Grenzgebieten (Zentrale Ethikkommission). In: *Deutsches Ärzteblatt* 103 (24), S. S. A1703-A1707.

Wiesing, Urban; Marckmann, Georg (2011): Medizinethik. In: Marcus Düwell, Christoph Hübenthal und Micha H. Werner (Hg.): Handbuch Ethik. 3., aktualisierte Auflage. Stuttgart: Verlag J.B. Metzler, S. 274–279.

Wils, Jean-Pierre (2004): Nachsicht. Eine hermeneutisch-ethische Studie in kultureller Perspektive. In: Jean-Pierre Wils (Hg.): Die kulturelle Form der Ethik: der Konflikt zwischen Universalismus und Partikularismus. Fribourg: Academic Press, S. 25–54.

Wils, Jean-Pierre (2006): Nachsicht. Studien zu einer ethisch-hermeneutischen Basiskategorie. Paderborn: Ferdinand Schöningh.

Wimmer, Rudolf (2009): Führung und Organisation - zwei Seiten ein und derselben Medaille. In: *Revue für postheroisches Management* 3 (4), S. 20–33.

Wissenschaftlicher Rat der Dudenredaktion (2007): Duden. Das große Fremdwörterbuch. 4.; aktualisierte Auflage. Berlin: Dudenverlag, Eintrag.

Wittmann, Stephan (2000): Personal und Ethik – Theorie und Praxis verantwortungsbewußter Führung. In: Thomas Bausch, Annette Kleinfeld und Horst

Steinmann (Hg.): Unternehmensethik in der Wirtschaftspraxis. München: Rainer Hampp Verlag, S. 139–154.

Wunderer, Rolf (Hg.) (1983): Führungsgrundsätze in Wirtschaft und öffentlicher Verwaltung. Stuttgart: Poeschel.

Wunderer, Rolf (2009): Führung und Zusammenarbeit. Eine unternehmerische Führungslehre. Köln: Wolters Kluwer.

Wunderer, Rolf; Klimecki, Rolf (1990): Führungsleitbilder. Grundsätze für Führung und Zusammenarbeit in deutschen Unternehmen. Stuttgart: C. E. Poeschel Verlag.

Yorck Herzberg, Philipp; Franke, Gabriele H.; Hoyer, Jürgen (2012): Persönlichkeitspsychologische Grundlagen. In: Nils Birbaumer, Dieter Frey, Julius Kuhl, Wolfgang Schneider und Ralf Schwarzer (Hg.): Grundlagen der Medizinischen Psychologie. Göttingen: Hogrefe Verlag, S. 227–250.

Yukl, Gary (2006): Leadership in Organizations. 6. Aufl. New Jersey: Pearson Prentice Hall.

Zetl, Hans Peter (2016): Die neue Entgeltordnung der Gesundheitsberufe. In: *Die Mitarbeitervertretung. Zeitschrift für die Praxis der Mitarbeitervertretung in den Einrichtungen der katholischen und evangelischen Kirche* 26 (5), S. 253–258.

Zimmerli, Walther Ch; Aßländer, Michael S. (2005): Wirtschaftsethik. In: Julian Nida-Rümelin (Hg.): Angewandte Ethik. Die Bereichsethiken und ihre theoretische Fundierung. Ein Handbuch. 2., aktualisierte Auflage. Stuttgart: Alfred Kröner Verlag, S. 302–384.

Zürn, Peter (1991): Ethik im Management. Antworten auf Fragen der Zeit. 2., erweiterte Auflage. Frankfurt am Main: Frankfurter Allgemeine Zeitung.

Anhang

Anhang 1: Interviewleitfaden zur Erfassung der Ist-Situation von Führung in der Pflege

Themenfeld		Leitfrage	Memos für Detailfragen
Begrüßung		Vorstellung, Themenaufriss	- Daten zur Person / zur Station
1	Rahmenbedingungen von Pflege bzw. Führung	Zusammen mit Ihrer Ausbildung sind Sie schon mehrere Jahre im Krankenhaus tätig. Beschreiben Sie bitte einmal, wie sie die gegenwärtige Arbeitssituation der Pflege erleben.	- Grundstimmung Station - Bewertung Arbeitsprozesse - Arbeitsmotivation Pflegende - Interdisziplinäre Zusammenarbeit - Personalstärke im Vergleich - Handlungsbedarf /-möglichkeiten
2	Motivlage, Qualifikation, Auswahl, Vorbereitung	Jetzt sind Sie Stationsleitung. Erzählen Sie doch bitte einmal, wie Sie zu dieser Aufgabe gekommen sind.	- Weg typisch / untypisch - Auswahlprozess - Gründe für Tätigkeit - Vorbereitung / Begleitung - Fähigkeiten / Fertigkeiten
3	Tätigkeitsbereiche Aufgabenverständnis,	In Ihrer Funktion als Stationsleitung. Können Sie mir bitte erzählen, wie ein typischer Arbeitstag von Ihnen aussieht.	- Unterschied zu Pflegenden - allgemeine Verantwortungsbereiche - Was kommt zu kurz? - Leitungstag? - Ausfallmanagement - Aufgabenverständnis im Haus
4	Handlungsmöglichkeiten	Im Hinblick auf Ihre Aufgaben. Wie würden Sie Ihre Handlungs- und Gestaltungsmöglichkeiten bewerten?	- Entscheidungen/Einfluss - Möglichkeiten/Grenzen - stationsindividuell gegeben? - Gründe Handlungsmöglichkeiten - eigene Möglichkeiten ausreichend?
5.	Dimensionen Mitarbeiterführung	Als Stationsleitung sind Sie Vorgesetzte und Führungskraft der Pflegenden auf Station. In welchen Situationen merken Sie: „Jetzt bin ich als Führungskraft gefordert!"	- Führungsziele allgemein - Ziele personelle Führung - Fachkraft vs. Führungskraft - Was heißt Mitarbeiterführung?
A	Rollen- und Aufgabenverständnis		

© Springer Fachmedien Wiesbaden GmbH, ein Teil von Springer Nature 2020
J. Suermann, *Ethikorientierte Führung in der Pflege*,
https://doi.org/10.1007/978-3-658-28916-4

Themenfeld		Leitfrage	Memos für Detailfragen
B	Normative Hand-lungsorientierung	Woran orientieren Sie sich in Ihrem Führungshan-deln?	- Führungsgrundsätze - vorhanden, bekannt, beachtet - Handlungsmaxime, Orientie-rung - personelle Führung Thema? - Reflexion personelle Führung - Bedeutung, Stellenwert
C	Pflegende als Geführte, Beziehung zu Pflegenden	Aus Ihrer Rolle als Füh-rungskraft stellen die Pflegenden unterschiedli-che Ansprüche an Sie: Was erwarten die Pflegenden von Ihnen als Stationslei-tung und welche Erwar-tungen können Sie davon nicht erfüllen?	- Einfluss auf Zufriedenheit - Erwartungen an Führungs-beziehung - Bewertung Führungsbeziehung - Gründe belasteter Beziehung - möglich Pflegende zu unter-stützen - Rolle Dienstplan - sind Erwartungen geklärt? - Maßstab „gute Führung"

D	Reflexion Führungs-handeln	Mitarbeiterführung ist sehr vielschichtig und komplex. Wie oder von wem erhal-ten Sie Rückmeldung zu Ihrer Tätigkeit als Füh-rungskraft?	- Eigenreflexion Führungssituati-onen
			- Führung als Thema im KH gesetzt?
			- institutionalisierte Plattformen?
			  - Regelgespräch Vorgesetzte
			  - Kollegiale Beratung
			- Rückmeldung von Pflegenden?

Abschlussfrage		Zum Schluss des Inter-views habe ich nur noch eine Frage: Was würden Sie sich als Unterstützung für Ihre Tätigkeit für die Zukunft wünschen?	- Qualifikationsbedarfe - von den Pflegenden - vom Haus - aus dem interdisziplinären Team
Dank		Habe ich aus Ihrer Sicht noch Themen oder Aspekte vergessen?	- Dank für Unterstützung - Ausblick: Zusendung der Studie

Anhang 2: Operative Einbindung von Leitungen am Beispiel „Akquise Interviewpartner"

Von: XX, XX [mailto:XX@XX.XX]
Gesendet: Freitag, 30. Oktober 2015 08:11
An: Jörn Suermann <XX.XX@XX.XX.XX>
Betreff: AW: Abstimmung Interviewtermin

Hallo Herr Suermann,
leider passen mir alle 4 Termine nicht, und ehrlich gesagt, ist mir der Zeitaufwand zu groß.
Ich schaffe noch nicht einmal die Mitarbeitergespräche, die ich eigentlich führen müsste.

Tut mir Leid, freundlichen Gruß
XX.XX

Von: XX, XX [mailto:XX.XX@XX.XX]
Gesendet: Donnerstag, 24. September 2015 06:31
An: 'Jörn Suermann' <XX.XX@XX.XX>
Betreff: AW: Interview am Donnerstag, den 24.09 um 10:15

Guten Morgen Herr Suermann,
es tut mir sehr leid, aber nachdem noch weitere Mitarbeiter ausgefallen sind, musste ich
nun wirklich in den Frühdienst wechseln und da wir trotzdem noch unterbesetzt sind, werde ich leider keine Zeit für Sie haben.
Gerne können wir einen neuen Termin für die zweite Oktoberhälfte ausmachen.

Viele Grüße
XX.XX

Printed in the United States
By Bookmasters